全国高等医学院校护理学本科规划教材

供本科护理学类专业用

儿科护理学

（第2版）

主　编　洪黛玲　梁　爽

副主编　陈　华　姬栋岩　凌　敏　张小宁

编　委（按姓名汉语拼音排序）

陈　华（北京大学护理学院）
陈　慧（天津医科大学护理学院）
崔　洁（天津中医药大学护理学院）
崔文香（延边大学护理学院）
洪黛玲（北京大学护理学院）
姬栋岩（内蒙古医科大学护理学院）
李淑兰（首都医科大学护理学院）
李志峰（青海大学附属医院）
梁　爽（北京大学护理学院）
凌　敏（大连大学护理学院）
梅碧琪（广东药科大学护理学院）

曲桂玉（潍坊医学院护理学院）
吴心琦（哈尔滨医科大学护理学院）
肖　倩（首都医科大学护理学院）
许洪伟（佳木斯大学护理学院）
杨春鸿（齐齐哈尔医学院护理学院）
杨园园（北京大学护理学院）
张　慧（哈尔滨医科大学大庆校区护理学院）
张　盼（华北理工大学护理与康复学院）
张大华（北京大学第一医院）
张利峰（中山大学护理学院）
张小宁（徐州医科大学护理学院）

北京大学医学出版社

ERKE HULIXUE

图书在版编目（CIP）数据

儿科护理学：护理本科 / 洪黛玲，梁爽主编．—2版．—北京：北京大学医学出版社，2016.9
全国高等医学院校护理学本科规划教材
ISBN 978-7-5659-1295-5

Ⅰ．①儿… Ⅱ．①洪…②梁… Ⅲ．①儿科学 - 护理学 - 医学院校 - 教材 Ⅳ．① R473.72

中国版本图书馆 CIP 数据核字（2015）第 322339 号

儿科护理学（第 2 版）

主　　编：	洪黛玲　梁爽
出版发行：	北京大学医学出版社
地　　址：	（100191）北京市海淀区学院路 38 号　北京大学医学部院内
电　　话：	发行部 010-82802230；图书邮购 010-82802495
网　　址：	http：//www.pumpress.com.cn
E-mail：	booksale@bjmu.edu.cn
印　　刷：	北京瑞达方舟印务有限公司
经　　销：	新华书店
责任编辑：	韩忠刚　法振鹏　　责任校对：金彤文　　责任印制：李　啸
开　　本：	850mm×1168mm　1/16　印张：25.75　字数：722 千字
版　　次：	2006 年 9 月第 1 版　2016 年 9 月第 2 版　2016 年 9 月第 1 次印刷
书　　号：	ISBN 978-7-5659-1295-5
定　　价：	49.00 元

版权所有，违者必究

（凡属质量问题请与本社发行部联系退换）

全国高等医学院校护理学本科规划教材目录

序号	教材名称	版次	主编
1	护理学导论	1	赵小玉　马小琴
2	护理学基础†	2	尚少梅　郑一宁　邢凤梅
3	健康评估	2	吴光煜　孙玉梅　张立力
4	内科护理学*	2	姚景鹏　吴瑛　陈垦
5	外科护理学*△	2	路潜　张美芬
6	妇产科护理学	2	陆虹　柳韦华
7	儿科护理学	2	洪黛玲　梁爽
8	急危重症护理学*	2	李文涛　张海燕
9	康复护理学	1	马素慧　林萍
10	精神科护理学*	2	许冬梅　杨芳宇
11	临床营养护理学	2	刘均娥　范旻
12	社区护理学	2	陈长香　侯淑肖
13	健康教育	1	李春玉　王克芳
14	中医护理学概要	1	孙秋华
15	护理管理学	1	谢红　王桂云
16	老年护理学	1	刘宇　赵雅宁　郭宏
17	护理心理学*	2	娄凤兰　徐云　厉萍
18	护理研究	2	章雅青　王志稳
19	护理教育学*	2	孙宏玉　孟庆慧
20	护理伦理学	2	孙宏玉　唐启群
21	护理礼仪与人际沟通	1	赵爱平　单伟颖
22	护理人文关怀	1	李惠玲

注：
* 为普通高等教育"十一五"国家级规划教材
△ 为普通高等教育精品教材
† 为北京高等教育精品教材建设立项项目

全国高等医学院校护理学本科规划教材编审委员会

主 任 委 员　　郑修霞（北京大学护理学院）

副主任委员　　娄凤兰（山东大学护理学院）
　　　　　　　　孙秋华（浙江中医药大学）
　　　　　　　　章雅青（上海交通大学护理学院）
　　　　　　　　孙宏玉（北京大学护理学院）

委　　　员　　（按姓名汉语拼音排序）
　　　　　　　　陈　垦（广东药学院护理学院）
　　　　　　　　陈晓莉（武汉大学 HOPE 护理学院）
　　　　　　　　李春卉（吉林医药学院护理学院）
　　　　　　　　李春玉（延边大学护理学院）
　　　　　　　　李存保（内蒙古医科大学）
　　　　　　　　李惠玲（苏州大学护理学院）
　　　　　　　　李荣科（甘肃中医药大学护理学院）
　　　　　　　　李文涛（大连大学护理学院）
　　　　　　　　林　萍（佳木斯大学护理学院）
　　　　　　　　刘　娟（宁夏医科大学护理学院）
　　　　　　　　刘彦慧（天津中医药大学护理学院）
　　　　　　　　柳韦华（泰山医学院护理学院）
　　　　　　　　牟绍玉（重庆医科大学护理学院）
　　　　　　　　单伟颖（承德医学院护理学院）
　　　　　　　　宋印利（哈尔滨医科大学大庆校区）
　　　　　　　　田喜凤（华北理工大学护理与康复学院）
　　　　　　　　王桂云（山东协和学院）
　　　　　　　　王克芳（山东大学护理学院）
　　　　　　　　温小军（贵州医科大学）
　　　　　　　　吴　瑛（首都医科大学护理学院）
　　　　　　　　杨立群（齐齐哈尔医学院护理学院）
　　　　　　　　仰曙芬（哈尔滨医科大学护理学院）
　　　　　　　　张立力（南方医科大学护理学院）
　　　　　　　　赵　岳（天津医科大学护理学院）
　　　　　　　　赵小玉（成都医学院护理学院）

序

随着医药卫生事业的发展、健康观念的转变，社会亟需大批高质量的护理学专业人才。这对护理教育提出了严峻的挑战，同时也提供了崭新的发展机遇。现代护理学理论与实践、技术与技能，以及教育与教学理念的更新，直接关系到护理学专业人才培养质量的提升，在健康服务、治疗、预防及控制疾病中具有不可替代的作用。

北京大学医学出版社组织编写的第一轮护理学专业本科教材一经出版，即获得广大医学院校师生的欢迎。其中7个品种被教育部评为普通高等教育"十一五"国家级规划教材，《外科护理学》被评为普通高等教育精品教材。在新一轮医药卫生体制改革逐步推进的大背景下，为配合即将到来的教育部"十三五"普通高等教育本科国家级规划教材建设，贯彻教育部教育教学改革和教材多元化的精神，北京大学医学出版社于2014年成立了新一届全国高等医学院校护理学专业规划教材编审委员会，组织国内40余所医学院校编写了第二轮护理学本科教材。

本轮教材在编写中着力转变传统观念，坚持理论与实践相结合，人文社科与临床护理相结合，强化学生动手实践能力、独立分析问题和解决问题的评判性思维能力。推进教材先进编写理念，创新编写模式和教材呈现形式，特别是首创性地在护理学专业教材中运用二维码扫描技术，以纸质教材为入口，展现立体化教材全貌，贴近数字化教学理念。相信本套教材将能更好地满足培养从事临床护理、社区护理、护理教育、护理科研及护理管理等复合型人才的需求。

在本轮教材建设中，得到了各参编院校的鼎力支持，在此深致谢意！希望这套教材在教师、学生和护理工作者的关爱下，于同类教材"百花齐放、百家争鸣"的局面中脱颖而出，得到读者的好评。

前　言

在教育部教育改革、提倡教材多元化的精神指导下，北京大学医学出版社联合国内多家医学院校于2006年组织编写出版了第1轮"全国高等医学院校护理学专业本科教材"，共15种。其中7种教材被教育部评为普通高等教育"十一五"国家级规划教材。

为配合《国家中长期教育改革和发展纲要（2010—2020年）》，全面贯彻落实科学发展观，培养符合时代要求的护理学专业人才，尽早着手准备教育部"十三五"国家级规划教材建设的工作，同时为了反映最新的教学模式、教学内容和护理学进展的最新成果，北京大学医学出版社于2014年底正式启动"全国高等医学院校护理学本科规划教材（第2轮）"的再版工作。此次《儿科护理学》本科教材是继2006年后的第二版，共有近20所学校的编者参与此次修订工作。

本轮教材编写将以教育部高等学校护理学专业教学指导委员会制订的护理学本科专业规范为蓝本；以培养能够系统地掌握护理学的基础理论、基本知识和基本技能，并具有基本的临床护理能力，初步的教学能力、管理能力及科研能力，能在各类医疗卫生、保健机构从事护理和预防保健工作的专业人才为目标。这次教材编写以"符合人才培养要求，体现教育改革成果，确保教材质量，形式新颖创新"为指导思想，遵循"教材与本科教学质量国家标准相结合，与执业护士资格考试大纲相结合，与临床实际工作相结合"的方针，力求编写出更贴近临床，更具学科指导性，更受广大师生欢迎的优秀教材。在编写过程中，我们与更多的院校合作，吸收富有一线教学经验的老师和有丰富带教经验、临床经验的一线护理人员加入编写队伍。通过教材编写，我们不仅希望使教材在质量上进一步提升，为更多的院校所使用，更希望通过教材这一"纽带"，积极开展护理教学教育等学术活动，增进校际间的沟通、交流和联系，为今后更广泛的合作奠定基础。

教材内容的选择与护理学专业本科人才培养目标、专业核心能力、主要实践相结合，紧密结合护理学本科教学质量国家标准、执业护士资格考试大纲和临床实际工作。严格把握内容深浅度，突出"三基"（即基础理论、基本知识和基本技能），体现"五性"（即思想性、科学性、先进性、启发性和适用性），强调理论和实践相结合。教材适当加入已定论的新技术、新方法，确保教材的新颖性。

此次编写工作，大家都尽了很大的努力，但由于时间紧迫，不足之处在所难免，望广大同道在使用中发现问题时不吝赐教，以期日后改进。

洪黛玲　梁　爽

二维码资源索引

资源名称	资源类型	页码
第一章思考题参考答案	下载资源	9
我国常用的三种儿童生长发育评价标准	下载资源	18
第二章思考题参考答案	下载资源	26
第三章思考题参考答案	下载资源	66
第四章思考题参考答案	下载资源	80
0~6个月婴幼儿喂养指南	下载资源	85
7~24个月婴幼儿喂养指南	下载资源	88
第五章思考题参考答案	下载资源	92
第六章思考题参考答案	下载资源	107
第七章思考题参考答案	下载资源	160
第八章思考题参考答案	下载资源	177
儿童哮喘病情严重程度分级	图片	187
第九章思考题参考答案	下载资源	196
第十章思考题参考答案	下载资源	216
第十一章思考题参考答案	下载资源	234
第十二章思考题参考答案	下载资源	252
第十三章思考题参考答案	下载资源	276
第十四章思考题参考答案	下载资源	293
第十五章思考题参考答案	下载资源	312
第十六章思考题参考答案	下载资源	322
第十七章思考题参考答案	下载资源	360
第十八章思考题参考答案	下载资源	388

目 录

第一章　绪论 ······················· **1**
　第一节　儿科护理学的任务和范围　1
　第二节　儿科护理学的特点 ·······　3
　第三节　儿科护士的角色和素质要求 ·····　5
　第四节　小儿年龄分期 ···········　7

第二章　生长发育 ··············· **10**
　第一节　生长发育的规律和影响因素 ·····　10
　第二节　体格发育的常用指标及评价 ·····　12
　第三节　神经心理发育 ···········　18
　第四节　儿童心理发展相关理论 ·····　23

第三章　住院儿童的管理和护理 ········ **28**
　第一节　儿童及其家庭的评估 ·····　28
　第二节　住院儿童护理 ···········　35
　第三节　儿童疼痛管理 ···········　41
　第四节　儿科疾病治疗方法 ·······　44
　第五节　常用儿科护理技术 ·······　52

第四章　儿童保健 ··············· **67**
　第一节　各年龄期儿童的保健 ·····　67
　第二节　体格锻炼 ···············　72
　第三节　传染病的管理和计划免疫 ·····　74

第五章　小儿营养与喂养 ········· **81**
　第一节　小儿营养需要 ···········　81
　第二节　婴儿的喂养 ·············　85
　第三节　儿童、少年的膳食安排 ·····　90
　第四节　儿童营养状况的评价 ·····　91

第六章　营养障碍疾病患儿的护理 ······ **93**
　第一节　蛋白质-能量营养不良　93
　第二节　儿童单纯性肥胖症 ·······　97
　第三节　维生素D缺乏病 ·········　99

　第四节　锌缺乏 ·················　105

第七章　新生儿与新生儿疾病护理 ······ **109**
　第一节　新生儿基本概念及分类 ·····　109
　第二节　正常足月儿和早产儿的特点与护理 ·····　110
　第三节　新生儿窒息 ·············　118
　第四节　新生儿呼吸窘迫综合征 ·····　122
　第五节　新生儿缺血缺氧性脑病 ·····　124
　第六节　新生儿颅内出血 ·········　128
　第七节　新生儿黄疸 ·············　131
　第八节　新生儿肺炎 ·············　137
　第九节　新生儿败血症 ···········　140
　附：新生儿脐炎 ·················　143
　第十节　新生儿寒冷损伤综合征 ·····　144
　第十一节　新生儿坏死性小肠结肠炎 ·····　148
　第十二节　新生儿破伤风 ·········　151
　第十三节　新生儿低血糖和高血糖 ·····　153
　新生儿高血糖 ···················　155
　第十四节　新生儿低钙血症 ·······　156

第八章　消化系统疾病患儿的护理 ······ **161**
　第一节　小儿消化系统解剖生理特点　161
　第二节　口炎 ···················　163
　第三节　胃食管反流 ·············　165
　第四节　小儿腹泻病 ·············　168
　第五节　肠套叠 ·················　174

第九章　呼吸系统疾病患儿的护理 ······ **178**
　第一节　小儿呼吸系统解剖生理特点　178
　第二节　急性上呼吸道感染 ·······　180
　第三节　急性感染性喉炎 ·········　182
　第四节　急性支气管炎 ···········　184
　第五节　支气管哮喘 ·············　186
　第六节　肺炎 ···················　189

目录

第十章 循环系统疾病患儿的护理……197
- 第一节 小儿循环系统解剖生理特点 197
- 第二节 先天性心脏病 199
- 第三节 病毒性心肌炎 210
- 第四节 充血性心力衰竭 212

第十一章 泌尿系统疾病患儿的护理…218
- 第一节 小儿泌尿系统解剖生理特点 218
- 第二节 急性肾小球肾炎 220
- 第三节 肾病综合征 225
- 第四节 泌尿道感染 230

第十二章 血液系统疾病患儿的护理……235
- 第一节 儿童造血及血象特点 235
- 第二节 小儿贫血 237
- 第三节 免疫性血小板减少症 242
- 第四节 急性白血病 245

第十三章 小儿神经系统疾病的护理……253
- 第一节 小儿神经系统解剖生理特点 253
- 第二节 化脓性脑膜炎 255
- 第三节 病毒性脑炎 259
- 第四节 惊厥性疾病 261
- 第五节 吉兰-巴雷综合征 268
- 第六节 注意缺陷多动障碍 271
- 第七节 脑性瘫痪 273

第十四章 免疫性和风湿性疾病患儿的护理……277
- 第一节 概述 277
- 第二节 免疫缺陷病 278
- 第三节 风湿热 283
- 第四节 幼年特发性关节炎 286
- 第五节 过敏性紫癜 287
- 第六节 皮肤黏膜淋巴结综合征 289

第十五章 内分泌系统疾病患儿的护理……294
- 第一节 概述 294
- 第二节 生长激素缺乏症 295
- 第三节 性早熟 297
- 第四节 先天性甲状腺功能减低症 300
- 第五节 中枢性尿崩症 303
- 第六节 儿童期糖尿病 306

第十六章 遗传性疾病患儿的护理……313
- 第一节 总论 313
- 第二节 唐氏综合征 315
- 第三节 苯丙酮尿症 318

第十七章 感染性疾病患儿的护理……323
- 第一节 概述 323
- 第二节 病毒感染性疾病 324
- 第三节 细菌感染性疾病 340
- 第四节 儿童结核病 346
- 第五节 寄生虫病 355

第十八章 儿科危重症患儿监护……361
- 第一节 儿科重症监护单元 361
- 第二节 心搏呼吸骤停 362
- 第三节 急性颅内压增高 367
- 第四节 急性呼吸衰竭 370
- 第五节 急性肾衰竭 375
- 第六节 气道异物 378
- 第七节 脓毒症和脓毒性休克 381

附录一 正常小儿体格发育衡量标准…390

附录二 血液一般检测正常值…………392

附录三 脑脊液测定正常值……………393

附录四 小儿体表面积…………………394

中英文专业词汇索引……………………395

主要参考文献……………………………398

第一章 绪 论

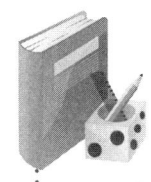

学习目标

通过本章内容的学习，学生应能够：

◎ **识记**
1. 描述儿科护理学的任务和范围。
2. 说出小儿的年龄分期及定义。
3. 描述儿科学的基础医学特点和临床特点。

◎ **理解**
1. 比较小儿不同年龄阶段儿童的生理解剖特点。
2. 区别不同年龄阶段儿童疾病的特点。

◎ **运用**
根据儿科护士的角色和素质要求，明确做好一名合格的儿科护士的要求。

儿科护理学（pediatric nursing）是一门从整体护理概念出发研究小儿生长发育、卫生保健、疾病防治和护理，以促进小儿身心健康的护理学科。其服务对象是从胎儿至青少年时期的小儿，他们的共同特点是身心正处在不断的发育与成长之中，在解剖、生理、病理、疾病诊治、社会心理等方面与成人都有所不同。

第一节　儿科护理学的任务和范围

一、儿科护理学的任务

儿童是社会中最脆弱和最易受伤害的人群，儿科护理学的任务是通过研究小儿的生长发育规律、营养和教养的需要，实施儿童保健措施及对疾病的防治与护理，根据各年龄阶段小儿的体格、精神和心理行为的特点，提供综合性、广泛性的护理，及时有效地诊治影响小儿身心健康的各种疾病，最大限度地降低小儿的发病率和死亡率，使各个时期的儿童不但拥有健康的躯体，而且拥有健康的心理和良好的社会适应能力。

二、儿科护理学的范围

一切涉及小儿时期健康与卫生的问题都属于儿科护理学研究的范围，具体地讲，包括体格和神经精神方面的正常生长发育和偏离、身心健康的保障和促进、小儿疾病的防治与护理及社会适应能力的培养。儿科护理学与儿科学都属于儿科医学范畴，二者是紧密联系且不可分割的整体，儿科护士在认真学习儿科护理学知识和技术的同时，也应熟悉儿科临床医学知识和进展，只有这样才能更好地完成儿科护理工作。儿科医学的服务对象为躯体、心理和社会适应能力不断发展的儿童（指18岁以下人群）。

儿童时期是人生发展的关键时期，为儿童提供必要的良好的生存、发展、受保护和参与的机会及条件，最大限度地满足儿童的发展需要，发挥他们的潜能，将为儿童一生的发展奠定重要的基础，这也关系着未来国家建设者的素质。"少年强，则中国强"，这不仅是家庭、学校的任务，还是整个社会的任务，尤其对作为儿童生命和健康保卫者的儿科工作者关系更加密切。

儿科护理随着医学模式的转变，已经发生了很大变革，已由既往单纯的疾病护理转变为"以小儿家庭为中心"的身心整体护理，由单纯的患儿护理转变为对所有小儿生长发育、疾病防治、保障和促进小儿身心健康的全面服务，由单纯的三级医疗保健机构承担的工作任务逐渐转变为由护理人员带动的全社会都参与和承担的小儿保健护理工程。因此，儿科护理学与儿科学、基础医学、心理学、教育学、社会学等多门学科有着广泛的联系，其工作的进行与开展还必须得到父母、家庭、社会各方面的支持和关心。

三、儿科护理学的发展趋势

我国政府于1992年制订了《九十年代中国儿童发展规划纲要》。1995年6月1日起，我国又实施了《中华人民共和国母婴保健法》。2001年，国务院颁布了《中国儿童发展纲要（2001—2010年）》，从儿童健康、教育、法律保护和环境四个领域提出了儿童发展的主要目标和策略措施。截至2010年，《纲要》确定的主要目标基本实现。儿童健康、营养状况持续改善，婴儿、5岁以下儿童死亡率分别从2000年的32.2‰、39.7‰下降到13.1‰、16.4‰，纳入国家免疫规划的疫苗接种率达到了90%以上。儿童教育普及程度持续提高。依照《中华人民共和国未成年人保护法》和联合国《儿童权利公约》的宗旨，按照国家经济社会发展的总体目标和要求，结合我国儿童发展的实际情况，又制定了中国儿童发展纲要（2011—2020年），进一步加强儿童的保健和疾病的防控及儿童潜能的开发。

随着儿科事业的发展，儿科护理工作从医院走向社会，从单纯的疾病护理发展为儿童保健、疾病防治和疾病临床护理的综合护理，从单纯以"身"为主的护理改变为"身心"兼顾的护理，专业特色日趋明显，专业分化逐渐形成，派生出了围生医学、新生儿监护、儿科重症监护等不同专业领域。

随着医学模式从生物模式向生物-心理-社会模式的转变，护士应该走向社会，深入家庭、托幼机构和中小学校，进行生长发育监测、营养指导、预防接种和疾病防治。对高危新生儿进行家庭访视及生长发育监测，以便对病残儿做到早诊断、早治疗。对小儿精神、心理状况进行评价和咨询，发现问题，及早干预。

随着社会的进步和科学的发展，儿科疾病谱将继续发生变化。21世纪是生命科学时代，小儿健康将面临着新的挑战，主要体现在以下几个方面。

1．感染性疾病仍然是威胁小儿健康的主要问题，一些已经得到控制的传染病（如结核）在全球范围内发病率回升，艾滋病等新的传染病在世界范围内广泛传播，将对小儿健康构成新的威胁。

2．小儿精神卫生、心理健康将成为人们越来越关注的问题。

3．成人疾病的儿童期预防将成为儿科工作者面临的一项新任务，如肥胖。

4．小儿时期的意外损伤将成为21世纪儿科和儿童保健领域的前沿课题。

5．环境污染对小儿健康的危害将越来越受到人们的关注。

6．青春期医学和多门学科对儿科学的渗透也是21世纪的热门课题。

7．儿科疾病的基因诊断和基因治疗将得到发展和普及。

儿科学的发展使护理人员面临着更大的挑战，因此，儿科护士要不断提高自身知识水平和掌握多种技能，以发挥在儿科护理领域的独特作用。

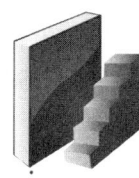知识拓展

《中国儿童发展纲要（2011—2020年）》中儿童与健康的主要目标
1. 严重多发致残的出生缺陷发生率逐步下降，减少出生缺陷所致残疾。
2. 婴儿和5岁以下儿童死亡率分别控制在10‰和13‰以下。降低流动人口中婴儿和5岁以下儿童死亡率。
3. 减少儿童伤害所致死亡和残疾。18岁以下儿童伤害死亡率以2010年为基数下降1/6。
4. 控制儿童常见疾病和艾滋病、梅毒、结核病、乙肝等重大传染性疾病。
5. 纳入国家免疫规划的疫苗接种率以乡（镇）为单位达到95%以上。
6. 新生儿破伤风发病率以县为单位降低到1‰以下。
7. 低出生体重发生率控制在4%以下。
8. 0～6个月婴儿纯母乳喂养率达到50%以上。
9. 5岁以下儿童贫血患病率控制在12%以下，中小学生贫血患病率以2010年为基数下降1/3。
10. 5岁以下儿童生长迟缓率控制在7%以下，低体重率降低到5%以下。
11. 提高中小学生"国家学生体质健康标准"达标率。控制中小学生视力不良、龋齿、超重/肥胖、营养不良发生率。
12. 降低儿童心理行为问题发生率和儿童精神疾病患病率。
13. 提高适龄儿童性与生殖健康知识普及率。
14. 减少环境污染对儿童的伤害。
15. 发展0～3岁儿童的早期教育，加强儿童潜能开发。

第二节　儿科护理学的特点

小儿从出生直到青春期发育成熟，始终处在不断的生长发育过程中，年龄越小，与成人的差别越大，各年龄阶段的小儿之间也有很大的差异，在实际工作中掌握各年龄期的特点是十分重要的。在学习儿科护理学时切不可将小儿视为成人的缩影。

一、小儿的解剖、生理、病理、免疫和心理社会特点

（一）解剖特点

小儿处在不断的生长发育阶段，但不同的器官和系统生长的速度不同，身高、体重、头围、胸围以及骨骼、牙齿的发育和内脏器官的位置均有其年龄特点。只有掌握小儿正常的发育规律，才能做好护理和保健工作。如新生儿和小婴儿头部相对较大，颈部肌肉和颈椎发育相对滞后，抱起时应注意保护头部；小儿髋关节附近的韧带较松，臼窝较浅，容易发生脱臼及损

伤，护理动作应轻柔，避免过度牵拉。

（二）生理生化特点

不同年龄小儿有不同的生理生化指标，如心率、呼吸频率、血压、血象、体液免疫等的正常值。年幼儿代谢旺盛，营养要求相对高，但胃肠消化吸收功能相对不成熟，很容易发生腹泻。婴儿代谢旺盛、水交换量大，而肾调节功能差，容易发生水、电解质代谢紊乱。掌握不同年龄的生理生化特点，才能正确做出判断与处理。

（三）病理特点

病理变化往往和年龄有关，相同的致病因素在不同年龄的机体也会引起不同的病理变化。例如，因各种原因引起贫血时，婴幼儿会出现髓外造血，如有核红细胞增多，肝、脾大，恢复胎儿造血状态。维生素D缺乏时，婴儿易患佝偻病，而成人表现为骨软化病。又如肺炎链球菌所致肺部感染，在小婴儿导致支气管肺炎，而年长儿和成人则导致大叶性肺炎。

（四）免疫特点

年幼儿童的非特异性免疫、细胞免疫和体液免疫功能都不成熟，防御能力差，容易患感染性疾病，预防感染对小儿非常重要。如新生儿只能从母体获得抗体IgG，6个月以内婴儿体内来自母体的IgG（暂时形成被动免疫）尚未消失之前，患某些传染病的机会较少，对有些传染病如麻疹、腺病毒感染，直到抗体消失之后，才成为易感儿。由于母体IgM、IgA（其分子量较大）不能通过胎盘，而分泌型IgA不足，因此，小婴儿易患革兰阴性细菌感染、呼吸道和消化道感染。一般在6~7岁时，小儿自行合成IgG的能力才达到成人水平。

（五）小儿心理社会特点

儿童时期是心理、行为形成的基础阶段，小儿身心未成熟，依赖性较强，合作能力差，心理行为发育易受家庭、学校和社会的影响，可塑性大。根据不同年龄儿童的心理特点，提供合适的环境和条件，给予耐心的引导和正确的教养，可以培养儿童良好的个性和行为习惯。

二、儿科临床特点

（一）疾病种类

小儿的疾病种类与成人有所不同，小儿时期感染性疾病、营养性疾病、先天性疾病、遗传性疾病比较多见。心脏病中，小儿以先天性心脏病为多见，成人以冠心病多见。恶性肿瘤小儿以白血病（急性淋巴细胞白血病）为多见，成人以肺癌、胃癌、乳腺癌等多见。

（二）临床表现

小儿时期患感染性疾病时与成人有不同的表现，小儿起病急、来势凶猛、发展快、变化多端，缺乏局限能力，往往迅速伴有中毒性脑病、败血症及脓毒性休克等。新生儿及体弱儿严重感染时，缺乏典型的症状和体征，仅表现为反应差、体温不升、拒乳、黄疸等非特异性症状，应给予注意。

（三）诊治特点

小儿一般不会主动诉说病情，多由家长及其照顾者代诉，其病史的可靠性受到影响，因此，在诊治疾病过程中，除详细向家长询问病史外，还需严密观察病情，结合体征和实验室检查资料，早期做出确切的诊断和处理。同时，还应重视年龄因素，同一症状在不同年龄段小儿，患病种类和临床表现各有特点，如惊厥，在新生儿应多考虑由产伤、窒息、颅内出血或先天畸形引起，6个月以内婴儿应考虑有无婴儿手足搐搦症和中枢神经系统感染，6个月~3岁的小儿考虑是否有高热惊厥或中枢神经系统感染。3岁以上年长儿的无热惊厥以癫痫多见。例如，细菌性痢疾在成人危重病例较少，而在幼儿往往急骤起病，需要及时抢救，典型脓血便排出之前有痉挛、休克等表现，增加诊断上的困难。

由于小儿发育不成熟，机体免疫力低下，患病时易发生多系统并发症，所以，除针对主要疾病进行治疗外，应强调支持治疗，注意并发症和并存疾病的治疗。

（四）护理特点

儿科护理工作在儿科临床占有更重要的地位，护士对病情细致和系统的观察所获得的重要资料，有助于医生及时做出正确诊断，保证治疗计划的完成。儿科护理的内容和时间均比成人多，护士除了按时实施医嘱并进行基础护理、生命体征的监测外，还要针对小儿的特点采取相应的护理措施，如喂养、生活上的照料、游戏等，是儿科特有的护理项目。小儿生病时的临床表现与成人不同，婴儿还不会诉说自己的不适，儿科工作要求护士进行细致的临床观察，要明白患儿（尤其是小婴儿）的要求，了解其感受，及早发现问题，及时予以干预。如新生儿抽搐时很少表现为全身性肢体的抽动，而仅表现为闪眼、下颌抖动或局部肌肉的抽动等。婴儿啼哭可以为正常的生理要求或为病态的一种表现，熟练的护理人员可以辨别出二者之间的差异。小儿好动、好奇、模仿性强，但缺乏经验，所以需特别注意安全问题。此外，对慢性病住院患儿的学习和教育及心理护理也是重要内容之一。要注意慢性病儿童的心理行为问题，给予正面的引导。

（五）预后特点

小儿病情变化多端，正反两方面的倾向都有可能发生。从正面讲，由于小儿生命力旺盛，组织修复能力强，小儿的病症经过适当治疗后，往往迅速痊愈。如骨折之后易于矫正及恢复；又如脑炎恢复期较短，后遗症一般较成人少；急性白血病的长期缓解率较成人高。从反面讲，危重症患儿病情可急剧恶化，未见显著症状而突然死亡。这类情况多见于急性败血症、肺炎或新生儿先天畸形，亦可出现于痉挛或气管异物所致的呼吸道完全性梗阻。

（六）预防特点

预防工作是儿科的特征性工作。计划免疫是预防儿科学的重点工作内容，通过开展计划免疫和传染病的管理，已使小儿传染病的发病率和死亡率大大降低。通过生长发育的监测，可早期发现生长发育偏离问题。及早筛查和发现先天性、遗传性疾病以及视觉、听觉障碍和智力异常，并加以干预和矫正，可防止发展为严重伤残。苯丙酮尿症和先天性甲状腺功能低下等遗传性疾病的筛查已列入我国的法规。动脉粥样硬化、高脂血症、高血压和糖尿病等起源于儿童时期的成人疾病的预防也开始得到重视。因此，疾病的预防和健康的促进在儿科护理学中的地位日显重要。

第三节　儿科护士的角色和素质要求

一、儿科护士的角色

随着护理学科的发展，儿科护士的角色有了更大范围的扩展，儿科护理工作者被赋予了多元角色。

1. 护理活动的计划者和执行者　儿科护士的最重要角色是在帮助小儿保持或恢复健康的过程中，提供各种护理照顾，如营养的摄取、感染的预防、药物的给予、心理的支持等，以满足小儿身心两方面的需要。为促进小儿身心健康的发展，护士必须运用护理专业知识和技能，收集小儿的生理、心理、社会状况等方面的资料，全面评估小儿的健康状况及家庭对疾病和伤害的反应，找出其护理问题，制订系统全面、切实可行的护理计划，采取有效的护理措施，帮助小儿适应医院、社区和家庭的生活。

2. 健康教育的宣讲者　在护理小儿的过程中，护士应依据各年龄段儿童智力发展的水平，向他们及其家长有效地解释疾病诊断、治疗和护理的过程，帮助他们建立自我保健意识，培养其良好的生活习惯，纠正其不良行为。同时，还应向家长宣传科学的育儿知识，使他们采取健康的态度和行为，以达到预防疾病、促进健康的目的。

3．健康协调者　护士需联系并协调与有关人员和机构的相互关系，维持一个有效的沟通网，以使与诊断、治疗、救助有关的儿童保健工作互相协调、配合，保证小儿获得最适宜的整体性医护照顾。如与医生的联络、与检验师和营养师等的联系、与家长的沟通等。

4．健康咨询者　护士应向小儿及家长提供有关治疗的信息，给予健康指导，解答与疾病和健康有关的问题，使他们能够以积极有效的方法去应对压力，找到满足生理、心理、社会需要的最习惯和最适宜的方法。

5．患儿的代言人　儿科护士是儿童权益的维护者，在小儿不会表达或表达不清自己的要求和意愿时，儿科护士有责任解释，并维护小儿的权益不受侵犯或损害。护士还需评估有碍儿童健康的问题和事件，提供给医院行政部门促其改进，或提供给卫生行政单位作为拟定卫生政策和计划的参考。

6．护理研究者　护士应积极进行护理研究工作，通过研究来验证、扩展护理理论知识，发展护理新技术，指导和改进护理工作，提高儿科护理质量，促进护理专业发展。同时，护士还需探讨隐藏在小儿症状及表面行为下的真正问题，以能更实际、更深入地认识问题、解决问题。

二、儿科护士的素质要求

儿童是人类的未来，儿童的健康成长关系到国家的前途和命运。儿科护士应掌握小儿各年龄阶段身心发展的规律和特点，按照现代的生物-心理-社会医学模式，对小儿进行整体护理，使其身心保持最佳状态。作为一名儿科护士必须具有的基本素质是：

1．对儿童的爱心和责任心　一个儿科护士如果不热爱儿童，是不可能把本职工作做好的。其必须有高度的社会责任感和同情心，还要有耐心和细心，具有为儿童健康服务的奉献精神。具有诚实的品格、实事求是的工作作风、高尚的道德情操。以理解、友善、平等的心态，为儿童及其家庭提供帮助。忠于职守，救死扶伤，廉洁奉公，实行人道主义。急患儿及家长之所急，痛患儿之所痛，对小儿一视同仁，对小儿要言而有信，尊重小儿的人格，不以患儿的生理缺陷和病态为谈资和笑料。在小儿面前注意自己的仪表和谈话内容，严于律己，以身作则。

2．科学文化素质　具备一定的文化素养和自然科学、社会科学、人文科学等多学科知识。不但要有儿童预防保健、儿童疾病护理等方面的知识，还要有儿童心理学、营养学、教育学、文化艺术等方面的知识，以及现代科学发展的新理论、新技术。

3．专业素质　要有系统完整的专业理论知识和精湛的实践技能，操作准确，动作轻柔、敏捷。具有敏锐的观察力和综合分析能力，处理问题果断。树立整体护理观念，不但重视患儿的躯体疾病，还要注意到由此而引起的心理、行为、智能和品德等问题，能运用护理程序解决患者的健康问题。具有开展护理教育和护理科研的能力，勇于创新进取。

4．身体心理素质　具有健康的心理，乐观、开朗的性格，稳定的情绪，宽容豁达的胸怀。具有较强的适应能力、良好的忍耐力及自控力，善于应变，灵活敏捷。具有强烈的进取心。具有良好的社交能力，能与小儿及其家长建立良好的人际关系，同事间相互尊重，团结协作。有健康的身体和良好的言行举止。

5．沟通的技巧和获取新信息的能力　较小婴儿主要通过身体语言与外界交往，如呼吸增快、皮肤潮红表示痛苦，当小儿成长并逐渐能控制身体时，又增加了动作语言，如6个月以上婴儿能用双手示意或身体倾向表示需要抱起，当小儿学会说话时，又有了口头语言——小儿是用这三种语言与人交往的。儿科护士必须重视小儿的非口头语言，善于观察小儿的表情、手势、哭闹及体征，及时发现病情的变化，满足他们的需要，解除其痛苦。

此外，新世纪的护士还应掌握一定程度的外语和使用计算机的能力，及时掌握国内外护理学的最新信息。

第四节 小儿年龄分期

根据小儿生长发育不同阶段的特点,将小儿年龄划分如下。

一、胎儿期

胎儿期(fetal period)指从受精卵形成到胎儿出生,共280天,约40周。此期又分为两期,即胚胎期和胎儿期。胚胎期指受精后的前8周,受精卵迅速分化到初具人形。该阶段胚胎细胞高度分化,对多数致畸因子敏感,母亲感染、用药、受到放射线照射等可引起许多缺陷和畸形。胎儿期指第9周起至出生,是组织器官迅速生长和功能发育渐趋完善的时期。胎儿时期完全依靠母体生存,应加强孕期保健和胎儿保健,重在预防。

二、新生儿期

新生儿期(neonatal period)是指自胎儿出生脐带结扎到生后28天。新生儿期是婴儿脱离母体后适应宫外新环境的阶段,经历解剖生理学巨大变化,由于各器官系统功能发育尚不完善,适应能力较差,因此,发病率和死亡率均高,新生儿期死亡占婴儿死亡的60%~70%。此期应注意加强保暖、喂养、清洁卫生和预防感染,避免其受到外界不良因素影响,降低婴儿死亡率。

围生期(perinatal period)国内采用的定义是指胎龄满28周至生后7天。此期包括胎儿晚期、娩出过程和新生儿早期三个阶段,是小儿经历巨大变化、生命受到威胁的重要时期。同期死亡率是衡量一个国家和地区的卫生水平、产科和新生儿科质量的重要指标,也是评价妇幼卫生工作的一项重要指标。

三、婴儿期

婴儿期(infant period)是指从出生后到1周岁,其中包括新生儿期。此期为小儿生长发育最迅速的时期,1岁时体重增加至出生时的3倍,身长是出生时的1.5倍。各系统器官继续发育和完善,每日需要的总热量和蛋白质相对较高,但其消化功能尚不完善,易发生消化和营养紊乱,发生维生素D缺乏性佝偻病、贫血、营养不良、腹泻等疾病。婴儿期体内来自母体的免疫抗体逐渐消失,而自身免疫系统尚未完全成熟,对疾病的抵抗力较差,易患传染病和感染性疾病。此期保健重点为提倡母乳喂养,指导合理营养和及时添加辅食,实施计划免疫和预防感染。良好生活习惯和心理卫生的培养可从此期开始。

四、幼儿期

幼儿期(toddler's age)是指自满1周岁到3周岁。此期小儿体格生长速度较婴儿期减慢,智能发育加速,开始会走,活动范围增大,接触社会事物增多,语言、行动与表达能力明显发展,能用人称代词,能控制二便,前囟闭合,乳牙出齐。由于缺乏对危险事物的识别能力和自身保护能力,易发生意外伤害和中毒。与外界接触增多,但自身免疫力不够完善,易患传染病。饮食从乳汁到普食,易患营养不良和消化紊乱,断奶后如对营养供应不加重视,往往导致体重不增或少增,甚至出现营养不良。此期保健重点在于培养良好的饮食和卫生习惯,保证营养和辅食添加,预防传染病和意外事故。

五、学龄前期

学龄前期（preschool age）是指自满3周岁至6~7岁。此期小儿体格发育进一步减慢，智能发育进一步增快。理解力逐渐增强，好奇多问，模仿能力强，可用语言表达自己的思维和感情，进入幼儿园，学习简单文字、图画及歌谣。此时期小儿可塑性很强，应注意培养良好的思想品德和行为习惯。此期免疫反应性疾病如肾炎等的发病开始增多，仍易发生传染病、意外事故和中毒等。保健重点在于继续预防传染病、意外事故和中毒，积极控制链球菌感染，亦应重视眼和口腔卫生。

六、学龄期

学龄期（school age）是指自6~7岁至青春期前（11~12岁），为小学学龄期。此期小儿体格生长稳步增长，除生殖系统外，其他系统器官的发育已接近成人。智力发展更加成熟，控制、理解、分析、综合能力增强，是接受系统的科学文化知识教育的重要时期。保健重点在于保证足够营养和充足的睡眠，进行适当的体格锻炼，避免学校作业负担太重和精神过度紧张，注意安排规律的学习和生活制度，培养正确的坐、立姿势，保护视力，预防龋齿。

七、青春期

青春期（adolescence）女孩从11~12岁开始到17~18岁，男孩从13~14岁开始至18~20岁，为中学学龄期。此期开始与结束年龄有较大个体差异，可相差2~4岁，主要特点为体格生长出现婴儿期之后的第二个高峰（由于性激素作用，生长发育速度明显增快，性别差异显著），体重、身高大幅度增加，出现第二性征，生殖系统迅速发育并趋于成熟，经历了复杂的生理和心理变化。至本期结束时，各系统发育已成熟，体格生长逐渐停止。这一时期各种疾病的患病率和死亡率都降低，但精神、行为、心理方面的问题开始增多。保健的重点在于供给充足的营养，加强体格锻炼及生理、心理知识教育，包括性知识教育和其他卫生指导，亦要加强道德品质教育，使之树立正确的人生观，保证身心健康。此外，青春期高血压和肥胖可能是成年和老年期各种心血管疾病的潜在危险因素，需做好防治工作。

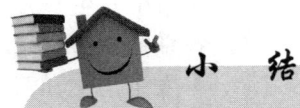

一、儿科护理学的任务

儿科护理学的任务是根据各年龄阶段小儿的体格、精神和心理行为的特点，提供综合性、广泛性的护理，增强儿童体质，保障儿童健康，降低儿童发病率和死亡率，提高儿童的生命质量。一切涉及小儿时期健康与卫生的问题都属于儿科护理学研究的范围。其服务对象为躯体、心理和社会适应能力不断发展的儿童。

二、儿科学的特点

儿童不是成人的缩影，小儿与成人的差异不仅是体格上的大小，小儿有别于成人的最大特点是具有成长性。儿科学与其他临床学科相比有其特点，主要表现在两个方面：一是儿童和青少年时期处于不断生长发育过程之中，不仅个体之间存在差异，还有更加明显的年龄差异。一是儿科基础医学特点和儿科临床特点与成人不同，护理具有特殊性。

三、儿科护士的角色

1. 护理活动的计划者和执行者。

2. 健康教育的宣讲者。
3. 健康协调者。
4. 健康咨询者。
5. 患儿的代言人。
6. 护理研究者。

四、小儿年龄分期

根据小儿的解剖、生理和心理特点,一般将小儿年龄分为七个期。为胎儿期、新生儿期、婴儿期、幼儿期、学龄前期、学龄期及青春期。由于小儿生长发育为一连续过程,各期之间既有区别,又有联系,不能截然分开。

 思 考 题

1. 简述儿科学的临床特点。
2. 简述儿科护士的角色。
3. 简述小儿年龄各分期及其特点。

(洪黛玲)

第一章思考题参考答案

第二章 生长发育

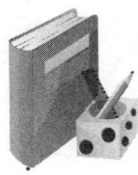

学习目标

通过本章内容的学习，学生应能够：
◎ 识记
1. 说出小儿生长发育的规律和影响因素。
2. 说出体格生长常用指标及其正常值和计算方法。
3. 说出骨骼（牙齿）发育的正常值、异常值及其临床意义。
4. 描述、运动发育及语言发育的规律和特点。
◎ 理解
1. 解释不同年龄儿童心理活动的发展特点。
2. 举例说明儿童生长发育相关理论的运用。
◎ 运用
1. 应用均值离差法、中位数、百分位数法、标准差的离差法、指数法、生长曲线评价法对儿童体格生长情况进行评价。
2. 评价小儿神经心理发育情况。

人的生长发育是指从受精卵到成人的整个成熟过程，是儿童不同于成人的重要特点。生长（growth）是"量"的改变，指儿童身体各器官、系统的长大，可通过相应的测量值来表示；发育（development）是"质"的改变，指细胞、组织、器官的分化完善和功能成熟，还包括情感、心理的发育成熟过程。生长是发育的物质基础，可在一定程度上反映身体器官、系统的成熟状况，生长和发育密不可分。儿童生长发育是一个复杂的过程，受许多因素影响；异常的生长发育可能是某些疾病的临床表现。促进儿童生长发育是儿科护理工作者的重要任务之一。

第一节 生长发育的规律和影响因素

一、生长发育规律

尽管每个儿童生长发育的模式有所不同，但各器官、系统的发育速度及顺序都遵循一定的规律。掌握这些规律有助于对儿童生长发育状况进行正确评价和指导。

（一）生长发育的连续性和阶段性

生长发育在整个儿童时期不断进行，呈一连续的过程。各年龄阶段的生长发育并非等速进行，而是具有阶段性，即不同年龄阶段生长速度不同，但每一个阶段的发展均以前一阶段为基础。例如，生后第1年体重和身长的增长很快，尤其前3个月增长最快，第1年为生后的第一个生长高峰；第 2 年以后生长速度逐渐减慢，至青春期又迅速加快，出现第二个生长高峰。

（二）各系统器官发育的不平衡性

各器官、系统的发育有各自的特点，呈现不平衡性，与其在不同年龄阶段的生理功能有关。如神经系统发育较早，在出生后 2 年发育较快；淋巴系统在儿童时期迅速生长，于青春期前达高峰，以后逐渐下降至成人水平；生殖系统发育较晚，青春前期处于幼稚期，青春期则迅速发育；其他如心、肝、肾、肌肉等的发育基本与体格生长相平行（图 2-1）。

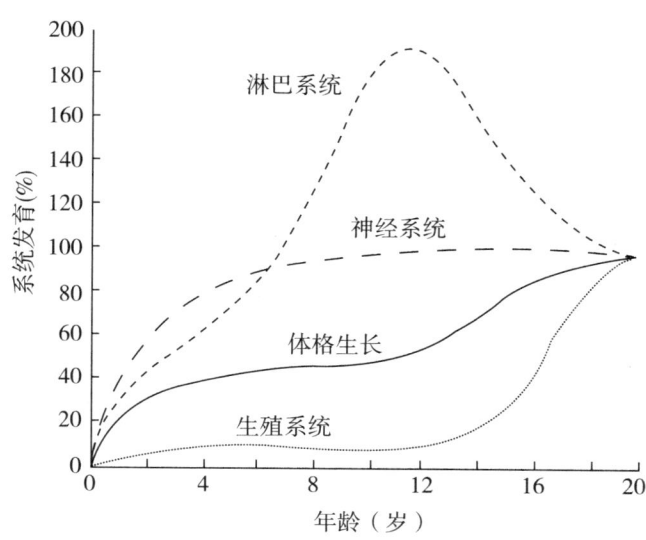

图 2-1 各系统器官生长发育图

（三）生长发育的一般规律

生长发育通常遵循由上到下、由近到远、由粗到细、由低级到高级、由简单到复杂的规律。如出生后运动发育的规律是：先抬头，后抬胸，再会坐、立、行（从上到下）；从臂到手，从腿到脚的活动（由近到远）；从全手掌抓握到手指拾取（从粗到细）；先画直线后画圈、图形、人（由简单到复杂）。认识事物的过程是：先会看、听、感觉事物，再发展到记忆、思维、分析、判断事物（由低级到高级）。

（四）生长发育的个体差异性

儿童生长发育虽遵循一定的规律，但因在一定范围内受遗传、环境等的影响而存在着较大的个体差异，每个人的生长轨道不完全相同。例如，体格上的个体差异一般随年龄增长而越来越显著，青春期的差异更大。虽然儿童的生长发育有一定的正常范围，但所谓的正常值不是绝对的，评价时应当考虑各种因素对个体的影响，并作连续动态的观察，才能做出准确的判断。

二、影响生长发育的因素

遗传和环境是影响儿童生长发育的两个重要因素，两方面相互作用，决定了每个儿童的生长发育水平。

（一）遗传因素

父母双方的遗传因素决定了儿童生长发育的"轨道"或特征、潜力、趋向等。如种族、家族的遗传信息会影响皮肤和头发的颜色、面部特征、身材高矮、性成熟的早晚、对传染病的易感性等。躯体某些异常情况，如遗传代谢性疾病、内分泌障碍、染色体畸形等，更是与遗传密切相关。

性别也可造成生长发育的差异。如女孩的平均身高（长）、体重低于同龄男孩，而女孩的语言、运动发育略早于男孩。因此，评价儿童生长发育情况时应分别根据相应的性别标准进行。

（二）环境因素

1．营养　合理的营养是儿童生长发育的物质基础。充足且比例恰当的营养素供给及适宜的生活环境，可使儿童生长潜力得到最好的发挥。宫内营养不良的胎儿，不仅体格生长落后，严重时还影响脑的发育，其成人期高血压、糖尿病、肥胖病的发病率高于出生时正常的成人。出生后营养不良，特别是出生后第1~2年的严重营养不良，可影响体格生长，使身体免疫、内分泌、神经调节功能下降，也会导致智力、心理及社会适应能力降低。

2．孕母情况　胎儿在宫内的发育受孕母生活环境、营养、情绪、健康状况等各种因素的影响。如母亲妊娠早期的病毒感染可导致胎儿先天性畸形；妊娠期严重营养不良可引起流产、早产、胎儿体格生长以及脑的发育迟缓；妊娠早期某些药物、放射线辐射、环境毒物污染和精神创伤的影响，可使胎儿发育受阻。

3．家庭和社会环境　良好的居住环境如阳光充足、空气新鲜、温湿度适宜、水源清洁、卫生舒适，配合健康的生活方式、科学的护理、完善的医疗保健服务等，能促使儿童生长发育达到最佳状态，反之，则可能造成不良影响。

4．疾病　疾病对儿童生长发育的负面影响十分明显。如急性感染常导致体重减轻；长期慢性疾病会影响体重和身高的增长；内分泌疾病会引起骨骼生长和神经系统发育迟缓；某些先天性疾病，如先天性心脏病，也可造成生长迟缓。通常2岁以内的儿童，疾病痊愈后，若营养充足，会出现"追赶生长"（catch up growth）现象，即小儿身高、体重等在短期内加快增长，以弥补患病期间造成的损失，但持续的生长延迟或发生在关键时期的不良事件所造成的影响则无法弥补。

第二节　体格发育的常用指标及评价

体格发育应选择易于测量、有较好人群代表性的指标来表示。常用的指标有体重、身高（长）、坐高（顶臀长）、头围、胸围等。与体格有关的其他系统的发育还包括骨骼和牙齿、生殖系统的发育情况。

一、体重

体重（weight）是各器官、系统、体液的总重量。骨骼、肌肉、内脏、体脂、体液为体重的主要组成部分。因体脂和体液变化较大，体重在各个体格生长指标中最易波动。体重易于测量，是反映儿童营养及体格生长状况的敏感指标，也是儿科临床中计算药量、静脉输液量等的重要依据。

新生儿出生时体重与胎次、胎龄、性别及宫内营养状况有关。我国2005年九市城区调查结果显示男孩出生体重平均为$3.33±0.39$kg，女孩为$3.24±0.39$kg，与世界卫生组织的参考值（男3.3kg，女3.2kg）相近。生后1周内新生儿因奶水摄入不足、胎粪排出、水分丢失等，可出现暂时性体重下降，称为生理性体重下降，多在生后3~4日下降至最低点，下降范围为3%~9%，以后会逐渐回升，至出生后7~10日应恢复到出生时的体重水平。若体重下降超过10%或至生后第10日仍未恢复到出生时水平，应考虑喂养不足或病理因素所致。

儿童体重的增长速度随着年龄的增加逐渐减慢。我国1975年、1985年、1995年和2005年的调查资料显示，正常足月儿生后第1个月体重可增长1~1.7kg，生后3个月时体重约为出生时的2倍；第1年内婴儿前3个月体重的增长值约等于后9个月体重的增长值，即

1岁时婴儿体重约为出生时的3倍（约10kg），呈现第一个生长高峰。生后第2年体重增加2.5～3.5kg；2岁到青春前期体重增长减慢，每年增长约2kg。进入青春期后体格生长再次加快，呈现第二个生长高峰。

儿童体重增长为非等速增长，且存在着个体差异，因此，当评价某一儿童的生长发育状况时，不可把利用公式计算的体重或体重均数当作标准来评价，而应连续定期监测其体重。当无条件测量体重时，为便于计算儿童用药量和静脉输液量，可用以下公式估计体重。

可选公式：1～6个月：体重（kg）=出生时体重（kg）+月龄×0.7

7～12个月：体重（kg）=6+月龄×0.25

2岁至青春期前：体重（kg）=年龄×2+7（或8）

或用公式：3～12个月：体重（kg）=（月龄+9）/2

1～6岁：体重（kg）=年龄（岁）×2+8

7～12岁：体重（kg）=[年龄（岁）×7-5$\frac{1}{2}$]

二、身高（长）

身高（height）指头部、躯干（脊柱）和下肢长度的总和。3岁以下儿童立位测量不准确，应仰卧位测量，称为身长（recumbent length）。3岁以后立位测量，称身高。立位测量值比仰卧位测量值少1～2cm。

身高（长）的增长规律与体重增长相似，也出现婴儿期和青春期两个生长高峰。新生儿出生时身长平均为50cm，出生后第1年身长增长最快，平均增长25cm，其中前3个月增长11～13cm，约等于后9个月的增长值，1岁时身长约75cm。第2年增加速度减慢，为增长10～12cm，到2岁时身长约87cm。2岁后身长（高）稳步增长，平均每年增长6～7cm，至青春期出现第二个身高增长加速期。如2岁以后每年身高（长）增长小于5cm，为生长速度下降。

2～12岁身长（高）的估算公式为：身高（cm）=年龄（岁）×7+75。

构成身高（长）的头部、躯干（脊柱）和下肢三部分增长速度不一致。头在宫内与婴儿期领先生长，其次是躯干，下肢生长则较晚，生长时间也较长，青春期身高增长则以下肢为主。因此，各年龄阶段儿童头、躯干、下肢所占身高（长）的比例在生长进程中发生着变化。头长占身高（长）的比例从婴幼儿的1/4减为成人的1/8（图2-2）。

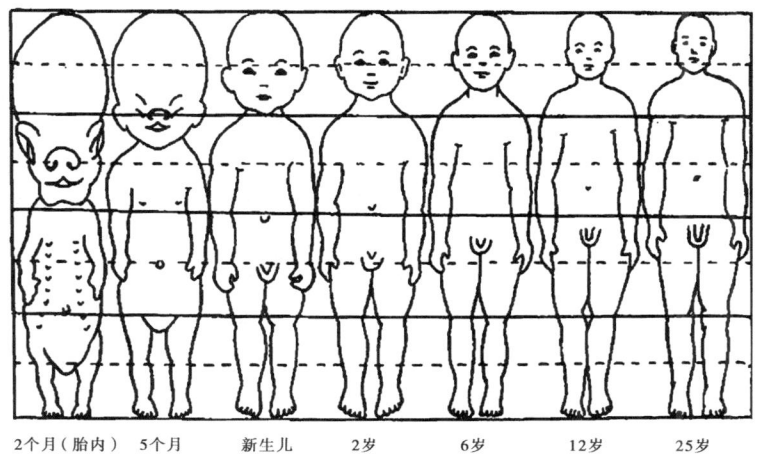

图2-2 头长与身长（高）的比例

身高（长）的增长受遗传、种族、内分泌、营养、运动和疾病等因素影响。明显的身高异常往往由甲状腺功能减低、生长激素缺乏、长期严重营养不良、佝偻病等引起。短期的疾病与营养波动不会明显影响身高（长）的增长。

三、坐高

坐高（sitting height）指头顶至坐骨结节的长度，代表头颅与脊柱的生长。3岁以下儿童取仰卧位测量，称顶臀长（crown-rump length）。随着年龄增长，下肢的增长速度加快，坐高占身高的百分数下降。此百分数显示了身体上、下部比例的变化，反映了身材的匀称性，比坐高绝对值更有意义。患有影响下肢生长的疾病，如甲状腺功能低下、软骨营养不良等，可使坐高（顶臀长）与身高的比例停留在幼年状态。

四、头围

头围（head circumference，HC）指自眉弓上缘经枕骨结节左右对称绕头1周的长度，反映了脑和颅骨的生长情况。胎儿时期脑发育居各系统的领先地位，因此，出生时头围相对大，平均33～34cm。与身高和体重增长相似，头围在1岁以内增长较快，前3个月的增长约等于后9个月的增长值（6cm），1岁时约46cm；出生后第2年头围增长减慢，增长约2cm，2岁时约48cm；2～15岁头围仅增长6～7cm。因此，头围测量在2岁以内最有价值。

应注意的是，婴幼儿期连续测量头围比一次测量更有意义。在排除遗传因素的前提下，若头围小于均值 -2SD 常提示有脑发育不良的可能，小于均值 –3SD 常提示脑发育不良；头围增长过速可能提示脑积水。

五、胸围

胸围（chest circumference，CC）指沿乳头下缘水平经肩胛角下缘平绕胸1周的长度，代表肺与胸廓的生长情况。出生时胸围略小于头围1～2cm，约32cm。1岁左右头围、胸围相等，以后则胸围大于头围（1岁至青春前期胸围约为头围+年龄-1cm）。1岁左右头围和胸围的增长曲线形成交叉，此交叉时间与儿童营养和胸廓生长发育有关，营养或生长发育较差者交叉时间延后。肥胖儿童胸部皮下脂肪厚，胸围可于3～4个月时暂时超过头围；营养较差、佝偻病等儿童的胸围超过头围的时间则可推迟到1.5岁以后。

六、骨骼和牙齿的发育

1. 骨骼的发育

（1）头颅骨的发育：颅骨随脑的发育而增长，因此，其发育较面部骨骼早。可根据头围大小、骨缝闭合时间、前囟大小及前后囟闭合的时间等来评价颅骨的生长发育。若婴儿娩出时经过产道，出生时颅骨缝稍有重叠，不久重叠现象会消失，颅骨缝于3～4个月时闭合。后囟为顶骨与枕骨边缘形成的三角形间隙，出生时已很小或闭合，最迟于6～8周龄闭合。前囟为顶骨和额骨边缘形成的菱形间隙，其大小用两个对边中点连线的长短表示，出生时为1～2cm，后随颅骨生长而增大，约6月龄后逐渐骨化而变小，1～1.5岁时闭合，最迟不超过2岁闭合（图2-3）。

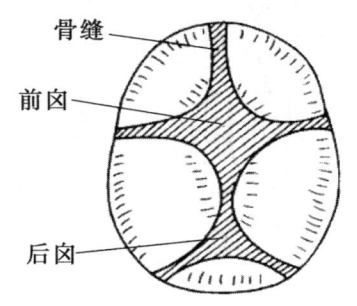

图2-3 颅骨、前囟与后囟的发育

前囟闭合时间和外观的变化均可提示某些疾病的存在，因此，前囟检查在儿科临床很重要。前囟早闭或头围过小提示脑发育不良；前囟迟闭、过大见于佝偻病、甲状腺功能减退症等；

前囟饱满常提示颅内压增高，见于脑积水、脑炎、脑膜炎等疾病；前囟凹陷见于极度消瘦或脱水者。

（2）脊柱的发育：脊柱的增长反映了脊椎骨的发育。出生后第1年脊柱增长快于四肢，1岁以后则落后于四肢的增长速度。新生儿时脊柱仅轻微后凸，无弯曲。3个月左右抬头动作的出现使颈椎前凸，此为脊柱第一个弯曲；6个月左右会坐时出现胸椎后凸，为脊柱第二个弯曲；1岁左右开始行走时出现腰椎前凸，为脊柱第三个弯曲。6~7岁时韧带发育完善后，这三个脊柱自然弯曲为韧带所固定。生理弯曲的形成与直立姿势有关，是人类的特征，可加强脊柱弹性，缓冲运动产生的压力，有利于身体平衡。坐、立、行姿势不正确或骨骼病变可引起脊柱发育异常，甚至畸形。

（3）长骨的发育：长骨的生长主要依靠长骨干骺端的软骨骨化和骨膜下成骨，使之增长、增粗。干骺端骨骼的融合标志着长骨生长结束。

长骨干骺端的软骨次级骨化中心随着年龄的增加，按一定的顺序以及骨解剖部位有规律地出现。骨化中心的多少可反映长骨的生长成熟程度。通过X线检查不同年龄儿童长骨干骺端骨化中心出现的时间、数目、形态变化，将其标准化，即为骨龄（bone age）。出生时腕部无骨化中心，而股骨远端及胫骨近端则出现了骨化中心。因此，婴儿早期可通过拍摄膝部X线骨片判断长骨的生长状况，年长儿可通过拍摄左手及腕部X线骨片了解腕骨、掌骨、指骨的发育情况。出生后腕部骨化中心的出现次序为：头状骨、钩骨（3个月左右）、下桡骨骺（约1岁）、三角骨（2~2.5岁）、月骨（3岁左右）、大小多角骨（3.5~5岁）、舟骨（5~6岁）、下尺骨骺（6~7岁）、豆状骨（9~10岁），10岁时出全，共10个。骨龄对某些疾病有重要的诊断价值，如生长激素缺乏症、甲状腺功能减退症等骨龄明显延后；中枢性性早熟、先天性肾上腺皮质增生症时骨龄则常超前。但因正常骨化中心出现的年龄差异较大，诊断骨龄延迟时要慎重。

2. 牙齿的发育　牙齿的生长与骨骼发育有一定的关系，但二者胚胎来源不全相同，因此，发育不完全平行。人一生有20个乳牙、28~32个恒牙。

婴儿出生时颌骨中已有骨化的乳牙牙胞，被牙龈覆盖。生后4~10个月乳牙开始萌出，2~2.5岁出齐，2岁以内乳牙的数目为月龄-（4~6）。乳牙萌出顺序一般为下颌先于上颌、自前向后（图2-4），多数3岁以前出齐。受到遗传、内分泌、食物性状等因素影响，乳牙萌出的时间及顺序个体差异较大。13个月后尚未萌出者为乳牙萌出延迟。

恒牙的骨化从新生儿时开始，6岁左右萌出第一颗恒牙即第一恒磨牙，在第二乳磨牙之后，又称为6龄齿；6~12岁乳牙逐个被同位恒牙代替，其中第一、二前磨牙代替第一、二乳磨

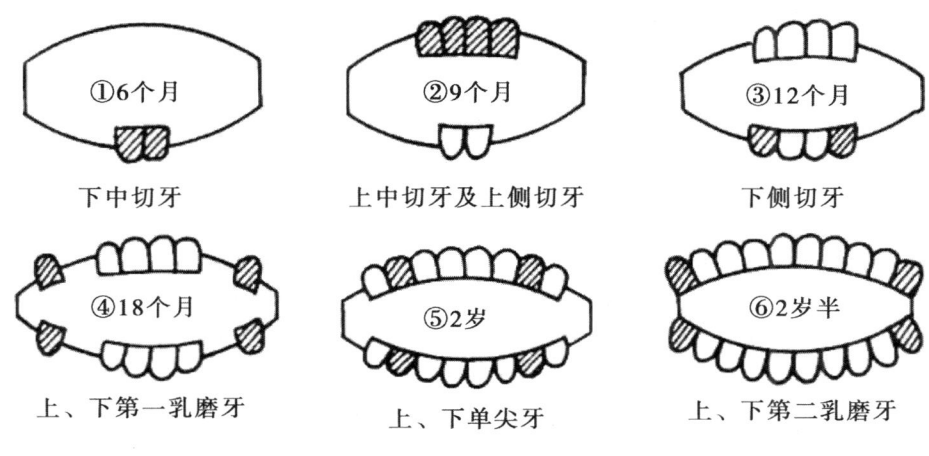

图2-4　乳牙萌出顺序图

牙，此期为混合牙列期；12岁左右萌出第二磨牙；18岁以后萌出第三磨牙（智齿），但也有人终生不出此牙。恒牙一般于20～30岁时出齐。

出牙为生理现象，但个别小儿会出现低热、流涎、睡眠不安、烦躁等症状。较严重的营养不良、佝偻病、甲状腺功能减退症、唐氏综合征（先天愚型）等患儿出牙较迟，牙釉质差等。蛋白质、钙、磷、氟、维生素A、维生素C、维生素D等营养素摄入充足以及对食物的咀嚼均有利于牙齿的健康生长。

七、生殖系统的发育

在下丘脑－垂体－性腺轴的调节下，生殖系统到青春期前才开始发育。可划分为3个阶段：①青春前期：延续2～3年。女孩9～11岁，男孩11～13岁。出现第二性征，体格生长明显加速。②青春中期：延续2～3年。女孩13～16岁，男孩14～17岁。第二性征全部出现，性器官在解剖和生理功能上均已成熟，出现生长发育的第二个高峰。③青春后期：延续3～4年。女孩17～21岁，男孩18～24岁，生殖系统发育完全成熟，体格生长停止。

青春期持续6～7年，其开始及持续时间受多种因素的影响，个体间差异较大。女孩在8岁以前、男孩在9岁以前出现第二性征，为性早熟，即青春期提前出现；女孩14岁以后、男孩16岁以后无第二性征出现，为性发育延迟。

1. 女性生殖系统的发育 包括女性生殖器官的形态、功能发育以及第二性征发育。乳房、阴毛、腋毛发育为第二性征发育的标志，其中，乳房发育最早出现。出生时卵巢发育已较完善，但其卵泡处于原始状态。进入青春前期后，在腺垂体促性腺激素作用下，卵巢内滤泡发育，乳房出现硬结，随着卵巢的增长，雌激素水平不断上升，从而促使女性器官发育及第二性征的出现。通常9～10岁时骨盆开始加宽，乳头发育，子宫逐渐增大；10～11岁时乳房发育，阴毛出现；13岁左右乳房进一步增大，有较多阴毛、腋毛，初潮出现。月经初潮是性功能发育的主要标志，受遗传、营养等因素的影响，大多在乳房发育1年后或第二生长高峰后出现。

2. 男性生殖系统的发育 包括男性生殖器官的形态、功能发育和第二性征发育。第二性征主要表现为阴毛、腋毛、胡须、变声及喉结的出现。出生时睾丸多数已降至阴囊，约10%尚位于下降途中某一部位，一般都会于1岁内下降到阴囊，少数未降者为隐睾。青春期以前，男孩外阴处于幼稚状态，青春前期后，睾丸进一步发育增大，是男性青春期的第一征象。睾丸分泌的雄激素促进男性第二性征的出现。一般10～11岁时睾丸、阴茎开始增大；12～13岁时开始出现阴毛；14～15岁时出现腋毛，声音变粗；16岁后长胡须，痤疮、喉结出现，肌肉进一步发育。遗精是男性青春期的生理现象，多在阴茎生长1年后或第二生长高峰后出现；青春期男孩最为关注的问题之一为睾丸和阴茎在外形上的变化以及遗精的出现，应加强性知识教育和保健教育。

八、体格生长评价的常用方法

1. 均值离差法 正常儿童生长发育多呈正态分布，常用均值（$\bar{x}$）加减标准差（SD）表示。68.3%的儿童发育水平在$\bar{x}\pm 1SD$范围内，95.4%的儿童发育水平在$\bar{x}\pm 2SD$范围内，99.7%的儿童发育水平在$\bar{x}\pm 3SD$范围内。通常以$\bar{x}\pm 2SD$为正常范围。用儿童体格生长指标的实测值与均值比较，根据实测值在均数上下所处的位置，确定儿童发育等级。

2. 中位数、百分位数法 适用于正态和非正态分布。将一组变量值按大小顺序排列，以第50百分位为中位数，把资料分为第3、25、50、75、97百分位数5个等级，一般3～97百分位（含95%的总体）为正常范围。当样本量为正态分布时，中位数等于均数或第50的百分位数。当测量值呈非正态分布时，百分位数法能更准确地反映所测数值的分布情况。可直接用百分位进行分级评价。国内常用五等级评价标准（表2-1）。

表2-1 五等级划分方法

等级	均值离差法	百分位数法
上	>均值+2SD	> P_{97}
中上	均值+（1~2SD）	P_{75} ~ P_{97}
中	均值±1SD	P_{25} ~ P_{75}
中下	均值-（1~2SD）	P_{3} ~ P_{25}
下	<均值-2SD	< P_{3}

3. **标准差的离差法**（standard deviation score，SDS；Z积分，Z-score） 该方法用偏离该年龄组标准差的程度来反映生长状况，其中，X为实际测量值，$\bar{x}$为均值，SD为标准差。可用于不同人群间的比较。Z在±2.0以内属于正常范围，Z=0表示实际测量值与均值相等。

4. **指数法** 用两项指标之间相互关系作比较，如体质指数（body mass index，BMI）等于体重（kg）/身高（m）^{2}，它受身高影响较小，可较敏感地反映体型胖瘦。

5. **生长曲线**（growth chart）**评价法** 可将同性别、各年龄组儿童的某项体格生长指标值根据离差法或百分位数法的等级绘制成生长曲线图。定期连续纵向观察曲线图上个体儿童的某项指标，将其与标准曲线比较，可评价该儿童目前所处发育水平，也可看出其发育趋势和生长速度为正常、向下（下降）、向上（增长）、平坦（不增），以便及时发现偏离，分析原因并予以干预。

九、体格生长评价的内容

体格生长评价包括发育水平、生长速度和匀称程度3个方面。

1. **发育水平**（development level） 将某儿童某一年龄时点的某项体格生长指标测量值（横断面测量）如身高（长）、体重、头围、胸围等与参照人群值进行横向比较，便得到该儿童该项体格生长指标在同质人群中的生长水平，一般以等级表示，但不能预示其生长趋势。

2. **生长速度**（growth velocity） 定期连续测量儿童某项体格生长指标，如身高（长）、体重，可得到该指标在某年龄段的增长值，为该儿童该项指标的生长速度，与参照人群值比较，可及时发现生长偏离。生长速度较发育水平更能真实反映儿童生长情况。观察儿童生长速度最简单、直观的方法为生长曲线图。

3. **匀称程度**（proportion of body） 是对儿童体格发育各项指标间关系的评估，包括对体型和身材匀称程度的评估。以身高（长）所得的体重与参照人群值比较，可反映体型生长的比例关系，评估体型是否匀称；将坐高（顶臀长）/身长（高）的比值与参照人群值比较，可反映儿童下肢发育状况，评估身材是否匀称。

十、体格生长评价的注意事项

1. 使用规范的测量工具及正确的测量方法，获得准确的身高（长）、体重、头围、胸围等指标数据进行统计分析。

2. 选择适合正常儿童体格生长标准的参照值进行比较，同时应采用适当的体格生长评价方法。WHO推荐使用美国国家卫生统计中心（NCHS）汇集的测量资料作为国际参照人群值。我国卫计委建议采用2005年中国九大城市儿童的体格发育数据为我国儿童参照人群值，用于制备我国儿童生长发育曲线及评价营养、生长状况。

3．不可单凭一次检查结果评价儿童的生长趋势，应定期连续地纵向观察。

4．早产儿体格生长有允许的"落后"年龄范围，对其进行发育水平评价时，应将胎龄矫正至40周（足月）后再进行评价。应注意的是，身长至40月龄、头围至18月龄、体重至24月龄后不再需要矫正。

5．应将体格测量的评价结果与全面体格检查、实验室检验数据、生活现状及健康史结合起来综合分析，从而得出较确切和实际的判断。

（张　盼）

我国常用的三种儿童生长发育评价标准

第三节　神经心理发育

一、神经系统发育

（一）脑的发育

胎儿时期神经系统发育最早，脑的发育最为迅速。小儿时期脑重占体重的比例相对较大，出生时脑重约370g，占体重的1/9～1/8，6个月时脑重约700g，2岁时达900～1000g，7岁时已接近成人脑重，约1500g。出生时大脑的外观已与成人相似，具有所有的沟回，但较浅，发育不完善。大脑皮质的神经细胞于胎儿第5个月开始增殖分化，出生时神经细胞数目为100亿～140亿个，与成人相同，但树突与轴突少而短。3岁时神经细胞基本分化完成，8岁时接近成人。神经纤维到4岁时才完成髓鞘化，故婴儿时期神经冲动传入大脑，不易形成明显的兴奋灶。小儿大脑富含蛋白质，而类脂质、磷脂和脑苷脂较少。生长时期的脑组织对氧的需要量较大，在基础代谢状态下，脑的耗氧量为全身耗氧量的50%，而成人则为20%，因此，长期营养缺乏可引起脑的生长发育落后。

（二）脊髓的发育

脊髓在出生时重2～6g，脊髓的成长和运动功能的发育是平行的，随年龄而增重。脊髓下端在胎儿时位于第2腰椎下缘，4岁时上移至第1腰椎，做腰椎穿刺时应注意。脊髓的髓鞘按由上向下的顺序逐渐形成，为其成熟的重要标志，约3岁时完成髓鞘化。

二、感知觉的发育

1．**视觉（视感知）**　视觉在胎儿中晚期就有发育，4～5个月的胎儿就有视觉反应能力，当强光照射孕妇腹部时，胎儿有闭眼动作及胎动明显增强。34周的早产儿视觉功能与足月儿相似。新生儿已具备一定的视觉能力，能看见明暗及颜色，生后几天能注视或跟踪移动的物体或光点，1个月内的新生儿对物体的最优焦距为19cm，2个月的婴儿最佳注视距离是15～25cm，4个月能够对远近目标进行聚集，眼的焦距与成人接近。婴儿2个月内颜色视觉有很大发展，3～4个月时颜色视觉基本接近成人，婴幼儿对红、黄、绿、橙、蓝等颜色较为偏爱。1～1.5岁注视3m远处小玩具，1.5～2岁视力为0.5，5岁视力为0.6～0.7，6岁以后视力才达1.0（表2-2）。

2．**听觉（听感知）**　5～6个月的胎儿即开始建立听觉系统，生后随着新生儿耳中羊水的清除，听觉敏感性有较大提高，对声音的频率也很敏感，能够区别语言和非语言。5～6岁时听觉发育完善（表2-2）。

表2-2 儿童视听感知发展程序

月龄	视感知发展	听感知发展
新生儿	最佳注视距离15～20cm	对大声有惊吓反射，低频声音有安抚作用
2个月	可协调注视物体，水平方向转动90°，最佳注视距离是15～25cm	能区别笛声和铃声
3～4个月	喜欢看自己的手，水平方向可转动180°，对红、黄、绿、橙、蓝比较偏爱	头转向耳旁声音，听到悦耳的声音会微笑
5～7个月	可注视远距离的物体或人，可垂直方向运动，认识母亲，见到奶瓶表示喜悦	能区别父母的声音，唤其名有反应
8～9个月	出现视深度感觉，能看到小物体	能区别语言的意义，两眼迅速转向声源，听懂自己的名字
1.5～2岁	能区分各种形状，两眼协调性好，视力达0.5，可区分直线和垂直线	能听懂简单的吩咐
5岁	能区分不同颜色，视力为0.6～0.7	能区别不同的精细声音，听觉发育渐趋完善
6岁	视力达1.0	听觉发育完善

3．嗅觉和味觉 嗅觉是一种较为原始的感觉，在胎儿7～8个月时嗅觉器官已相当成熟。新生儿生后即已有了嗅觉反应，嗅到母乳的香味后会将头转向母乳奶垫，3～4个月时能区别好闻和难闻的气味。味觉是新生儿出生时最发达的感觉，新生儿味觉是相当敏锐的，能辨别不同的味道。4～5个月的婴儿对食物味道的微小改变很敏感，此时应合理添加各类辅食。7～8个月嗅味觉发育更灵敏，对芳香气味有反应。

4．皮肤感觉 皮肤感觉可分触觉、痛觉、温度觉和深感觉。新生儿的触觉已很敏感，痛觉出生时已存在，温度觉也很灵敏，尤其对冷的反应。触觉是引起小儿某些反射的基础，新生儿触觉高度灵敏，尤其在口唇、手掌、脚掌、前额、眼等部位；2～3岁能辨别物体属性，如软硬、冷热和粗糙等。5～6岁时能分辨体积相同、重量不同的物体。

5．知觉 知觉是人对事物的综合反映，是对感觉的加工过程。知觉发育较晚，生后3～4个月时出现对形状的知觉；4个月对物体有整体的知觉，能把部分被遮挡的物体视为同一物体；小儿1岁末开始有空间和时间知觉；3岁能辨上下；4岁辨前后；4～5岁开始有时间概念；5岁能辨自身的左右。

三、运动的发育

小儿运动的发育是循序渐进的，与大脑、脊髓和肌肉的发育有着密切的关系，遵循以下原则：①由上到下或由头至尾，头部的发育领先于躯干、四肢，如先能抬头，然后会坐、直立、走路。②由近到远，即离躯干近的肌肉动作先发育、然后是肢体远端的肌肉活动，如先能抬肩，然后手指取物。③由不协调到协调，由泛化到集中，如小婴儿看到胸前的玩具，表现为手舞足蹈，但不能把玩具拿到手。随着神经髓鞘的不断完善，协调能力的加强，慢慢地可以准确地拿取东西。④先有正向动作后有反向动作，如先会抓东西，后才能放下东西；先会向前走，然后才会向后退等。⑤由粗动作到精细动作，先用两手取物，再用两个手指；粗大动作（gross motor）发育过程可归纳为："二抬四翻六会坐，七滚八爬周会走"；精细运动（fine motor）发育过程为："一握三抓六会敲，九用两指周会勺"（数字代表月龄）（表2-3）。

四、语言的发育

语言的发育依赖听觉器官、发音器官和大脑功能的完善，语言发展经过发音、理解和表达三个过程,具体分为6个阶段(表2-3)。

表2-3 儿童运动及语言发育程序表

年龄	粗大运动	精细运动	语言
2个月	抬头45°	两手轻握拳	发出元音
4个月	抬胸	两手胸前相握	大声笑
6个月	坐	伸手够物	发辅音
8个月	爬	两手传递	模仿拍手
10个月	扶站	用拇、示指捏小丸	咿呀学语
12个月	扶走	轻抛球	有意识叫"爸爸""妈妈"
15个月	走得稳	放小丸入瓶	能指身体部位
2岁	跑、双脚跳	正确握笔	用代词"我"
3岁	上下楼梯,一步一级	穿珠子	回答简单问题
4岁	独脚跳	使用剪刀	会讲小故事

1. 预备期(0~1岁) 是咿呀作语和初步理解阶段,故又称"先声期"。1~2个月开始发喉音,2个月发"阿""咿""呜"等元音,6个月出现辅音,8个月时发声练习达到高峰,并会改变音量和音词以模仿真正的语言,12个月可有意识地叫"爸爸""妈妈"。

2. 语言发育第一期(1~1.5岁) 这时期的语言特色是说单字句,能用手势、表情辅助语言来表达需要;能以动物的声音来代替其名;会模仿自己听到的声音,采用鹦鹉式复述,如同回音般,故医学上称为"回音语"("回音语"持续到2岁左右消失为正常)。

3. 语言发育第二期(1.5~2岁) 又称"称呼期",这个时期的幼儿开始知道物各有名,喜欢问其名称,字句迅速增加。

4. 语言发育第三期(2~2.5岁) 能说短句,会用代词你、我、他,开始接受"母语"所表现出的独特的语法习惯,如用感叹句来表示感情、用疑问句询问等。

5. 语言发育第四期(2.5~3岁) 这个阶段会使用复杂句,喜欢提问,故又称"好问期"。

6. 完备期(3~6岁) 说话流利,会用一切词类,并能从成人的言谈中发现语法关系,修正自己错误的暂时性语法,逐渐形成真正的语言。

五、心理活动的发展

儿童心理活动的发展主要包括认知能力发展、情绪情感发展和意志发展。0~2岁的儿童以感觉运动为主,3~6岁以符号运动为主,7~12岁儿童则具有稳定的概念。

(一)认知能力的发展

1. 注意 心理活动的指向和集中,是感觉、知觉、记忆、思维等心理过程的一种共同特征。不同年龄的儿童注意特点不同:3个月开始能短暂地集中注意人脸和声音,强烈的刺激如鲜艳的色彩、较大的声音或需要的物品(奶瓶等)都能成为小儿注意的对象;6个月的婴儿听到铃声转头找声源,这是注意的开始;1岁时注意时间延长,能伸手去拿感兴趣的东西;随年龄增长、活动范围扩大及动作语言的发展,小儿的注意逐渐增多,但学龄前期儿童主要以无意注意为主,5~6岁后才能较好地控制其注意力,但集中时间较短,约15min,7~10岁20min,10~12岁25min,12岁后30min,11~12岁后儿童注意力的集中性和稳定性提高,注意的范围也不断扩大。自婴儿起应及时培养注意力,加强注意的目的性,去除外界干扰,引起小儿兴趣。

2．记忆 记忆是一个复杂的心理活动过程。包括识记（大脑中形成暂时联系）、保持（大脑中留下痕迹）和回忆（大脑中痕迹恢复）。儿童记忆特点：无意记忆占优势，有意记忆逐渐发展；机械记忆占优势，理解记忆逐渐发展；形象记忆占优势，语词记忆逐渐发展。

3．思维的发展 包括感知动作思维、具体形象思维和抽象逻辑思维。2～3岁儿童边画边想属于感知动作思维；学龄前儿童在绘画时就可以事先想好事物形象，然后再根据表象去绘制属于具体形象思维；学龄儿童根据运算法则进行数字计算属于抽象逻辑思维。儿童思维的特点经历从感知动作思维到具体形象思维再到抽象逻辑思维，学龄儿童可以将三种思维相互联系。

4．想象的发展 想象是人对已有表象进行加工改造而创造新形象的过程。儿童3岁以前仅有想象的萌芽，学龄前儿童想象开始丰富，内容变得具体、完整、系统，但想象主题易变，具有夸大性。护士应了解儿童的思维方式，以设计出刺激和促进儿童发展的活动，以及适当、有意义的教育计划。应根据儿童不同时期智力发展水平为患儿提供治疗性的玩具、图书、画片或阅读材料，向家长有效地解释治疗和护理过程，以及健康保健的方法。

（二）情绪、情感的发展

情绪是那些与机体的生理需要，如饥饿、困倦、排泄等是否得到满足相联系的体验。情绪是人和动物共有的，属于外界表象，具有不稳定性、情境性和冲动性特点。情感是在情绪的基础上形成和发展的。情感与人的社会性需要，如安全感、集体感、道德感和责任感是否得到满足相关联。新生儿对饥饿、不舒适、寒冷等表现出不安、哭闹及啼哭等消极情绪；2个月时积极情绪增多，尤其是看到母亲时，表现得非常高兴；6个月后能辨认陌生人时，明显地表现出对母亲的依恋以及分离性焦虑情绪；9～12个月时依恋情绪达到高峰；2岁开始，小儿的情感表现日渐丰富和复杂，如喜、怒、初步的爱、憎等，也会有一些不良的情绪、情感反应，如见人怕羞、怕黑、嫉妒、爱发脾气等。婴幼儿情绪表现时间短暂，反应强烈，易变化，易冲动，外显而真实。随年龄增长情绪反应渐趋稳定。学龄前期小儿已能有意识地控制自己情感的外部表现，如故意不哭等。护士应注意儿童的情绪反应，培养儿童良好的情感品质，对于情绪易冲动的儿童采用幽默的语言来化解，以达到情感转移。

（三）意志的发展

意志是指自觉地克服困难来完成预期的目的和任务的心理过程。意志是具有目的的行动，体现在克服困难之中，以随意运动为基础。1～2岁儿童有意志的萌芽，如按自己的目的坚持取远处的玩具；2～3岁儿童在成人语言指导下调节自己的行动，学会控制自己的行为；3岁后儿童的各种意志品质开始发展，如自觉性等。注重对儿童意志品质的培养，特别是学龄前期儿童，通过让儿童完全理解行动的目的，引起他们的兴趣，培养他们意志活动的自觉性、坚持性和自制力，包括克服困难完成作业、劳动等，为儿童意志品质锻炼提供机会和条件。

六、神经心理发育的评价

儿童神经心理发育水平表现在感知、运动、语言、适应能力等方面，通过心理测验，用量化的方法观察评价儿童的神经心理发育，协助临床对神经心理异常儿童进行诊断、评价治疗效果和判断预后等。

（一）儿童心理测验的分类

1．**按年龄分类** 新生儿测验、婴幼儿测验、学龄前儿童测验、学龄儿童测验。

2．**按测验对象分类** 个别测验与集体测验。

3．**按测验范围分类** 单项能力测验与综合能力测验。

4．**按测验精度分类** 筛查性测验与诊断性测验。

（二）儿童常用测验

1．筛查测验

（1）丹佛发育筛查试验（Denver developmental screening test，DDST）：该量表是由美国丹佛学者 Frankenberg 和 Dodds 为 0~6 岁儿童设计的，DDST 由 104 个项目组成，分为个人-社交能区、精细动作-适应性能区、语言能区和大运动能区四个能区。结果异常和可疑者应进一步作诊断性测验。

（2）绘人试验：适用于 4~12 岁儿童，测验时只需让儿童画一个人，无需任何指导语，然后根据评分标准对儿童所画的人物进行评价。儿童在绘画中表现注意力、记忆力、观察力、想象力和创造力，以及空间知觉和方位知觉，体现出儿童的智力由具体形象思维向抽象思维发展，亦可看出儿童绘画技能和手眼协调等精细动作的能力。

2．诊断测验

（1）Gesell 发展诊断测验：是美国儿童医生 Gesell 为 4~6 岁儿童设计的，为国际公认的经典发展诊断量表。该量表共 588 个检测项目，分五大领域：①适应性行为；②大运动；③精细动作；④语言；⑤个人-社交。测验结果以发育商表示。

（2）韦氏学龄前儿童智力测验（WPPSI）：适用于 4~6.5 岁儿童，韦氏智力量表由美国心理学家 Dr.Wechsler 编制。该量表分言语测验和操作测验两部分，每部分有 5~6 个分测验。每一分测验从规定的起点开始，详细记录项目得分，并记录项目完成时间。测验采用的是离差智商，测验完毕后将每一分测验的分值输入计算机，即可按实际年龄得到言语、操作和总的智商，客观地反映儿童智力水平。

（3）韦氏学龄儿童智力量表（WISC）：适用于 6~16 岁儿童，内容及评分方法同 WPPSI。

（三）适应性行为测验

儿童智力低下的诊断必须结合适应性行为测验结果。目前国内常采用日本"婴儿-初中学生社会生活能力量表"对儿童进行适应性行为评定。该方法适用于 6 个月~15 岁儿童，该量表包括 6 个行为能力：①独立生活能力；②运动能力；③作业；④交往；⑤参加集体活动；⑥自我管理。该量表既可用于儿童智力低下的诊断，又可用于儿童社会能力的筛查。

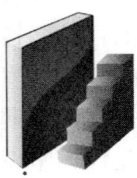

知识拓展

早期教育对婴儿神经心理发育的作用

婴幼儿时期是神经心理发育最为迅速的阶段，发展潜能大，可塑性强。儿童的智力发育不仅受到先天因素的影响，后天提供良好的适宜刺激也会对婴幼儿的神经心理发育起到非常重要的作用。早期教育为儿童提供系统而丰富的养育环境和信息刺激。早期教育的方法主要是根据不同年龄阶段儿童神经心理发育特点，制订详细的培训方案和计划，婴儿早期教育训练主要包括视觉、听觉、语言、运动、抚触等训练。早期游泳和抚触通过对婴儿皮肤、肢体、关节、骨骼的主动和被动活动，与婴儿进行语言、情感交流，微笑对视，有利于促进儿童神经心理发育和骨骼肌肉的发育。经过锻炼的婴儿，在神经、行为发育状况包括适应性、大运动、精细运动、语言、个人交往等能力方面的发育均较对照组高，尤其表现在大运动、精细动作、个人交往方面。

第四节 儿童心理发展相关理论

一、儿童认知发展理论

瑞士哲学家和心理学家皮亚杰（Jean Piaget，1896—1980年）基于对儿童长期的观察和研究，最先系统地提出了儿童认知发展理论。他认为儿童的智力起源于他们的动作或行为，智力的发展就是儿童与经常变化的、要求其不断做出新反应的外部环境相互作用的结果。皮亚杰把认知发展过程分为4个阶段，即感觉运动期（出生至2岁）、运筹前期（2~7岁）、具体运筹期（7~11岁）和形式运筹期（11岁及以后）。

（一）感觉运动期

感觉运动期（sensor motor stage，0~2岁）的儿童的主要认知结构是感知运动图式，儿童借助这种图式可以协调感知输入和动作反应，从而依靠动作去适应环境。通过这一阶段，儿童从一个仅具有反射行为的个体逐渐发展成为对其日常生活环境有初步了解的问题解决者。初生婴儿以自身拥有的自发运动和一些基本的遗传性反射动作为基础，反复练习以适应环境。例如，吸吮乳汁的动作由不协调到逐步熟练，并从吸吮乳汁的动作，发展到吮手指及其他东西；8~12个月婴儿开始能够协调已学会的动作，为达到某个目的而行动，例如，儿童为了抓到某个物体，能先推开别人挡在该物前面的手，再抓取它；12个月时儿童已有客体永存的概念，即意识到客观物体是永远存在的而不会神秘地消失；12~18个月小儿通过主动试验，探索新方法以解决问题和了解事物的本质，例如，儿童喜欢从不同的高度和角度松开手中的物体以观察物体的下落；18~24个月小儿在解决问题时，已能先在心中打算好步骤，再开始行动，而不是盲目地重复试验，同时，开始应用语言。

（二）运筹前期

运筹前期（preoperational stage，2~7岁）儿童开始使用语言等符号记忆和储存信息，但还不具备逻辑思维能力。2~4岁小儿随语言的增加，开始给环境中的刺激物以新的意义，如把玩偶作为小朋友，此期小儿思维的特点是以自我为中心，即以自己的角度去考虑和看待事物，不能理解他人的观点；4~7岁小儿虽已掌握了较丰富的概念，但对事物的感知仍限于具体，同时，此期小儿对因果关系的推理往往是不现实或错误的，例如，小儿会把自己生病住院与不听家长的命令相联系。

（三）具体运筹期

具体运筹期（concrete operations stage，7~11岁）儿童的认知结构由前运算阶段的表象图式演化为运算图式。具体运筹思维的特点：具有守恒性、自我中心性和可逆性。皮亚杰认为，该时期的心理操作着眼于抽象概念，属于运算性（逻辑性）的，但思维活动需要具体内容的支持。例如，掌握10以内加法和十进位法，即能运算多位数的相加。但是，仍以具体形象思维形式为主，尚不能演绎推理。开始建立重量、质量、数、时间、容积等概念。

（四）形式运筹期

形式运筹期（formal operations stage，11岁及以后）儿童思维发展到抽象逻辑推理水平。青春期是人达到最终思维形式或思维成熟的时间。青少年逐渐学会综合、分析、分类、比较等思维方法，他们不仅思考具体的（现存的），也能思考抽象的（可能发生的）事物。这就使青春期儿童能够在解决问题之前预先制订计划，运用科学的论据来思考不同的解决方法，并推断预期结果。

二、心理社会发展理论

艾瑞克森（Erikson，1902—1994年）是美国哈佛大学的一位心理分析学家，他在弗洛伊德性心理发展学说的基础上，于1950年提出了解释整个生命历程的心理社会发展理论危机。他强调了文化及社会环境在人格或情感发展中的重要作用，认为人的发展包括生物、心理、社会三方面的变化过程，此过程由8个发展阶段组成，每一阶段都有一个发展危机或中心任务必须解决，成功地解决每一个阶段的危机，人格才会顺利发展。

小儿心理社会发展的5个阶段及其在护理中的应用如下：

（一）信任－不信任期（trust vs mistrust，婴儿期）

信任感是发展健全人格最初而且最重要的因素，人生第一年的发展任务是与照顾者（父母）建立起信任感，学习爱与被爱。此期发展顺利的结果是建立信任感，表现为信赖他人，乐观，有安全感，愿意与他人交往以及对环境和将来有信心，形成有希望的品质；如果此期发展障碍，将出现对他人的不信任感、焦虑不安和退缩人格。

护理此期小儿时，应注意及时满足婴儿的各种需求。除满足其食物和卫生等生理需要外，还应为婴儿提供安全感和抚爱，如经常抱起和抚摸婴儿，与之轻柔地交谈，并提供视觉刺激。在患儿经历痛苦的治疗或护理过程中，应尽量减轻疼痛。在过程结束后应继续给予抚慰。对于长期住院的婴儿，应鼓励家长多参与护理活动。

（二）自主－羞愧或疑虑期（autonomy vs shame and doubt，幼儿期）

此期小儿开始学会控制二便，并在运动能和智能发展的基础上扩大对周围环境的探索。他们想要独立完成每一件事，还反复说"我""我的"表示自我中心之感，爱用"不"表示自主性。此时父母必须对孩子合理的自主行动给予支持，避免过分干预。此期顺利发展的结果是产生自我控制感，有自信和自主性，形成有意志的品格；如果发展障碍，会出现缺乏自信，怀疑自己的能力，过度自我限制或顺从、任性以及反抗等人格特征。

护理此期儿童时，应为小儿提供自己做决定的机会并对其能力加以赞赏，而不要评价其所做的决定是否正确。鼓励幼儿进行力所能及的自理活动，如进食、穿衣、如厕等。如果治疗或护理过程需要约束患儿时，应向其做出适当的解释，并给予抚慰，同时尽量缩短约束时间。

（三）主动－内疚期（initiative vs guilt，学龄前期）

学龄前期的发展任务是获得主动感，体验目标的实现。此期的儿童活动和语言能力增强，对周围世界充满好奇和探索的欲望，喜欢各种智力和体力活动，喜欢提问，爱表现自己。游戏成为此期儿童活动的中心，通过游戏积极探索，学习一定的社会规范，设定目标，制订计划及努力实现目标等。等儿童发现自己的某些愿望难以实现或违背了社会禁忌时，会由此产生内疚感或负罪感。学龄前期顺利发展的结果是有自己生活的目的和方向，能主动进取，有创造力，形成有目的的品质。艾瑞克森认为，个人在社会中所能取得的成就都与儿童在本阶段主动性发展的程度有关。如果发展障碍，会表现为缺乏自信、悲观、退缩、害怕做错以及无自我价值感等人格特征。

护理此期儿童时，只要对小儿有益的主动行为加以赞扬，就能帮助儿童顺利通过此阶段。对住院的患儿应提供创造新活动的机会，包括允许儿童使用无伤害性的玩具或医疗用品做游戏，如用听诊器、叩诊锤等给布娃娃检查身体，让他们绘画以表达心情。接受儿童的合理要求，倾听他们的感受，并回答其提出的问题。

（四）勤奋－自卑期（industry vs inferiority，学龄期）

学龄期的发展任务是获得勤奋感。此期儿童的活动场所包括家庭、学校和社区等，开始接受正规的学校教育，主要精力集中于学习文化知识和各种技能，学习与同伴合作，竞争和遵守规则。学龄期是养成有规律的社会行为的最佳时期。在学业上的成果体验会促进勤奋感的建立。反之，失败的经历多于成功，则会产生自卑感。对学龄期发展有重要影响的人是父母、老师、同学等。此期儿童在学业上的成功得到家长、老师、同学的鼓励和赞赏，会强化勤奋感，形成积极进取的性格，敢于面对困难及挑战，并为以后继续追求成功打下基础。反之，会无法胜任父母或老师指定的任务，遭受嘲笑和指责，导致自卑感的产生。此期发展顺利的结果是学会与他人竞争、合作、守规则，获得基本的学习和社会交往的能力。艾瑞克森认为，人对学习、工作的态度和习惯都可以追溯到本阶段勤奋感的发展；如果发展障碍，儿童会出现自卑、缺乏自信、充满失败感等人格特征。

护理此期儿童时，护士应帮助患儿在住院期间继续完成学习任务，鼓励他们把业余爱好带到医院，帮助儿童适应医院的限制性环境。在治疗或护理过程前后可允许儿童帮助准备或整理用物，如静脉输液前可让患儿帮助准备胶布，以使患儿感到有成就感。

（五）自我认同－角色紊乱期（identity vs role confusion，**青春期**）

青春期的主要发展任务是建立自我认同感。对青春期的发展有重要影响的人是同龄伙伴及崇拜的偶像。此期顺利发展的结果是能接受自我，有明确的生活目标，并为设定的目标而努力，形成忠诚的品质；如果发展障碍，会产生认同危机，即个人在自我认同过程中，心理上产生的危机感，导致角色混乱，迷失生活目标，彷徨，可能出现堕落或反社会的行为。

护理青少年时，必须多创造机会让他们参与讨论所关心的问题，谈论感受，在他们做某些决定时给予支持和赞赏。注意帮助他们保持良好的自身形象，尊重他们的隐私，尽可能安排他们与同年龄组的患者在一起娱乐和沟通交流。

三、道德发展理论

道德观念是社会性发展的重要方面。不同的社会文化有不同的道德观，不同文化环境中儿童道德发展内容也有所不同，但总的规则是一致的。儿童道德观念的发展与其认知及心理社会发展水平相关，Kohlberg 将儿童的道德发展分为 3 个水平 6 个阶段。

（一）第一水平——前习俗道德（2～7 岁）

第一阶段（2～3 岁）：儿童认为一个人必须毫不怀疑地服从权威，否则就要受到惩罚。故儿童对行为是否符合道德的认识取决于其后果是赞许还是被责罚。

第二阶段（4～7 岁）：儿童表现出个人主义或实用主义行为，他们根据自己的意愿而非社会习俗做出决定或行事，以满足其个人的需要。

（二）第二水平——习俗道德（7～12 岁）

第三阶段（7～10 岁）：儿童愿意遵守社会习俗，因为他们希望自己在他人眼中是个好孩子。

第四阶段（10～12 岁）：儿童已有法律观念，他们为维护社会秩序而遵守法律。

（三）第三水平——后习俗道德（12 岁以上）

第五阶段：青少年已有独立、抽象思考的能力，他们能将社会行为准则内在化，如在没有他人监督时，自觉遵守规章制度，因为他们认为那样做是正确的。

第六阶段：个人对某些抽象的、超越法律的普遍原则有了较明确的概念，如维护全人类的正义、保持个人尊严、为人类谋福利的等原则。但是，并非每个人都能最终达到这个水平。

（张　慧）

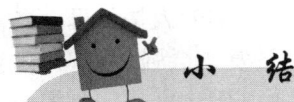

小 结

一、生长发育的规律和影响因素

儿童生长发育有连续性和阶段性、个体差异性、各系统器官发育不平衡的特点，遵循由上到下、由近到远、由粗到细、由低级到高级、由简单到复杂的规律，并且受遗传、营养、孕母情况、家庭和社会环境、疾病因素影响。

二、体格发育的常用指标及评价

体格生长测量的常用指标包括体重、身高（长）、坐高（顶臀长）、头围、胸围等，儿童骨骼发育、牙齿发育与儿童生殖系统的发育有各自的特点。体格生长测量常用方法有均值离差法、中位数、百分位数法、标准差的离差法、指数法、生长曲线评价法等。评价的内容包括发育水平、生长速度和匀称程度3个方面。

三、小儿神经心理发育特点

在儿童成长过程中，神经心理的正常发育与体格生长具有同等重要的意义。神经心理发育包括感知、运动、语言、情感、思维、判断和意志性格等方面，新生儿已有视觉感应功能，到6岁时视深度已充分发育。新生儿听觉较敏感，5~6岁时听觉发育完善。小儿运动的发育是循序渐进的，遵循一定的规律，"二抬四翻六会坐，七滚八爬周会走""一握三抓六会敲，九用两指周会勺"。语言发育经过发音、理解和表达3个阶段，婴儿3~4个月咿呀发音，12月龄时能说简单的单词，4岁时能讲述简单的故事情节。心理活动发展方面，0~2岁的儿童以感觉运动为主；3~6岁以符号运动为主；7~12岁儿童则具有稳定的概念。

儿童常用的神经心理发育测验包括筛查试验，如丹佛发育筛查试验（DDST）和绘人试验；诊断测验，如Gesell发展诊断测验、韦氏学龄前儿童智力测验等。

四、儿童心理发展相关理论

皮亚杰的儿童认知发展理论把儿童认知发展过程分为4个阶段，即感觉运动期（出生至2岁）、运筹前期（2~7岁）、具体运筹期（7~11岁）和形式运筹期（11岁及以后）。艾瑞克森的心理社会发展理论将儿童心理社会发展分为信任-不信任期、自主-羞愧或疑虑期、主动-内疚期、勤奋-自卑期、自我认同-角色紊乱期5个阶段，每一阶段都有一个发展危机或中心任务必须解决，成功地解决每一阶段的危机，人格才会顺利发展。道德的发展理论认为儿童道德观念的发展与其认知及心理社会发展水平相关，儿童的道德发展分为3个水平即前习俗道德（2~7岁）、习俗道德（7~12岁）、后习俗道德（12岁以上）。

思 考 题

1. 儿童生长发育的规律和影响因素有哪些？
2. 儿童体格生长可从哪些方面加以评价？
3. 简述小儿感知觉发育特点。

4. 婴儿，男，出生体重 3kg，身长 50cm，家长带孩子来院进行体格检查。检查结果：体重 8kg，身长 70cm，前囟未闭合，出牙 2 颗，胸围为 45cm。请判断该小儿可能的年龄是多大。该小儿能完成哪些动作？

（张　盼　张　慧）

第三章 住院儿童的管理和护理

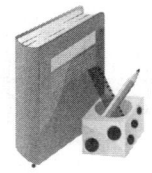
学习目标

通过本章内容的学习，学生应能够：

◎ **识记**
1. 列举对儿童及其家庭进行健康评估的要点及注意事项。
2. 说出儿童及其家庭对住院的压力及反应。
3. 描述小儿用药特点及药物合理选择。
4. 计算不同张力液体的配制方法。
5. 熟记约束保护法、暖箱使用法、光照疗法的目的及注意事项。
6. 描述头皮静脉输液法、股静脉穿刺法、婴幼儿灌肠法的操作流程及注意事项。
7. 说出婴儿抚触的步骤、微量注射泵使用注意事项。

◎ **理解**
1. 解释不同年龄段儿童对患病和住院的理解。
2. 比较不同年龄段儿童对疼痛的反应。
3. 分析不同类型脱水及电解质紊乱的原因及特点。
4. 比较头皮静脉输液法、留置静脉套管针、经外周导入中心静脉置管的特点。

◎ **运用**
1. 完成儿科护理病历的资料采集及书写。
2. 根据患儿不同年龄段提供不同的心理护理。
3. 为不同年龄段儿童提供不同的缓解疼痛的方法。
4. 为补液患儿提供护理。
5. 评估臀红患儿发生原因，指导预防措施。
6. 为光照疗法患儿做好入箱前的准备。

小儿住院对于患儿及家庭来说都是一个重大的应激事件。由于各年龄段的儿童对于生病和住院的理解不同，心理社会发展阶段不同，他们对住院的反应也有较大的差异。因此，儿科护士需要根据不同年龄段儿童的特点，运用专业的知识和技能为患儿及家庭提供全面的支持，帮助他们更好地适应住院生活，协助及配合治疗护理工作的顺利完成。

第一节 儿童及其家庭的评估

一、与患儿及其家庭的沟通原则与技巧

与患儿及其家庭沟通的目的是获得或提供信任、发展信任关系，完善患儿资料收集及进

健康教育。沟通的要点是认真听，重点问，关键是从患儿及家长提供的信息中发现对评估病情有用的线索。

在与儿童进行沟通时，护士应持平等的态度，常采取坐位或半蹲等姿势，与患儿视线保持平行，注意避免突然接近患儿或目光持续接触儿童，使其感到威胁感。交谈时可通过玩具等，以促进有效沟通。护士的语言要根据患儿的年龄，选择通俗易懂、简短明确的词语或语句，语速稍慢；也可通过握手、拥抱、面部接触、抚摸等体态语言，减少距离感，促进沟通。对儿童要诚实，年龄较大的患儿可补充叙述有关病情的细节，但应注意其记忆及表达的准确性。此外，当病情危急时可先重点询问现病史，边体检边询问，以便及时进行抢救，待病情稳定后再仔细了解全面病史。如年幼儿童不能自述病史，须由家长或主要照顾者代述。

在与患儿家长沟通时，护士应理解家长因子女患病而引起的焦虑心情，态度应和蔼、语言温和，尊重家长和儿童的隐私并为其保密。收集资料时，护士需首先进行自我介绍，以取得家长和儿童的信任，鼓励父母详细叙述病情经过，以及儿童以往的健康状况，可根据需要给予必要的提示和引导，以获得更加详尽、确切的资料。在交谈时，不要对家长的某些观念、价值观抱有成见和进行批评，以免妨碍双方信任感的建立，也应避免以暗示的语气引导家长提供护士所希望的材料，而使资料失去真实性、可靠性。

二、儿科护理病历的采集和书写

1. **一般情况** 包括姓名（乳名）、性别、年龄（新生儿记录天数、婴儿记录月数、一岁以上记录几岁几个月）、出生年月日、民族、入院日期、病历申述者（姓名、职业、年龄、文化程度、家庭住址及联系方式、病史叙述者与患儿的关系以及病史的可靠程度）等。

2. **主诉** 患儿来院就诊的主要原因（症状或其他）及持续时间。

3. **现病史** 此次患病的详细情况，包括发病时间、发病过程、主要症状、病情发展、严重程度及诊治经过等。还应包括其他系统和全身的伴随症状，以及同时存在的疾病，如营养缺乏疾病、贫血和佝偻病等。

4. **既往健康状况**

（1）出生史：新生儿或小婴儿应重点询问，主要包括胎次、胎龄、产次、分娩方式及过程，出生时有无窒息、产伤或畸形，Apgar评分情况等，以及母亲孕期的情况等。

（2）喂养史：婴幼儿尤其是有营养缺乏症或消化功能紊乱者，应详细询问。包括喂养的种类和方法、喂哺次数及量、断奶时间、添加辅食情况、儿童进食方式。年长儿应注意询问有无挑食、偏食及吃零食的不良习惯。

（3）生长发育史：包括体格生长和神经心理发育两方面，应询问有关体格、运动、语言、认知和心理社会等方面的发育情况。学龄儿童还应询问在校学习情况和行为表现等。此项是儿科所特有的，是评估儿童健康状况的重要依据。

（4）既往健康史：包括预防接种史、患病史、住院史、用药史和过敏史等。

（5）家族史：包括家族中有无遗传性、过敏性或急慢性传染病患者；父母是否近亲结婚等。

（6）传染病接触史：疑为传染性疾病者，应了解患儿与疑诊或确诊传染病者的关系、患儿与该患者的接触方式和时间等。

（7）生活史：包括儿童生活环境、卫生习惯、饮食习惯、睡眠时间和形态，排泄情况，是否有特殊行为问题（吸吮拇指、咬指甲、异食癖、吸烟、喝酒、药物滥用等）。

三、小儿体格检查的特点

（一）小儿体格检查的注意事项

1. 检查前应先与婴幼儿交谈，或根据需要提供玩具、书籍等，解除恐惧心理及紧张情绪，以取得患儿合作，或用表扬的语言鼓励患儿，使之易于接受检查。

2. 根据患儿年龄采取适当的检查体位。婴幼儿可采用坐位或卧位或坐在妈妈身上检查，年长儿鼓励自行坐位或卧位检查。

3. 检查中应减少不良刺激。如检查者的手和用具要温暖，手法轻柔，动作快速，注意为患儿保暖。对于较大儿童应注意保护其隐私，不要过多地暴露身体部位。

4. 注意消毒隔离和预防意外伤害。检查者在查体前应洗手，必要时戴口罩。查体结束后要拉好床栏，收拾检查用具。

5. 检查顺序应视小儿病情、情绪灵活掌握。易受哭闹影响的项目，如测呼吸、脉搏、心脏听诊、腹部触诊等先检查，而皮肤、淋巴结、骨骼等项目可随时检查。检查咽部、眼部时对小儿刺激较大，应放在最后。

6. 对急症或危重抢救病例，可边抢救边检查。注意应先重点检查生命体征或与疾病有关的部位，全面的体检可在病情稍稳定后进行。

（二）小儿体格检查的内容

1. 一般状况　观察儿童的发育和营养状况、精神状态、面部表情、体位、行走姿势、语言应答、活动能力、对周围事物的反应等，通过观察可初步判断小儿的神志状况、生长发育、病情轻重及亲子关系。

2. 一般测量　包括生命体征测量和生长发育指标测量，生命体征包括体温、呼吸、脉搏和血压；生长发育指标包括体重、身高、头围、胸围、前囟、坐高等。

（1）体温：病房使用的一般为水银体温表，测量腋温，正常值为 36～37℃，将体温表置于腋窝处夹紧上臂至少 5min 后读数，婴幼儿需帮助夹紧上臂，以免读数不准。对于不合作或昏迷休克患儿可采用肛温，正常为 36.5～37.5℃。

（2）呼吸、脉搏：小儿呼吸、脉搏易受进食、活动、哭闹等因素影响，故尽可能在小儿安静时测量，测量时间应为 1min。婴幼儿以腹式呼吸为主，可通过小儿腹部起伏计数，也可借听诊器听呼吸音，同时应注意呼吸的节律和深浅。年长儿可通过桡动脉检查脉搏，年幼儿尤其是新生儿腕部脉搏不易扪及，需要通过心脏听诊检查，同时注意脉搏的节律、强弱等。

（3）血压：影响血压精确测量的最重要因素是血压计的袖带宽度，一般袖带宽度应为上臂长度的 1/2～2/3，新生儿和小婴儿可用心电监护仪测定。一般下肢血压高于上肢。儿童时期血压值：收缩压（mmHg）=80+（年龄×2），舒张压为收缩压的 2/3。

（4）体重：体重应在每日的同一时间（在晨起空腹排尿后或进食后 2h 测量最佳）、采用同一称量工具进行连续称重，以保持准确。称量前需校正称量工具。小婴儿需裸体或只戴尿布（称量后扣除尿布重量），大婴儿应脱鞋，只穿内衣裤，衣服不能脱去时应除去衣服重量。小婴儿使用盘式杠杆测量，1～3岁采用坐式杠杆测量，3岁以后使用站式杠杆测量。称量时小儿不可接触其他物体，身体不可摇动。称量结果小婴儿精确读数至 10g，儿童精确读数至 100g。

（5）身高（长）：3 岁以下小儿采用量板卧位测量身长。测量时，小儿脱掉鞋、帽，仰卧于量板中线上，头部扶正，头顶接触头板，轻轻按直小儿膝部，使其下肢伸直，双脚足底与底板垂直后测量并读数。3 岁以后小儿可直立测量身高。测量时要求小儿脱鞋，垂直站立，头在中线，目视前方，双脚后跟、臀部和肩胛间同时接触立柱或墙壁，抬头挺胸，双臂自然下垂，测量者移动头顶板与小儿头部接触，板呈水平位时读数，记录至小数点后一位数。

（6）头围：2 岁以前测量最有价值。测量者用左手拇指将软尺 0 点固定在小儿头部右侧眉弓上缘，左手中指和示指固定软尺与枕骨粗隆，右手将软尺紧贴头皮绕枕骨结节最高点及左侧眉弓上缘回到 0 点，读数记录至小数点后一位数。

（7）胸围、腹围：胸围和腹围并不作为常规测量指标，只是某些特殊疾病患儿才测量。

胸围测量是沿乳头下缘水平绕胸一周的长度；腹围是平脐水平绕腹一周的长度，记录至小数点后一位数。

（8）坐高（顶臀长）：指头顶至坐骨结节的长度。坐高占身体的百分数随着年龄增加而下降。3岁以下小儿取仰卧位测量，称顶臀长，记录至小数点后一位数。

3．系统检查 包括皮肤、淋巴结、头面部、胸部、腹部、脊柱四肢以及神经系统的检查等，应注意不同年龄段儿童的特点。

四、家庭的评估

家庭是儿童最主要的生活环境，家庭环境可直接影响小儿的身心发展及健康状况。因此，对家庭的评估成为儿童健康评估的重要环节。家庭评估包括家庭结构的评估和家庭功能的评估。

（一）家庭结构评估

1．家庭成员基本资料 即整个家庭支持系统。评估中应包括所有家庭成员性别、年龄、职业、文化、健康资料等，评估父母目前婚姻状况及家庭危机事件等对患儿身心影响。

2．家庭经济状况 了解患儿的家庭收入状况，医疗费用的支出方式及患病对家庭经济状况的影响。

3．家庭生活方式与文化宗教习惯 评估患儿家庭卫生习惯、饮食运动习惯、家人对患儿疾病的认识程度、家庭的育儿观念、对患儿未来健康状况的预期。

4．家庭环境 评估家庭的外环境，包括居住地在城市或农村，周边环境的危险因素、交通状况等；评估家庭的内环境，包括居住面积、室内温湿度及采光条件、家庭环境是否安全等因素。

（二）家庭功能评估

1．家庭功能评估的内容 包括家庭成员的关系及角色、家庭中的权威及决策方式、家庭的沟通交流以及家庭卫生保健功能等。

2．家庭功能评估的方法 Smilkstein于1978年首先设计了家庭功能的问卷，其内容有五项指标：适应度（adaptation）、合作度（partnership）、成长度（growth）、情感度（affection）、亲密度（resolve），称之为APGAR家庭评估问题表。本表共5道题，每题都有三个答案；分别记分2、1、0，所答问题总分在7~10分表示家庭功能良好；4~6分表示家庭功能中度障碍；0~3分表示家庭功能严重障碍。此表是测量个人对家庭功能的感观及满意度，简单易填，可达到筛查目的。

（三）注意事项

因家庭评估会涉及患儿家庭的隐私问题，护士在评估过程中需要特别注意沟通技巧，向患儿家长解释评估的目的和意义，获得家长的支持和配合。家庭评估资料应注意保护隐私。

附：儿科护理病历

护理病历是对护理活动准确、完整的记录。护理程序是儿科护理活动的基础，儿科护士应通过运用护理程序解决其健康问题。儿科护理病历包括护理评估、护理诊断、护理计划、护理实施和护理评价。

一、护理评估

(一) 健康史

1．一般情况

姓名		乳名		性别	
民族		年龄	岁 月 天	出生日期	
入院时间		病例申述者		与患儿关系	
家庭住址					
联系方式					
主管医生				主管护师	

2．现病史

主诉：此次就诊的主要原因和持续时间等。

现病史：此次患病的详细情况，包括发病时间、主要症状、病情发展、严重程度，以及诊治经过等。还应包括其他系统和全身的伴随症状，以及同时存在的疾病，如营养缺乏疾病、贫血和佝偻病等。

3．既往健康史

（1）出生史

第____胎，第____产，孕周____，生产方式_____

孕期情况：_____（文字描述）

分娩经过：_____（文字描述）

出生时情况：□窒息　　　□产伤

出生体重____kg，Apgar 评分____分

（2）喂养史

喂养方式：□母乳喂养　　　□人工喂养

喂养情况：喂养次数____次/日，每次喂养量____ml_____

辅食添加情况：_____（文字描述）

维生素 A、D 制剂：开始服用时间____，每日剂量____g/d

不良饮食习惯：□挑食　　□偏吃零食　□其他

其他：_____

喂养问题：

□呕吐　□腹泻　□腹痛　□溢奶　□其他

其他：_____

（3）生长发育史

开始出牙____月，牙数____个，换牙____岁

动作能力时间：会抬头____月，翻身____月，坐____月，爬____月，站____月，走____月

语言能力：无意识叫"爸爸、妈妈"____月，有意识叫"爸爸、妈妈"____月，目前语言能力：_____

认知发展：具有时间概念____月（岁），空间概念____月（岁）

性格特点：□外向　□内向　□温和　□易激怒_____

游戏发展：喜欢的玩具_____　　喜欢的游戏_____

（4）既往健康史

预防接种年龄：卡介苗____月　　　乙肝疫苗____月

百白破三联____月　麻疹疫苗____月

脊髓灰质炎疫苗____月流脑疫苗____月

乙脑疫苗____月

患过何种疾病：_____时间_____

经过：_____

住院史：_____次　时间：_____

经过：_____

儿童对疾病、住院的反应（如退行性行为）_____

过敏史：□药物　□食物　□其他_____

近期用药史（名称、剂量、服药方法等）_____

（5）日常活动

睡眠与休息：每日睡眠____小时，白天睡眠____小时

排泄习惯：大便____次/日，小便____次/日_____

较大儿童：□吸烟　□饮酒　□滥用药物　□其他

其他：_____

特殊行为问题与思考：

□吮拇指　□咬指甲　□其他

其他：_____

4．家庭状况

父：姓名_____，年龄_____，职业_____，文化程度_____

工作单位_____，健康状况_____

母：姓名_____，年龄_____，职业_____，文化程度_____

工作单位_____，健康状况_____

兄弟姐妹健康状况_____

传染性疾病史_____

遗传性疾病史_____

目前家长最关心的问题_____

（二）**体格检查**

一般情况：体温____℃，呼吸____次/分，脉搏____次/分

血压____/____mmHg，体重____kg，身高____cm，头围____cm，

胸围____cm，发育____，营养____，哭声____，

四肢动作____，病容____，精神状态____

皮肤及皮下脂肪：□皮疹　□黄疸　□弹性　□其他

其他：_____

淋巴系统：_____

头部检查：头颅外形____，头发____，前囟____，骨缝____

颅骨软化____，眼睛____，耳____，鼻____

咽、口腔（黏膜、扁桃体、牙齿）_____

颈部：_____

胸廓检查：□正常　□异常

呼吸系统：节律____，口周发绀____，鼻翼扇动____，三凹征_____

肺部（望触叩听）：＿＿＿＿＿＿＿＿＿＿＿＿＿＿＿＿＿＿＿＿＿＿＿＿＿＿＿＿＿＿＿

心脏（望触叩听）：＿＿＿＿＿＿＿＿＿＿＿＿＿＿＿＿＿＿＿＿＿＿＿＿＿＿＿＿＿＿＿

腹部（望触叩听）：＿＿＿＿＿＿＿＿＿＿＿＿＿＿＿＿＿＿＿＿＿＿＿＿＿＿＿＿＿＿＿

脊柱四肢：＿＿＿＿＿＿＿＿＿＿＿＿＿＿＿＿＿＿＿＿＿＿＿＿＿＿＿＿＿＿＿＿＿＿＿

神经系统：生理反射（小婴儿）＿＿＿＿＿＿＿＿＿＿＿＿＿＿＿＿＿＿＿＿＿＿＿＿＿

　　　　　肌张力＿＿＿＿＿＿＿＿＿＿＿＿＿＿＿＿＿＿＿＿＿＿＿＿＿＿＿＿＿＿＿

　　　　　病理反射＿＿＿＿＿＿＿＿＿＿＿＿＿＿＿＿＿＿＿＿＿＿＿＿＿＿＿＿＿＿

二、护理计划单

护理计划是根据护理诊断/合作性问题而设计的使患儿尽快、尽好地恢复健康的计划，是临床进行护理活动的依据。通过护理计划单可了解患儿在整个住院期间存在的护理诊断/合作性问题、实施的措施及效果，提示已解决的护理诊断/合作性问题、出院时仍存在的护理诊断/合作性问题，以及需在出院后进一步采取措施。

表3-1　护理计划单

科室＿＿＿＿　床号＿＿＿＿　姓名＿＿＿＿　医疗诊断＿＿＿＿＿＿＿＿住院号＿＿＿＿＿＿＿＿

日期	护理诊断/合作性问题	预期目标	护理措施	效果评价	停止时间	签名

三、护理计划的实施

护理记录是护士遵照医嘱和病情对患儿住院期间护理过程的客观记录。临床上对病情危重患儿及病情发生变化、需要监护的患儿都应有完整的护理计划实施记录。

表3-2　护理计划实施记录单

科室＿＿＿＿　床号＿＿＿＿　姓名＿＿＿＿　医疗诊断＿＿＿＿＿＿＿＿住院号＿＿＿＿＿＿＿＿

日期	时间	护理活动	签名	备注

四、评价

评价是将患儿的健康状况与确定的护理目标进行有计划的、系统的比较过程。这一过程并非仅在患儿出院时进行，而是在住院的全过程中。评价系统包括组织管理评价、护理程序评价和护理效果评价，这三个方面可提供护理实施状况的有力证明。

第二节 住院儿童护理

一、住院儿童一般护理

（一）入院护理

接诊护士应理解儿童患病住院对患儿及其家庭的影响，在入院时为其提供必要的信息及情感上的支持；同时帮助儿童和家长做好入院的准备工作，包括用物的准备和精神的准备。儿科护士应言语温和、态度亲切和蔼、工作认真负责以取得患儿与家长的信任，使患儿获得安全感和舒适感。入院护理常规包括：

1．**介绍病房情况** 如病室环境、作息时间、探视制度，以及工作人员如主管医生、主管护士、护士长等。将儿童及家长带至其病床边，并将其介绍给病室其他患儿和家长。

2．**收集患儿健康资料** 包括一般资料、病史及身体评估，如测量体温、脉搏、呼吸、血压等生命体征，测体重并进行全身体格检查。

3．**书写护理病历** 一般在处理完患儿入院后书写。

4．如病情需要应进行清洁护理，给患儿沐浴或部分擦浴。洗浴时，观察全身情况，特别应注意有无皮疹，以及早发现传染性疾病。

5．在患儿家长离开时对儿童进行心理护理，减轻分离性焦虑。对重症患儿，护士应根据病情协助进行治疗和抢救，待病情平稳后再进行其他方面的护理。

（二）住院期间的护理

与成人病房护理不同，住院期间儿科护士除对患儿提供治疗性护理操作外，还应根据患儿不同年龄特点提供以下护理内容：

1．**饮食** 住院患儿应鼓励母亲继续喂哺母乳，待恢复健康后再断奶。人工喂养患儿的奶瓶、奶头及餐具每次用后严格消毒。护士应与患儿主管医生及时沟通，反映患儿进食情况，以便不断调整营养配餐，保证患儿营养摄入（特殊疾病患儿的营养与饮食见相关章节）。

2．**休息与睡眠** 充足的睡眠和休息有利于儿童健康的恢复。护士应根据情况为患儿合理安排治疗和护理活动，以保证患儿的休息与睡眠。

3．**清洁卫生** 年幼儿缺乏生活自理能力，护士应根据病情及季节不同定期为患儿擦浴或沐浴。冬季每周至少一次，夏季每日至少一次。每日晨、晚间护理时可做简单擦洗，监督患儿饭前便后洗手。患儿的衣着及床单被褥应经常更换，保持清洁。

4．**预防交叉感染和意外事故** 严格遵守消毒隔离制度，不同病种患儿应分室居住，避免交叉感染的发生。儿科病房设置应符合儿童特点，消除安全隐患。认真执行各种安全防范措施，避免儿童发生意外伤害。

5．**促进生长发育，满足教育需求** 护理的基本目标是最大限度地减少对患儿生长发育的影响。护士应为患儿提供适当、有益的活动和游戏，减少不良刺激，使其生长发育的潜能得到最大的发展。对学龄儿童应提供完成学业的机会，并保持与同学和学校的联系。

6．**治疗性游戏** 当游戏起到应对恐惧和焦虑的作用时称为治疗性游戏。常用的方法包括讲故事、绘画、听音乐、用玩偶游戏以及进行具有情节、戏剧性的游戏。它的作用是评估儿童对疾病的了解和认知，以便及时对儿童进行护理干预。治疗性游戏可帮助护士向患儿解释治疗和护理过程，同时使患儿表达自己的恐惧、焦虑情绪。护士应根据患儿年龄、病情选择适当的游戏与玩具。

7．健康教育 健康教育可以是一个正式的教育程序，也可以是护士在常规护理中给予的解释；教育的形式也丰富多样，可采用板报、宣传画和视听教育材料等多种方式。儿科病房的健康教育必须适合儿童的生长发育水平和认知能力，兼顾家长的教育水平和理解能力，并选择适当的时间，这样才能达到良好的效果。

（三）出院护理

1．出院准备 患儿病情稳定后，护士就应开始评估儿童和家庭对出院的准备（尤其是对慢性病患儿的家庭），评估家庭是否具有对儿童照顾的知识和能力，需要哪些支持，以及社区健康服务资源等。出院计划需在住院期间尽早完成，以便帮助患儿和家长掌握必要的护理知识，如促进患儿的休息与睡眠、保证充足的营养、用药方法、病情观察等。回家后仍需特殊护理的患儿，护士应教授特定的护理技术，如鼻管喂食、注射胰岛素、化验尿糖、压疮护理、更换敷料等，使家长学会如何促进儿童恢复健康。

2．出院指导 医师决定患儿可以出院时，应即刻通知家长，同时为其准备出院所带药品，指导用药方法，安排定期复诊时间，并教授家长出院后所需的护理知识和技术。

二、住院儿童心理护理

（一）儿童及其家庭对住院的反应

1．不同年龄阶段儿童对疾病和住院的理解 儿童由于自身认知发育水平的限制，对自己身体和健康、疾病的联系等知识了解十分有限。因此，护士了解儿童对疾病及住院的认识对于理解患儿入院后的反应有很大的帮助。

（1）婴儿：婴儿不能够理解疾病的概念，但大约6个月后的婴儿可以认识其主要照顾者，能够意识到与父母的分离。住院本身、与父母分离、与陌生人接触时会使其感到焦虑。因此，患病住院对婴儿是一种伤害，尤其当父母不能陪伴患儿时，会产生分离性焦虑。

（2）幼儿和学龄前期儿童：此年龄段儿童知道身体各部位的名称，但不知道其功能；他们也开始了解和知道疾病，但不知道患病的原因。因此，此阶段儿童常会把两个不相关的事物赋予因果关系，认为外界事物、某些神奇的力量或自己的不良行为是引起疾病的原因。例如，小儿会说："疾病是由大怪兽变出来的。"或回答："因为没有听妈妈的话，所以生病了"。与家长分离仍然是此期儿童主要的压力源。同时，他们会十分害怕自己的身体完整性受到破坏，因此，对于手术患儿，他们的压力和住院反应会更加强烈，护士应让患儿明白手术是使其身体恢复健康的治疗手段。

（3）学龄期儿童：此期儿童开始了解身体各部分的功能，对患病的真实原因有一定的认识，能在一定程度上听懂关于疾病和诊疗程序的解释，比较关注自己的身体和治疗情况，喜欢询问有关疾病和治疗的问题，护士可给予及时解答。由于学龄儿已有了较好的时间概念，知道父母会定期来看望他们，住院的分离性焦虑程度减低。

（4）青少年：该期儿童已经能够意识到疾病和损伤导致的生理、心理和行为上的改变，理解疾病与某些器官功能不良有关，认识到住院和治疗是恢复健康的必要过程，能够给予配合。但由于青春期的到来，他们更关注患病或受伤对其身体形象的影响，关注个人隐私等问题。该时期正处于开始独立的阶段，同龄人对他们的影响不容忽视，与同伴分离所带来的焦虑和不安也会影响到住院适应的情况。

2．住院儿童的主要压力源

（1）分离性焦虑（separation anxiety）：自婴儿中期至学龄前期的儿童，特别是6个月至2岁半的婴幼儿，与父母或最亲密的人分开时所表现出来的行为特征，主要表现为情绪低落，甚至功能损伤。分离性焦虑可分为三个阶段：

1）反抗阶段：儿童对与父母的分离后表现出侵略性、攻击性的反应。较大婴儿的行为包括哭闹、连续呼喊妈妈、抓住父母不放、拒绝与陌生人接触等，对于陌生人（护士或医生）的接近，会用语言攻击或进行身体攻击（脚踢、口咬、手打）。这些反抗行为可持续几小时至几天，哭叫直至精疲力竭，他们拒绝任何人的关怀，若陌生人如护士接近会使反抗加剧。

2）失望阶段：儿童感到没有找到父母的希望，停止哭泣，但明显表现出抑郁、沮丧或没有活力。儿童对周围的一切如环境、食物、游戏不感兴趣，与他人不沟通，并常表现出退化行为，如吸吮自己的拇指或咬指甲、尿床、拒绝用杯子或碗而用奶瓶等。这些行为持续的时间对不同儿童有所不同。部分儿童的身体状况可由于拒绝进水、进食或不活动等行为而受到伤害。

3）超然或否认阶段：若长期与父母分离，儿童表面上会表现出最终适应了这种分离，对周围的一切开始有较大的兴趣，表现得很愉快，能够与陌生人接触，与其他人一起游戏，而且形成新的人际关系。但是这种行为只是一种无可奈何的接受或忍受与父母分离的结果，而不是获得满足的表现。儿童把对父母的感情全部压抑下来，以建立新的、但很浅显的关系来应对失落和痛苦情绪。他们在父母来探视和离开时表现满不在乎，这种情况并非在情绪上不存在问题，而是更需要精神上的支持与抚慰。一旦达到超然或否认阶段，将对儿童产生难以扭转的、极其不利、甚至永久性的影响。因住院的分离很少造成如此严重的结果。

因此，对于婴儿期和幼儿期的儿童应尽量减少与父母的分离，医院应尽可能为患儿父母提供陪住的机会。父母与患儿同住在病房，即能够减少分离性焦虑带来的伤害；父母参与患儿的护理计划也能够对患儿的康复起到积极的作用。

如果当分离不可避免时，应尽量采取以下方法缓解患儿的分离性焦虑。首先，护士必须理解患儿的哭闹、攻击等行为是由于分离所导致的，用和蔼恰当的语言、目光接触和抚触等方式安抚陪伴患儿，尽快与患儿建立和谐的关系。其次，熟悉的物品能提高患儿适应分离的能力。护士应通知家长从家中带来患儿喜爱的物品，如玩具、枕头、奶瓶等，这些物品能使患儿得到满足和安全感。医院陌生的环境和声音等也会增加患儿的恐惧和焦虑情绪。护士应根据患儿的年龄及理解力，用简单易懂的言词或其他方式，向患儿介绍医院的情况和生活制度，熟悉医院环境，介绍有关的医护人员，并把其介绍给同室的其他患儿，使患儿对新环境有所了解，减少焦虑心理。对于年长的患儿，护士应创造坚持学习的环境，鼓励同伴的探视，保持多种联系和沟通方式等，都可以降低住院造成的副作用。

（2）控制感丧失（loss of control）：患病住院使日常稳定熟悉的环境发生改变，严格的住院制度、不同的照顾方式和生活环境及治疗护理过程被束缚等，使患儿被迫依赖于他人，使儿童感到失去了对自己的控制感，甚至感到受到威胁。同时各种积极的感官刺激减少，而医院的各种声音、颜色、气味、身体侵入性操作等负性刺激过多，也容易使患儿感到压抑。

幼儿和学龄前期是发展自主性和主动性的时期。他们通过运动、游戏、人际互动和沟通、日常活动等方式获得自主和主动感。他们的思维特点是以自我为中心，因此，该年龄段患儿对于各种身体约束或制动反应最为强烈。住院患儿开始的反应可能是反抗，但长期会导致自主感、主动性丧失，依赖性增强，与人交往能力减低、退缩，以及羞愧、负罪和恐惧感。学龄前儿童努力寻求其勤勉感和独立性，但患儿的角色如被强迫上床休息、使用便盆、使用轮椅或拐杖、按食谱进食等，使其感到失去对自己的控制和自身的力量，从而产生挫折感、抑郁、敌意。青春期是发展独立性、自我肯定和角色认同的时期，而疾病和住院常限制了其身体的活动能力，以及与同伴交往的机会，从而造成青少年依赖性增加和归属感丧失，他们常表现出拒绝、不合作、退缩、气愤、挫折感等行为。

对于控制感丧失的问题，可采取以下护理措施：首先，护士在病情允许的情况下，应尽可能保证患儿的活动自由，防止过多的约束。护士在操作过程中争取患儿的合作，获得其配合，这样能减少约束患儿的时间。在病情稳定的情况下，护士可以和患儿一起商量共同制订时间表，解决日常生活被打乱的问题。其次，护士应尊重年长儿的个人意愿，减少患儿依赖他人，为其提供自我决策的机会,促进其独立和自我护理能力的发展,缓解患儿控制感的丧失和恢复健康。

(3) 身体伤害与疼痛:几乎所有儿童都对身体的损伤产生恐惧,如他们害怕被截肢、身体被侵入、躯体外形被改变、无行动能力以及死亡等。因此,护士在做侵入性操作前应和患儿进行沟通和解释,并在操作后给予创面或伤口充分的覆盖包扎,以减轻患儿的恐惧感。住院后患儿会经受各种有创性的诊疗和护理操作,这些操作会给患儿带来不同程度的疼痛,也会影响患儿对住院的适应。不同年龄阶段儿童对疼痛的反应有所不同,护理人员应能清楚了解和评估这些反应,并采取相应措施避免和减轻疼痛,减少对儿童的伤害。

3. 家庭对儿童住院的反应

(1) 家长对儿童住院的心理反应

1) 否认和质疑:家长对儿童患病住院的最初反应往往是否认,不相信自己的孩子会出现如此严重的健康问题。

2) 自责和内疚:当家长由于自己的过失而使儿童生病,尤其是由于照顾不周而引起的意外伤害,或对儿童疾病开始时的症状注意不够,治疗不及时,或由于平时工作较忙,对孩子照顾不够而导致生病,经常会怀有很大的歉意。发生原因不明的畸形或遗传性疾病时,更使母亲感到不安和内疚。

3) 愤怒和不平:当儿童患有严重疾病时,家长可能会觉得不公平,感到愤怒,并有可能将这种愤怒向他人发泄,引发矛盾和冲突。

4) 痛苦和无助:儿童因患病而忍受疼痛,家长会觉得难过、痛苦,尤其是当患儿的病情严重、预后不确定时,家长可能会感到不知所措、孤独、无助。当患儿病程长、预后不良、缺少经济或社会支持等,更增加了家长的痛苦和无助感。

(2) 兄弟姐妹对患儿住院的心理反应:小儿患病住院往往导致正常家庭秩序和角色发生紊乱。若患儿有同胞手足,家长对其他子女的照顾减少,因此,同胞手足对患儿住院的反应可能有嫉妒、愤怒。当兄弟姐妹认为是由于自己的过错导致患儿生病住院时,会感到负罪感。兄弟姐妹也有可能害怕自己患上同样的疾病,而产生焦虑和不安感。

(二) 住院儿童的心理护理

1. 影响儿童适应住院的因素 除了上述三个住院儿童的压力源外,还有许多因素影响儿童对住院的适应程度,主要包括以下内容:

(1) 成长发展阶段。

(2) 所患疾病及其严重程度。

(3) 以往患病、与父母分离或住院的经历。

(4) 应对应激事件的能力。

(5) 其他可利用的支持系统或资源。

2. 不同年龄阶段住院儿童的心理护理

(1) 6个月以下的婴儿:此期婴儿对住院反应较轻,如能满足其生理需要,一般比较平静,较少哭闹。但是,此时是婴儿和母亲开始建立信任感的时期,若患儿住院,此过程就会被迫中断。此外,婴儿还需要外界各种有益的刺激和身体的运动,以发展感觉和动作能力。此阶段住院时间过长,婴儿在感觉和动作的发育上也将受到一定的影响。

主要护理措施:① 尽量做到有固定的护士对患儿进行连续的全面护理,使患儿与护士能够建立起信任感。② 给患儿以身体上的接触,如搂抱、抚摸等。③ 提供有益的环境刺激,如轻声的说话,轻柔的音乐等。减少不良的环境刺激,如各种仪器的声响,强烈的光线等。④ 尽量让家长陪伴患儿及参与护理过程,促进母子的情感,有利于小儿的身心发展。

(2) 6个月以上的婴儿:此期婴儿对母亲的依恋越来越强,住院时其分离性焦虑表现比较明显。

主要护理措施：① 护士首次接触患儿时，不要突然从父母怀抱中将其抱走，而应在家长在场的情况下，先与其父母交谈，使患儿对护士有一个熟悉的过程，以减轻陌生感和恐惧心理。② 护士应与父母充分沟通，了解患儿住院前的生活习惯，并尽量保持一致。允许将婴儿喜爱的玩具和物品带到医院，给予其心理抚慰。③ 护士要尽量固定、连续为患儿提供护理，以满足患儿感情上及其他方面的需要。④ 保持婴儿与父母的密切联系。

（3）幼儿期患儿：幼儿对母亲的依恋情绪达到最高的水平。他们认知发展水平有限，虽然知道身体各部位的名称，但不知其功能；他们惧怕打针和手术，担心影响身体的完整性。他们对住院诊治疾病认为是惩罚，害怕被父母抛弃。医院陌生的环境，生活习惯的改变，与父母的分离使其感到没有安全感。由于幼儿的语言能力有限，住院后护士与患儿在语言沟通上存在一定的困难。此期儿童住院的反应主要是分离性焦虑，并可出现退化行为。

主要护理措施：① 设相对固定护士对幼儿进行连续、全面的护理，使其逐渐熟悉和接受护理人员，建立安全和信任感。初次接触患儿应在父母在场的情况下。② 尽量满足幼儿住院前的爱好及生活习惯，并耐心讲解医院的生活安排及周围环境，减少焦虑情绪。③ 了解患儿的习惯用语和特殊表达方式，并可用非语言的沟通方式与患儿交流。为患儿讲故事，并通过玩具和游戏帮助患儿减轻陌生感。④ 发展患儿的自主性，如可让其自己吃饭、穿衣，在一定情况下，允许其有自行选择的机会。若病情许可，不要过分限制其活动。当患儿身体某部位活动受限时，尽可能用其他方式代替，如限制了走路，可用童车、轮椅等代替，但应注意采取安全措施。⑤ 当有皮肤破损或需要手术时，应为患儿进行解释，并及时进行局部包扎，使其感到安全。

（4）学龄前期儿童：此期儿童思维能力进一步提高，并努力发展自己的主动性。学龄前儿童住院主要存在的问题包括：分离性焦虑，惧怕陌生环境，怀疑被父母遗弃和受到惩罚，惧怕身体的完整性受到破坏。学龄前儿童开始应用防卫机制应对住院这一危机，包括退化、潜抑、否认和退缩、投射、转移和升华等。

主要护理措施：① 使患儿熟悉周围环境和有关人员。② 用患儿易于理解的词语和方法，解释手术、治疗或护理的简要过程，以减少其恐惧的心理。③ 为患儿提供适当的游戏、绘画、看电视、听故事等活动，使儿童有机会表达情感，发泄恐惧和焦虑情绪。同时，还可进行健康教育。④ 鼓励患儿参加适当的自我照顾和护理工作，建立自信心和自尊心。

（5）学龄期儿童：此期儿童的同学和老师对其有较大影响。住院学龄儿童的反应与以前各阶段有很大不同，他们遇到的主要问题是：担心学业落后于别人；与学校同学分离感到孤独；担心自己会变成残废或死亡；因怕羞对体格检查不能很好配合，不愿意回答个人卫生方面的问题；疑虑会受到惩罚；害怕陌生环境、怕医生、怕治疗和诊断等。

主要护理措施：① 保持护理人员的连续性，增强患儿的信任感和安全感。② 建立必要的规章制度，保证患儿的安全；创造条件使患儿有活动的机会，行动困难的患儿，应设法使其感到轻松愉快。③ 进行体检及各种操作时，要注意保护患儿的隐私和自尊心。④ 通过绘画、图书等方式，简要地讲解医疗器械的功能，手术部位及手术过程和治疗的必要性，并向患儿解释其他部位不会受伤害。⑤ 组织患儿看书、做作业、绘画、猜谜语及开展游戏活动。⑥ 鼓励患儿适当从事自我护理和个人卫生工作。⑦ 使患儿家长了解患儿对患病和住院的反应，以便家长对患儿进行帮助。⑧ 鼓励患儿与同伴和老师通信，允许同伴来院探视。

（6）青少年：青春期是发展角色认同，获得同伴认可的时期，因此，受伤、患病的住院经历所造成的任何与同伴不同之处均会使青少年感到悲哀。帮助住院青少年保持与其同伴的联系，获得同伴的支持十分重要。

主要护理措施：① 把住院青少年介绍给其他同龄患者，鼓励他们一起活动。② 在治疗和护理过程中保护患者隐私。当青少年患者在场时,不应提及其身体缺陷或与常人不同之处。③ 鼓励其完成力所能及的自我护理活动,并给予其适当的选择权力,以增强独立性。④ 帮助青少年与同伴、家人或老师保持联系,维持正常的社会交往,减少其自卑感和退缩行为。

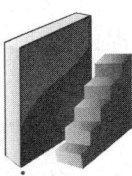

知识拓展

游戏治疗

游戏治疗是以游戏为主要沟通媒介的心理治疗方法。游戏治疗不仅对心理行为障碍的儿童有治疗性,对正常儿童的住院适应也有很好的预防和促进作用。但目前我国大部分医院的儿科病房仍是单纯的医疗场所,对儿童游戏室的设置没有引起足够的重视。

住院儿童中可开展的游戏治疗模式包括集中性游戏治疗(针对不同心理问题主动有目的的设计游戏方案)、非指导性游戏治疗(构建安全宽容的游戏氛围,儿童自己进行游戏)以及协作性游戏治疗(儿童和心理治疗师合作游戏)。游戏治疗能鼓励患儿表达出他们因疾病积压的紧张和不安的情感,减轻患儿对住院的恐惧,提高患儿家长的满意度。游戏治疗目前在我国尚处于起步阶段,如何进行推广,尤其是在重症儿童监护病房应用是未来发展的重要方向。

三、濒死儿童及其家庭的心理护理

(一)不同年龄儿童对死亡的认识

住院临终儿童的心理反应、其对死亡的认识,均与其认知水平的发展有密切联系。

1. **婴幼儿** 此期儿童并不理解死亡是什么,临终患儿只会用哭闹表达他们的不舒适。

2. **学龄前期儿童** 此期儿童对死亡逐渐有所认识,例如,他们在日常生活中看到小动物的死亡,但他们对死亡的概念仍不清楚,常与睡眠相混淆,不知道死后不能复生。他们还会把死亡与自己的不良行为联系起来,认为死亡是一种惩罚。学龄前儿童最害怕与父母分别,因此,他们对死亡的恐惧是长眠不醒所带来的分离和孤独,如能在父母身边就感到一切安全。

3. **学龄期儿童** 此期儿童通过个人经验,如看影视作品上人物的死亡等,逐步了解死亡的概念。10岁以上的儿童逐渐懂得死亡是生命的终结,是普遍存在、不可逆的且不可避免的。他们把死亡和痛苦、伤害等联系起来,开始惧怕死亡和死亡前的痛苦。

4. **青少年** 对死亡的认识和成人相似,但他们很难接受生命的终止,特别是恐惧在自己的愿望未实现前就死去。

(二)家庭对濒死儿童的反应

濒死儿童父母的心理反应过程可分为五个阶段:

1. **否认、震惊** 当父母知道自己的子女濒临死亡的消息时,首先的反应是"不可能!不会的!"。这时,他们对任何人的语言和解劝说均不能接受,认为这是不可能的事。家长会带着孩子四处求医,不但浪费了财力物力,而且容易忽视对孩子的照顾及其心理反应。护士应帮助家长尽快渡过这个时期。

2. **愤怒** 当濒死的事实无法否认时,父母的反应是"为什么是我的孩子?""这不公平!"等。父母有时会将愤怒发泄到医生、护士及周围人的身上;同时也责怪自己没有很好地照顾子女,感到痛苦和内疚。此时,护士应更多地倾听家长的感受,并可组织有类似经历的家长相互交流,会对他们有所帮助。

3. **协议或磋商** 此期家长对医护人员抱以过高期望，祈求医生和护士救治自己的孩子，或祈求神灵保佑，只要能治愈孩子的绝症，家长愿意做出任何努力和牺牲。

4. **抑郁** 此期父母真正意识到将要发生什么，从而对将要失去自己的爱子无比忧伤。他们往往独自回忆过去，不愿和任何人交谈。

5. **接受** 当患儿父母认识到"那是没有办法的事"，接受既成的事实。但是，很少有父母在孩子去世前能达到此阶段，往往需要在孩子死后很长时间才能接受这一现实。

以上五个阶段并不是直线式顺序进行，随着患儿病情的反复，父母的心理反应也在变化。不同的父母在每个阶段持续的时间也不相同。

（三）对濒死儿童及其家庭的护理

1. 护理人员应尽可能固定，有益于与临终儿童及其家庭的充分沟通和理解，能够给患儿提供充分的支持和安慰，也益于获得其父母的信任。

2. 护理人员应为濒死患儿提供全面的照顾，尽可能地减轻其痛苦，并尽可能满足其生理和心理的需要。

3. 鼓励父母多陪伴患儿，允许父母为患儿做力所能及的护理工作。父母感到能为濒死子女多做一些事情是一种心理安慰，护士应给父母提供护理患儿方面的指导。临死前儿童常希望得到身体上的接触，应鼓励父母搂抱、抚摸患儿。

4. 医护人员需充分认识临终儿童及其家长的心理反应阶段，根据不同阶段提供适当的护理服务和心理支持。对于家长提出的一些合理要求，应尽可能给予满足；对于家长的一些过激言行，应尽量容忍和给予谅解。

5. 患儿死亡后，父母常需要在儿童身边停留一些时间，护士可以为父母提供拥抱或抚摸已故患儿的机会，允许父母尽情哭泣。护理人员不宜打扰他们最后接触患儿的机会。如果患儿死亡时父母不在现场，事后要求看望及介绍死亡过程，护士应理解患儿父母并尽量满足其要求。

第三节 儿童疼痛管理

一、疼痛的评估

随着整体护理工作的开展，儿童疼痛护理及干预日益受到重视。目前研究认为，即使是新生儿也存在较明显的疼痛感受，儿童与成人的疼痛感觉强度无明显差别。由于儿童患者生理功能尚不完善，对疼痛的认知和表达能力缺乏，影响了评估结果的准确性，因此，选择和运用恰当的儿童疼痛评估工具是治疗和护理工作的关键所在。

（一）各年龄段患儿对疼痛的反应

1. **婴儿** 研究表明，新生儿能够感觉疼痛，长时间、高强度的疼痛刺激会对小儿今后的成长发展造成影响。6个月以前的婴儿对疼痛刺激的反应表现为大声哭泣、身体僵硬或扭动的全身性动作，也可在刺激的部位有局部的反射性退缩，面部有疼痛的表情如皱眉、紧闭双眼、嘴巴张开呈方形等。6个月以后婴儿疼痛时除哭泣外，更多表现为身体局部的退缩以及身体的抵抗动作，如在受到疼痛刺激后推开刺激物，面部出现疼痛和愤怒的表情，眼睛睁开。

2. **幼儿和学龄前期儿童** 小儿在疼痛刺激开始前就企图推开刺激物。疼痛时大声哭泣、尖叫，用语言表达"不要"，挥动四肢反抗，不合作，因此，有时需要某种身体束缚。同时，患儿祈求结束治疗过程，要求感情上的支持，如拥抱父母、护理人员等。儿童对持续性的疼痛会表示不安和易激惹。有些小儿在预感将有疼痛经历时就会表现出以上行为。

3. 学龄期儿童 此期小儿也可表现以上所述的行为。同时,他们会用语言拖延治疗护理过程的开始,如"等一会儿,我还没有准备好"。疼痛时会表现出肌肉僵硬,如握紧拳头、咬紧牙关、收缩肢体、闭眼、皱眉等。

4. 青少年 疼痛时较少有语言上的反抗和肢体的动作,可用语言表达疼痛的程度,可表现出肌肉紧张和对自己身体的控制。

(二) 儿童疼痛评估工具

由于疼痛是一种严重不舒适的主观感受,在评估儿童疼痛程度时存在较大困难。美国医疗机构评鉴联合会(JCAHO)规定,接受疼痛评价和治疗是所有患者都享有的基本权利,并认为疼痛为应该评价的"第五大生命体征"。疼痛的评价是处理疼痛的第一步,是制订疼痛治疗计划的基础。护士必须根据患儿的年龄和认知水平选择适当的疼痛评估工具,以保证评价结果的准确性。

1. 评估婴儿的疼痛时应注意从面部表情、哭泣的声音、身体动作、兴奋性、吸吮活动和对周围人的反应等多方面进行测评。例如,较常用的为新生儿面部编码系统(neonatal facial coding system,NFCS),可适用于早产和足月的新生儿,用于评估新生儿急性短期疼痛,如静脉穿刺等。

2. **Wong-Baker 疼痛评估脸谱表** 3岁以上的儿童可应用此测量图评估疼痛程度。图3-1是六个代表从"无痛"到"剧痛"的不同疼痛程度的卡通面孔,0表示没有疼痛,10表示无法忍受的剧痛。儿童可从中选择一个面孔来代表自己的疼痛感受。

图 3-1 Wong-Baker 疼痛评估脸谱表

3. **数字式疼痛评估工具** 此工具较常用,且应用简单,较大儿童和青少年可使用此工具进行疼痛的评估。在简示图中,坐标的一端"0"表示没有疼痛,另一端"10"表示极度疼痛,被测者可选择其中一个能代表其疼痛感受的数字表示其疼痛程度。数字式疼痛评估工具简表见图 3-2。

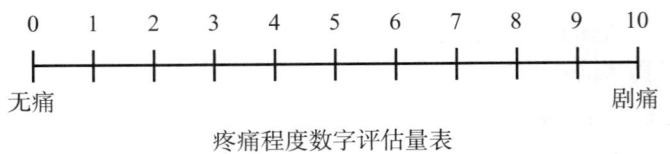

图 3-2 数字式疼痛评估工具简表

4. **其他评估量表** 如 CRIES 术后疼痛评分、FLACC 量表、儿童疼痛观察评分标准(POCIS)等,需根据患儿的年龄和病情合理选用。

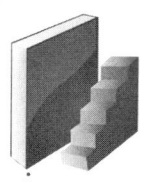

知识拓展

新生儿疼痛

目前研究证明，疼痛对于新生儿尤其是接受痛性操作的早产儿和危重儿可造成一系列的近期和远期不良影响，如急性应激、中枢神经系统的永久损伤和情感紊乱等。然而在临床实践中，由于医护人员对新生儿疼痛的认知不足及缺乏有效的评估方法，新生儿疼痛常得不到良好的管理。除面部表情编码外，目前国外常用的量表还包括：新生儿疼痛与镇静量表（N-PASS）、新生儿疼痛量表（NIPS）、早产儿疼痛量表（PIPP）、新生儿急性疼痛评估量表（NIAPAS）、婴儿疼痛行为指征（BIIP）等。但这些量表大多数未被规范化翻译成中文。因此，有必要借鉴国际新生儿疼痛评估与治疗实践指南，翻译及引进国外新生儿疼痛评估量表并进行信度和效度的检验和评价，并进行推广使用，最终提高我国新生儿疼痛护理水平。

二、疼痛的护理

（一）药物性干预

使用药物性干预时，护士应注意监测患儿用药时的生命体征和各种反应，及时发现用药后的不良反应，以保证疼痛治疗的安全性。

1. 轻度至中度疼痛 常使用解热镇痛药、镇痛药、非甾体类抗炎药，这类药物不抑制呼吸，也不会产生长期依赖。阿司匹林是最经典的药物，但因可能引起雷尔综合征（Reye syndrome），现在很少用于儿童。扑热息痛是小儿解热镇痛最常用的药物，可口服或经直肠给药，疗效明显。布洛芬也是常用的儿童镇痛药，单次口服剂量为15mg/kg，每日最大剂量为40mg/kg。

2. 中度至重度疼痛 需使用阿片类镇痛药，如吗啡和芬太尼，其副作用主要包括恶心、呕吐、瘙痒、尿潴留、呼吸抑制、肠绞痛和便秘等。由于阿片类药物使用有明显的个体差异，因此，用药前后需反复评价，以判断镇痛效果和发现不良反应。

3. 镇痛泵的使用 自控镇痛（PCA）在儿童中的应用已经比较普遍，尤其是用于中度至重度疼痛的患儿。PCA可根据疼痛的程度用药，又可限制过度用药，在应用阿片类药物时能将血浆药物浓度维持在低峰高谷水平，使呼吸抑制和中枢抑制的发生率降低。PCA一般用于6岁以上能够配合的儿童。

（二）非药物干预

非药物干预对于轻度疼痛有较好的镇痛效果，对于中度至重度疼痛的患儿，非药物干预可联合药物干预共同使用。

1. 新生儿和小婴儿 可由母亲抱在怀中，进行直接皮肤接触的"袋鼠妈妈"方式，能减轻患儿的疼痛；稍大婴儿可用柔软的被子包裹，给予拥抱或轻拍。非营养吸吮（non-nutrition sucking，NNS）是指婴儿口中仅放置安慰奶嘴进行吸吮，但并无母乳或配方奶吸入。研究显示，NNS不仅可以使患儿疼痛减轻，还有利于增加新生儿的体重，改善呼吸和消化功能，缩短住院时间。蔗糖溶液也可以用于新生儿镇痛。在侵入性操作前2~3min，给予患儿口服12%~24%的蔗糖溶液2ml，可起到很好的镇痛作用，但较大婴儿效果不明显。

2. 幼儿及年长儿 幼儿及学龄期儿童可采用分散注意力的方式，如提供新奇的玩具、讲故事和观看动画片等方式；学龄期及较大的儿童可传授一些放松的技巧，如深呼吸、按摩等，或采用听音乐或玩游戏的方式。

3. 物理疗法 冷敷可以减轻水肿，缓解急性软组织损伤引起的疼痛；热敷可促进血液循环，促进机体修复；理疗的方式也可以促进伤口愈合，减轻肿胀疼痛。

第四节 儿科疾病治疗方法

一、儿科用药的特点及方法

（一）小儿用药的特点

药物治疗是小儿疾病治疗的一项重要手段，但生长发育中的小儿对药物的副作用较成年人更为敏感。因此，选择药物必须谨慎、准确，剂量恰当。护士需掌握小儿药物治疗的特点，做到合理用药。

1. 小儿血脑屏障不完善 药物更容易通过小儿血脑屏障到达中枢系统，例如，巴比妥类、吗啡类药物在幼儿脑中的浓度要明显高于年长儿，因此，使用中枢神经系统药物应慎重。

2. 小儿肝肾功能及某些酶系统发育不完善 小儿尤其是新生儿和早产儿肝酶系统发育不成熟，使药物的半衰期延长，增加了药物的血药浓度和副作用。小儿肾功能的不成熟导致药物排泄缓慢，药物及其分解产物在体内滞留的时间延长，也增加了药物的副作用。

3. 小儿易发生电解质紊乱 年龄越小，体液占体重的比例越大，药物分布在体液中的比例也越高，因此，小儿对于影响水、盐代谢和酸碱代谢的药物特别敏感，比成人容易发生电解质紊乱。临床中小儿在应用利尿剂后应严密观察病情变化，防止出现低钠血症或低钾血症。

4. 胎儿、婴儿易受母亲用药的影响 孕妇用药时，药物通过胎盘屏障可进入胎儿体内循环，对胎儿产生影响。此外部分药物可经母乳作用于婴儿，引起小儿发生毒性反应。如苯巴比妥、阿托品、水杨酸钠、地西泮等药物应慎用；放射性药物、抗癌药、抗甲状腺激素等药物，母亲哺乳期应禁用。

5. 遗传因素 在用药过程中还应考虑家族中有遗传病史的患儿对药物的先天性反应异常；对患儿家族中有药物过敏史者应慎用某些药物。

（二）药物的选择

1. 抗生素 抗生素的使用应严格掌握适应证，有针对性地使用。通常应使用一种抗生素为宜，一旦滥用抗生素容易导致儿童肠道菌群失调而继发二重感染（真菌感染和耐药菌感染）或导致细菌耐药性的发生。氨基糖苷类药物对小儿肾和听力损害的后果较成人严重，应慎用。氯霉素可抑制造血功能，对新生儿、早产儿还可导致"灰婴综合征"。喹诺酮类药物可能影响软骨发育，在婴幼儿时期不作为一线用药。

2. 退热药 小儿急性感染时多发热，故常用退热药。一般常用对乙酰氨基酚和布洛芬，剂量不宜过大，必要时4～6h可重复使用，一般每日不超过4次。紧急降温时可采用吲哚美辛肠溶栓剂。6个月以内的小婴儿退热药要慎用，尽量采用物理方法降温，如需用药物降温时，剂量相应减少，以免大量出汗导致虚脱或体温不升。

3. 镇静止惊药 在患儿高热、过度兴奋、烦躁不安等情况下可考虑给予镇静剂，使患儿得到休息，以利于检查、治疗和病情恢复。可抑制呼吸中枢的药如吗啡、可待因等一般不用，常用药物有地西泮、苯巴比妥、水合氯醛等。

4. 止咳、化痰、平喘药 婴幼儿呼吸道较狭窄，发生炎症时分泌物增多，咳嗽反射较弱，容易出现呼吸道阻塞。但一般不用镇咳药，镇咳药抑制咳嗽不利于排痰，尤其是可待因、吗啡等强镇咳药抑制呼吸中枢。一般采用祛痰药口服和雾化吸入，使痰液变稀易于咳出；哮喘患儿可服用氨茶碱等止喘药，但新生儿、小婴儿应慎用。

5．泻药与止泻药 小儿对脱水的耐受力差，5岁以下的小儿便秘时应先以饮食调节为主，多吃蜂蜜、水果、蔬菜等，或使用开塞露、甘油栓及清洁灌肠等通便方法，不主张使用泻药，以免引起水和电解质紊乱。小儿腹泻时也不主张使用止泻药，因止泻药减慢肠蠕动，使肠道内毒素无法排出，反而加重病情甚至发生全身中毒现象。腹泻患儿除用液体疗法防治脱水和电解质紊乱外，还可辅助以消化和调整微生态的活菌制剂（如双歧杆菌、乳酸杆菌等）。

6．肾上腺皮质激素 常与抗生素合用，用于急性严重感染或用于过敏性疾病和哮喘发作等，一般是短期使用；治疗白血病、肾病综合征、自身免疫性疾病时则使用疗程较长或周期性使用。肾上腺皮质激素的使用应严格掌握使用指征，在诊断未明确时避免滥用，以免掩盖病情。在使用激素过程中不可随意减量或停药，防止出现反跳现象；长期使用激素可影响骨骼生长和蛋白质、脂肪、糖的代谢，引起高血压和库欣综合征等，因此，在使用过程中必须重视其副作用。水痘患儿禁用激素，以防疾病扩散和病情加重，激素治疗过程中发生水痘应停用激素或减量。

（三）给药方法

1．口服法 是最常用的给药方法，对患儿身心的不良影响最小，只要条件许可，应尽量采用口服给药。年幼儿用糖浆、水剂、冲剂较好，也可将药片捣碎后加水送服；年长儿可服用片剂或丸剂。护理人员可训练和鼓励年长儿自己服药。婴幼儿服药时应将其抱起，使之成半卧位，婴儿可用滴管或去掉针头的注射器给药；如用小药匙则从婴儿嘴角顺口颊方向慢慢灌入，为防止小儿把药吐出或呛咳，可用拇指及示指轻按两颊，使上下颌分开，将药匙留在上下牙之间，直到患儿将药咽下再将药匙移开。

2．注射法 此法给药比口服给药奏效快，重症、急症或有呕吐者多用此法。但注射法对小儿精神刺激影响较大，且肌内注射次数过多可造成臀部肌肉挛缩，留下后遗症影响下肢运动，因此，应尽量减少不必要的注射用药。肌内注射一般选择臀大肌外上方，对哭闹挣扎的婴幼儿，可采用进针快、推药快、拔针快的"三快"注射技术，以缩短注射时间。静脉推注一般只在急救时用，推注时速度要慢，并密切观察，防止药液外渗。静脉滴注是最常用的注射法，应根据患儿的年龄、病情等调整输液速度，并保持输液的畅通。

3．外用法 以软膏为多，也有水剂、混悬剂、粉剂等。护理人员应根据不同的用药部位，对患儿进行适当的约束，避免小儿用手抓或摸药物，导致药物误入口或眼而引起意外。

4．其他 雾化吸入法常用于呼吸系统疾病患儿；鼻饲法一般用于昏迷的患儿，用胃管灌入只能口服的药物；灌肠法小儿采用不多，常于缓释栓剂及降温、镇静剂时使用；舌下、含漱等较少使用，一般只用于能合作的较大患儿。

（四）小儿药物剂量计算

1．按体重计算 是最常用、最基本的计算方法，可计算出患儿每日或每次药物的需要量。计算公式为：小儿剂量＝体重（kg）×每日（或每次）每公斤体重所需剂量。需连续使用的药物，如抗生素、维生素等，按每日剂量算出后，再分数次服用。而临时对症用药常按每次剂量计算，如退热药、镇静药等。患儿体重按实际测量值为准，年长儿按体重计算剂量，如已超过成人剂量，则以成人剂量为限。

2．按体表面积计算 由于很多生理过程如基础代谢、肾小球滤过率与体表面积的关系较之与体重、年龄更密切，所以按体表面积计算剂量更准确，但其方法较按体重计算复杂，一般用于计算抗代谢药、抗肿瘤药和免疫抑制剂等药物计算。小儿体表面积可从"小儿体表面积"图查得，也可按以下公式计算出来：

＜30kg 小儿：体表面积（m^2）＝体重（kg）×0.035＋0.1

＞30kg 小儿：体表面积（m^2）＝[体重（kg）－30]×0.02＋1.05

（每日或每次）药物剂量＝体表面积（m²）×（每日或每次）每平方米体表面积所需药量。

3．按年龄计算 用于剂量幅度大，不需要很精确的药物，如止咳药、营养药等，比较简单易行。

4．按成人剂量折算 此法一般仅用于未提供小儿剂量的药物，计算所得剂量一般偏小，故不常用。计算公式如下：小儿剂量＝成人剂量×小儿体重（kg）/50

采用以上任何方法计算的结果，还要结合患儿具体情况，决定具体给药剂量，如新生儿和小婴儿肾功能较差，一般药物剂量应偏小，可用1/2～2/3剂量，但对于新生儿耐受较强的药物，如苯巴比妥则可适当增大剂量；重症较轻症使用药物剂量要大，如青霉素治疗一般感染时用3万～5万U/（kg·d），而治疗化脓性脑膜炎时剂量要增加；阿托品在解除胃肠痉挛和治疗感染性休克时剂量相差很大。用药途径也影响剂量，一般灌肠给药剂量比口服剂量大，而静脉给药剂量比口服剂量小。

二、小儿体液平衡特点和液体疗法

（一）小儿体液平衡的特点

1．体液的总量和分布 体液由细胞内液和细胞外液组成，后者包括间质液和血浆。年龄越小，体液总量相对越多，主要是间质液的比例较高，而细胞内液和血浆的比例与成人相近。不同年龄儿童的体液分布见表3-3。

表3-3 不同年龄儿童的体液分布（占体重的百分比）

	足月新生儿	1岁	2～14岁	成 人
体液总量	78	70	65	55～60
细胞内液	35	40	40	40～45
细胞外液	43	30	25	15～20
间质液	37	25	20	10～15
血浆	6	5	5	5

2．体液的电解质组成 细胞内液以K^+、Ca^{2+}、Mg^{2+}、HPO_4^{2-}、蛋白质等离子为主，其中K^+占78%。细胞外液以Na^+、Cl^-、HCO_3^-为主，其中Na^+量占细胞外液阳离子总量的90%以上，对维持细胞外液的渗透压起主要作用。小儿体液电解质成分与成人相似，仅新生儿生后数日内血钾、氯、磷偏高，血钠、钙和碳酸氢盐偏低。

3．水的代谢 尽管每日水和电解质的摄入量有很大的波动，但正常人体液和电解质的含量保持动态平衡，即水的摄入量大致等于排泄量。水分的需要量与能量的消耗成正比。小儿所需能量相对较高，需水量也相对较大，正常小儿每日需水量120～150ml/100kcal（418kJ）。小儿水的交换率较高，婴儿每日水的交换量约等于细胞外液的1/2，而成人仅为1/7，婴儿体内水的交换率比成人快3～4倍，所以小儿较成人对缺水的耐受力差，容易出现脱水。

小儿水的代谢特点如下：

（1）不显性失水多：小儿生长发育快，新陈代谢旺盛，所需能量较大，其不显性失水也较多，按体重计算约为成人的2倍，平均42ml/100kcal（418kJ），其中肺和皮肤失水分别为14ml/100kcal（418kJ）和28ml/100kcal（418kJ），体温升高和呼吸加快均可使不显性失水增加。

（2）消化道的液体交换量大：正常人每日分泌大量消化液，为血浆量的1～2倍或细胞外液的2/3，但大部分被再吸收，只有少量从粪便排出，若出现腹泻，消化液再吸收障碍，极易发生水和电解质紊乱。

（3）肾调节功能差：肾的浓缩和稀释功能对于体液平衡调节起着重要作用。小儿肾功能不成熟，年龄越小，肾浓缩、稀释、酸化尿液和保留碱基的功能较低，越容易发生水和电解质紊乱。

（二）水、电解质和酸碱平衡紊乱

1. 脱水 是指由于水的摄入量不足和丢失过多引起的体液总量减少，尤其是细胞外液量的减少。脱水除失水外，还同时伴有钠、钾和其他电解质的丢失。

（1）脱水的程度：指因疾病所造成的累积的体液丢失量，临床上可根据前囟、眼窝、皮肤弹性、尿量和循环情况等评估脱水程度。不同性质的脱水其临床表现不尽相同，以等渗性脱水为例，脱水分度见表3-4。

表3-4　等渗性脱水的临床表现与分度

表现	轻度	中度	重度
失水占体重比例	<5%	5%~10%	>10%
精神状态	稍差	萎靡、烦躁	表情淡漠或意识障碍
皮肤	稍干燥、弹性可	明显干燥、弹性较差	极度干燥、弹性很差
口腔黏膜	稍干燥	干燥	极干燥或干裂
口渴	轻	明显	烦渴
眼泪	减少	明显减少	无
尿量	稍减少	明显减少	极少或无尿
前囟、眼窝	稍凹陷	明显凹陷	深度凹陷
四肢	温	稍凉	厥冷
周围循环衰竭	无变化	不明显	明显，有休克表现

（2）脱水的性质：指体液渗透压的改变。在脱水时，水和电解质均有丢失；但不同原因引起的脱水，水和电解质丢失的比例不同，导致体液渗透压的改变也不同。钠是构成细胞外液渗透压的主要成分，所以常以血清钠浓度来判断细胞外液的渗透压。临床根据血清钠的水平将脱水分为等渗性脱水、低渗性脱水和高渗性脱水（表3-5）。其中以等渗性脱水最常见。

1）等渗性脱水：水和电解质成比例丢失，血浆渗透压正常，血清钠为130～150mmol/L，丢失的体液主要是细胞外液，临床上最常见，并出现一般的脱水症状（表3-4）。等渗性脱水常由于急性腹泻、呕吐、胃肠液引流、肠瘘及短期饥饿所引起。

2）低渗性脱水：电解质的丢失大于水的丢失，血清钠<130mmol/L，多见于营养不良小儿伴较长时间腹泻者，或腹泻时口服大量清水、静脉滴入大量非电解质液体，以及因心、肾疾病长期限盐等情况。由于细胞外液呈低渗状态，使水从细胞外向细胞内转移，导致细胞外液量进一步减少和细胞内水肿。临床上除脱水体征较重外，因细胞外液减少易出现外周循环衰竭，表现为皮肤发花、四肢厥冷、血压下降、尿少或无尿等休克症状。细胞内液减少不明显，起初口渴不明显，严重低钠者可导致脑水肿，出现嗜睡、惊厥、昏迷等。

3）高渗性脱水：水的丢失多于电解质的丢失，血清钠>150mmol/L，多见于腹泻伴有高热、饮水不足，或输入电解质液体过多。由于细胞外液渗透压高，使水从细胞内向细胞外转移，出现细胞内脱水，表现为口渴明显、高热、烦躁不安、肌张力增高，甚至发生惊厥。

表3-5　不同性质脱水的表现与鉴别

	等渗性脱水	低渗性脱水	高渗性脱水
血钠（mmol/L）	130～150	<130	>150
细胞外液渗透压	正常	低渗	高渗
细胞外液量	减少	明显减少	部分补偿
细胞内液量	不变	增多	减少
循环障碍	一般	严重且出现的早	不明显，出现的晚

2．低钾血症　正常血清钾浓度为3.5～5.5mmol/L，血清钾<3.5mmol/L时称为低钾血症。引起低钾的主要原因有：胃肠道丢失过多，如呕吐、腹泻、胃肠引流或肠瘘；肾排钾过多，如长期应用脱水剂、利尿剂、肾上腺皮质激素等；钾摄入不足，如长期不能进食或进食甚少，静脉补液时补钾不足等。

低钾血症的临床表现不仅决定于血钾的浓度，而更重要的是缺钾发生的速度。起病缓慢者，当体内缺钾虽然达到严重程度，而临床症状不一定很重。一般当血清钾低于3mmol/L时即可出现症状。主要表现有神经肌肉兴奋性减低，表现为骨骼肌、平滑肌及心肌功能的改变，肌无力、腱反射减弱或消失、肠鸣音减弱或消失，严重时出现肌肉弛缓性瘫痪。心血管方面出现心律失常、心音低钝、血压减低，心电图可见T波低平、双向或倒置，S-T段下降，Q-T间期延长，出现U波，严重者可发生猝死。

治疗低钾首先应祛除病因，防止钾继续丢失，尽早恢复正常饮食，补钾可口服氯化钾，口服有困难或严重缺钾者可静脉滴注，每日氯化钾剂量约为3mmol/kg，液体中钾的浓度不超过40mmol/L（0.3%），每日补钾总量静脉点滴时间不得少于6～8h，静脉补钾切忌静脉推注或小壶滴入，以免引起心肌抑制而导致心脏停搏。补钾过程中应多次监测血清钾水平，有条件者给予心电监护。

3．酸碱平衡紊乱　正常人细胞外液pH为7.35～7.45。机体在代谢过程中不断产生酸性物质，但通过体液缓冲系统及肺、肾的调节作用仍能维持体液的酸碱平衡。细胞外液的pH主要决定于碳酸氢盐缓冲对[HCO_3^-]和[H_2CO_3]的比值，正常时两者的比值是20：1，如这个比值发生变化，pH就发生变化，出现酸中毒或碱中毒。这时如经肺、肾的调节，两者比值又能维持在正常范围内者称为代偿性酸中毒或代偿性碱中毒，但代偿调节是有一定限度的。由代谢因素引起的称代谢性酸中毒或代谢性碱中毒，由于肺部排出CO_2减少或过多引起者称为呼吸性酸中毒或呼吸性碱中毒。临床以代谢性酸中毒最多见。

（1）代谢性酸中毒：为儿科最常见酸碱平衡紊乱。由于[H^+]增加或[HCO_3^-]减少所致。

1）病因：体内碱性物质大量丢失，如腹泻、呕吐；使酸性产物产生过多或排出障碍，如饥饿、糖尿病酮血症、缺氧、脱水、休克、心搏骤停等造成的乳酸血症及肾衰竭等；摄入酸性物质过多，如长期服用水杨酸钠、氯化铵等酸性药物。

2）临床表现：根据血浆HCO_3^-或CO_2CP将酸中毒分为轻度（13～18mmol/L）、中度（9～13mmol/L）和重度（<9 mmol/L）。轻度酸中毒症状不明显，仅呼吸稍快。中度酸中毒可出现呼吸深长、口唇樱红、恶心、呕吐、疲乏无力、烦躁不安，进而嗜睡、昏迷、心率增快。重度酸中毒时心率转慢、血压下降、心力衰竭、心律失常，可致生命危险。小婴儿呼吸变化不典型。

3）治疗：先祛除病因，改善循环、呼吸和肾的功能，恢复机体的调节作用。轻度酸中毒经补液后，随着循环和肾功能的改善，即能恢复；中度及重度酸中毒，当pH<7.30时，则需另给碱性溶液（碳酸氢钠或乳酸钠）才能纠正。所需补充的碱性溶液mmol数=剩余碱（BE）

负值×0.3×体重（kg）。给药时一般先按总需要量的1/3～1/2给予静脉滴注，用药4h后复查，根据治疗后反应和化验结果再决定是否继续用药和用药的量。因为酸中毒纠正到一定程度后，机体能够自行调节，大多数患儿无需给足总量即可恢复正常。纠正酸中毒后钾离子进入细胞内，使血清钾降低，游离钙也减少，故应注意补钾、补钙。

（2）代谢性碱中毒：由于体内[H^+]减少或[HCO_3^-]增多所致。

1）病因：常见于长期呕吐、胃管吸引从胃肠道丢失酸性物质过多或服用碱性药过多、使用利尿剂引起低钾、低氯血症等。

2）临床表现：轻者常被原发病所掩盖，较重者表现为呼吸慢而浅、头晕、烦躁、手足麻木，由于碱中毒时血中游离钙减少，使神经肌肉兴奋性增加，可出现手足搐搦或惊厥。碱中毒时可伴有低钾，出现低钾症状。化验可见CO_2CP及pH增高。

3）治疗：治疗原发病和纠正脱水。大多数患儿经静脉滴注生理盐水即可恢复，只有少数严重低氯性碱中毒需用氯化铵纠正。伴有低钾、低钙时可相应补充氯化钾和钙剂。

（3）呼吸性酸中毒：由于通气障碍使CO_2排出受阻，导致体内CO_2潴留、碳酸增高所致。

1）病因：由于某些呼吸系统疾病致呼吸道阻塞、呼吸中枢疾病、呼吸肌麻痹或心功能不全致肺水肿。

2）临床表现：临床表现因原发病不同，而有各自的表现，但最终表现为呼吸衰竭。血pH降低，而CO_2CP增高，血钾也增高。

3）治疗：治疗原发病，改善呼吸功能。

（4）呼吸性碱中毒：由于过度换气使CO_2大量排出，导致碳酸减少所致。

1）病因：常见于剧烈哭闹、高热、脑炎、脑膜炎和人工呼吸器使用不当等。

2）临床表现：呼吸深快、肌张力增高、手足搐搦，血CO_2CP降低、pH增高。

3）治疗：治疗原发病，改善呼吸功能，调整人工呼吸器使通气量适当，有手足搐搦时应补充钙剂。

（三）液体疗法

1. 常用液体配制

（1）非电解质溶液：常用的有5%葡萄糖溶液和10%葡萄糖溶液，前者是等渗溶液，后者是高渗溶液，但输入体内后葡萄糖逐渐被氧化成水和CO_2，同时供给能量或转变成糖原储存在体内。因此，以上两种液体均在进入体内不久即变成无张力，不能起到维持血浆渗透压的作用，可视为无张力溶液，用于补充水分和部分热量。

（2）电解质溶液：用于补充损失的液体、电解质，纠正酸碱紊乱。使用电解质溶液需要注意液体的张力。张力一般是指溶液中电解质所产生的渗透压，与正常血浆渗透压相等时为1个张力，即等张，低于血浆渗透压为低张，高于血浆渗透压为高张。

1）0.9%氯化钠溶液（生理盐水）：为等张溶液，其含钠和氯各为154mmol/L，钠接近血浆浓度，但氯比血浆浓度（103mmol/L）高出1/3，输入过多可使血氯过高，尤其在严重脱水酸中毒或肾功能不佳时，有可能加重酸中毒。

2）3%氯化钠溶液：为高浓度电解质溶液，用以纠正低钠血症，每毫升含钠离子0.5mmol。

3）碱性溶液：用于纠正酸中毒。①碳酸氢钠：可直接增加缓冲碱，纠正酸中毒作用快，是治疗代谢性酸中毒的首选药，但呼吸衰竭和CO_2潴留者慎用。1.4%碳酸氢钠溶液为等张液（5%碳酸氢钠稀释3.5倍），5%碳酸氢钠溶液为高张溶液，在紧急抢救酸中毒时也可直接静脉推注。②乳酸钠：需在有氧条件下经肝代谢产生[HCO_3^-]而起缓冲作用，显效较慢，在休克、缺氧、肝功能不全、新生儿期或乳酸潴留性酸中毒时不宜使用。1.87%乳酸钠溶液为等张液（11.2%乳酸钠稀释6倍），11.2%乳酸钠溶液为高张液。

4）氯化钾：用于补充缺钾、生理需要和继续异常丢失的钾，制剂为10%或15%溶液，静滴时需稀释成0.3%溶液使用。含钾溶液不能推注，有发生心肌抑制和死亡的危险。

5）氯化铵：为酸性盐，用于纠正低氯性碱中毒。心、肝、肾功能障碍者禁用。0.9%氯化铵溶液为等张液。

(3) 混合溶液：把各种溶液按一定比例配成不同的混合液，互补其不足，以适应不同的临床情况。常用的混合液组成和配制见表3-6。

表3-6 几种常用混合液的组成

溶液种类	0.9%氯化钠液（份）	5%或10%葡萄糖液（份）	1.87%乳酸钠或1.4%碳酸氢钠（份）	张力
1∶1溶液	1	1	-	1/2张
2∶2∶1溶液	2	2	1	3/5张
3∶2∶1溶液	2	3	1	1/2张
2∶1含钠液	2	-	1	等张
1∶2溶液	1	2	-	1/3张
4∶3∶2溶液	4	3	2	2/3张
1∶4溶液	1	4	-	1/5张

(4) 口服补液盐（oral rehydration salts，简称ORS液）：是世界卫生组织推荐的用于治疗急性腹泻合并脱水的一种溶液，适用于能口服的轻度或中度脱水无严重呕吐者。WHO 2002年推荐的低渗透压口服补液配方为：氯化钠2.6g，枸橼酸钠2.9g，氯化钾1.5g，葡萄糖13.5g，加水至1000ml。此液体各电解质浓度为：Na^+ 75mmol/L，K^+ 20mmol/L，Cl^- 65mmol/L，枸橼酸根10mmol/L，葡萄糖75 mmol/L，总渗透压245mOsm/L，张力为1/2张，更为安全适用。具体用法是：轻度脱水50ml/kg，中度脱水60~80ml/kg，在4h内用完。在用于补充继续损失量和生理需要量时，应适当稀释后使用。对呕吐频繁、昏迷或昏睡、腹胀的患儿不适用ORS。

2．液体疗法及护理 液体疗法的目的是纠正脱水和电解质平衡紊乱，恢复机体的正常生理功能。

(1) 补液原则：液体疗法的方案应根据病史、体征及必要的化验结果，综合分析水和电解质紊乱的程度、性质而制定。补液时应确定补液的总量、性质和速度，同时应遵循"先盐后糖、先浓后淡、先快后慢、见尿补钾、见惊补钙"的补液原则。第一天补液总量包括累积损失量、继续损失量和生理需要量三方面（表3-7）。

1）补充累积损失量：累积损失量是指自发病到补液时所损失的水和电解质的量。①补液量：应根据脱水程度而定，轻度脱水为30~50ml/kg，中度脱水为50~100ml/kg，重度脱水为100~150ml/kg。②补液种类：根据脱水的性质而定。一般情况下低渗性脱水补2/3张液，等渗性脱水补1/2张液，高渗性脱水补1/4~1/3张含钠液。如临床判断脱水性质有困难，可先按等渗性脱水处理，有条件者应测血钠含量，以确定脱水性质，指导补液。③补液速度：累积损失量应在8~12h内补足。重度脱水或伴有循环衰竭者应首先静脉推注或静脉快速滴入2∶1等张含钠液20ml/kg，以扩充血容量，改善血循环和肾功能，总量不超过300ml，于30~60min内静脉输入。

2）补充继续损失量：继续损失量是指补液开始后继续丢失的液体量，如因继续呕吐、腹泻引起的损失液体量。

3）供给生理需要量：供给基础代谢需要的热量，婴儿每日需209kJ/kg（50kcal/kg）需水60~80ml/kg，实际用量应除去口服部分。

继续损失量和生理需要量在补完累积损失量后 12～16h 内输入。

表3-7 第一天补液的方案

分类		扩容量	累积损失量	继续损失量	生理需要量
定量	轻度脱水	-	30～50 ml/kg	10～40 ml/kg	60～80 ml/kg
	中度脱水	-	50～100 ml/kg		
	重度脱水	20ml/kg（≤300ml）	100～150 ml/kg		
定性	等渗脱水	2：1等张含钠液	1/2 张液	1/3 张液	1/5～1/4 张液
	低渗脱水		2/3 张液	1/2～1/3 张液	
	高渗脱水		1/4～1/3 张液	1/5 张液	
定速		30min～1h	8～12h	12～16h	

(2) 补液的护理

1) 补液前的准备工作：①了解小儿病情、补液的目的和补液应注意事项。②准备好所需的药品、液体、器械用具。

2) 液体的配制：根据医嘱要求用原始液体配制好所需张力的含钠液体备用。

3) 输液前准备：静脉穿刺前对年长患儿及陪住家长说明补液的目的和方法，对年幼儿可用语言安慰、玩具、图片等减轻其紧张和恐惧，以取得患儿和家长的合作和配合。采取无菌操作行静脉穿刺，做好固定，对不能配合的患儿应给予适当的约束，以免针头脱落。

4) 掌握输液速度，认真观察病情：补液开始后安排好 24h 补液的总量，根据病情需要对电解质液、非电解质液、药物、血液、胶体液等进行全面安排，遵循先盐后糖、先浓后淡、先快后慢、见尿补钾的补液原则。记录 24h 出入量，观察生命体征变化，注意有无呼吸心搏突然加快，警惕输液过快引起心力衰竭和肺水肿；观察脱水征是否好转，判断补液量是否合适，以随时调整补液方案；注意有无面色发灰、呼吸深长、精神萎靡、肌无力、腹胀、心音低钝、腱反射减弱或消失等酸中毒和低钾表现；若有以上任何一种表现，应及时报告医生并及时给予纠正。

3. 几种常见疾病补液原则

(1) 急性感染：急性感染时，因高热、呼吸增快、出汗、消耗增加、摄入热量不足，常致高渗性脱水和代谢性酸中毒。应适当给予输液，如无特殊损失可给予 1/5～1/4 张含钠液，按生理需要量补充水分并供给一定热量，经纠正脱水恢复有尿后，一般酸中毒多能自然纠正。严重酸中毒才需另外补充碱性液体，休克患者则按休克处理。

(2) 婴幼儿肺炎：小儿肺炎时因发热呼吸增快，可使不显性脱水增多，重症肺炎因通气换气功能障碍及进食减少可引起呼吸性酸中毒和代谢性酸中毒，出现水、电解质紊乱，此时应供给足够的热量和水分。轻症患儿可通过口服补液，重症患儿进食不足或不能进食可经静脉补液，按生理需要量补充，补液量应控制，速度应缓慢，如肺炎合并腹泻的补液原则与婴幼儿腹泻相同，但补液量按计算的 3/4 补充，速度稍慢，以免增加心脏负担。

(3) 营养不良伴腹泻：营养不良时体液平时处于偏低渗状态，呕吐、腹泻时多为低渗性脱水。由于皮下脂肪少，在估计脱水程度时多易估计偏高，故补液按体重计算应以偏低为宜。在补液过程中易发生低钾、低钙、低镁，应及时补充，由于心功能较差，补液速度应稍慢。总量应较一般减少 1/3，可用 2/3 张含钠液补充，为补充热量，预防低血糖，可用 10% 葡萄糖配制液体。

(4)新生儿时期的补液:新生儿对水、电解质和酸碱平衡的调节功能差,对钠、氯的排泄功能低,易出现水肿和酸中毒。生后1~2天,如无明显损失,一般不需补液,生后3~5天每天液量为40~80ml/kg,用4∶1液补。新生儿正常时血钾即偏高,生后几天内如无损失,短期补液可不补钾。输液速度宜慢,不宜把全天的液量在短时间内一次输入。因新生儿肝功能还不完善,纠正酸中毒时宜用碳酸氢钠而不用乳酸钠,稀释成1.4%等渗溶液补给。

(陈 华)

第五节 常用儿科护理技术

一、约束保护法

(一)目的
1．限制患儿活动,以利于诊疗。
2．保护昏迷、躁动、意识不清的患儿,以免发生意外。

(二)评估
1．评估患儿病情、了解约束的目的。
2．向家长做好解释工作,取得合作。

(三)物品准备
1．全身约束 大毛巾、床单、毯子、包被等,根据需要可备绷带。
2．手足约束 手足约束带或绷带、棉垫。

(四)操作方法
1．全身约束法
(1)将大毛巾(或床单)折叠,达到能盖住患儿由肩至踝部的宽度,长度大约能包裹患儿两圈半。
(2)将患儿放于大毛巾中间,用大毛巾一边紧裹患儿一侧上肢、躯干和下肢,经胸、腹部至对侧腋窝处掖于患儿身下(图3-3)。
(3)将另一边大毛巾绕过前胸包裹身体,将剩余大毛巾部分整齐地塞于患儿身下。
(4)如患儿活动剧烈,可用绷带在大毛巾外打活结系好。

2．手足约束法
(1)绷带约束法:用棉垫将手足包裹,将绷带打成双套结(图3-4),套在棉垫外面,使手足不能脱出,但不影响血液循环,将绷带系于床缘上。

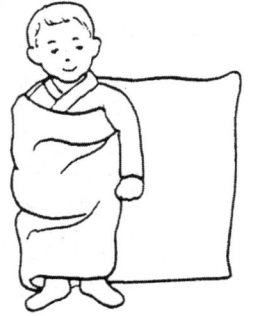
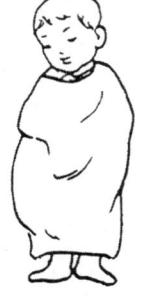

图3-3 全身约束法

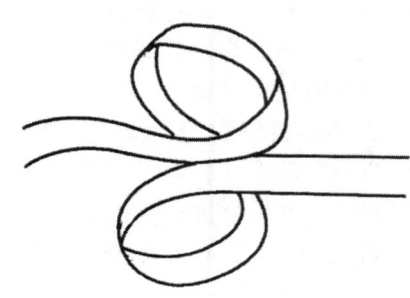

图3-4 双套结法

（2）手足约束带法：将患儿手足置于约束带甲端中间（图3-5），将乙丙两端绕手腕或踝部对折后用粘扣粘好，使手或足不易脱出且松紧度以不影响血液循环为宜，将丁端系于床缘上。

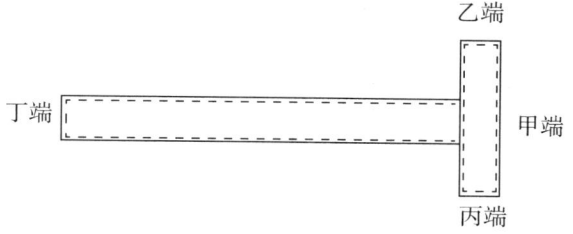

图3-5 手足约束带

（五）注意事项

1. 严格掌握使用约束方法的必要性，向患儿家长解释清楚。
2. 松紧应适宜（一般以能伸入1~2指为宜），避免过紧损伤患儿皮肤，影响血液循环，而过松则失去约束意义；随时注意观察约束部位皮肤颜色、温度，掌握血液循环情况。
3. 保持患儿姿势舒适，定时给予改变姿势，并协助患儿翻身，必要时进行局部按摩，以促进血液循环。
4. 记录使用约束的目的、开始时间、执行的护理措施及结束约束的时间。

二、头皮静脉输液法

（一）目的

1. 补充液体、营养，维持体内酸碱平衡，纠正血容量不足。
2. 输入药物，治疗疾病。

（二）评估

1. 评估患儿身体及头皮静脉，了解用药情况。
2. 向家长做好解释工作，取得合作。

（三）准备

1. 物品准备 治疗盘、输液器、输液卡、液体及药物、消毒液、棉签、治疗巾、输液贴、剃刀、纱布、弯盘，必要时备约束用物。

2. 护士准备 操作前洗手，戴口罩。

（四）操作方法

1. 核对患儿腕带、床号、姓名，做好解释工作，协助患儿排尿后为其更换尿布。
2. 核对医嘱，检查输液器、液体及药物，按医嘱加药，将输液器针头插入输液瓶塞内。
3. 携用物至患儿床旁，核对患儿，查对药液无误后关闭调节夹，旋紧头皮针，将输液瓶挂于输液架上，排尽空气。
4. 将枕头放于床边，铺上治疗巾，使患儿头枕在枕头上并横卧于床中央，必要时用全身约束法约束患儿。如两人操作，助手协助固定患儿头部，穿刺者立于患儿头端操作。
5. 选择适宜的静脉，常选用额上静脉、颞浅静脉、耳后静脉等（图3-6），根据需要剃去局部毛发。
6. 常规消毒皮肤，再次核对后排气，穿刺者一手绷紧血管两端皮肤，另一手持针与皮肤成5°~15°的角度沿静脉向心方向进针，见回血后打开调节夹，如局部无肿胀、输液通畅，用输液贴固定针头，并将输液管固定于合适位置。
7. 根据患儿体重、病情、药物性质调节滴速，再次核对后在输液卡上签字。
8. 患儿取舒适体位，同时便于观察输液部位情况。
9. 向家长介绍输液的相关知识及注意事项。
10. 整理用物，洗手，记录。

（五）注意事项

1. 严格执行查对制度和无菌技术操作原则，注意药物的浓度、剂量及配伍禁忌。

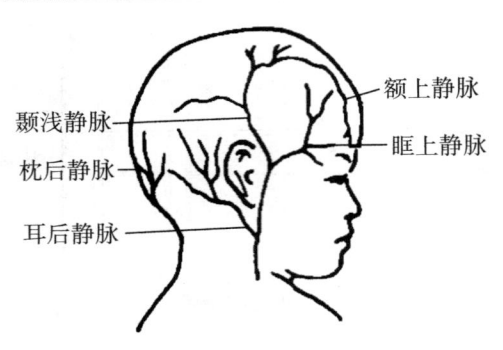

图 3-6 头皮静脉分布图

2．穿刺中注意观察患儿的哭声及病情变化，必要时暂缓穿刺。

3．注意区分患儿头皮动脉及静脉。

4．经常巡视，观察输液速度，局部是否肿胀，有无输液反应等异常情况。

三、留置静脉套管针

(一) 目的

1．对于长期和反复输液的患儿可保护静脉。

2．静脉穿刺较困难的患儿，安全留置，减轻痛苦。

(二) 评估

1．评估患儿身体，了解用药情况，观察穿刺部位皮肤及静脉情况。

2．向家长做好解释工作，取得合作。

(三) 准备

1．**用物准备** 治疗盘、输液器、输液卡、液体及药物、消毒液、棉签、治疗巾、剃刀、静脉留置套管针、无菌透明敷贴、封管液、纱布、弯盘，必要时备约束用物。

2．**护士准备** 操作前洗手，戴口罩。

(四) 操作方法

1．同头皮静脉输液法 1～3。

2．将输液器的针头连接静脉留置针的肝素帽或可来福接头上，打开调节器，将套管针的气体排到弯盘内，关闭调节夹，将留置针放回盒内。

3．选择粗、直易于固定的血管（包括四肢、头部）。

4．治疗巾铺于穿刺部位下面，扎止血带，消毒穿刺点皮肤，消毒范围为 8 cm×10cm，如为头部应剃去静脉周围毛发。

5．再次核对后取下针套，旋转松动外套管，左手示、拇指绷紧穿刺处皮肤，固定血管，右手拇指与示指夹住留置针的针柄，以 15°～20°角进针，见回血后顺静脉走行再继续将留置针缓慢送入 0.2cm，边推套管边缓慢退出针芯，松开止血带，用无菌透明敷贴妥善固定，注明日期和时间。

6．根据患儿年龄、病情、药物性质调节滴速，再次核对后在输液卡上签字。

7．患儿取舒适体位，向家长介绍输液的相关知识及注意事项。

8．整理用物，洗手，记录。

9．输液完毕后，拔出头皮针，用封管液正压封管（边推边退关闭夹子）。

(五) 注意事项

1．补充液体、营养，输注化疗药物避免选择靠近神经、关节、皮肤受伤及感染部位的静脉。

2．在推进外套管过程中若遇到阻力，不能硬行推进，否则可能引起导管折叠或弯曲。

3．妥善固定，告知家长看护患儿不要抓挠留置针，敷贴若出现潮湿及渗血应及时更换。

4．静脉留置针保留 3～5 天，时间不宜过长，如穿刺处针眼发红或周围皮肤有炎性反应，应停止使用并拔出留置针套管，局部做好相应处理。

5．输液前后均应用封管液冲洗套管，如留置针套管被回血凝块阻塞，不可强行推注，以免血栓脱落形成栓塞。

四、经外周导入中心静脉置管

经外周静脉导入中心静脉置管（peripherally inserted central catheter，PICC）是利用导管在外周静脉穿刺成功后沿静脉走行到达靠近心脏的置管技术。该技术具有创伤小、操作快速、简便、实用性强等特点，并为长期输液治疗提供有效的静脉途径，从而减轻药物对周围静脉的刺激和因反复浅静脉穿刺给患儿带来的痛苦，近几年已广泛用于临床工作中。

（一）目的

1．为需要长期静脉给药的患儿提供长期的静脉通道，补充液体、营养，输注化疗药物。
2．减轻药物对周围静脉的刺激和反复浅静脉穿刺给患儿带来的痛苦。

（二）评估

1．根据医嘱与家长进行穿刺前沟通，家长签知情同意书。
2．评估患儿身体，观察穿刺部位皮肤及静脉情况，了解用药情况。

（三）准备

1．物品准备 PICC穿刺包（套管针、导管、大治疗巾、孔巾、纱布、大棉球、止血带、皮尺、消毒液、20ml注射器、敷料、抗过敏胶布、镊子）、弯盘、无菌生理盐水500ml、无菌手套2副、透明贴膜、弹力绷带（根据需要）、2%利多卡因1支（根据需要）、肝素生理盐水稀释液、可来福接头或肝素帽、污物桶。

2．护士准备 操作前洗手，戴口罩。

（四）操作方法

1．携用物至患儿床旁，按医嘱查对患儿腕带，核对床号、姓名、住院号，再次确认穿刺部位。
2．选择合适的静脉，如头静脉、贵要经脉、腋下静脉、肘正中静脉、大隐静脉，其中贵要经脉一般为最佳选择。
3．患儿取仰卧位，将手臂外展90°，测量插管长度。
4．测量上臂中段臂围并记录，用于监测可能发生的并发症，如栓塞和渗漏。
5．打开PICC穿刺包，建立无菌区，戴无菌手套，按无菌要求在患儿手臂下垫治疗巾。
6．按无菌要求消毒，范围在穿刺部位上下各10cm，两侧到臂缘。
7．更换无菌手套，铺孔巾，检查导管完整性，用生理盐水预冲导管。
8．助手扎止血带，用常规静脉穿刺方法进行穿刺，见回血后再进少许，固定引导套管，助手松开止血带，用示指固定引导套管，中指按压套管尖端处血管，减少出血，缓慢退出穿刺针芯。
9．用手或镊子从导引套管轻轻送入PICC导管，当导管至腋静脉时，嘱患儿向静脉穿刺侧偏头，用下颌贴紧肩部，以防止导管误入颈内静脉。
10．导管置入预计刻度后，撤出导引套管，保留导管体外5～7cm。
11．安装连接器抽回血，用生理盐水20ml脉冲式冲管，正压封管后连接肝素帽。
12．再次消毒穿刺点，置纱布加压，粘贴透明敷料，注明穿刺日期及时间。
13．胸部X线拍片，确认导管的位置。
14．向患儿及家属宣教有关注意事项。
15．洗手，记录，如PICC穿刺记录单、PICC维护记录单等。

（五）注意事项

1．测量长度要准确，避免因导管过长，尖端进入右心房而引起心律失常、心肌损伤等意外情况。
2．严格执行无菌技术操作原则，操作时动作轻柔，注意观察患儿反应。

3．正确封管，输液完毕后用大于 10ml 注射器进行脉冲式正压封管，如为肝素帽接头，退针时应边推边退，防止血液回流导致导管堵塞。

4．穿刺处用无菌透明膜固定，防止出血。肝素帽、透明膜应在导管置入第一个 24 小时内更换，以后每周更换 1 次，如有污染、潮湿、脱落，随时更换。

5．禁止使用小于 10ml 的注射器推注液体，每次抽血后应立即冲洗，输液治疗时每日更换输液器。

6．穿刺后必须经胸部 X 线拍片正式报告确认导管末端在上腔静脉内，方能开始输液治疗。

7．指导患儿及家长避免进行剧烈活动，穿脱衣服时注意保护导管，防止移位和断裂。

8．每天测量上臂围中段臂围，注意观察有无液体外渗、炎症等。

五、股静脉穿刺法

（一）目的

主要用于婴幼儿静脉采血。

（二）评估

1．评估患儿身体、检查项目、穿刺部位皮肤情况。

2．向家长做好解释工作，取得合作。

（三）准备

1．**物品准备** 治疗盘、5ml 或 10ml 注射器、消毒液、棉签、采血器、弯盘。

2．**护士准备** 操作前洗手，戴口罩。

（四）操作方法

1．携用物至床旁，核对患儿腕带、床号、姓名，向家属解释，取得其理解和配合。更换尿布，洗净婴儿臀部及会阴部。

2．患儿取仰卧位，脱去一侧裤腿，将穿刺侧腹股沟垫高，用尿布覆盖会阴部，以免患儿的尿液污染穿刺部位。

3．将患儿两腿分开呈蛙腿卧位，助手以上臂轻轻压住小儿上臂，用手抓紧小儿膝部以固定下肢（图 3-7）。

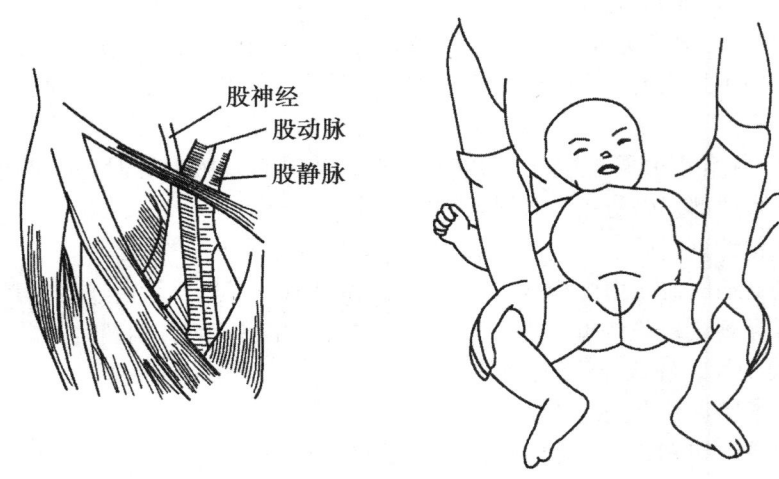

图 3-7　股静脉穿刺部位及固定法

4．常规消毒穿刺部位及护士左手示指，在患儿腹股沟中 1/3 与外 1/3 交界处，用左手示指触摸股动脉搏动点，右手持注射器于股动脉搏动点内侧 0.3～0.5 cm 垂直刺入，然后逐渐向上提针,并同时抽吸,见有回血时立即停止提针,固定并抽取足够血量。

5．拔出针头,压迫穿刺点5min至不出血为止。

6．再次核对,整理用物,洗手,记录。

(五) 注意事项

1．注意观察局部有无出血。如穿刺失败,不宜多次反复穿刺,以免形成血肿。

2．如有出血倾向或凝血功能障碍者,禁用此方法,以免引起出血。

3．如抽出血为鲜红色,系误入股动脉,应立即拔针,且延长压迫时间,至不出血为止。

4．严格执行查对制度及无菌操作原则。

六、微量注射泵

(一) 目的

准确控制输液速度,使药物速度均匀、用量准确安全地输入患儿体内。

(二) 评估

1．评估患儿生命体征,了解病情。

2．向家长做好解释工作,取得合作。

(三) 准备

1．**物品准备** 20 ml或50ml注射器、微量注射泵连接管、微量注射泵、输液架,根据医嘱备药。

2．**护士准备** 操作前洗手,戴口罩。

(四) 操作方法

1．将微量注射泵固定于适宜的输液架上。

2．插上电源,打开电源开关,注射泵处于待机充电状态。

3．将装好药液的注射器(20ml或50ml)接上微量注射泵连接管排气后放入注射器座中,注射器圈边必须卡入注射器座中,移动推头至注射器推杆尾部,将注射器卡入推头槽中。

4．根据医嘱及患儿病情设置输液速度,按启动键(START),再按快进键(FAST),待头皮针内空气排尽后按暂停键(STOP),将针头接上输液装置上的肝素帽或三通管或行患儿静脉穿刺后,再启动微量注射泵开始输注。

5．更改注射速度时,按"STOP"停止键,按上下调节键调节至新的注射速度,按"START"键开始。

6．需要快速推注时按"STOP"键暂停,按"FAST"快进两下不放,按"START"键恢复原来运行的速度。

7．停止输液时,关闭电源的开关,撤除注射器,将注射泵放到指定的位置。

(五) 注意事项

1．在调速之前先按暂停键,必须使用选定的20ml、50ml注射器,注射器推片应卡入推头的槽内。

2．需要液体快速进入时应同时按快进键及总量键,快进输入量计入累计总量中。

3．正确设定输液速度及其他必需参数,并监测实际输入量与设定的输液量是否一致。

4．随时查看微量注射泵的工作状态,及时排除报警、故障,防止液体输入失控。

5．整个输液环路必须密封,以免空气进入血管。

6．保养维护

(1)每天用湿毛巾擦一次,不要使用乙醇等有机溶剂清洁微量注射泵。

(2)每隔6个月或一年检查一次,如有故障应及时报修,延长微量注射泵的使用寿命。

七、婴幼儿灌肠法

(一) 目的

1. 清洁肠道为手术或检查做准备。
2. 促进肠蠕动，解除便秘。
3. 直肠给药、降温。

(二) 评估

1. 评估患儿身体，了解病情，观察肛周皮肤情况。
2. 向家长做好解释工作，取得合作。

(三) 准备

1. **物品准备**

（1）治疗盘、灌肠筒、各种型号的肛管、玻璃接头、血管钳、弯盘、卫生纸、润滑剂、量杯、手套、水温计。

（2）输液架、便盆、尿布、一次性垫单。

（3）灌肠液：0.1%～0.2%的肥皂水、生理盐水，溶液温度39～41℃，降低体温时用28～32℃；镇静时可用10%水合氯醛；治疗肠道感染及降低体温时遵医嘱备药。

2. **护士准备** 操作前洗手，戴口罩。

(四) 操作方法

1. 携用物至床旁，核对患儿腕带、床号、姓名，嘱患儿排尿，向家属解释，取得其理解和配合。
2. 关闭门窗，遮挡患儿，挂灌肠筒于输液架上，灌肠筒底端距患儿臀部所在平面30～40cm。
3. 选择肛管，新生儿7～11号；婴儿9～12号；幼儿10～13号。
4. 将枕头竖放，使其厚度与便盆高度相等，下端放便盆。
5. 将垫单一端放于枕头上，另一端放于便盆下面，防止污染枕头及床单位。
6. 协助患儿脱去裤子，仰卧于枕头上，患儿臀部放于便盆的宽边上，解开尿布，如无大小便，可用尿布垫在臀部和便盆之间，双膝屈曲，适当约束固定患儿，给予遮盖保暖。
7. 再次核对，戴手套，连接肛管，排净空气，用止血钳夹闭橡胶管，润滑肛管前段，分开臀部，将肛管缓缓插入肛门（婴儿2.5～4cm，幼儿5～7.5cm）后用手固定，可用一块尿布覆盖于会阴部，以保持床单清洁。
8. 松开止血钳，使液体缓缓流入，护士一手持肛管，同时观察灌肠液下降速度和患儿情况。
9. 灌肠结束后夹紧肛管，用卫生纸包裹后轻轻拔出，放入弯盘内。嘱患儿保留数分钟后再排便，如果患儿不能配合，可用手夹紧患儿两侧臀部。
10. 协助排便，擦净臀部，取下便盆，包好尿布及包被，整理床单位。
11. 核对，整理用物，洗手，记录。

(五) 注意事项

1. 婴幼儿需使用等渗液灌肠，灌肠液量遵医嘱而定，一般6个月以下每次约为50ml；6个月～1岁每次约为100ml；1～2岁每次约为200ml；2～3岁每次约为300ml。
2. 灌肠过程中注意保暖，避免受凉。动作应轻柔，液体流入速度宜慢，流入不畅时可协助患儿更换体位或调整肛管插入的深度。
3. 灌肠过程中及灌肠后，应注意观察患儿病情，发现面色苍白、异常哭闹、腹胀等其他异常情况时，应立即停止灌肠，并和医生联系，给予及时处理。

八、温箱使用法

(一) 目的
为新生儿提供温湿度适宜的环境,维持体温的恒定。

(二) 评估
1. 评估患儿,了解胎龄、日龄、出生体重,测量体温。
2. 向家属做好解释工作,取得合作。

(三) 入温箱的指征
1. 凡出生体重在 2000g 以下者。
2. 高危或异常新生儿,如新生儿硬肿症患儿、体温不升患儿等。

(四) 准备
1. **物品准备** 婴儿温箱(图 3-8),检查其性能是否完好,使用前清洁消毒。
2. **护士准备** 操作前洗手。
3. **患儿准备** 穿单衣,裹好尿布。
4. **环境准备** 室温维持在 22~26℃,温箱不宜放置在阳光直射、有对流风及取暖设备附近,以免影响箱内温度的控制。

(五) 操作步骤
1. 温箱水槽内加入蒸馏水,接通电源,预热至所需要的温湿度。一般温箱的温度应根据婴儿的体重及出生日龄而定,维持在适中温度,保持暖箱内相对湿度为 55%~65%。
2. 若患儿为新生儿硬肿症或其他体温不升者,则须遵循逐渐复温的原则(见第七章第十节新生儿寒冷损伤综合征)调节箱温。

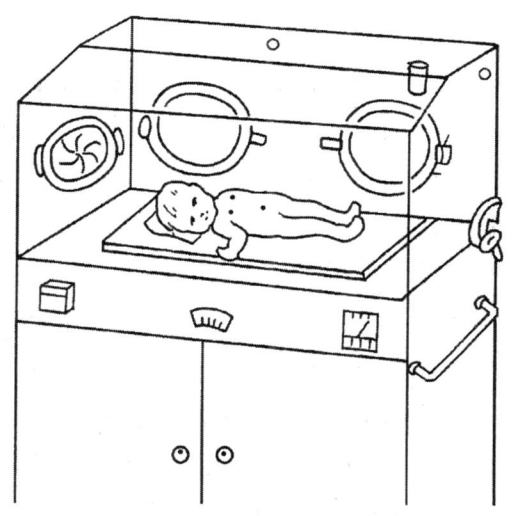

图 3-8 婴儿温箱

3. 温箱达到预定温度后,核对患儿,将患儿放入温箱。如果使用温箱的肤控模式调节箱温,应将温度探头放置患儿腹部平坦处,用胶布固定,一般设置肤温为 36~36.5℃。
4. 定时测量体温,在入箱 2h 内,每 30min 测 1 次体温,体温稳定后 1~2h 测 1 次体温,并同时记录体温和箱温。根据体温调节箱温,注意保持体温在 36~37℃。
5. 婴儿体重达 2000g 以上,室温在 24~26℃时,在不加热的温箱内能保持正常体温,且吃奶好,体重持续增长者,可出温箱。

(六) 注意事项
1. 保持温箱清洁,每天用消毒液将温箱内外擦拭干净,然后用清水再擦拭一遍。温箱水箱的水每天须更换,每周应更换温箱 1 次,定期作细菌培养,患儿出温箱后,应进行终末清洁消毒处理。
2. 护士严格按操作规程使用,如温箱发出报警信号,应及时查找原因,妥善处理。
3. 一切护理操作应尽量在箱内进行,如喂奶、换尿布、观察病情等可从边门或袖孔进行操作。尽量减少打开箱门的机会,以保持箱内温度稳定。若需要暂出温箱进行护理、治疗和检查,应注意在保暖措施下进行。
4. 接触患儿前,必须洗手,防止交叉感染。
5. 保持患儿体温稳定,使用肤控模式时注意探头是否脱落,以免造成患儿体温不升的假象,导致温箱调节失控。

九、光照疗法

光照疗法（phototherapy）又称光疗，是新生儿高胆红素血症的辅助治疗方法，简便易行。主要作用是使未结合胆红素经光氧化分解为无毒的水溶性衍生物（4Z，15E-胆红素异构体和光红素异构体），而易于从胆汁和尿液中排出体外，从而降低胆红素水平。

（一）目的

治疗新生儿高胆红素血症，降低血清胆红素的浓度。

（二）评估

1．评估患儿，了解日龄、体重、黄疸范围和程度、胆红素浓度、生命体征、精神反应等。
2．向家属做好解释工作，取得合作。

（二）光疗的指征

任何原因（如溶血病、败血症等）引起的间接胆红素增高的黄疸患儿均可采用光照疗法。若已确诊为溶血病患儿，应及早进行光疗。需要换血的患儿在换血前也可进行光疗，以减少换血次数。

（三）准备

1．**物品准备** 遮光眼罩、光疗灯或光疗毯、光疗箱，采用420～470nm波长的蓝色荧光灯效果最佳，灯管与婴儿皮肤距离为33～50cm，双面光疗效果比单面光疗更好。进行光疗前应彻底清洁光疗箱，清除灯管及反射板的灰尘。箱内湿化器水槽应加水至2/3满。接通电源，检查线路及灯管亮度。将箱温调节至患儿适中温度，保持相对湿度为55%～65%，婴儿双面光疗箱见图3-9。

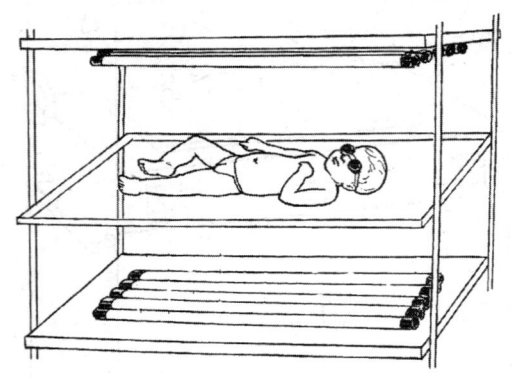

图3-9 婴儿光疗箱

2．**患儿的准备** 患儿入蓝光箱前须进行皮肤清洁，但禁忌在皮肤上涂擦爽身粉或油类；剪短指甲，防止抓破皮肤；应戴好遮光眼罩以保护双眼；将患儿衣裤脱去，暴露全身皮肤；用尿布遮盖会阴部，特别注意保护男婴阴囊；用方形胶布贴于患儿双脚足跟，以防止患儿哭闹蹬踏时足跟皮肤破损。

3．**护士准备** 操作前洗手。

（四）操作步骤

1．核对患儿，将患儿裸体放入已预热好的光疗箱中，并记录开始光疗的时间。
2．若使用单面光疗箱，一般每2h更换体位1次，可以仰卧、侧卧、俯卧等体位交替更换。俯卧照射时要有专人监护，以免口鼻受压而影响呼吸。
3．严密监测体温和箱温，每2～4h测体温1次，同时观察箱温变化，体温保持在36～37℃为宜。
4．光疗过程中因患儿不显性失水比正常小儿高2～3倍，应保证液体入量，并观察和记录出入量。
5．严密观察患儿生命体征、黄疸消退情况、皮肤有无发红和皮疹、大小便颜色与性状，以及有无烦躁不安、嗜睡、呕吐、哭声和吸吮能力变化等。

（五）光疗常见副作用

1．**发热** 应注意监测和保持正常体温。
2．**腹泻、呕吐** 患儿大便可为深绿色稀便，有时出现呕吐，一般光疗结束即可停止，应注意补充水分，防止脱水。

3．皮疹 若程度轻，一般不需处理，若较重可暂停光疗，皮疹可自行消退，再继续光疗。

4．青铜症 若结合胆红素超过 68.4μmol/L（4mg/dl）并有肝功损害时，光疗可使胆绿素蓄积，皮肤可呈青铜色，出现此情况时应停止光疗，可缓慢恢复。

（六）注意事项

1．光疗时应随时观察患儿的遮光眼罩、会阴遮盖物有无脱落，注意观察皮肤有无破损。

2．光疗时应观察患儿体温的变化，如体温高于37.8℃或者低于35℃，应暂时停止光疗，查找原因。

3．光疗过程中因患儿出现烦躁、皮疹、拒奶、高热、呕吐、腹泻及脱水等异常情况，应及时与医生联系，给予相应的处理。

4．光疗时间视病情而定，大多数患儿光疗24～48h即可获得满意疗效，个别可超过72h。光疗超过24h造成体内核黄素缺乏，应及时给予补充。

5．光疗结束后清洁消毒光疗设备，记录患儿出箱时间及灯管使用时间。

6．注意保持灯管及反射板清洁，去除灯管灰尘，以免影响照射效果。

十、换血疗法

换血疗法（exchange transfusion）是通过来自供血者的血浆和红细胞，替换受血者大部分甚至全部的血浆和红细胞，换出已致敏的红细胞和血清中的免疫抗体，阻止继续溶血，降低血清中的未结合胆红素。

（一）目的

1．换出已致敏的红细胞和血清中的免疫抗体，阻止继续溶血。

2．去除血清中的未结合胆红素，防止核黄疸发生。

3．纠正溶血导致的贫血，防止缺氧及心力衰竭。

（二）换血的指征

1．产前已诊断明确，出生时脐带血总胆红素＞68μmol/L（4mg/dl），脐带血Hb＜120g/L，伴有水肿、肝脾大和心力衰竭者。母婴有ABO血型不合或Rh血型不合，出生时有胎儿水肿、明显贫血（脐带血Hb＜120g/L）。

2．生后12h内胆红素每小时上升＞12μmol/L（0.7mg/dl）。

3．有核黄疸早期症状。

4．光疗4～6h后血清总胆红素仍上升8.6μmol/（L·h）〔（0.5mg/dl·h）〕。

（三）评估

1．评估患儿身体，了解患儿病史及诊断、日龄、体重、生命体征、黄疸及一般状况。

2．估计换血过程常见的护理问题，包括：有感染的危险；潜在并发症：出血、休克；营养失调：低于机体需要量等。

3．向家长做好解释工作，取得合作。

（四）换血前的准备

1．**血源** Rh溶血病应采用Rh血型与母亲相同，ABO血型与患儿相同的血液，找不到血源时O型血也可以选用。母O型、子A型或B型的ABO溶血病，选用O型红细胞的混合血和AB型血浆。

2．**换血量** 为150～180ml/kg（约为患儿全身血量的2倍），总量为400～600ml，应尽量选用新鲜血，库存血不应超过3天。

3．**物品准备** 肝素、葡萄糖液、生理盐水、10%葡萄糖酸钙、利多卡因、20%鱼精蛋白、苯巴比妥、地西泮等药品，并按需要准备急救药物。脐静脉插管或静脉留置针、注射器及针头、小手术包、静脉压测量管、三通管、量杯、心电监护仪、辐射保温床、采血管、绷带、夹板、消毒物品以及其他手术用物、尿袋、换血记录单等，根据需要备输液泵或输血泵。

4．**环境准备** 应在手术室或经消毒处理的环境中进行，室温保持在 26～28℃，预热辐射保温床。

5．**患者准备** 患儿换血前 4h 禁食或抽空胃内容物，静脉补液。术前半小时肌注苯巴比妥 10mg/kg，使患儿仰卧在辐射式保暖床上，贴好尿袋，固定四肢。

6．**护士准备** 操作前戴口罩，术前洗手，穿手术衣。

（五）操作步骤

1．可选择脐静脉插管换血或其他较大静脉进行换血，也可选脐动、静脉或外周动、静脉同步换血。

（1）脐动、静脉插管换血：协助医生消毒皮肤置管，上至剑突，下至耻骨联合，两侧至腋中线，铺治疗巾，将硅胶管插入脐静脉。

（2）外周静脉动、静脉换血：选择合适的动静脉穿刺，动脉首选桡动脉，常规消毒后穿刺。

2．接上三通管，抽血化验胆红素及生化项目后开始换血。

3．脐静脉换血速度可根据测定静脉压来决定，换血开始每次 10ml，逐渐增加到每次 20ml，以 2～4ml（kg·min）速度匀速进行。如果采用外周动静脉同步换血，可用输液泵控制速度。

4．每换血 100ml，要测静脉压 1 次，高则多抽，低则少抽，以保持静脉压的稳定，静脉压力一般保持在 0.588～0.785kPa（6～8cmH$_2$O）。

5．换血时注射器内不能进空气，防止空气栓塞。换血过程中必须经常用含肝素的生理盐水冲洗注射器，防止凝血。

6．换血过程应注意保暖，密切观察患儿反应，做好心电监护。监测生命体征、皮肤颜色、血氧饱和度及胆红素、血气、血糖变化，患儿如有激惹、心电图改变等低钙症状时，应给予 10% 葡萄糖酸钙 1～2ml/kg 缓慢静推。

7．详细记录每次出量、入量、累积出入量及用药等。

8．术中严格遵循无菌操作。换血完毕后拔出脐静脉导管，结扎缝合后，用纱布轻轻压迫固定，局部伤口注意无菌处理，清点术中物品。

9．记录，监测生命体征和局部伤口情况，观察心功能情况和低血糖征象。

（六）注意事项

1．输入的血液要置于室温下先预温，保持在 27～37℃，温度过低的库存血可能会导致患儿心律失常，温度过高则会导致溶血。

2．注射器、三通管和管道需用含肝素的生理盐水冲洗，防止凝血。

3．单管换血过程中抽注速度要均匀，注射器内不能有空气。

4．换血后根据患儿病情，继续蓝光照射治疗。

5．脐静脉换血伤口未拆线前不宜洗澡，防止切口感染。

6．术后如情况稳定，换血 6h 后可试喂糖水，若无呕吐，可正常喂养。

十一、婴儿抚触

（一）目的

通过对婴儿的肌肤实施抚触，促进婴儿与父母的情感交流，促进神经系统的发育，提高免疫力，促进消化吸收，减少哭闹，增加婴儿睡眠。

（二）评估

1．评估婴儿的身体状况。

2．向家长做好解释工作，取得合作。

（三）准备

1．**物品准备**　平整的操作台、润肤油、尿布、干净衣服、包被。

2．**环境准备**　关闭门窗，室温调至28℃，房间内布置温馨、舒适，可选择性播放一些柔和的音乐。

3．**护士准备**　操作前洗手，剪指甲。

（四）操作步骤

1．核对婴儿，将用物放置操作台一边，解开婴儿包被和衣服。

2．将润肤油倒在抚触者手中，揉搓双手温暖后进行抚触。

3．进行抚触操作，动作开始要轻柔，慢慢增加力度，每个动作重复4～6次。

4．头部抚触

（1）两拇指指腹从眉间推向两侧至发际。

（2）两拇指从下颌中央向两侧向上滑动，呈"微笑"状。

（3）一手托住婴儿头部，另一手指腹从前额发际抚向枕后，避开囟门，中指停在耳后乳突处，轻轻按压。换手，同法操作另外一侧。

5．胸部抚触　两手掌分别从胸部的两侧肋缘向对侧外上方滑动至婴儿肩部，交叉进行抚触。

6．腹部抚触　用右手指腹从右上腹部滑向右下腹部划一个英文字母"I"，由右上腹经左上腹滑向左下腹画一个倒的"L"（LOVE），由右下腹经右上腹、左上腹画向左下腹画一个倒的"U"（YOU），结束腹部抚触。

7．四肢抚触　双手交替从上肢近端向远端滑行达腕部，然后再重复，滑行过程中节段性用力，挤压肌肉，再从近至远进行抚触手掌、手背，再抚触每个手指。同法抚触对侧及下肢。

8．背部抚触　使婴儿呈俯卧位，以脊柱为中线，双手掌分别于脊柱两侧由中央向两侧滑行，从背部上端开始抚触至臀部，最后由头顶部沿脊柱抚触至臀部。

9．穿好衣服、包好尿布及包被。

10．整理用物、洗手、记录。

（五）注意事项

1．抚触选择在婴儿沐浴后或两次进食中间，婴儿无饥饿、烦躁、疲倦时进行，每次10～15min。

2．抚触过程中要注意观察婴儿的反应，肤色变化或呕吐等，有异常情况时要停止抚触。

3．抚触过程中注意与婴儿进行情感交流，面带微笑，语言柔和，也可播放舒缓柔和的音乐。

4．抚触时用力要适当，防止过重或过轻。

十二、臀红的预防和护理

臀红又称尿布疹或尿布皮炎，是婴儿常见的皮肤病。由于婴儿臀部皮肤长期受尿液、粪便以及漂洗不净的尿布刺激、摩擦或局部湿热，引起皮肤潮红、破溃，甚至糜烂及表皮剥脱。临床根据皮肤受损的程度，分为轻度（表皮潮红）和重度，重度又分为三度，即：重Ⅰ度（局部皮肤潮红并伴有皮疹）、重Ⅱ度（除以上表现外并有皮肤破溃，脱皮）、重Ⅲ度（局部大片糜烂或表皮剥脱，可继发细菌或真菌感染）。

（一）目的

1．预防婴儿臀红发生。
2．为了减轻患儿疼痛，促进受损皮肤康复。

（二）评估

1．评估患儿皮肤受损情况，了解患儿家长日常护理方法。
2．向家长做好解释工作，取得合作。

（三）准备

1．**物品准备**　清洁尿布、温水、面盆、小毛巾、棉签、弯盘、尿布桶、药物（5%鞣酸软膏、40%氧化锌软膏、鱼肝油软膏、康复新溶液、硝酸咪康唑霜）、红外线灯、吸氧设备。
2．**环境准备**　关闭门窗，室温调至24～26℃。
3．**护士准备**　操作前洗手，修剪指甲。

（四）预防婴儿臀红的方法

1．勤换尿布以保持婴儿臀部皮肤的清洁干燥，禁止使用不透气塑料布或橡胶布。
2．尿布应选用柔软、细腻和吸水性强的棉布或纸质尿布，尿布每次用后一定要清洗干净，特别要注意不要残留洗涤剂或消毒液，并且要在通风处经阳光曝晒晾干。
3．婴儿每次大、小便后，都要用温开水为其清洗臀部，并可用棉棒蘸消毒植物油涂在婴儿的臀部，以免皮肤受到尿液和污物的污染。

（五）臀红的护理操作步骤

1．备齐用物，按操作顺序将用物放于治疗车上，推至床旁。
2．核对患儿后，打开包被，解开污湿尿布，若有大便，用温水将臀部清洗干净，并用小毛巾吸干水分。
3．局部发红处涂以5%鞣酸软膏或40%氧化锌软膏并按摩片刻，促进局部血液循环。
4．局部皮肤溃疡或糜烂者，可采用暴露法，将清洁尿布垫于臀下，不加包扎，使臀部皮肤暴露于空气或阳光下（在适宜的气温和室温下进行），注意保暖。
5．可用红外线灯照射臀部，灯泡距臀部患处30～40cm，照射20～30min，每日1～2次，照射时护士必须守护患儿身旁，避免烫伤。
6．照射结束后将蘸有油类或药膏的棉签贴在皮肤上轻轻滚动，均匀涂抹。
7．也可选用吹氧方法，打开氧气调节流量4～5L/min，距患处2cm，每日3次，每次10min。氧疗法能促进炎症消退、组织修复等作用。吹氧结束后再涂油类或药膏。
8．给患儿更换尿布，盖好包被。整理用物，洗手，记录。

（六）注意事项

1．臀部皮肤破溃或糜烂时禁用肥皂水，清洗时用手蘸水冲洗，避免用小毛巾直接擦洗。
2．涂抹油类或药膏时，应使棉签贴在皮肤上轻轻滚动，不可上下涂擦，以免加剧疼痛和导致脱皮。
3．根据臀部皮肤受损程度选择油类或药膏，继发细菌或真菌感染时，可用0.02%高锰酸钾溶液清洗，然后涂硝酸咪康唑霜（达克宁霜），每日2次，用至局部感染控制。
4．重度臀红者所用的尿布应煮沸，消毒液浸泡或阳光下曝晒以破溃细菌。

（杨春鸿）

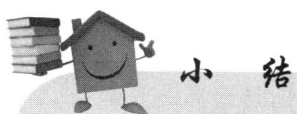

小 结

一、儿童及其家庭的评估

护士通过平等耐心的态度与患儿及其家庭沟通，目的是发展信任关系，完善患儿资料收集、进行体格检查及健康教育。

二、住院儿童护理

不同年龄段儿童心理社会发展阶段不同，对疾病和住院的理解不同，他们对住院的反应也有较大的差异。住院儿童的主要压力源包括分离性焦虑、控制感丧失和身体的伤害与疼痛。护士应根据患儿在入院、住院、出院前不同时期全面评估患儿的心理反应及其家庭对儿童住院的心理反应，以此采取相应护理对策，最大程度维护和促进患儿身心健康。

三、儿童疼痛管理

各年龄段儿童对疼痛反应的表现不同，应根据儿童的年龄特点选择相对应的评价工具及止痛方式。小婴儿可用直接皮肤接触、非营养吸吮和蔗糖止痛的方式，年长儿可用分散注意力等方式。使用药物止痛时需注意密切观察小儿用药后的反应。

四、儿科疾病治疗方法

小儿用药时应考虑到小儿血脑屏障不完善；肝肾功能及某些酶系统发育不完善；易发生电解质紊乱；胎儿、婴儿易受母亲用药影响等特点综合考虑选择用药。

小儿最常用的给药方法有口服法、注射法和外用法，其中口服法最为常用。药物剂量按体重计算是最常用、最基本的药物计算方法。

小儿体液平衡与成人不同，年龄越小，体液总量相对越多，因此，小儿极易发生脱水、电解质紊乱和酸碱失衡。小儿脱水分为等渗性脱水、低渗性脱水和高渗性脱水三种，针对脱水患儿，评估脱水的程度和性质非常重要。补液时应确定补液的总量、性质和速度，同时应遵循"先盐后糖、先浓后淡、先快后慢、见尿补钾、见惊补钙"的原则。

五、常用儿科护理技术

本节共介绍十二项常用儿科护理技术，分别是：约束保护法、头皮静脉输液法、留置静脉套管针、PICC、股静脉穿刺法、微量注射泵、婴幼儿灌肠法、温箱使用法、光照疗法、换血疗法、婴儿抚触及臀红的预防和护理。

全身约束法将患儿放于大毛巾中间，用大毛巾一边紧裹患儿一侧上肢、躯干和下肢，经胸、腹部至对侧腋窝处披于患儿身下，手足约束法将绷带打成双套结，套在棉垫外面不影响肢体的血液循环。

头皮静脉输液法选择适宜的静脉，如额上静脉、颞浅静脉、耳后静脉，针与皮肤成 $5°\sim15°$ 角沿静脉向心方向进针。

留置静脉套管针操作时右手拇指与示指夹住留置针的针柄，以 $15°\sim20°$ 进针，见回血后顺静脉走行再继续将留置针缓慢送入 0.2cm 后退出针芯。

经外周导入中心静脉置管用常规静脉穿刺方法进行穿刺，见回血再进少许，缓慢退出穿刺针芯，用手或镊子从导引套管轻轻送入 PICC 导管。

股静脉穿刺法在患儿腹股沟中 1/3 与外 1/3 交界处，用左手示指触摸股动脉搏动点，右手将注射器于股动脉搏动点内侧 $0.3\sim0.5$ cm 垂直刺入。

微量注射泵将装好药液的注射器接上连接管放入注射器座中,根据医嘱设置输液速度,按启动键(START),再按快进键(FAST)。

婴幼儿灌肠法润滑肛管前段,分开臀部,将肛管缓缓插入肛门(婴儿2.5~4cm,幼儿5~7.5cm)后用手固定。

温箱使用时应先检查性能,清洁,加蒸馏水,预热,将患儿放入温箱;光照疗法时先进行皮肤清洁,但禁忌在皮肤上涂擦爽身粉或油类,剪短指甲,防止抓破皮肤,应戴好遮光眼罩以保护双眼,将患儿衣裤脱去,暴露全身皮肤,用长条尿布遮盖会阴部。

换血疗法先评估患儿后做好血源、物品、药物及患儿准备,然后将硅胶管插入脐静脉或外周静脉动、静脉后接上三通管后开始换血。

婴儿抚触的顺序为头部、胸部、腹部、四肢、背部。

臀红的预防和护理为勤换尿布以保持婴儿臀部皮肤的清洁,局部发红或糜烂,使臀部皮肤暴露于空气或阳光下(在适宜的气温和室温下进行),臀部皮肤破溃或糜烂时禁用肥皂水,清洗时用手蘸水冲洗。

思 考 题

1. 简述分离性焦虑各阶段的表现及护理。
2. 简述儿童用药的特点。
3. 婴幼儿为什么容易出现脱水?
4. 头皮静脉输液的注意事项有哪些?
5. 新生儿进行换血疗法的指征是什么?
6. 患儿,男,足月顺产,生后10天,因皮肤巩膜黄染5天入院,一般状况好。实验室检查:血清总胆红素285μmol/L,遵医嘱需要进行光疗治疗,光疗前护士应对患儿做哪些准备?

(陈　华　杨春鸿)

第四章 儿童保健

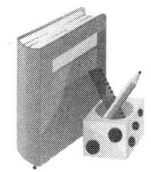

学习目标

通过本章内容的学习,学生应能够:
◎ **识记**
1. 说出儿童常用的体格锻炼的方法及适用对象。
2. 描述计划免疫、预防接种的概念。
3. 叙述我国计划免疫的程序。
◎ **理解**
1. 比较各年龄期儿童的保健重点。
2. 概括预防接种的一般禁忌证。
◎ **运用**
1. 应用所学知识指导不同年龄小儿进行保健。
2. 为小儿正确进行预防接种。
3. 正确判断预防接种后的不良反应,并采取有效的处理措施。

儿童保健(child health care)是研究小儿各时期生长发展规律及其影响因素,采取有效措施,保护和促进儿童身心健康及社会适应能力,降低疾病发病率和死亡率的一项工作。

儿童保健的服务对象是从胎儿期到青春期的儿童,其中 7 岁以下儿童是保健的重点服务对象。儿童保健研究的内容主要包括儿童的生长发育、营养、健康促进、疾病的预防及管理等。

第一节 各年龄期儿童的保健

一、胎儿特点及保健

胎儿的发育与孕母的健康、营养状况、生活环境和情绪等密切相关。胎儿期保健主要是通过对孕母的保健,保护胎儿在宫内正常生长发育,直至安全娩出。因此,胎儿期保健的重点是预防宫内营养不良、宫内感染、先天畸形、早产等。

1. 产前保健

(1)预防遗传性疾病:禁止近亲结婚,婚前应进行遗传咨询,有遗传疾病家族史者应预测风险率和产前诊断,以决定胎儿的去留。

(2)预防先天畸形:孕母应预防各种病毒及原虫感染,尤其是妊娠早期,避免接触放射线,避免接触化学毒物,如铅、汞、苯、有机磷农药等及被化学物质污染的环境;同时,孕母应禁烟酒,慎用各类药物,保持心情愉快。

(3) 加强孕母营养：孕母应充分摄入营养丰富的物质，并注意各种营养素的搭配。胎儿后 3 个月生长发育最为迅速，此期对各种营养物质的需求增加。因此，妊娠后期孕母应加强铁、锌、钙、维生素 D 等重要营养素的补充，但也应防止营养摄入过多而导致胎儿体重过大，影响分娩和成年期的健康。

(4) 预防早产：定期进行产前检查，发现危险因素应加强监护，积极处理，防止早产。

2．产时保健 合理选择分娩方式，注意预防产伤及产时感染。当出现胎膜早破、羊水污染、宫内窒息、胎粪吸入、产程延长等情况时，胎儿感染机会增加，可预防性使用抗生素，避免感染的发生。

3．产后保健 胎儿娩出后迅速清理口、鼻腔黏液，保持呼吸道通畅。严格消毒，结扎脐带。准确记录出生时 Apgar 评分、体温、呼吸、心率、体重、身长等情况。预防并及时处理缺氧、窒息、低体温、低血糖等情况。

二、新生儿特点及保健

新生儿由于各组织和器官的生理功能尚不成熟，对外界环境的适应性和调节性差，抵抗力低，易患各种疾病，且病情变化快，特别是生后第 1 周内的新生儿发病率和死亡率极高，占新生儿死亡总人数的 70% 左右。新生儿保健重点应在生后 1 周内。

1．日常护理

(1) 保暖：新生儿居室应阳光充足，通风良好，温度以 20～22℃、湿度 55%～60% 为宜；无条件者冬季可用热水袋保暖，应注意避免烫伤；夏季避免室内温度过高。

(2) 喂养：鼓励母乳喂养，指导母亲采用正确的哺乳方法以保持良好的乳汁分泌；如母乳不足或无法进行母乳喂养者，应指导母亲采用正确的人工喂养方法，在喂养中注意小儿的大便性状及颜色变化。

(3) 衣服和尿布：宜用柔软的棉质尿布或纸尿裤，尿布应宽松，宜脱宜穿，不妨碍肢体活动，切忌包裹太紧。

(4) 皮肤护理：注意脐带护理，保持脐带残端的清洁和干燥，脐带脱落前可淋浴，或擦拭皮肤皱褶处；脐带脱落后可盆浴，动作轻柔防止擦伤。新生儿应每日沐浴，保持皮肤清洁干燥，尿布应及时更换，每次大便后用温水清洗臀部，以防臀红。

(5) 预防感染：新生儿食具专用并及时消毒；患有皮肤病、呼吸道和消化道感染及其他传染病者，避免接触新生儿；出生后按计划接种卡介苗和乙型肝炎疫苗。出生后 2 周起应口服维生素 D，预防佝偻病。防止因包被蒙头过严、哺乳姿势不当堵塞新生儿口鼻等造成窒息。

(6) 促进感知觉、运动的发育：鼓励母亲多与新生儿交流，轻柔地抚摸及颜色鲜艳的玩具均可促进感知觉的发育。

2．新生儿疾病筛查

(1) 听力筛查：在新生儿期进行听力测查，有关听力筛查的最佳时间目前尚无定论，一般在新生儿住院期间进行筛查。对于筛查未通过者于 3 个月后再复查 1 次，仍未通过者应及时转诊。通过筛查可早期发现有听力障碍的新生儿，可使其在语言发育的关键期之前就能得到适当的干预。

(2) 遗传代谢、内分泌疾病的筛查：目前我国主要筛查的是苯丙酮尿症（PKU）和先天性甲状腺功能减低症（CH）。由于不同地区的高发疾病种类有差异，所以在广西、广东地区增加了葡萄糖-6-磷酸脱氢酶（G6PD）缺乏症筛查，江苏和上海部分地区增加了先天性肾上腺皮质增生症（CAH）筛查。

3．新生儿家庭访视 儿童保健工作者应在新生儿出院后至 28 天内访视 2～4 次。低出生体重、早产、双胎、多胎或有出生缺陷的新生儿，根据实际情况增加访视次数。每次访视时重点不同，应根据新生儿、家庭以及家长的具体情况进行有针对性的保健指导。

（1）初访：保健工作者应在新生儿出院后 24～48h 内进行第 1 次访视，了解新生儿出生时及出生后的情况，进行全面体检，指导喂养，填写访视记录，建立新生儿健康管理卡和预防接种卡。

（2）复访：保健工作者应在新生儿出生后 10～14 日内进行第 2 次访视，了解新生儿的生活情况，进行体检，主要观察脐带脱落及黄疸消退情况，指导服用维生素 D 制剂（400～800U/d），预防佝偻病。

三、婴儿特点及保健

婴儿期的生长发育非常迅速，对能量和蛋白质的要求也较高，而消化和吸收功能发育尚不成熟，故易出现消化系统功能紊乱和营养不良等疾病。同时，婴儿从母体获得的免疫力逐渐消失，而自身后天的免疫力尚未产生，故易患肺炎等感染性疾病和传染病，此期儿童的发病率和死亡率较高。

1. 合理喂养　6 个月以内鼓励纯母乳喂养，6 个月以后开始合理添加换乳食物，其原则是由少到多，由稀到稠，由细到粗，循序渐进。添加换乳食物时应注意婴儿的消化功能，防止发生消化不良和腹泻，注意维生素 D 的补充。

2. 户外活动　家长应每日带婴儿进行户外活动，呼吸新鲜空气和晒太阳，以增强体质和预防佝偻病的发生。开始每天 3～5min，以后逐渐延长。在炎热的夏季，户外活动时间以上午 10 时以前和下午 3 时以后为佳，以防婴儿被阳光灼伤。家长还应为婴儿提供活动的空间和机会，如让婴儿洗澡时练习踢腿，俯卧时抬头，鼓励爬行和行走，做被动体操等。通过游戏为婴儿提供视觉、触觉、听觉等刺激。

3. 排便训练　婴儿会坐后可以练习大小便坐盆，每次 3～5min。1 岁时训练白天不用尿布，逐渐训练晚上也不用尿布。

4. 口腔保健　4～10 个月乳牙萌出时，每天用湿润的纱布擦洗牙齿和牙龈。乳牙萌出后开始用指套牙刷清洁牙齿，避免口含奶瓶睡觉，以预防奶瓶龋；奶瓶的位置要适当，不能紧压下颌，亦不能将奶瓶过分抬起，防止牙颌畸形。由于婴儿会将所有能拿到的东西放入口中，家长应注意检查婴儿周围的物品是否安全。

5. 定期健康检查和生长发育监测　6 个月以内的婴儿每 1～2 个月 1 次，7～12 个月的婴儿每 3 个月 1 次。高危儿、体弱儿应适当增加检查次数。应用生长发育监测图监测婴儿的生长和营养状况，及时发现问题并进行处理。

6. 防治疾病和意外　按照卫计委指定的计划免疫程序，按时完成各种疫苗的基础免疫，以防止常见传染病的发生。积极预防呼吸道感染、腹泻、贫血、佝偻病等婴儿期常见疾病。婴儿最常见的死因之一是意外事故，包括异物吸入、窒息、中毒、烧伤和烫伤等，应向家长强调注意防范意外的发生。

四、幼儿特点及保健

幼儿生长发育速度较前一阶段有所减慢，但运动和语言能力增强，与外界环境接触机会增多，自主性和独立性不断发展，神经心理发育迅速，社会化程度增加。由于该年龄段小儿免疫功能仍不健全，且对危险事物的识别能力差，故感染性和传染性疾病发病率及意外伤害发生率仍较高。

1. 合理营养　食物应种类丰富，满足幼儿每日所需的热能和营养素，乳类供能不低于总能量的 1/3，每日 5～6 餐适宜。食物烹饪上应做到细软、易于消化吸收，并注意色、香、味。注意维生素 D 的补充。

2．定期健康检查 每3～6个月应体格检查1次，继续用生长发育曲线图监测儿童生长速度。

3．培养良好生活习惯

（1）饮食：应鼓励幼儿独立进食，按时进食，不吃零食，避免强迫进食；进食过程中要使小儿情绪愉快，专心进食，不边吃边玩，不挑食，不剩饭。

（2）睡眠：足够的睡眠是保障婴幼儿健康的必须条件之一，要从小养成良好的睡眠习惯。睡前不宜过度兴奋；居室温度适宜，空气新鲜，环境安静；培养午睡的习惯。

（3）口腔保健：家长可用指套牙刷或小牙刷帮助幼儿刷牙，早晚各1次，并指导幼儿逐步学会自己刷牙；养成饭后漱口的习惯，同时应少吃含糖量高的食物，防止龋齿的发生。家长应带幼儿定期做口腔检查。

（4）培养自我生活能力：逐步训练幼儿自己控制排便；训练大小便有一些技巧，如选择合适的坐便器，小儿穿着应易脱卸，让他们观察学习他人的大小便行为等；训练时家长应以鼓励安慰为主。应培养幼儿自我照顾的能力和热爱劳动的习惯，如自己穿脱衣服、收拾玩具、帮助大人拿递东西等，为适应幼儿园生活做准备。

4．早期教育 早期教育对小儿的智力发育将会起到事半功倍的作用。

（1）促进小儿动作的发育：1岁逐步学会走路，1岁半后在走稳的基础上培养跑、跳、攀登等能力；逐步培养精细动作的发展，如玩积木、穿珠子、折纸、系纽扣等。

（2）语言能力的培养：重视与幼儿的语言交流，通过游戏、讲故事、唱歌等活动学习语言。

（3）认识能力的培养：可通过户外活动、观看图片、实物和玩具等，教小儿认识生活用品、水果、蔬菜、交通工具等；并分辨大小、形状、颜色和数量等。

（4）道德品质的培养：使小儿懂得"好"与"坏"，"对"与"不对"的概念；教育孩子懂得同情、友爱、有礼貌和尊重别人，为以后个性、品德的形成打下良好的基础。

5．防治疾病和避免意外 按照计划免疫程序对有关疫苗进行加强免疫。幼儿喜动，好奇心强，但缺少生活经验，容易发生意外事故。3岁以下幼儿尽量不食瓜子、花生等细小坚硬的食物。不宜让幼儿独自留在家中或外出。幼儿接触的环境中应避免有致其烫伤、触电、溺水等的危险因素。

五、学龄前儿童特点及保健

学龄前期儿童智力发展快，理解力逐渐增强，好奇多问，模仿能力强，是性格形成的关键时期，应注意培养良好的思想品德和行为习惯。幼儿园是学龄前期儿童集体生活的场所。这一阶段儿童机体防病能力增强，但仍易患传染性疾病，且因集体生活，一旦发生传染病，则极易蔓延。儿童保健工作者应根据托幼机构的具体情况，指导建立各种保健制度并监督执行情况，定期为托幼机构的儿童预防接种，对托幼机构的工作人员进行卫生宣传及教育，监督托幼机构环境卫生等，以便提高托幼机构儿童的免疫力，保证其健康成长。

1．健全防病制度

（1）健康检查：托幼儿童及托幼机构工作人员进入托幼机构前应进行全面检查，建立健康卡片，以后每年至少体检1次。

（2）传染病管理：学龄前期是许多急性传染病的易感阶段，发生传染病会迅速蔓延。因此托幼机构应做到：① 传染病知识宣传：托幼机构应向家长宣传传染病知识，以取得合作。② 晨检：每天早晨托幼机构的小儿入园时，应做简单体检及问询，以便及早发现传染病接触者及患者。③ 隔离制度：成立简单的隔离治疗室，便于发现传染病患儿后立即实行隔离，并对接触易感儿采取检疫消毒措施，检疫期不应接收新入托儿童，检疫班儿童也不能随意转出，托幼机构工作人员患传染病应离园休养。④ 按时进行预防接种。

（3）卫生消毒制度：托幼机构应定期进行环境卫生扫除、晒洗被褥、开窗通风，对水源、食物、餐具、用品等进行卫生监督及清洁消毒，实行一巾一杯、分食分餐。

2. 合理膳食 保证营养摄入充足且均衡；食品制作要多样化，并做到粗、细、荤、素搭配；培养小儿按时进食、不挑食的良好习惯，保证体重增加合理；注意食品卫生。

3. 早期教育 培养儿童关心集体、遵守纪律、团结协作、热爱劳动等好品质。安排儿童学习手工制作、绘画、弹奏乐器、唱歌和跳舞、参观动物园、植物园和博物馆等活动，培养他们多方面的兴趣和想象、思维能力，陶冶情操。有意识地引导儿童进行较复杂的智力游戏，增强其思维能力和动手能力。

4. 防治疾病和意外 儿童应每年进行1~2次健康检查和体格测量，筛查与矫治近视、龋齿、缺铁性贫血等常见病，继续监测生长发育，进行加强免疫接种。对学龄前儿童开展安全教育，采取相应的安全措施，以预防外伤、溺水、中毒、交通事故等意外发生。

六、学龄儿童特点及保健

学龄儿童的机体抵抗力增强，控制、理解分析、综合能力提升，认知和心理社会发展非常迅速，同伴、学校和社会环境对其影响较大。社会、学校和家庭应密切配合，注意保护学龄儿童的身心健康，使他们的德、智、体全面发展。

1. 培养健康的生活方式 积极预防近视，教育儿童注意爱护和科学地使用眼睛，及时矫正弱视；室内光线要充足，不宜过强或过暗；注意读书写字的姿势和距离；读书和看电视时间不宜超过1h，注意做眼保健操。学龄期儿童的龋齿发生率较高，要注意口腔卫生，睡前饭后要养成刷牙的习惯，注意饮食卫生。同时，学龄期也是骨骼生长发育的重要阶段，应注意培养正确的坐、立、行姿势，背书包要注意两肩轮换，以避免驼背、脊柱侧弯等疾病。

2. 合理膳食 应提供给儿童多样化食物，鼓励多吃蔬菜、水果和薯类，常吃奶类，经常吃适量的鱼、瘦肉、蛋、禽，少吃盐；养成良好的饮食习惯，做到定时定量的进餐，不挑食、不偏食、不贪食、不吃过多的糖类；吃饭要细嚼慢咽等。避免一些不良的饮食行为，如贪吃零食、以饮料代替白开水、经常食用西式快餐、随便购买街头无卫生保证的食品等。小学生常因赶早晨上课而进食不足，因此要重视小学生的早餐质量，可用上午课间加餐的方式来弥补早餐的不足，以保证其生长发育，有利于保持学习注意力。

3. 正确处理心理卫生问题 学龄儿童认知和心理社会发展迅速，父母和教师要尊重儿童的意见，给孩子正确的引导。既要发挥他们的主动性和独立性，又要及时克服其幼稚性和冲动性。另外，部分学龄儿童会对学校不适应，表现为焦虑、恐惧或拒绝上学。家长应及时查明原因，采取相应措施。

4. 预防疾病和意外 定期进行健康检查，一般每年体检1次，要测量身高、体重，检查牙齿、视力、听力及心理发育有无异常。学龄儿童常发生的意外伤害有溺水、活动时的外伤、骨折、车祸等，应告知其交通规则和意外事故的防范知识，以减少意外的发生。

七、青春期少年特点及保健

青春期是由儿童过渡到成年的时期，是一生中决定性格、体质、心理、智力发育和发展的关键时期。此期体格生长迅速，认知、心理社会和行为发展日趋成熟。但由于神经内分泌调节尚不稳定，以及要面对更多的社会压力，该阶段儿童会遇到许多新问题。此期保健重点是保证充足的营养，加强青春期生理和心理卫生教育，形成健康的生活方式，培养良好的品德。

1. 保证充足的营养 青春期生长发育较快，需要增加蛋白质、维生素及矿物质等营养物质的摄入。家长、学校和保健人员均有责任指导青少年选择营养适当的食物和保持良好的饮食习惯。

2．形成健康的生活方式 青少年已具备自理能力，应指导他们养成良好的个人卫生习惯，保证充足的睡眠，以满足此期迅速生长的需要。并应坚持体育锻炼，不吸烟、不酗酒，强调和教育青少年要开始对自己的生活方式和健康负责。

3．性教育 青春期由于巨大的生理、心理变化，青少年经常对性和异性关系感到困惑和矛盾。家长、学校和保健人员都有责任对青少年进行性教育。性教育内容应包括生殖器官的结构与功能、第二性征、月经和遗精等知识。对于青春期的自慰行为如手淫等应给予正确引导，避免进一步发展造成对健康的危害。青少年还应获得有关与异性正确交往、怀孕以及性传播疾病的知识。进行性教育的方式可包括宣传手册、展览、视听教学影片、分组讨论等。在解答青少年提出的问题时，注意使用直接的、科学的语言。

第二节　体格锻炼

体格锻炼是促进小儿生长发育、增强体质、增进健康的积极措施。小儿体格锻炼可采取多种形式，可根据儿童年龄、体质和环境等特点，结合日常生活护理，选择合适的方式进行锻炼。

一、户外活动

户外活动一年四季均可进行，儿童在户外活动时，通过感觉器官接受各种信息刺激，有助于认知和交往能力的发展，提高儿童的适应能力；接受日光照射可增强机体抵抗力，预防佝偻病，促进骨骼健康。婴儿出生后应尽早进行户外活动，活动时间由开始的每日1～2次，每次10～15min，逐渐延长到1～2h。冬季户外活动需注意保暖，可仅暴露面部和双手。年长儿除恶劣天气外，应多进行户外活动。

二、皮肤锻炼

（一）空气浴

空气浴主要是利用空气与人体皮肤之间的温差刺激机体，通过神经系统的反射作用，促进机体新陈代谢，提高体温调节的功能。空气浴是一种简单易行的方法，不受地区、季节和物质条件的限制。空气浴锻炼的作用比较缓和，一般小儿均可进行，应从夏季开始，逐渐过渡到冬季。一般先自室内开始，室内温度不低于20℃，开始时穿衣，逐渐减少至只穿短裤，适应后可转至室外进行。锻炼的时间自2～3min开始，逐渐延长至30min，每天1～2次。遇有大风、大雨或气温骤降等气候剧烈变化时则不宜进行。在室外进行空气浴时可结合活动性游戏，比单纯空气浴好。

（二）日光浴

适当的日光照射可扩张血管，加速血液循环；刺激骨髓的造血功能，增强机体的新陈代谢，促进儿童的生长发育；日光中的紫外线可使皮肤中的7-脱氢胆固醇转变为维生素D，有利于机体对钙和磷的吸收和利用。

日光浴场所应选择在清洁、避风的地方。1岁以上的儿童即可进行日光浴。小儿仅穿三角裤，头戴帽子防止因日光直射头部而中暑，配戴遮阳镜以保护眼睛。宜饭后1～1.5h内进行，不宜空腹。夏季可安排在上午8～9时，冬季可在上午10～12时。日光浴时气温最高为30℃（阴凉处的气温），最低为24℃。日光照射时间原则上由短到长。小儿先仰卧，后俯卧。第一次日光浴时间仰卧1min，然后俯卧1min；以后每隔2天增加仰、俯卧照射时间各1min。最后，婴儿及小幼儿可延长到10～15min，较大幼儿可延长到20～30min。日光浴后，最好做擦浴和淋浴。进行日光浴时，应仔细观察小儿的反应，如有皮肤发红疼痛、头晕头痛、满头大汗等应停止。

（三）水浴

水浴主要是利用水的机械作用及体表与水的温差刺激机体，使皮肤血管收缩或舒张，促进机体的血液循环、新陈代谢及体温调节，增强机体对温度变化的适应能力。不同年龄和体质的儿童选择不同的水浴方法。

1. **浸浴**　适合于婴儿。用一较大的盆盛水，水量以婴儿半卧位时锁骨以下全浸入水中为宜。室温 20～21℃时，水温 35℃，每次浸泡不超过 5min。浸浴后，再以低 1～2℃的水冲身，每天如此锻炼 1 次。对较大的婴儿，最初水温可为 33～35℃，然后逐渐降低至 28～30℃。

2. **擦浴**　刺激作用较温和，操作方法也较简单，用于 6 个月以上任何体质的小儿，一般在床上进行，先将吸水性强、软硬适合的毛巾或连指手套浸到温度适宜的水中，稍稍挤干，自手、臂、脚、腿做向心方向擦浴，擦毕随即用干毛巾摩擦，至皮肤微红为止。开始水温 35℃，以后每隔 2～3 天降 1℃，婴儿可降至 26℃，幼儿可降至 24℃，学龄前儿童可降至 22～20℃，室温不低于 16～18℃。

3. **淋浴**　适用于 3 岁以上的儿童。对机体的锻炼作用较强，可使全身绝大部分皮肤同时受到冷水的作用。除水温刺激外，还有水流机械压力的按摩作用。每次冲淋时间为 20～40s，水温开始为 35～36℃，待儿童适应后，可逐渐将水温降至 26～28℃，年长儿可降至 24～26℃。淋浴时要先冲背部，后冲淋两肋、胸部和腹部，不要冲头部。浴后用干毛巾擦至全身皮肤微红。

（四）婴儿抚触

抚触可以刺激皮肤，有益于循环、呼吸、消化、肢体肌肉的放松与活动，使婴儿全身舒适而安静入睡，促进新生儿神经系统的发育，加快免疫系统的完善，提高免疫力。抚触一般在洗澡后进行，每日 1～2 次，每次 10～15min，在婴儿面部、胸部、腹部、背部及四肢有规律地轻揉，力度适中，以婴儿舒适合作为宜。

三、体育运动

（一）体操

1. **被动操**　适合于 2～6 个月婴儿，在成人的帮助下进行四肢伸、屈运动，可促进婴儿大运动的发育，改善全身血液循环。婴儿饥饿和饱食时不宜做操，最好在哺乳后 1h 清醒状态下进行。动作要轻柔，如婴儿有对抗力量时，可以稍等一会，待肢体放松后再做。

2. **部分主动操**　适用于 7～12 个月的婴儿，每天做 1～2 次，做时少穿些衣服，注意不要操之过急，要循序渐进。做操时动作要轻柔而有节奏，可配上音乐，也可在户外锻炼。

3. **主动操**　18 个月～3 岁的幼儿模仿性强，可配合儿歌或音乐进行有节奏的运动。3～6 岁的儿童可进行广播体操和健美操的锻炼，以增进动作的协调，有益于肌肉、骨骼的发育。

（二）游泳

1. **婴儿游泳**　是指 12 个月内的婴儿在安全保护措施下，由经过专门培训的人员操作和看护，在出生后即可进行的一项特定的、阶段性的水中早期健康保健活动。

2. **天然浴场游泳**　利用天然水浴场的锻炼，结合水、空气、日光的作用，对儿童体格发育及健康极为有利。空腹或刚进餐后不得进行；出汗时应先擦干全身才能下水；先浸湿头部和胸部，然后逐渐浸入水中；出水后，先擦干身体并进行柔软运动，使身体产生热量。

（三）各种游戏、田径、球类活动

玩滑梯、骑木马、坐转椅、摇旱船等游戏，能锻炼小儿的攀登及平衡运动能力。各种球类活动（如乒乓球、篮球、足球）、滑冰、赛跑、投掷等，有助于锻炼小儿的动作灵活性和协调性。

四、小儿体格锻炼原则及注意事项

1. **循序渐进，持之以恒** 根据幼儿的生理特点，逐步提高各种因素对人体的刺激强度，逐步延长锻炼时间，锻炼的方式由简单到复杂，使人体器官逐渐产生良好适应。

2. **结合年龄，注意个体差异** 不同健康状况的小儿选择锻炼的方法、时间、强度应有所区别。如体弱儿的体格锻炼应较健康儿缓慢，时间应短并要仔细观察。

3. **保证营养供给** 体格锻炼会增加热能的消耗，因此，体格锻炼期间应适当增加各种营养素的摄入。注意锻炼强度要符合小儿的年龄特点，时间要有所控制。

4. **要有准备和整理活动** 开始做适当的准备活动，运动量逐渐增加，使心血管系统有足够的时间提高其活动水平，同时消除肌肉、关节的僵硬状态，以减少外伤的发生。锻炼后的整理活动可使神经系统由紧张恢复到安静，以防止"运动性休克"的发生。

5. **观察儿童对锻炼的反应** 如出现不适应及时采取措施，进行相应调整。

第三节 传染病的管理和计划免疫

一、传染病的预防和管理

小儿时期是传染病的高发期。按《中华人民共和国传染病防治法》规定，传染病分为甲类、乙类和丙类三类。一旦发现传染病患儿，应按照卫计委的《突发公共卫生事件与传染病疫情监测信息报告管理办法》进行疫情报告。

（一）传染病的分类

1. **甲类传染病** 鼠疫、霍乱。

2. **乙类传染病** 传染性非典型肺炎（SARS）、艾滋病、病毒性肝炎、脊髓灰质炎、人感染高致病性禽流感、麻疹、流行性出血热、狂犬病、流行性乙型脑炎、登革热、炭疽、细菌性和阿米巴性痢疾、肺结核、伤寒和副伤寒、流行性脑脊髓膜炎、百日咳、白喉、新生儿破伤风、猩红热、布鲁菌病、淋病、梅毒、钩端螺旋体病、血吸虫病、疟疾。

3. **丙类传染病** 流行性感冒、流行性腮腺炎、风疹、急性出血性结膜炎、麻风病、流行性和地方性斑疹伤寒、黑热病、包虫病、丝虫病、手足口病，除霍乱、细菌性和阿米巴性痢疾、伤寒和副伤寒以外的感染性腹泻病。

上述规定以外的其他传染病，根据其暴发、流行情况和危害程度，需要列入乙类、丙类传染病的，由国务院卫生行政部门决定并予以公布。对乙类传染病中传染性非典型肺炎、炭疽中的肺炭疽和人感染高致病性禽流感，采取甲类传染病的预防、控制措施。其他乙类传染病和突发原因不明的传染病需要采取甲类传染病的预防、控制措施的，由国务院卫生行政部门及时报经国务院批准后予以公布、实施。

（二）疫情报告

鼠疫、霍乱、肺炭疽、SARS、脊髓灰质炎、人感染高致病性禽流感患者或疑似患者，须在2h内向属地区县疾控中心报告，艾滋病等其他乙类传染病和丙类传染病的病例报告时间规定在24h内。各级各类医疗机构、疾病预防控制机构、采供血机构均为责任报告单位。执行职务的人员和乡村医生、个体开业医生均为责任疫情报告人，必须按照传染病防治法的规定进行疫情报告，履行法律规定的义务。

二、计划免疫

计划免疫是指根据对传染病疫情监测和人群免疫状况的分析，按照规定的免疫程序，有计划地利用疫苗进行预防接种，以提高人群免疫水平，达到控制乃至最终消灭相应传染病的目的。

预防接种是指利用人工制备的抗原或抗体，通过适宜的途径接种于人体，使个体和群体对相应传染病产生特异性的主动或被动免疫。有效的预防接种是提高易感儿童特异性免疫力，控制传染病流行和降低传染病发病率的重要环节。

（一）免疫类型的分类

免疫是机体的一种生理性保护反应，包括非特异性免疫和特异性免疫（图4-1）。

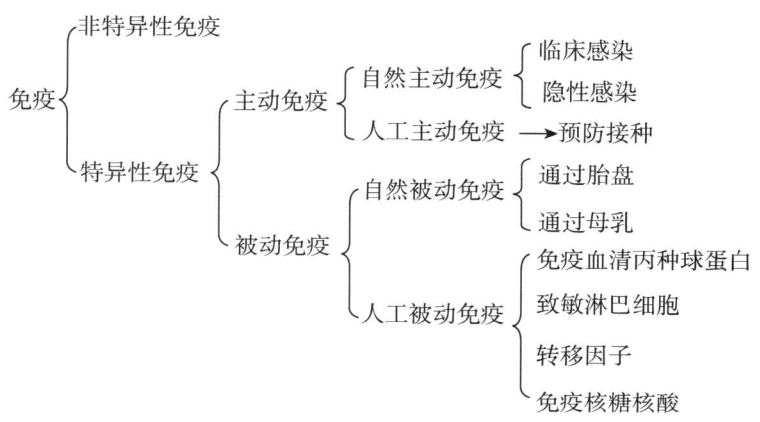

图4-1 免疫类型的分类

（二）疫苗

1. 疫苗（vaccine）的种类

（1）按疫苗的性质划分，可分为：

1）减毒活疫苗：将病原微生物在人工训育的条件下，使其丧失致病性，但仍保留一定的剩余毒力、免疫原性和繁衍能力，如麻风腮疫苗。

2）灭活疫苗：是细菌、病毒或立克次体的培养物，经化学或物理方法灭活制成，使之完全丧失对原来靶器官的致病力，而仍保存相应抗原的免疫原性，如甲肝疫苗。

3）多糖疫苗：由长链糖分子构成，如细菌的多糖荚膜。

4）组分疫苗（亚单位疫苗）：从细菌或病毒培养物中，以生物化学和物理方法提取纯化有效特异性抗原制成的疫苗，如流感疫苗。

5）基因工程疫苗：用基因工程方法或分子克隆技术制成疫苗，使其成为不带毒力相关基因的基因缺失疫苗。

（2）按是否已纳入国家免疫规划，将疫苗分为两类：

1）第一类疫苗：是指政府免费向公民提供，公民应当依照政府的规定受种的疫苗，包括国家免疫规划确定的疫苗，省、自治区、直辖市人民政府在执行国家免疫规划时增加的疫苗，以及县级以上人民政府或者其卫生主管部门组织的应急接种或者群体性预防接种所使用的疫苗。目前我国第一类疫苗以儿童常规免疫疫苗为主，包括乙肝疫苗、卡介苗、脊髓灰质炎减毒活疫苗、无细胞百白破疫苗、白破疫苗、麻疹疫苗、麻风腮疫苗、甲肝疫苗、A群流脑疫苗、A+C群流脑疫苗和乙脑疫苗等，此外还包括对重点人群接种的出血热疫苗和应急接种的炭疽疫苗、钩端螺旋体疫苗。

2）第二类疫苗：是指除第一类疫苗之外的、且已被证明其所预防疾病效果良好的疫苗，由公民自费并且自愿受种。目前我国这类疫苗有：水痘疫苗、肺炎疫苗、流感疫苗、b型流感嗜血杆菌疫苗、狂犬病疫苗、轮状病毒疫苗、霍乱疫苗等。第二类疫苗的分类根据我国政府可投入的公共卫生资源现况，暂时无法纳入第一类疫苗范畴，但可给经济承受能力许可的儿童家庭以更多选择。

2. 疫苗的预购、保存和运输　疫苗制备是一个复杂的过程，需要一定的时间，一般需要半年到一年才能出品，必须计划生产。生物制剂是用微生物及其代谢产物制成，从化学成分上看，多为蛋白质，有些制品就是活的微生物。因此，一般都怕热、怕光，有的怕冻，保存和运输条件直接影响疫苗质量，一般温度越高，保存时间越短，最适宜的保存环境为2～10℃的干燥暗处。

（三）儿童免疫程序

免疫程序指应该接种疫苗的先后顺序及其要求。国家对儿童实行预防接种证制度，国家免疫规划项目内的预防接种免费。医疗机构、疾病预防控制机构与儿童的监护人应当相互配合，保证儿童按时接受预防接种。

1. 免疫程序　我国原卫生部于2008年颁布了《扩大国家免疫规划实施方案》，要求：①在现行全国范围内使用的乙肝疫苗、卡介苗、脊髓灰质炎疫苗、百白破疫苗、麻疹疫苗、白破疫苗6种国家免疫规划疫苗基础上，以无细胞百白破疫苗替代百白破疫苗，将甲肝疫苗、流脑疫苗、乙脑疫苗、麻风腮疫苗纳入国家免疫规划，对适龄儿童进行常规接种。②在重点地区对重点人群进行出血热疫苗接种；发生炭疽、钩端螺旋体病疫情或发生洪涝灾害可能导致钩端螺旋体病暴发流行时，对重点人群进行炭疽疫苗和钩端螺旋体疫苗应急接种。通过接种上述疫苗，可预防15种传染病。具体接种年（月）龄、剂次、接种方法等，详见表4-1。

表4-1　儿童计划免疫程序

疫苗名称	接种月（年）龄	接种剂次	接种部位	接种途径
乙肝疫苗	0、1、6月龄	3	上臂三角肌	肌内注射
卡介苗	出生时	1	上臂三角肌中部略下	皮下注射
脊髓灰质炎疫苗	2、3、4月龄 4周岁	4		口服
百白破疫苗	3、4、5月龄 18～24月龄	4	上臂外侧三角肌	肌内注射
白破疫苗	6周岁	1	上臂三角肌	肌内注射
麻疹风疹联合疫苗	8月龄	1	上臂外侧三角肌下缘附着处	皮下注射
麻风腮联合疫苗	18～24月龄	1	上臂外侧三角肌下缘附着处	皮下注射
乙脑减毒活疫苗	8月龄，2周岁	2	上臂外侧三角肌下缘附着处	皮下注射
乙脑灭活疫苗	8月龄（2剂次） 2周岁，6周岁	4	上臂外侧三角肌下缘附着处	皮下注射
A群流脑疫苗	6～18月龄	2	上臂外侧三角肌附着处	皮下注射
A+C流脑疫苗	3周岁，6周岁	2	上臂外侧三角肌附着处	皮下注射
甲肝减毒活疫苗	18月龄	1	上臂外侧三角肌附着处	皮下注射
甲肝灭活疫苗	18月龄，24～30月龄	2	上臂三角肌附着处	肌内注射

2. 常见疫苗介绍

（1）卡介苗：一般规定小儿出生24h后接种，用无毒牛型结核杆菌悬液制成不加防腐剂的活菌苗，用于预防结核病。注意：①有明显结核病接触史者或3个月以上小儿和成年人，接种前应做结核菌素试验，阴性者接种。②接种前制品必须摇匀，于受种者左上臂三角肌上端皮内注射0.1ml，注射深度和剂量要准确。③接种6～8周后，结核菌素试验阳性。④菌苗开瓶半小时后不可再用。⑤初种第2年以后隔3年复查结核菌素试验阴性者复种。

（2）乙肝疫苗：主要接种对象是新生儿，尤其是HBsAg、HBeAg阳性母亲所生新生儿。利用现代基因工程技术，由重组酵母表达的乙型肝炎病毒表面抗原（HBsAg），经纯化加佐剂吸附后制成。注意：①新生儿出生24h内上臂三角肌内注射第1针，间隔1个月注射第2针，再间隔5个月注射第3针，剂量为制品所含蛋白质10～20μg。②易感儿童、婴幼儿用前需查HBsAg，阴性者注射，用法同上。

（3）脊髓灰质炎减毒活疫苗：脊髓灰质炎病毒有Ⅰ、Ⅱ、Ⅲ型，故活疫苗也有三个型。我国用的是Ⅰ、Ⅱ、Ⅲ型混合疫苗。注意：①糖丸用少量冷开水融化，服前、服后半小时至1h不能喝热水或吃母乳。②免疫缺陷病或接受免疫抑制剂治疗期间，发热、腹泻（＞4次/日）、急性传染病期暂不服用。③初服自满2个月月龄开始，每次1丸，间隔1～2个月，连服3次。4岁时，复服3型混合疫苗1次。

（4）百白破联合疫苗：百日咳菌苗及白喉、破伤风类毒素，主要供婴幼儿预防百日咳、白喉及破伤风。注意：①制品用前应充分摇匀。②上臂三角肌内注射3针，第1针0.5ml，第2、第3针各1ml，每针间隔6～8周（不得少于28天）；1.5岁加强注射1ml，与基础免疫第三针间隔10～14个月；6～7岁注射1针精制白破二联类毒素，剂量按制品规定。

（5）麻疹减毒活疫苗：年满8个月以上开始注射，第二次复种为18～24个月，初种与复种的间隔为10～14个月，7岁再复种1次。注意：①接种疫苗12天左右可以产生抗体。若发现麻疹开始流行，可为易感儿应急接种麻疹疫苗，当接种率达80%以上时，即可控制流行。②菌苗开瓶1h后不可再用。③注射部位为上臂外侧三角肌附着处，皮下注射0.2ml。

（6）流行性乙型脑炎疫苗：8个月龄以上健康儿童和由非疫区进入疫区的儿童和成人为接种主要对象，分为乙型脑炎灭活疫苗和乙型脑炎减毒活疫苗。注意：①疫苗内含有甲醛，注射后引起疼痛，应在注射前在2ml疫苗内加入亚硫酸氢钠0.2ml，以中和甲醛减轻疼痛。②按制品规定的剂量上臂三角处皮下注射；疫苗溶解后应在1h内用完，用不完的应废弃。③乙脑灭活疫苗共注射4剂，第1、2剂为基础免疫，2剂次间隔7～10天；第3、4剂为加强免疫。乙脑减毒活疫苗共注射3剂，第1剂为基础免疫；第2、3剂为加强免疫。

（7）流行性脑脊髓膜炎多糖疫苗：满6个月以上婴儿开始基础免疫1针，1.5岁儿童加强注射1针。注意：①基础和加强均为皮下注射，剂量为每次0.5ml。②接种时间为每年的10～11月。③流行性脑脊髓膜炎多糖疫苗不能与麻疹疫苗同时接种。

（8）甲型肝炎疫苗：分甲肝减毒活疫苗和甲肝灭活疫苗两种。儿童在18月龄接种1剂甲肝减毒活疫苗；或在18月龄及24～30月龄各接种1剂甲肝灭活疫苗，两剂间隔时间应≥6个月，间隔时间可延长到18～36个月。一般于上臂外侧三角肌附着处皮下注射。接种人免疫球蛋白者，应间隔≥3个月接种甲肝减毒活疫苗，以免影响免疫效果。

（四）预防接种注意事项和禁忌证

1. 注意事项

(1) 接种人员应是专职健康的医务人员。

(2) 熟练掌握疫苗说明书有关内容，如接种对象禁忌证、接种方法、注意事项，并严格遵照执行。

(3) 了解小儿健康情况，进行必要的体格检查。

(4) 做好家长及儿童工作，取得协作，避免情绪紧张造成晕针，并说明疫苗的副作用、注意事项，以利观察处理。

(5) 选好接种场所，尽可能在光线明亮、空气新鲜、温度适宜的室内进行。

(6) 备好一切用具，包括疫苗、消毒注射用具、工作服、必要的急救药品（如肾上腺素、尼可刹米等）。

(7) 严格查对姓名、疫苗名称、有效期及疫苗有无变质等。

(8) 严格遵守各种制品的接种时间、间隔及次数，以免互相干扰。

(9) 严格按规定剂量注射。

(10) 严格无菌操作，活疫苗仅用75%乙醇消毒，以免活疫苗被碘酊杀死，每人一个注射器、一个针头，以免交叉感染。

(11) 接种疫苗后，应在预防接种单位留观至少30min。

2. 禁忌证 一般禁忌证包括急性疾病的发病期或恢复期，或处于某种慢性疾病的急性发作期，过敏体质，免疫功能不全，神经系统疾患如癫痫、脑病、癔症、脑炎后遗症等，应在医生的指导下，谨慎接种疫苗。某些疫苗还有特殊的禁忌证，如发热或1周内每日腹泻达到4次的小儿禁用脊髓灰质炎疫苗；有抽搐史者禁用百日咳菌苗；近1个月内注射过丙种球蛋白者，不能接种活疫苗。各种制品的特殊禁忌证应严格按照使用说明执行。

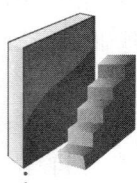

知识拓展

免疫异常儿童疫苗接种

免疫异常儿童是指先天或后天因素导致免疫功能损害（包括免疫低下或异常的儿童），包括如下疾病或状况：早产儿、原发性免疫缺陷症（primary immunodeficiency diseases，PID）、继发性免疫缺陷症、造血干细胞移植（hematopoietic stem cell transplantation，HSCT）后、接受静脉注射用免疫球蛋白（IVIG）治疗的患者、接受免疫抑制剂的患者以及长期使用大剂量皮质激素者等。

早产儿与足月儿相比，在疫苗的免疫应答方面不存在显著性差异。推荐在新生儿和婴幼儿期按免疫接种要求使用第一类和第二类疫苗。

PID患儿接种灭活疫苗基本是安全的，但不推荐接种活疫苗；对于正规接受IVIG替代治疗的PID患儿，一般不再需要接种疫苗，但卡介苗接种除外；PID患儿免疫接种前建议咨询临床免疫学专家，以便根据PID分类标准明确诊断后再做疫苗接种决定。

接受HSCT后的患儿，虽然移植物可提供给受体免疫保护作用，但是这种保护作用是短暂的。免疫系统重建后，仍需要重新进行疫苗接种。

HIV感染患儿不建议接种活疫苗，并推荐使用特有的接种程序。无症状性HIV感染和症状性HIV感染的疫苗接种禁忌证不同。

除非益处明显大于风险，在间断性或低剂量化疗药或其他免疫抑制剂使用情况下，应尽量避免接种活疫苗和减毒活疫苗。

有国内专家建议，大剂量激素治疗超过2周时，至少应停用激素3个月方可进行活病毒疫苗接种。

(五)预防接种的反应及处理

1. 不良反应 疫苗在诱导人体免疫系统产生对特定疾病的保护力的同时,由于其生物学特性和人体的个体差异(如健康状况、过敏性体质、免疫功能不全、精神因素等),有少数接种者会发生不良反应,如红肿、疼痛、硬结等局部症状,或有发热、乏力、厌食等全身症状,但不会引起受种者机体组织、器官、功能损害。儿童接种疫苗后出现上述反应,应该适当休息,多喝开水,注意保暖,防止继发其他疾病。

2. 异常反应 异常反应是指合格的疫苗在实施规范接种过程中或接种后造成受种者机体组织器官、功能损害。异常反应的发生率极低,病情相对较重,多需要临床处置。不同疫苗异常反应的发生率不同。世界卫生组织对部分疫苗的异常反应研究显示,卡介苗引起的淋巴结炎、骨髓炎、播散症发生率分别为 100~1000/100 万剂次、0.01~300/100 万剂次、0.19~1.56/100 万剂次;乙肝疫苗引起的过敏性休克为 1~2/100 万剂次。当出现如下异常反应时,应紧急救治。

(1)过敏性休克:在注射后数分钟或半小时~2h 内出现面色苍白、口唇青紫、呼吸困难、脉速而细、恶心、呕吐、惊厥、四肢冰凉、出冷汗、甚至昏迷,如不及时抢救,可在短期内有生命危险。应使患儿平卧,头部放低,安静、保暖,并立即皮下或静脉注射肾上腺素,必要时可重复注射,有条件时应吸入氧气,病情稍稳定后,应速转至附近医院抢救。

(2)晕针:儿童常由于空腹、疲劳、室内闷热、情绪紧张或恐惧等原因,在注射中或注射后数分钟内发生。轻者心慌、胃部不适、恶心、手足发木等;重者面色苍白、心搏加速、恶心、出冷汗、手足发凉,应马上平卧,头部放低,饮用糖水,短时间内可恢复。

(3)过敏性皮疹:以荨麻疹最为常见,一般接种后几小时至几天内出现,经服用抗组胺药物后即可痊愈。

(4)扩散:免疫功能缺陷或功能低下者,接种减毒活菌(疫)苗后,则可扩散为全身感染,如口服脊髓灰质炎减毒活疫苗则可引起脊髓灰质炎,接种卡介苗可发生粟粒性结核。

3. 偶合症 偶合症是指受种者正处于某种疾病的潜伏期,或存在尚未发现的基础疾病,接种后巧合发病(复发或加重)。偶合症的发生与疫苗本身无关。疫苗接种率越高、品种越多,发生偶合症的概率就越大。

小 结

一、各年龄期儿童的保健

胎儿的发育与孕母的健康、营养状况、生活环境和情绪等密切相关。保健的重点是预防宫内营养不良、宫内感染、先天畸形、早产等。新生儿各组织和器官的生理功能尚不成熟,对外界环境的适应性和调节性差,易患各种疾病。保健重点包括保暖、鼓励母乳喂养、预防感染、进行新生儿疾病筛查及家庭访视。婴儿期的生长发育非常迅速,而消化和吸收功能发育尚不成熟,免疫力不够,易出现消化功能紊乱、营养不良及感染性疾病。应注意合理喂养、定期健康检查、按时进行预防接种。幼儿神经心理发育迅速,应注意培养良好的生活习惯、进行合理的早期教育。学龄前期儿童的保健应加强托幼机构内健康检查及传染病管理,培养儿童良好的思想品质,增强其思维能力和动手能力。学龄儿童的认知和心理社会发展非常迅速,社会、学校和家庭应密切配合,促进他们的德、智、体全面发展。青春期体格生长迅速,但心理社会能力及经验不足。保健重点是保证充足的营养,加强生理和心理卫生教育,形成健康的生活方式。

二、体格锻炼

体格锻炼是促进小儿生长发育、增进健康的积极措施。其形式包括户外活动，利用空气浴、水浴、日光浴进行皮肤锻炼，婴儿抚触，游泳等形式。应根据儿童年龄、体质和环境等特点，选择合适的方式进行锻炼。

三、传染病的管理和计划免疫

计划免疫是指根据对传染病疫情监测和人群免疫状况的分析，按照规定的免疫程序，有计划地利用疫苗进行预防接种，以提高人群免疫水平，达到控制乃至最终消灭相应传染病的目的。有效的预防接种是提高易感儿童特异性免疫力，控制传染病流行和降低传染病发病率的重要环节。目前我国实施的计划免疫程序要求儿童应该接种的疫苗包括卡介苗、脊髓灰质炎疫苗、乙肝疫苗、百白破疫苗、麻疹疫苗、白破疫苗、甲肝疫苗、流脑疫苗、乙脑疫苗、麻风腮疫苗。在接种前详细评估儿童是否有接种禁忌证，严格按照操作规程进行接种，接种后观察有无发生异常反应。

思考题

1. 婴儿需要接种的疫苗有哪些？分别在什么时间接种？
2. 小儿接种疫苗后，可能会出现哪些不良反应及异常反应？应如何处理？

（杨园园）

第五章 小儿营养与喂养

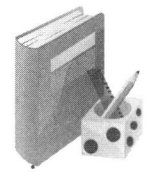

学习目标

通过本章内容的学习，学生应能够：
◎ **识记**
1. 说出小儿能量和营养素的需要。
2. 描述母乳喂养、人工喂养的概念及母乳喂养的优点。

◎ **理解**
1. 解释小儿物质代谢特点及营养需要量的关系。
2. 比较几种不同婴儿喂养方法的优缺点。

◎ **运用**
1. 按照小儿月龄、体重、能量的需要正确计算所需奶量，并能指导母亲进行正确的喂养。
2. 指导小儿家长正确添加婴幼儿的换乳期食品。
3. 能够评估不同年龄的小儿膳食特点及营养状况。

第一节 小儿营养需要

小儿营养是指小儿获得和利用食物，供给机体能量和营养素，以保证小儿机体维持生命、进行正常生理活动和生长发育的需要。儿童时期特别是出生前3个月到生后3岁是脑发育的关键时期，也是智能发育的重要阶段，此期的营养更加重要。葡萄糖是脑细胞营养的主要能量来源（约占总热能1/2），脂类对髓鞘的形成具有重要作用，另外，各种维生素（尤其是B族维生素）和矿物质如锌、铁、钙、磷等均参与脑的代谢活动，对脑的发育和功能完善起着十分重要的作用，所以合理及充足的营养是保证儿童体格生长和智力发育的必要的物质基础。

一、能量的需要

人体的一切生命活动都需要消耗能量，主要依靠碳水化合物、脂类和蛋白质三大营养素供给能量，它们在人体细胞内经生物氧化分别产能为蛋白质16.8kJ/g（4kcal/g）、脂肪37.8kJ/g（9kcal/g）、碳水化合物16.8kJ/g（4kcal/g）。儿童对能量的需要主要包括5个方面。

（一）基础代谢

基础代谢是指在清醒、安静、空腹状态下，处于18～25℃环境中人体维持基本生理活动所需要的最低能量。通常婴幼儿的基础代谢率高于成人，基础代谢的需要占总需要能量的50%～60%，约为每日230 kJ（55 kcal）/kg，以后随着年龄增长，用于基础代谢所需能量逐渐减少，7岁时每日需184kJ（44kcal）/kg，12岁时的需要量接近成人，每日需126kJ（30kcal）/kg。

（二）食物的热力作用

食物中的营养素除了为人体提供能量外，本身在消化、吸收过程中出现能量消耗额外增加，即食物代谢过程中所消耗的能量,称食物的热力作用。不同营养素产生的热力作用不同,蛋白质的热力作用最大,约占本身所产能量的30%,而脂肪为4%,碳水化合物为6%。婴儿时期食物中蛋白质含量较高,此项能量占总能量的7%~8%,而混合膳食的年长儿所需仅占5%左右。根据能量需要计算小儿的食物摄入量时,这种特殊的能量消耗应计算到总的能量需求中。

(三) 生长发育

生长发育消耗能量为儿童期所特有,与生长速度成正比。在婴儿期和青春期生长发育达到高峰,能量的需要也最多。如能量供给不足,则生长发育就会延迟甚至停滞。婴儿期用于生长发育的能量为每天126~167 kJ(30~40kcal)/kg,占总需要能量的25%~30%。以后逐渐减少,至青春期再次增加。

(四) 活动消耗

活动消耗与小儿身体大小、活动强度及持续时间有关,个体差异较大。小婴儿除啼哭、哺食外,活动较少,故消耗能量相对较少;睡眠少、爱哭闹、活动多的小儿,比安静的小儿能量消耗高3~4倍。婴儿需63~84kJ(15~20kcal)/(kg·d),12~13岁时约需126kJ(30kcal)/(kg·d)。当能量摄入不足时,儿童首先表现为活动减少。

(五) 排泄消耗

排泄消耗指食物在体内不能被完全消化吸收,残余部分排出体外所损失的能量。混合膳食的婴幼儿此项损失不超过总能量的10%,腹泻或胃肠道功能紊乱时能量丢失增加。

以上5方面能量的总和构成能量的总需要量。可根据小儿年龄、体重及生长速度估计每日所需的能量,但总能量的需求存在较大的个体差异。方便起见,常用下列方法进行估算:一岁以内婴儿平均每日所需总能量460kJ(110kcal)/kg,以后每增加3岁减去42kJ(10kcal)/kg,至15岁时为250kJ(60kcal)/kg。

二、营养素的需要

人体必需的营养素一般包括以下七类:①蛋白质;②脂类;③碳水化合物;④维生素;⑤矿物质;⑥水;⑦膳食纤维。其中蛋白质、脂类、碳水化合物三种是供能营养素,而水、维生素、矿物质及膳食纤维虽不能提供能量,但参与体内各种生理、生化活动,调节代谢过程,对人体十分重要,也属于必需的营养素。

(一) 蛋白质

小儿处于生长发育阶段,蛋白质的主要功能不是供给能量,当摄入的热量不足时,也可作为能量来源,占总能量的8%~15%。

人体的蛋白质由多种氨基酸组成,其中在人体内不能合成,必需由食物供给的,称必需氨基酸。含必需氨基酸种类和数量多的,配合比例合适,又易于消化的蛋白质为优质蛋白质。一般动物蛋白质优于植物蛋白质,尤以乳类和蛋类为优,肉、鱼、禽、肝等蛋白质的生物利用率也较高;植物中豆类蛋白质生物利用率较高,且富含赖氨酸而更优于其他谷物。两种或两种以上食物蛋白质混合食用后,其中所含的必需氨基酸互相补充,可以提高蛋白质的生物利用率,称蛋白质互补作用,如米、面食品与大豆混合食用后可以提高食物中赖氨酸和蛋氨酸的含量。婴幼儿时期生长发育旺盛,需要的蛋白质比年长儿和成人多。人乳蛋白质生物学价值高,吸收率高达90%,因此,哺人乳的婴儿每日只需2g/kg;牛乳蛋白质生物学价值略差,故牛乳喂养者需3.5g/kg;植物蛋白质的利用率更低,全靠植物蛋白质供给营养的婴儿每日需4g/kg。1岁以后蛋白质需要量逐渐减少,直到成人的每日1.1g/kg。

小儿如长期缺乏蛋白质,处于负氮平衡,可出现营养不良、贫血和生长发育迟缓。但摄入过多可出现便秘、纳差、肾负担增加、蛋白热等。

（二）脂类

脂类是脂肪、胆固醇和磷脂的总称，是机体的第二主要供能营养素，是构成人体细胞的重要成分，如细胞膜和神经细胞都含有脂肪酸和磷脂等，脂肪还能减少机体散热，保护脏器功能，协助脂溶性维生素的吸收，提供人体不能合成、必须由食物供给的必需脂肪酸。食物中必需脂肪酸缺乏会影响人体的正常功能，表现为皮肤角化、伤口愈合不良、生长停滞、生殖能力减退、心肌收缩力降低、免疫功能下降和血小板凝集障碍等。脂肪由膳食供应。脂肪所提供的能量占婴儿摄入总能量的35%～50%，随年龄的增长，脂肪占总能量的比例下降，年长儿为25%～30%。

（三）碳水化合物

碳水化合物也称糖类，包括单糖、双糖和多糖，为供能的主要来源，还可促进其他营养素的代谢。每日由糖类供给的能量占总能量的50%～60%，糖类经消化分解，最终成为葡萄糖，作为机体能量来源，或作为糖原或体脂储存。多糖中的纤维素和果胶虽不能被人体吸收，但在肠道中可刺激消化液的产生，促进肠道蠕动，因此也是一种营养物质。

食品中的乳类、谷类、水果、蔬菜均富含碳水化合物。碳水化合物供给不足时，体内则动用蛋白质和脂肪作为供能的来源，亦可发生营养不良、酸中毒等，影响生长发育。

（四）维生素

维生素在体内虽不能供能，但参与酶系统活动或作为其辅酶，对调节体内各种代谢过程和生理活动、维持正常生长发育极为重要。表5-1列举了人体所需主要维生素的作用和来源。

维生素需要量虽很少，但大多不能在体内合成或合成量很少，必须从食物中获得。维生素可分为脂溶性维生素（维生素A、D、E、K）及水溶性维生素（B族维生素和维生素C）两大类。前者可储存在体内，不需每天供给，过量可引起中毒；后者易溶于水，不能储存在体内，需每天供给，不足会迅速发生缺乏症状。

表5-1　各种维生素的作用与来源

维生素种类	作用	来源
维生素A	促进生长发育和维持上皮组织的完整性，增加皮肤黏膜的抵抗力；为形成视紫质所必需的成分，并有促进免疫力的功能	肝、牛奶、鱼肝油；有色蔬菜如胡萝卜、蕃茄、黄瓜等含有前体胡萝卜素
维生素B_1	构成脱羧辅酶的主要成分，是糖类代谢所需，并维持神经、心肌的正常活动	米糠、麦麸、豆、花生、酵母等，肠道细菌可合成部分
维生素B_2	为辅黄酶的主要成分，维持皮肤、口腔和眼的健康	肝、牛奶、蛋、酵母、蔬菜
维生素B_6	为辅酶的组成成分，参与神经、氨基酸及脂肪的代谢	各种食物
维生素B_{12}	参与核酸的合成，促进细胞及细胞核的成熟，对生血和神经组织代谢有重要作用	肝、肾、肉类
叶酸	参与核苷酸的合成，有生血作用，胚胎期缺乏引起神经管畸形	绿叶蔬菜、肝、肾、酵母、鱼、肉等
维生素C	参与人体的羟化过程和还原过程，对胶原蛋白及神经递质的合成、氨基酸的代谢和红细胞的生成均有重要的作用，缺乏时引起坏血病	水果、新鲜蔬菜
维生素D	促进肠道对钙、磷的吸收，维持血钙、血磷的浓度，维持骨骼和牙齿的正常发育	肝、蛋黄、鱼肝油；皮肤中7-脱氢胆固醇经日光照射形成
维生素E	是人体抗氧化系统的重要组成成分，同时是维持人体生殖功能的必须物质；可改善人体皮肤弹性，防止衰老；提高机体免疫力等作用	植物油、麦胚、坚果、豆类和谷类
维生素K	合成凝血酶原	肝、蛋、豆类、青菜

（五）矿物质

矿物质是人体重要的组成物质，按其含量的多少分为常量元素和微量元素，其中含量大于体重 0.01% 者称为宏量元素或常量元素，如钙、磷、钠、钾、氯、镁、硫；含量小于体重 0.01% 的称为微量元素，如铁、锌、铜、锰、铬、钼、钴、硒、镍、矾、锡、氟、碘、硅等。这些元素在体内含量很少，但与小儿营养关系密切，一旦缺乏可能影响小儿的新陈代谢、体格生长甚至智能发育。矿物质共同的特点为：不能在体内生成，必须由外界环境供给；体内新陈代谢过程中不会消失，必须通过各种途径排出体外；不提供能量，但构成机体组织及维持体内环境及正常生理功能所必需。矿物质具有维持体液渗透压、调节酸碱平衡的作用。各种矿物质的作用和来源见表 5-2。

表5-2 各种矿物质的作用及来源

矿物质种类	作用	来源
钙	是构成骨骼和牙齿的主要成分，并降低神经、肌肉的兴奋性	乳类及其制品、蛋黄、一些绿色蔬菜（苜蓿、荠菜等）
磷	是骨骼、牙齿、各种酶的主要成分，协助糖、脂肪和蛋白质的代谢，维持酸碱平衡	肉类、乳类、豆类、谷类
镁	构成骨骼和牙齿的成分，与神经肌肉兴奋性有关，对所有细胞代谢过程都重要	谷类、乳类、豆类、肉类、坚果
铁	是血红蛋白、肌红蛋白、细胞色素和其他酶系的主要成分，帮助氧的运输	肝、蛋黄、血、瘦肉、绿色蔬菜
铜	存在于人体红细胞、脑、肝组织内，对制造红细胞、合成血红蛋白和铁的吸收起很大的作用	牡蛎、贝类、坚果、肝、肾、谷类胚芽、豆类
锌	为很多酶的组成成分，调节DNA复制转录，促进蛋白质合成，参与免疫有关酶的作用	贝壳类海产品、红色肉类、动物内脏、蛋类、豆类、谷类胚芽、燕麦、花生
碘	为甲状腺素的主要成分，缺乏时引起单纯性甲状腺肿和地方性克汀病	海产品，如海带、紫菜、海鱼等

（六）水

水是一种宏量营养素，是维持生命的重要物质，体内的一切新陈代谢、生化、生理过程均需要水。水主要由饮水和内生水（每 110kcal 约可产生 12g 的水）获得。按体重计算，小儿年龄越小，体内含水量越多，新生儿体内水分占体重的 80%，婴儿为 70%～75%，较成人（50%～60%）高。小儿年龄越小，新陈代谢越旺盛，对水的需求量越大，一般婴儿每日需水约 150ml/kg，1～3岁幼儿每日需水约为 110 ml/kg，以后每3年减少 25ml，14岁需 50～60ml/kg。

（七）膳食纤维

膳食纤维主要是指不能被人体利用的非淀粉类多糖（non-starch polysaccharides，NSP），是由植物细胞壁成分组成，包括纤维素、半纤维素、木质素和果胶等。纤维素可以吸收水分，使粪便的体积增加，促进排便；半纤维素可结合铁、锌、钙、磷等而使其吸收减少；果胶在吸水后可以形成凝胶，有降低食物中糖的密度，减少食饵性胰岛素分泌的作用。

知识拓展

微量元素——硒

FAO/WHO 根据微量元素在人体内的不同生理作用，将微量元素分为必需、可能必需和非必需的三类，铁、碘、锌、铜、硒、钼、铬、钴是人体必需微量元素。

硒（Selenium，Se）是动物和人体必需微量元素的这一认识是 20 世纪后半叶营养学上最重要的发现之一。它的一个主要依据是 1973 年美国和德国科学家在两个实验室里分别发现硒是谷胱甘肽过氧化物酶（glutathione peroxidase，GSH-Px）的必需组分，而谷胱甘肽过氧化物酶是机体内广泛存在的一种重要的过氧化物分解酶，从而揭示了硒的第一个生物活性形式。

研究表明，威胁人体健康和寿命的四大疾病：癌症、肝病、心脑血管疾病、胃肠道疾病都与缺硒有关。硒能调节免疫、抗衰老、清除体内有害自由基。1973 年，世界卫生组织（WHO）宣布硒是动物生命中必需的微量元素。海产品和动物内脏是硒的良好来源，如鱼子酱、海参、牡蛎、蛤蜊和猪肾等。人体中硒的来源是靠从食物和饮水中摄取的，但由于世界上许多国家和地区的土壤中普遍缺硒或硒含量不足，如何利用土壤、饮水和食物中各种硒化合物补充人体所需的硒元素，就成为营养学研究的重要内容。目前市场上已经开发出了硒酵母、硒蛋白、人工硒酵母、亚硒酸钠片、硒蜜康等产品。

第二节 婴儿的喂养

对婴儿来说，喂养的重要意义在于不仅能从食物中获取营养物质，也是获取满足感的最大来源，婴儿从这些感受中能获取对生命和人类本能的许多早期体验。因此，喂养对婴儿的体格和情感及心理发育都具有重要的影响。

根据婴儿获取食物的方式，WHO 将喂养方式分为三类：①纯母乳喂养（exclusive breastfeeding），除母乳外不添加任何食物、水、滴剂、含药物和维生素的糖浆等。②母乳喂养为主，只补充少量的水、口服溶液、果汁等。③混合喂养（mixed feeding），母乳和其他食物混合喂养。联合国儿童基金会（United Nations International Children's Emergency Fund，UNICEF）将喂养方式分为六类：纯母乳喂养、几乎纯母乳喂养、高比例母乳喂养、中等比例母乳喂养、低比例母乳喂养和象征性母乳喂养。国内目前将喂养方式分为三类：母乳喂养、部分母乳喂养和人工喂养。

一、母乳喂养

母乳是婴儿最理想的天然食品，它的营养成分是最适合婴儿生长发育需要的，故应大力提倡母乳喂养。

（一）母乳的成分

母乳的成分是很复杂的，在泌乳期的不同阶段，其中的成分也是动态变化的，可分为初乳（分娩后 4~5 日以内的乳汁）；过渡乳（6~10 日的乳汁）；成熟乳（11 日~9 个月的乳汁）；晚乳（10 个月以后的乳汁）。初乳量少，质稍稠而呈淡黄色，含蛋白质高（主要为免疫球蛋白）而脂肪低，维生素 A、牛磺酸和矿物质的含量丰富，并含有初乳小球（充满脂肪颗粒

0~6 个月婴幼儿喂养指南

的巨噬细胞及其他免疫活性细胞),对新生儿的生长发育和抗感染能力起重要的作用。随着哺乳时间的推移,乳汁中的成分会发生变化。

(二)母乳喂养的优点

1. **营养丰富,易消化吸收** ①人乳蛋白质以乳清蛋白为主,酪蛋白较少,乳清蛋白在婴儿胃内形成的蛋白质凝块细小柔软,适合婴儿消化吸收;而牛乳以酪蛋白为主,酪蛋白在胃内凝乳酶作用下形成较大凝块,不易消化吸收。②不饱和脂肪酸丰富,脂肪颗粒小、又含脂肪酶,有利于脂肪的消化吸收。③乳糖含量高,以乙型乳糖为主,可促进乳酸杆菌生长和双歧杆菌生长。④钙磷比例(2∶1)合适,钙吸收好,铁吸收率高。⑤人乳中电解质浓度低,可减轻婴儿尚未成熟的肾负荷。

2. **增进婴儿抗病能力** 母乳中含有较多的免疫球蛋白,初乳中含量最高,特别是SIgA,有抗感染和抗过敏作用;母乳含有较多乳铁蛋白,大量的免疫活性细胞如巨噬细胞、T淋巴细胞、B淋巴细胞、补体、溶菌酶及双歧因子等可抑制大肠埃希菌和白色念珠菌生长,降低婴儿患呼吸道感染和感染性腹泻的易感性。此外,母乳喂养儿粪便pH低,对肠道中的正常菌群有利。

3. **有利于婴儿脑的发育** 母乳中的卵磷脂、鞘磷脂、长链不饱和脂肪酸、亚油酸、乳糖、牛磺酸等可促进婴儿神经系统的发育。

4. **清洁、经济、方便** 母乳的量随小儿的生长而增加,温度和泌乳速度也适宜,不需加热,不易污染,直接喂哺,经济方便。

5. **有利于培养感情** 母乳喂养有利于促进母子感情,便于母亲密切观察婴儿变化,随时照顾护理;有助于产生母婴间的依恋情结,有利于婴儿心理发展。

6. **有利于母亲的健康** 婴儿吸吮乳房可促进母亲子宫收缩,防止产后子宫出血,有利于母亲产后的恢复。哺乳还能减少母亲乳腺癌、卵巢肿瘤发病的可能性。

(三)母乳喂养的方法

1. **时间** 正常分娩、母婴健康的条件下,主张越早开奶越好,正常足月新生儿,出生半小时内即可让母亲哺乳,最晚不超过出生两小时,这既可防止新生儿低血糖,又可促进母乳分泌。最初几天母乳分泌较少时,要坚持按需喂哺母乳,最好产后母婴同室,乳量会逐渐增多,不宜过早加喂牛乳和乳制品。起初一两个月不需要定时哺喂,可按婴儿需要随时喂。以后可每2~3h喂1次,逐渐延长到3~4h 1次,夜间逐渐停1次,每昼夜共6~7次。4~5个月后可减至每日5次。每次哺乳15~20min,不宜过长,根据婴儿吸吮能力的不同适当缩短或延长哺乳时间,尽量至婴儿吃饱、满足为止。

2. **方法** 哺乳前乳母应先为小儿换尿布,清洗双手,拭净乳头,将小儿抱于怀中哺喂。一般宜采用坐位。哺乳时一侧脚略垫高(脚下可置一小凳)抱婴儿斜坐位,另一手示、中指轻夹乳晕两旁,手托乳房,将乳头和大部分乳晕送入婴儿口中,这样婴儿口和乳房含接良好,吸吮才有效,且可以防止乳头皲裂。每次哺乳应先吸空一侧乳房,再吸另一侧乳房,下次哺乳从未吸空的一侧开始,这样有利于刺激乳汁分泌。哺乳后把婴儿抱起,头靠母肩,轻拍其背,使吞下的气体从口中排出,避免溢奶、呕吐和窒息。

(四)断奶

随着小儿年龄的增长,母乳的质和量日渐不能满足小儿的需要。而小儿消化功能的发展和牙齿的萌出增强了对食物品种、质和量的适应能力。WHO喂养指南和中国营养学会都建议纯母乳喂养至6个月后添加辅食,并继续母乳喂养至2岁,小儿从6个月开始加辅食,逐渐为断奶做准备,原则上断奶应逐渐进行,最好在春、秋季,天气凉爽,小儿身体健康时开始进行,此期间逐渐减少哺乳次数,增加辅助食品,切忌骤然断奶,引起小儿不适应。

（五）母乳喂养的注意事项

1．母乳喂养的禁忌 ①乳母患慢性疾病：有活动性肺结核、严重心脏病或肾病、糖尿病、癌症或身体过于虚弱，以及母亲患慢性疾病须长期用药者。②母亲患有急性传染病或败血症，HIV 感染者。③母亲再次妊娠，则应停止哺乳。④母亲患乳腺炎或乳头皲裂，患侧乳房应暂停哺乳，给予热敷、抗菌治疗，用吸乳器将乳汁吸出，待治愈后可继续哺乳。⑤新生儿患有遗传代谢病半乳糖血症，是母乳喂养的禁忌证。

乙型肝炎的母婴传播主要通过胎盘或血液，发生在临产或分娩时，因此，母亲携带乙肝病毒者可哺乳，但应注意在生后 24 小时内给新生儿及时接种特异性高效乙肝免疫球蛋白，继之接受乙肝基因疫苗免疫。

2．妊娠期做好母乳喂养的准备，精神上确立母乳喂养的信心，并于妊娠晚期做好具体准备：每日用温水擦洗乳头并向外轻拉几次，以防乳头皲裂和乳头内陷而影响吸吮。

3．乳母应注意精神愉快、营养丰富、睡眠充足，不饮酒、不吃辛辣食物，不随意服药，不偏食，适当增加食量和饮水量，以保证泌乳量。

4．母亲尽量不要躺着哺乳，以免婴儿呛咳窒息；不要让婴儿含着母亲的乳头睡觉，以免引起窒息和呕吐。

二、部分母乳喂养

母乳与配方奶或兽乳同时喂养婴儿为部分母乳喂养，或称混合喂养。有两种方法：

1．补授法 母乳不足，但喂哺次数不变，每次先喂母乳，将两侧乳房吸空后，再根据婴儿需要补充其他乳品的方法。

2．代授法 用配方奶或其他乳品一次或数次替代母乳的方法。常在婴儿开始替换代乳品或断奶时采用。

三、人工喂养

由于各种原因不能进行母乳喂养时，以配方奶或其他代乳品完全替代母乳喂养的方法，称为人工喂养。

（一）常用乳品及其配制方法

1．配方奶 配方奶是参照母乳组成成分和模式，对牛乳的营养组成加以调整和改进，配制成适合婴儿生长发育所需的制品。与普通奶粉相比，奶粉在配方中去除了部分酪蛋白，添加脱盐乳清蛋白，使两者比例接近母乳。去除了大部分饱和脂肪酸，加入了植物油、二十二碳六烯酸（DHA），花生四烯酸（AA），α 乳糖和 β 乳糖按 4：6 的比例添加，并使其平衡，同时加入可溶性多糖，提高牛乳的乳糖含量；降低了矿物质含量，以减轻婴幼儿肾负担；另外还添加了微量元素、维生素、某些氨基酸或其他成分，使之更接近人乳。它除去牛奶中不符合婴儿吸收利用的成分，甚至可以改进母乳中铁的含量过低等不足，但不具备母乳的其他优点，尤其是缺乏母乳中的免疫活性物质和酶，故仍不能代替母乳，但较鲜乳或全脂奶粉更易消化吸收，营养更平衡、全面，即冲即食，应用方便，在不能进行母乳喂养时，配方奶应作为人工喂养的首选。

2．牛乳 来源充足，但牛乳的成分不适合婴儿，蛋白质以酪蛋白为主，形成的乳凝块较大，不易消化；含不饱和脂肪酸少，又无解脂酶，脂肪球大，消化吸收较难；含锌、铜亦少，含铁量虽与人乳相近，但吸收率仅为人乳的 1/5，且钙、磷的比例不合适，对钙的吸收不利，运输过程又容易被污染。为避免以上缺点，必须对牛乳进行改造，即稀释、加糖、加热煮沸消毒后食用。

（1）加水：降低牛奶矿物质、蛋白质浓度，减轻婴儿消化道、肾负荷。生后不满两周者采用2∶1奶（2份奶加1份水），以后逐渐过渡到3∶1奶或4∶1奶，满月后即可用全奶。

(2) 加糖：牛乳含乳糖少，低于人乳，应加糖以改变三大产能物质的比例，利于吸收，以蔗糖最常用，每100ml可加糖5~8g。

(3) 加热：煮沸可达到灭菌的要求，且能使奶中的蛋白质变性，使之在胃中容易凝成大块。但煮沸的时间不宜过长，否则其短链脂肪酸易挥发而失去香味，酶及维生素也易遭破坏。

3．全脂奶粉 用鲜牛奶浓缩、喷雾、干燥制成。按重量1∶8（10g奶粉加水80g）或按体积1∶4（1匙奶粉加4匙水）加水可冲调成全牛奶，其成分与鲜牛奶基本相同，且较鲜牛奶易消化，又经消毒，便于储存携带。

4．羊奶 其成分与牛奶相仿，乳清蛋白较牛奶高，其凝块较小，脂肪球也小，易于吸收，但它缺乏叶酸，维生素B_{12}也少。婴儿长期食用可引起营养性巨幼红细胞性贫血。

5．奶量摄入的计算

(1) 牛奶：每日牛奶的需要量有一定的个体差异，应灵活掌握，以吃饱为度，一般以每日能量需要计算。婴儿每日需能量按110kcal/kg（460.24kJ/kg），需水量每日150ml/kg。100ml牛乳能产生66kcal热量，含蛋白质3.3g，5%糖牛乳能产生能量66+4×5=86kcal，8%糖牛乳能产生能量为66+4×8=98kcal≈100kcal。

例：体重7kg的婴儿，采用5%的糖牛奶喂养。其牛奶的配制方法如下：

每天所需液体量=150ml×7=1050ml

每天所需总能量=110kcal×7=770kcal

每天所需5%糖牛奶=770÷0.86=895ml（即牛奶895ml，糖45g）

每天除牛奶外的供水量=1050ml－895ml=155ml

全天牛奶量可分5次喂哺，两次喂奶之间可喂水（包括温开水、糖水、菜水、果汁等）。

(2) 配方奶：一般的婴儿配方奶粉100g供能500kcal，故需配方奶粉20g/（kg·d）或150ml/（kg·d）。市售配方奶粉配备统一规格的小勺，每平勺4.4g加入30ml的温开水。按规定调配的配方奶，蛋白质与矿物质浓度接近人乳，只要奶量适当，总液量也可满足需要。

（二）人工喂养的注意事项

1．奶嘴适宜 奶嘴的软硬度、奶嘴孔的大小要适合婴儿，一般孔的大小是以奶瓶倒置时液体呈滴状连续滴出为标准。随着婴儿月龄和食量的增加可适当调整奶嘴孔的大小。

2．奶温应与体温相似 哺乳前先将乳汁滴在成人手腕掌侧测试温度，无过热感说明温度适宜。

3．避免空气吸入 哺乳时奶瓶斜置，奶嘴内充满乳汁，避免婴儿吸吮时吸入空气。哺乳完毕将婴儿竖抱，轻拍后背，将吸入的空气排出。

4．注意奶具卫生 奶具除应根据出场要求进行初步清洗、消毒外，每次配乳前或哺乳后均应保持奶具卫生。

5．及时调整奶量 婴儿的食量个体差异较大，良好的喂养使婴儿发育较好，体重增加理想，大便正常，哺乳后无躁动不安。反之，根据婴儿食欲、体重、粪便的性状，随时调整奶量。

四、婴儿食物转换

6个月后，婴儿单纯乳类喂养已不能满足其生长发育的需要，需按时逐渐给婴儿添加除乳类以外的食物，使婴儿从单纯流质饮食过渡到半固体和固体食物；从吸吮吞咽乳汁转变为用口唇、舌头和牙齿协同动作咬切食物；从以母乳乳房或奶瓶转变为小勺、杯、碗、筷；从授食过渡到自食。这种转变对于婴儿的生理和心理都需要一个适应和学习的过程，家长应积极引导婴儿养成良好的饮食习惯，培养其对各类食物的喜爱和自己进食的能力。4~6个月是婴儿添加

7~24个月婴幼儿喂养指南

食品的关键期,辅食添加过晚,不仅会影响婴儿体格发育,还会影响婴儿味觉、吞咽功能的发育,辅食添加不当则能造成营养不良甚至智力发育问题。

（一）食物转换的原则

1．**从少到多**　让婴儿有一个适应过程,如加蛋黄,从每天1/4个开始,如无不适,5~7天后增至1/3~1/2个,逐渐加至每天1个。

2．**由稀到稠**　如从加米汤开始到加稀粥,再到软饭。

3．**从细到粗**　如加绿叶菜,从加菜水开始,到加菜泥,乳牙萌出后试食碎菜;然后父母为其开始添加可咀嚼食物,如饼干、馒头或烤面包等,以帮助婴儿锻炼牙床及颌关节。

4．**从一种到多种**　添加从未吃过的新食品时,必须先试一种,待小儿习惯后再试另一种。

5．应在婴儿健康、消化功能正常时添加新的辅食。当婴儿消化不良或者生病时,应暂停添加辅食,待婴儿身体恢复健康后再添加。这是因为婴儿生病时,消化功能减弱,此时添加新的辅食易导致消化功能紊乱。

6．注意婴儿对食物有无过敏反应,如腹胀、腹泻、皮疹、流涕或流泪、异常不安或哭闹等,出现过敏反应后应停止最近添加的食物,严密观察并寻找原因。

（二）食物转换的步骤

1．**＜3个月**　母乳或牛奶中维生素D含量均少,故从生后2周起即可添加维生素D 400IU,但不作为辅食对待。因配方奶中已含维生素D,故配方奶喂养儿可少加或不加维生素D。

2．**6个月**　婴儿于4~6个月时唾液腺才发育完全,此时唾液量显著增加,并富有淀粉酶,自6个月起即可添加米汤、米粉糊、米糕等淀粉类食品,即使乳量充足,仍应补充淀粉食品以补充能量的不足,提高膳食中蛋白质的利用率,还可培养婴儿用匙和咀嚼的习惯,母乳中所含铁质较少,应添加富铁质食品。动物血含铁质较多,可蒸熟切末,或单独切成丝煮成羹。还可加食菜泥,如波菜、青菜、土豆等,植物油供给丰富的热量、含有不饱和脂肪酸,并可增加食品的香味,也应及时添加。可将上述多种辅助食品一起加入淀粉类食物中,要多次坚持用小勺喂,训练婴儿咀嚼吞咽半固体食物的本领。

3．**7~9个月**　此时婴儿乳牙已萌出,应及时添加饼干、面包片、馒头片等固体食物以促进牙齿的生长,并训练咀嚼能力。每日乳类总量不应超过800ml。由于消化功能进一步成熟,可添加烂粥、烂面、碎菜、全蛋、肝类、禽肉、豆腐等食品,使食谱丰富多彩、菜肴形式多样,增加小儿食欲。该时期是婴儿咀嚼和喂食学习的灵敏时期。

4．**10~12个月**　因婴儿消化功能进一步完善,故在上述食谱的基础上可添加瘦肉。肉类是蛋白质、铁和维生素的丰富来源,不宜煎、炒、爆,应剁成碎末加入粥或面条内同煮,以利消化吸收。羊肉中的脂肪熔点较高,难以消化,故应在年龄稍大后再行添加。各种转乳期食物添加顺序见表5-3。

表5-3　婴儿转乳期食物的引入

月龄	食物性状	种　类	作　用
6个月	泥状食物	菜泥、水果泥、含铁配方米粉、配方乳	补充热量、增加动植物蛋白质、补铁、补充维生素和矿物质、膳食纤维
7~9个月	末状食物	粥、饼干、馒头片、鱼泥、肝泥、蛋、肉末、豆腐、水果、菜末	增加热量、训练咀嚼;补充动物蛋白质、铁、锌及维生素
10~12个月	碎食物	软饭、面条、面包、碎菜、碎肉、豆制品	补充热能、各种维生素和矿物质、蛋白质、纤维素;训练咀嚼

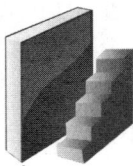

知识拓展

婴幼儿喂养障碍

婴幼儿喂养障碍是婴幼儿时期的主要问题之一，据估计，约25%的婴幼儿存在喂养问题。美国精神障碍诊断标准（DSM-V）关于婴儿或儿童早期喂养障碍的诊断标准是：持续不能摄入足够的食物并伴有明显的体重不增或体重减轻至少1个月；不是由于相关的躯体疾病所致；不是由于缺少食物所致；在6岁以前出现相关症状。婴儿和儿童早期喂养障碍可分为6类：①状态调节障碍所导致的喂养障碍；②由于忽视所导致的喂养障碍；③婴儿厌食症；④感觉性拒食；⑤创伤后喂养障碍；⑥由于躯体疾病所导致的喂养障碍。评价婴儿或儿童早期喂养障碍分类的标准要有可信的典型症状，将一种喂养障碍与其他喂养障碍区分开，另外，还要将喂养障碍同其他亚临床症状区分开。

婴幼儿喂养是一个复杂的过程，涉及儿童、喂养者及喂养环境三者之间交错复杂的相互作用，包括摄入食物的选择与制备，喂养人的喂养习惯，婴幼儿的进食行为以及喂养环境等，因此，婴幼儿喂养障碍的原因是综合因素导致的。喂养障碍多发生在6个月至6岁，平均年龄2.5岁。因此，要针对不同地区、不同人群，广泛开展生动活泼的健康教育，有效降低婴幼儿喂养障碍的发生率。

第三节 儿童、少年的膳食安排

一、幼儿的饮食

幼儿期是饮食习惯形成的重要时期。1～3岁幼儿处于从乳食为主转变为普通饮食为主的时期，此期生长发育仍较快，由于牙齿的萌出，咀嚼消化功能逐渐增强，食量增加，但是脾胃功能仍较弱。幼儿期的饮食无论从内容或是形式均发生了很大变化，从以乳类为主食进入以谷类为主，从流质、半流质饮食逐渐过渡到软食，食物的品种也日趋多样化。幼儿膳食应以细、碎、软、烂为特点，如软饭、面条、带馅食品，肉、蛋、鱼、豆制品、蔬菜等；每日总能量需90～100kcal/kg（377～418kJ/kg），蛋白质2～3g/kg，每日5～6餐，3顿正餐，两次正餐之间可加点心，如糕点、水果、乳类等。饮食定点，每餐定量，不随便吃零食。此阶段小儿的心理上也逐渐向个性化发展，并出现逆反心理，因此，家长应了解小儿的生理、心理特征及饮食需要变化，因势利导在小儿原有饮食规律的基础上养成良好的饮食行为，切忌强迫进食而导致小儿厌食及喂养困难。

二、学龄前儿童的饮食

4～6岁小儿的膳食基本上接近成人，但应避免过于坚硬、油腻和辛辣刺激性食物，食物要多样化，荤素搭配，粗细粮交替，每日需能量约80kcal/kg（334kJ/kg），每日三次正餐，午睡后可加一次点心，培养良好的饮食习惯，避免小儿挑食、偏食、喜吃零食的习惯。

三、学龄期儿童的饮食

学龄期儿童食物种类与成人相同，每日需能量1600～2400kcal；蛋白质要优质够量，每日总量在60～80g，占总能量的12%～15%；饮食应多样化、荤素搭配、平衡饮食，避免偏食、挑食。学龄儿童上午脑力消耗最大，体力消耗也多，故早餐应吃好吃饱，占一天总能量的 25%～30%，以保证大脑皮质的兴奋与抑制过程正常，可促进理解力和记忆力，保证学习效率。每日除三餐外，有条件的可在上午课间加餐一次，进食牛奶或豆浆与点心。

四、青春期少年的饮食

青春期少年身体发育进入高峰时期，满足他们的营养需要才能增强体质，促进身心健康发展。青春发育期能量的需要个体差异较大，一般每日女孩需能量2000～2500kcal（8.36～10.45MJ），男孩需能量2500～3000kcal（10.45～12.54MJ），蛋白质每日70～90g，同时注意维生素和钙、铁、碘等微量元素的供给，以满足骨骼生长需要及预防青春期贫血和青春期单纯性甲状腺肿。

第四节　儿童营养状况的评价

儿童营养状况的评价是对儿童从饮食中摄取的营养物质与其生理需要之间是否合适的评价。通过营养评估及时发现儿童个人或群体存在的营养问题，以便及时处理和调整膳食，保证儿童身心健康。

一、临床检查

临床检查是通过询问病史和全身体格检查进行初步评价的方法，简单易行，不依赖任何仪器，有一定的参考价值。

1．病史询问　详细询问小儿在家或在托幼机构进食的情况，每餐进的食物及数量，每日进餐次数，食欲、饮食习惯、零食多少；了解婴儿母乳喂养情况、次数。人工喂养小儿要了解喂养何种乳品或代乳品，每次的量、冲调浓度、每日次数，辅食添加情况等。从问诊中大致了解小儿每日能量、蛋白质和各种营养摄入的情况。

2．体格检查　注意身高、体重、身材的胖瘦、皮下脂肪的厚薄、有无水肿，面色、皮肤、毛发、口角、骨骼、膝反射等有无异常。要注意儿童常同时存在几种营养问题，必须全面评价。

二、体格生长指标测量

小儿营养的紊乱和缺乏最先表现为生长发育异常，根据小儿生长指标的监测，可及时、准确地反映小儿营养状态，而定期生长监测又能纵向观察小儿营养状况的动态变化。

三、实验室检查

包括生化指标和生理指标的检查。主要测定血、尿、体液中的营养素及其代谢产物水平，可反映近期的营养状况，常用指标有：血清总蛋白、白蛋白、血钙、磷、锌及维生素A、B_1、B_2、C、D等；血液中有关的酶或辅酶，如碱性磷酸酶、骨碱性磷酸酶、谷胱甘肽还原酶测定可反映身体的营养代谢状况。

四、营养调查

完整的营养调查应包括膳食调查、体格检查和实验室检查。营养调查了解小儿通过摄入各种食物能获得多少能量和各种营养素，体格检查可了解当前小儿身体的营养状况，实验室检查测定小儿体液、排泄物中各种营养素或其代谢产物的水平，可了解各种营养素在体内被吸收利用的情况。

调查结果分析主要有以下几方面：①能量和各种营养素的摄入与同龄儿童供给量标准比较，能量低于推荐供给量的90%为不足，营养素低于80%为不足。②各种营养素之间配合是否适宜，一般谷物供能不应＞70%，动物蛋白质和豆类蛋白质供能不应＜20%。③蛋白质来源分析，动物蛋白质和豆类蛋白质，不宜低于总蛋白质的30%，最好能达到50%。通过对所调查膳食的优缺点进行分析，以指导改进其营养的不足。

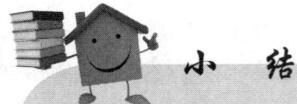

小 结

一、能量的需要

儿童总的能量消耗包括：基础代谢、食物的热力作用、活动消耗、生长发育、排泄消耗5个方面。一岁以内婴儿平均每日所需总能量460kJ（110kcal）/kg。

二、营养素的需要

人体必需的营养素包括以下七类：①碳水化合物；②脂类；③蛋白质；④维生素；⑤矿物质；⑥水；⑦膳食纤维。其中蛋白质、脂类、碳水化合物三种是供能营养素，而水、维生素、矿物质及膳食纤维虽不能提供能量，但参与体内各种生理生化活动，调节代谢过程，对人体十分重要。婴儿每日需水约150ml/kg。

三、婴儿喂养

婴儿喂养的方式有母乳喂养、部分母乳喂养及人工喂养3种。母乳是婴儿，尤其是6个月以下小婴儿最适宜的天然食品。母乳喂养优点是：营养丰富，易消化吸收，增进婴儿抗病能力，有利于婴儿脑的发育，清洁、经济、方便，利于促进母子感情，有利于母亲的健康。

人工喂养：人工喂养时需注意奶嘴软硬度及孔的大小；奶温应与体温相似；避免空气吸入；注意奶具卫生；随婴儿的成长及时调整奶量的摄入。

食物转换的原则是添加时注意应从少到多、由稀到稠、从细到粗、每次添加一种食物。

思 考 题

1．简述母乳喂养的优点。

2．小儿辅食添加的原则是什么？采用人工喂养的6个月大的健康男婴，护士应指导家长添加的辅食是什么？

（李淑兰）

第六章 营养障碍疾病患儿的护理

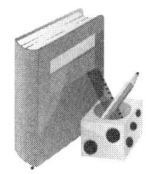

学习目标

通过本章内容的学习,学生应能够:

◎ **识记**

1. 说出蛋白质-能量营养不良、儿童单纯性肥胖症及维生素D缺乏性佝偻病、手足搐搦症的概念。
2. 描述蛋白质营养不良、儿童单纯性肥胖症、维生素D缺乏性佝偻病、手足搐搦症的病因、临床表现及治疗原则。
3. 描述蛋白质-能量营养不良、儿童单纯性肥胖症及维生素D缺乏性佝偻病的防治要点。

◎ **理解**

比较维生素D缺乏性佝偻病和手足搐搦症的发病机制。

◎ **应用**

1. 应用所学知识为蛋白质-能量营养不良和单纯性肥胖症小儿家长做饮食指导。
2. 正确为维生素D缺乏性手足搐搦症患儿进行急救处理。
3. 按护理程序正确评估蛋白质-能量营养不良、儿童单纯性肥胖症和维生素D缺乏性佝偻病患儿,并为其制订护理计划。

小儿常因营养物质的缺乏,尤其是蛋白质的缺乏,使小儿发生营养不良症,又因维生素D的缺乏引起佝偻病及手足搐搦症,这是小儿常见的营养障碍性疾病。

第一节 蛋白质-能量营养不良

蛋白质-能量营养不良(protein-energy malnutrition,PEM)是由多种原因引起的能量和(或)蛋白质长期摄入不足,不能维持正常新陈代谢而导致自身组织消耗的营养缺乏性疾病。多见于3岁以下的婴幼儿。临床表现为体重下降,皮下脂肪减少或水肿,伴有各器官功能紊乱。

案例 6-1

患儿,男,1岁。因母乳不足,一直混合喂养,8个月开始添加辅食,以米粉、粥为主,家长恐小儿消化不良,至今未给摄入鱼泥、肉末等食物。患儿1岁时家长抱来儿童保健门诊体检:体重7.3kg,身高70cm,小儿烦躁,面色苍白,皮肤稍干燥,皮肤弹性尚可,腹部皮下脂肪0.6cm。以"营养不良"收入院。

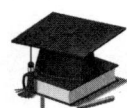

案例 6-1

问题与思考：
1. 该患儿营养不良的原因有哪些？
2. 如何护理该患儿？

一、病因

（一）喂养不当

1. **长期摄入不足** 长期母乳供给不足或人工喂养时调配不当，又未及时添加辅食；骤然断奶，小儿胃肠道不适应，造成消化功能紊乱。

2. **食物成分不合理** 如长期以淀粉食物为主，缺乏蛋白质和脂肪。较大儿的长期偏食、零食、进食不规律等均易导致营养不良。因此，喂养不当是儿童营养不良的主要原因。

（二）疾病引起

1. **消化吸收障碍** 最常见的是消化系统疾病和先天畸形，如慢性腹泻、唇裂、腭裂、幽门狭窄及肠吸收不良综合征等疾病。

2. **消耗量增加** 如长期发热、肾病综合征、恶性肿瘤、烧伤等使蛋白质消耗量增加。

（三）需要量增加

早产、双胎或多胎；急、慢性传染病的恢复期；生长发育快速时期等需要量增多而造成蛋白质相对不足可引起营养不良。

二、病理生理

（一）新陈代谢异常

1. **蛋白质** 由于蛋白质摄入不足，机体处于负氮平衡，血清总蛋白和白蛋白减少，如总蛋白低于 40g/L，白蛋白低于 20g/L 时，可发生低蛋白水肿。

2. **脂肪** 由于能量供应不足，机体动员脂肪大量消耗，故血清胆固醇下降；加重肝负担，导致肝脂肪浸润及变性。

3. **碳水化合物** 患儿食欲低下，摄入量少，糖原不足或消耗过多，常表现为血糖偏低，重者可致昏迷，甚至猝死。

4. **水、电解质代谢** 由于脂肪大量消耗，细胞外液相应增加；PEM 时 ATP 合成减少影响细胞膜上的钠泵转运，引起钠在细胞内潴留，故细胞外液一般为低渗状态，尤其是胃肠功能紊乱时易出现低渗性脱水；并可有低钾、低钙、低镁血症及代谢性酸中毒。

5. **体温调节** 热量摄入不足、皮下脂肪较薄散热快、血糖降低及周围循环血量减少等，可能是造成体温偏低的因素。

（二）组织器官功能低下

1. **消化系统** 胃肠蠕动减弱、消化液和酶分泌减少、酶活力减弱、菌群失调，导致消化功能下降、食欲缺乏和腹泻。

2. **中枢神经系统** 脑体积变小，重量减轻，脑细胞不仅数量减少，而且类脂质、卵磷脂、胆固醇的量也下降，如营养不良发生在胎儿期、新生儿期及婴儿期等脑发育的关键时期，都可以导致脑不可逆的改变，影响日后的智力及行为。

3. **循环系统** 心肌细胞虽萎缩不明显，但心肌收缩力减弱，心排出量减少，心电图显示低电压,血压亦偏低,脉细弱。

4. **泌尿系统** 肾出现肾小管混浊肿胀,脂肪变性,重吸收功能减低,导致尿比重下降。

5. **免疫功能** 患儿的非特异性免疫功能(如皮肤黏膜屏障、白细胞吞噬功能、补体功能等)及特异性免疫功能均明显降低,极易并发各种感染性疾病和各种慢性传染性疾病如结核、真菌病等,且病情严重,迁延不愈。

三、临床表现

1. 营养不良患儿早期表现的症状是体重不增,继之体重下降,皮下脂肪逐渐减少至消失。

2. 皮下脂肪减少的顺序首先是腹部,以后为躯干、臀部、四肢,最后是面部。因此,腹部皮下脂肪层厚度是判断营养不良程度的重要标志之一。

3. 随着营养不良程度加重,出现头发干枯、皮肤干燥、苍白,体温降低,心音低钝、心率减慢、血压下降、食欲缺乏、低血糖、腹泻等。严重者出现营养不良性水肿、水电解质紊乱。

4. **并发症** 最常见的是营养性贫血,其次为多种维生素和微量元素缺乏,出现干眼症、口腔炎、末梢神经炎等。还可并发自发性低血糖,不及时治疗易导致患儿死亡。因小儿免疫力低下,易并发细菌、病毒、真菌感染,如上呼吸道感染、肺炎等。

5. **营养不良的分型和分度** 根据患儿的体重和身长(高)减少情况,5岁以下儿童营养不良的分型和分度如下:

(1)体重低下(underweight):指体重低于同年龄、同性别参照人群值的均值减2SD。如低于均值减 2~3SD 为中度;低于均值减 3SD 为重度。此指标不能区分急、慢性营养不良,只能反映患儿过去和(或)现在有营养不良。

(2)生长迟缓(stunting):指身长低于同年龄、同性别参照人群值的均值减2SD。如低于均值减 2~3SD 为中度;低于均值减 3SD 为重度。这项指标反映患儿过去或长期慢性营养不良。

(3)消瘦(wasting):指体重低于同性别、同身长参照人群值的均值减2SD。如低于均值减 2~3SD 为中度;低于均值减 3SD 为重度。这项指标反映患儿近期急性营养不良。

四、辅助检查

1. **血清白蛋白浓度** 血清白蛋白降低是最重要的改变,但由于半衰期较长(19~21天),故不够灵敏。前白蛋白和视黄醇结合蛋白较敏感。

2. **胰岛素样生长因子1(IGF-1)** 受其他因素影响少,灵敏度较高,且不受肝功能的影响,是早期诊断PEM的可靠指标。

3. **其他** 多种血清酶活性、血糖值、胆固醇水平下降,以及维生素和矿物质的降低。

五、治疗原则

早发现,早治疗;去除病因,中西医结合综合措施;治疗原发病,控制并发症;调整与补充营养物质,促进消化功能的改善。

六、护理评估

1. **健康史** 了解患儿的喂养史、饮食习惯和生长发育情况。有无喂养不当、母乳不足史;有无消化系统解剖或功能异常情况,或急、慢性疾病史;是否为双胎、多胎、早产。

2. **身体状况** 测量体重、身长与皮下脂肪厚度,与同年龄、同性别的正常标准小儿进行比较。了解小儿精神状态、面色有无改变，皮肤弹性，水肿情况，有无肌张力减低；是否伴有维生素和（或）矿物质缺乏的症状；评估营养不良情况及其程度。了解血清白蛋白、胰岛素样生长因子1，血糖是否下降，微量元素是否改变。

4．心理社会状况 了解家长对营养不良疾病的发展、预后以及防治的认识程度，家庭经济状况等。

七、常见护理诊断／问题

1．营养失调：低于机体需要量　与能量、蛋白质长期摄入不足和吸收障碍有关。
2．有感染的危险　与营养素缺乏、免疫功能低下有关。
3．潜在并发症：低血糖、营养性贫血、多种维生素缺乏。
4．成长发展改变　与营养素缺乏，不能满足小儿成长发展有关。
5．知识缺乏　与患儿家长缺乏营养及正确喂养知识有关。

八、护理措施

1．饮食管理 以循序渐进，由少到多、由稀到稠、逐步补充，直至恢复正常为原则。同时要根据小儿病情轻重和消化功能状况调整饮食的量及种类。

（1）能量的供给：①轻度营养不良患儿消化功能尚好，但仍不应过快地更换原有食物，应在原有基础上逐渐增加。能量从每日 250～330 kJ/kg（60～80kcal/kg）开始，根据消化情况，逐渐增至每日 628kJ/kg（150kcal/kg）。待体重接近正常后再恢复至正常生理需要量。②中度及重度营养不良患儿消化功能及对食物的耐受性差，饮食调整要逐步进行。开始每日提供能量 167～250kJ/kg（40～60kcal/kg），逐渐增加至 502～727 kJ（120～170kcal）/kg。待体重接近正常后再恢复至正常生理需要量。

（2）蛋白质的供给：应从少量开始供给，每日 1.5～2g/kg，逐步增加到每日 3.5～4.5g/kg。过早给予高蛋白质食物可引起腹胀、肝大。

（3）维生素及微量元素的供给：选择富含各类维生素和微量元素的新鲜食物，均衡饮食，从少量开始增加，以免引起腹泻。

（4）鼓励母乳喂养，无母乳或母乳不足可给稀释牛奶或脱脂奶、酸奶，少量多次，渐增至全乳，然后才能给肉末辅食。所增加的补充食物最好是半流食和固体食物。

（5）注意观察调整效果：每周测体重1次，每月测身长1次。

2．促进消化、改善饮食 遵照医嘱给助消化药，如胃蛋白酶、胰酶、B族维生素等。为促进机体蛋白质合成，可用蛋白同化激素，如苯丙酸诺龙。为增加饥饿感，提高患儿食欲，可以每日皮下注射1次胰岛素，注射前先口服葡萄糖，1～2周为一疗程；亦可给予锌制剂，以提高患儿味觉敏感度，增加食欲。必要时少量多次输血或给氨基酸、脂肪乳等静脉高营养液。因患儿体液量相对较多，而心、肾功能较差，输液速度宜慢。中药如参苓白术散以及针灸、推拿、捏脊等能调节脾胃功能、改善食欲。

3．预防感染 保持室内环境舒适卫生，实行保护性隔离，防止皮肤受损。保持皮肤清洁干净，做好口腔护理，防止交叉感染。

4．密切观察病情 特别在夜间或清晨时，防止患儿发生低血糖而出现头晕、面色苍白、出冷汗、神志不清等。一旦发现应立即静脉输入 25%～50% 的葡萄糖抢救。

5．健康教育 根据患儿及家长的文化程度及理解力，讲解营养不良性疾病的常见病因、预防知识。同时向家长讲述婴儿科学喂养知识及合理膳食搭配与制作方法，纠正家长不良的喂养习惯。教会家长观察病情，及时发现病情变化。加强小儿体格锻炼，增强体质，预防小儿各种感染性疾病及贫血。

第二节　儿童单纯性肥胖症

肥胖症（obesity）是指人体长期摄入的能量超过消耗，使体内脂肪储存过多、体重超过一定范围的营养障碍性疾病。小儿除体重增加外，肥胖也给小儿造成了许多社会心理负担。小儿肥胖症多属于单纯性肥胖，我国小儿肥胖的发生率呈现逐年增高趋势；肥胖不仅影响小儿的健康，亦可影响成年人，易发生高血压、糖尿病、冠心病、胆石症、痛风等疾病，应该引起社会和家长的重视。

一、病因

1．长期能量摄入过多　是本病的主要原因，长期过多的摄入淀粉类、高脂肪的食物，超过机体代谢需要，就以脂肪的形式储存于体内而导致肥胖。

2．活动量过少　虽然摄入不多，但小儿活动和锻炼少，即消耗减少也可导致肥胖。大多数肥胖儿童又不喜欢运动，造成恶性循环。

3．遗传因素　肥胖具有高度遗传性且具有多基因遗传特点，即父母均肥胖者，子女中有70%～80%出现肥胖，父母一方肥胖者，发生肥胖的概率为40%～50%。

4．其他　疾病、进食过快、精神创伤和心理因素等均可引起小儿肥胖。

二、病理生理

1．脂肪细胞　肥胖的主要病理改变是脂肪细胞的数目增多和（或）体积增大。人体的脂肪细胞数量增多主要在儿童出生前3个月、出生后第一年和11～13岁3个阶段。此3个阶段引起的肥胖特点为脂肪数目增多并且体积增大，治疗困难且易复发。而不在此3个阶段引起的肥胖特点仅表现为脂肪细胞的体积增大，治疗较容易且不易复发。

2．脂类代谢　血脂和血尿酸水平增高，易并发动脉硬化、冠心病、高血压等疾病。

3．蛋白质代谢　嘌呤代谢异常，使血尿酸水平增高导致痛风。

4．体温调节　肥胖患儿对环境温度的变化反应不敏感，有低体温现象。

5．内分泌变化　患儿内分泌发生改变，如血清生长激素减少，男性雄激素水平下降，女性雌激素水平增加等。

三、临床表现

肥胖症可发生于任何年龄阶段。但最常见于婴儿期、5～6岁及青春期。患儿食欲旺盛且喜食甜食和高脂肪食物，活动量少。除体重超过同龄小儿平均标准外，患儿体格发育往往较正常儿童迅速，身高及骨龄亦在上限或超过上限，性发育正常或较早。明显肥胖的患儿因体重过重，易疲劳，常出汗，走路时双下肢负荷增加可致膝外翻和扁平足，常感到气短和腿痛。

极度肥胖小儿由于胸廓及膈肌活动受限，使呼吸浅快，使肺通气不足，换气量减少，引起低氧血症，气短，发绀，甚至继发性红细胞增多，心脏扩大出现充血性心力衰竭，称肥胖－换气不良综合征（Pickwickian syndrome）。

体格检查可见皮下脂肪多而均匀分布，尤以面颊、肩部、腹壁为甚。常有假性乳房增大。严重肥胖者可因腹、臀、大腿处脂肪过多使皮肤出现白纹或紫纹，男孩可见阴茎隐匿在阴阜脂肪垫中而被误诊为阴茎发育不良。

肥胖儿不爱活动，运动时动作笨拙，怕被别人讥笑而不愿与其他小儿交往，常有孤僻、胆怯、自卑等心理问题。

单纯性肥胖症应区别于因疾病造成的肥胖症，如库欣综合征，患儿呈向心性肥胖，表现为满月脸、水牛背、蛙型腹、四肢细，并可有多毛、痤疮、高血压、低血钾及性早熟的特点。

四、诊断标准

小儿肥胖的诊断标准尚不统一。体质指数（body mass index，BMI）是目前国际上推荐为诊断肥胖的最有用指标。它是指体重和身高平方的比值（单位为 kg/m^2）。当BMI处于同年龄、同性别的第85～95百分位数为超重。当BMI超过同年龄、同性别的第95百分位数可诊断为肥胖。

五、辅助检查

血清三酰甘油、胆固醇大多增高；严重肥胖患儿血清β脂蛋白增高；高胰岛素血症；肝超声常有脂肪肝；血生长激素水平降低。

六、治疗原则

采取控制饮食，加强运动为主，消除心理障碍的综合治疗措施。饮食疗法和运动疗法是两项最主要的措施，目的是减少产热性食物的摄入和增加机体对热能的消耗，从而使体重逐渐下降。

七、常见护理诊断/问题

1．营养失调：高于机体需要量　与摄入高能量食物过多和（或）运动过少有关。
2．自我形象紊乱　与肥胖引起的自身形体改变有关。
3．社交障碍　与肥胖引起的心理障碍，不愿运动等有关。
4．焦虑　与控制饮食困难有关。
5．知识缺乏　患儿和家长缺乏科学饮食的知识，对合理营养、均衡饮食的认识不足。

八、护理措施

1．控制饮食　限制患儿每日热能的摄入，但必须满足小儿基础营养及生长发育需要。选择高蛋白质、低脂肪、低碳水化合物的食物。青春期生长发育迅速，蛋白质供能可提高至50%～60%。鼓励患儿多吃体积大而热能低的蔬菜类食物，加适量的豆制品、瘦肉、鱼、蛋等。开始时以体重不增为目标，以后逐渐控制在1/2左右的正常热能需要量。按患儿年龄、身高的平均体重计算出总热量：5岁以下每日2500～3350kJ（600～800kcal），5～10岁每日3350～4190（800～1000kcal），10～14岁每日4190～5020kJ（1005～1200kcal）。补充适量的矿物质和维生素以保证正常的生长发育。

2．增加运动　是减轻体重的重要手段。鼓励患儿选择喜欢和有效的且易于坚持的运动。如晨间跑、游泳、跳绳等，每日坚持1h左右，运动要循序渐进，持之以恒。以运动后轻松愉快、不感到疲劳为宜，促进能量的消耗。

3．心理护理　解除患儿的精神负担，鼓励患儿坚持自觉接受治疗，建立信心；鼓励患儿多参加集体活动，创造机会增加社会交往，消除因肥胖带来的自卑心理。

4．健康教育
（1）预防：孕妇在妊娠后期，要减少大量脂肪类食物的摄入；小儿出生后应定期监测体重，及早干预。
（2）向患儿父母宣传科学喂养知识，培养小儿良好的饮食习惯，不偏食高能量的食物。
（3）向患儿父母介绍肥胖症疾病的相关知识，认识到肥胖小儿体重减轻是一个长期过程，

第三节 维生素 D 缺乏病

一、维生素 D 缺乏性佝偻病

维生素 D 缺乏性佝偻病（rickets of vitamin D deficiency）是由于儿童体内维生素 D 不足使钙磷代谢紊乱，产生的一种以骨骼病变为特征的全身慢性营养性疾病。本病常见于婴幼儿时期，严重时发生骨骼畸形，是我国儿科重点防治的四大疾病之一。

案例 6-2

患儿，男，8个月。患儿生于北方，正值冬季，一直未出家门，生后牛乳喂养，未添加辅食，未规律服用维生素 D 制剂。近 3 周因夜间睡眠不安、哭闹、多汗、易惊来医院就诊。

查体：体温：36.7℃，呼吸：24 次/分，脉搏：110 次/分，体重 8kg，全身皮肤黏膜无黄染、无出血点及皮疹，枕后头发脱落，方颅，囟门 2.0cm×2.0cm，未出牙，其余检查均正常。实验室检查结果：血清 Ca^{2+} 2.15mmol/L，碱性磷酸酶 235IU/L；X 线见尺桡骨远端干骺端临时钙化带模糊。初步诊断：维生素 D 缺乏性佝偻病。

问题与思考：
1. 该患儿属于维生素 D 缺乏性佝偻病的哪一期？
2. 根据病例，其主要的护理问题是什么？如何护理？

（一）维生素 D 的来源与代谢

维生素 D 来源于两个方面，人体皮肤中的 7-脱氢胆固醇经日光中紫外线照射转变为胆骨化醇即为内源性维生素 D_3，是人体维生素 D 的主要来源。外源性维生素 D 从食物中获得，动物性食物如肝、蛋、乳等含维生素 D_3。植物性食物如植物油、蘑菇、酵母中含麦角固醇，须经紫外线照射变为麦角骨化醇（维生素 D_2），才能被人体吸收。内源性或外源性维生素 D 均无生物活性，在体内经过肝 25-羟化酶的作用生成 25-(OH)D_3，随后在肾 1α-羟化酶的作用下转变为 1,25-二羟胆骨化醇（1,25-(OH)$_2D_3$），具有很强的生物活性，作用于靶器官（肠、肾、骨），促进钙、磷从肠道吸收；促进肾小管对钙、磷的重吸收；促进成骨细胞增殖和破骨细胞分化。

（二）病因

1. 围生期维生素 D 不足 母亲妊娠后期体内维生素 D 不足，如母亲严重营养不良、肝肾疾病；小儿早产、多胎导致婴儿体内维生素 D 储存不足。

2. 日光照射不足 小儿户外活动少；城市高层建筑阻挡了日光照射；大气污染如烟雾、尘埃污染可吸收部分紫外线；北方冬季时间长、日照时间短及紫外线不能通过玻璃窗，南方阴雨有雾时间多，导致内源性维生素 D 生成不足。

3. 维生素 D 摄入不足 母乳或牛乳及天然食物中维生素 D 的含量均较少，不能满足小儿生长发育的需要，若不及时补充，易发生疾病。

4．生长发育迅速　骨骼的生长速度与维生素 D 和钙的需要量成正比。婴儿期骨骼生长迅速，因此对维生素 D 的需要量相对较大。早产、双胎婴儿出生时体内维生素 D 储备量少，出生后生长速度快，若维生素 D 供给不足，极易发生佝偻病。

5．疾病与药物的影响　胃肠道疾病或肝胆疾病影响维生素 D 的吸收，如慢性腹泻、婴儿肝炎综合征等，因肝、肾严重损害可影响维生素 D 的羟化作用，致钙磷代谢障碍。

（三）发病机制

维生素 D 的主要生理功能为：促进小肠黏膜合成钙结合蛋白，促进肠道吸收钙、磷；增加肾小管对钙、磷的重吸收，提高血钙、磷浓度；促进新骨形成和旧骨重吸收。

维生素 D 缺乏性佝偻病可以理解为机体为维持正常的血清钙水平而对骨骼造成的损害。当维生素 D 缺乏时，肠道对钙、磷的吸收减少，使血中钙、磷含量下降，刺激甲状旁腺素代偿性分泌增加，动员骨钙释出，使血清钙浓度维持在正常或接近正常水平，同时甲状旁腺素抑制肾小管对磷的再吸收，故磷大量经肾排出，使血钙、磷乘积下降（正常值＞40），使骨骼钙化受阻，成骨细胞代偿性增生，使骨骺端新形成、未钙化的骨样组织堆积于干骺端，骺端增厚向两侧膨出，形成临床所见的肋骨"串珠"和"手足镯"等征；碱性磷酸酶分泌增加，出现一系列佝偻病的症状及血液生化和骨骼 X 线改变（图6-1）。

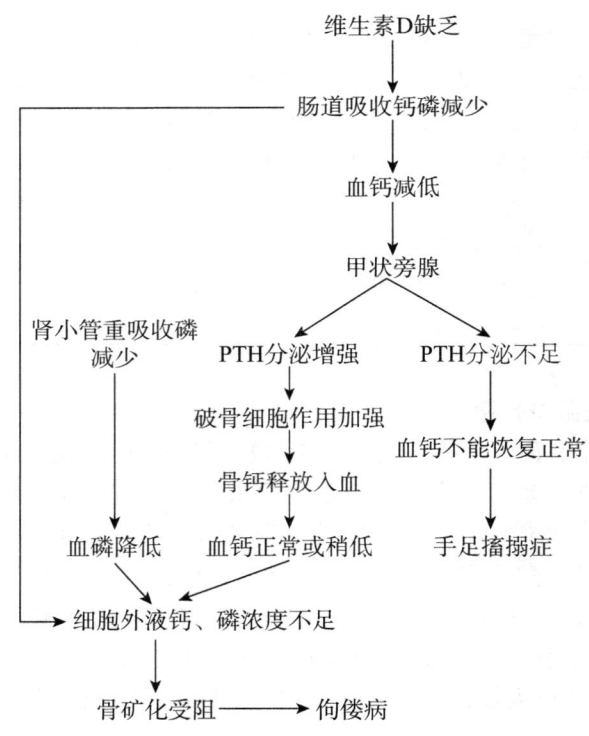

图 6-1　维生素 D 缺乏性佝偻病和佝偻病性手足搐搦症的发病机制

（四）临床表现

本病多见于婴幼儿，本病好发于 3 个月～2 岁小儿。主要表现是生长最快部位中的骨骼改变、肌肉松弛和神经精神症状，临床上分为活动初期、活动激期、恢复期和后遗症期四期。

1．活动初期（早期）　多自 3 个月左右开始发病，主要表现为神经、精神症状，小儿易激惹、烦躁、睡眠不安、夜间惊啼，常伴有与室温和季节无关的多汗及枕部脱发，即枕秃征（图6-2）。

2. 活动激期（活动期） 主要表现为骨骼改变和运动功能发育迟缓。

（1）骨骼改变

1）头部：3～6个月婴儿易出现颅骨软化，以手指轻压颞部或枕部有乒乓球感；8～9个月婴儿额骨、顶骨双侧骨样组织增生呈对称性隆起出现方颅（图6-3），严重时出现鞍形颅（图6-4）；前囟过大或闭合延迟；乳牙萌出推迟，至10个月以后才出牙，且牙釉质发育差。

2）胸部：肋骨与肋软骨交界处骨样组织增生呈钝圆形隆起，形成肋骨串珠（rachitic rosary），以第

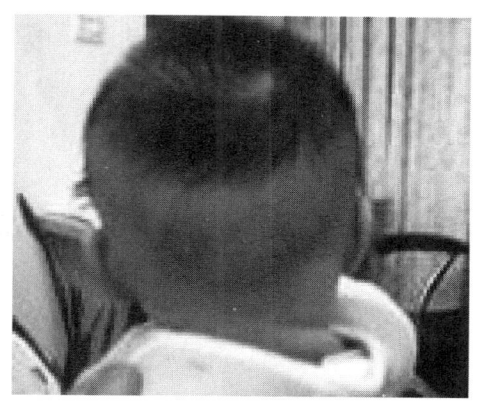

图6-2 枕秃

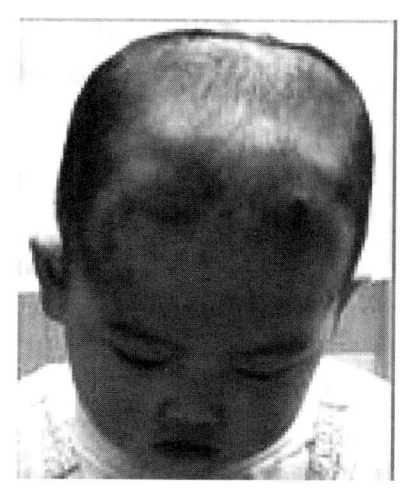

图6-3 佝偻病方颅

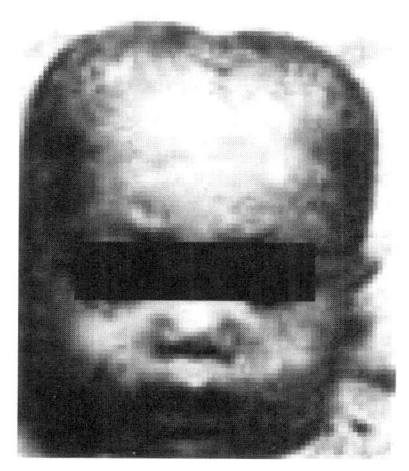

图6-4 佝偻病鞍形颅

7～10肋最明显；肋骨软化，膈肌附着部位的肋骨长期受膈肌牵拉向内凹陷，形成肋膈沟[或称赫氏沟（Harrison groove），见图6-5]和肋外翻；由于肋骨骺部内陷，以致胸骨向前突出，形成鸡胸（pigeon chest）；如果胸骨剑突部向内凹陷，则形成漏斗胸（funnel chest），鸡胸和漏斗胸均可影响呼吸功能。

3）四肢：6个月以后小儿腕和踝部骨骺处膨大形成手镯、脚镯征（图6-6）；1岁左右站立行走后可引起下肢呈"O"型或"X"型腿（图6-7），严重时轻微外伤即引起长骨骨折。

4）脊柱：患儿久坐可引起脊柱后凸或侧弯畸形。

5）骨盆：严重患儿发生骨盆畸形，形成扁平骨盆。

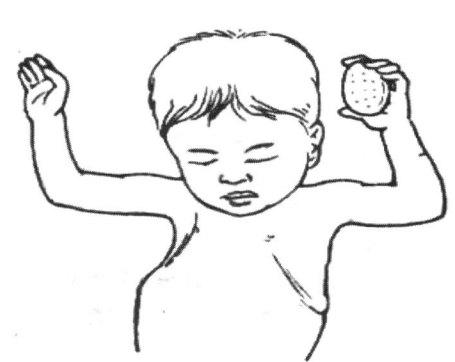

图6-5 赫氏沟

（2）肌肉关节松弛：全身肌张力低下，肌肉关节松弛，小儿颈项软弱无力，坐、立、行等发育较晚，腹部膨隆，如蛙型腹。

（3）神经精神发育迟缓：重症患儿条件反射形成慢，情感、动作及语言发育落后，免疫功能低下容易感染。

3. 恢复期 经适当治疗后，临床症状及实验室、X线检查逐渐好转或接近正常。

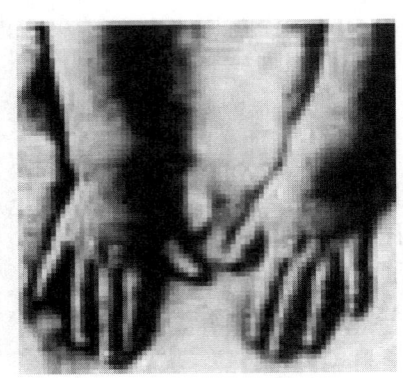

图 6-6 手镯

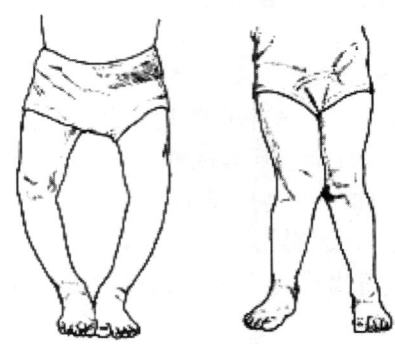

图 6-7 "O"型腿和"X"型腿

4. 后遗症期 多见于 3 岁以上小儿。此期其他表现均正常,只留下不同程度的骨骼畸形。

(五)辅助检查

1. 生化检查 初期血清 25-(OH)D_3 下降,PTH 升高,血钙可正常或稍低,血磷降低,钙磷乘积稍低;碱性磷酸酶正常或增高。活动期血钙可稍低,血磷和钙磷乘积明显降低,碱性磷酸酶增高。恢复期及后遗症期生化指标趋于好转及正常。

2. X 线检查 初期骨骼无变化,激期骨骺端明显增宽,临时钙化线模糊或消失,呈毛刷样、杯口样改变,骨密度减低,骨皮质变薄,可有骨干弯曲或青枝骨折;恢复期钙化线出现,骨密度逐渐恢复正常。

(六)治疗原则

主要控制活动期,供给富含维生素 D 的食物,多晒太阳;给予维生素 D 制剂及根据病情补充钙剂;加强体格锻炼,防止/矫正骨骼畸形。

1. 维生素 D 制剂 主要采用口服法:维生素 D 每日 50~100μg(2000~4000IU),视临床症状和骨骼 X 线改善情况,2~4 周后改为维生素 D 预防量每日 10μg(400IU),长期大剂量服用维生素 D 制剂时,不宜用鱼肝油制剂,以防维生素 A 中毒。

2. 钙剂 若乳类摄入充足(每天 500ml),则不需要补充钙剂。在有低血钙、严重佝偻病或乳类摄入不足时需补充钙剂。

3. 已有骨骼畸形者应加强体格锻炼,可采用主动或被动运动方法矫正。严重骨骼畸形可考虑外科手术矫治。

(七)护理评估

1. 健康史 孕母是否有缺少维生素 D、在孕后期有腿部肌肉抽搐等情况;有无早产或多胎,小儿出生状况;小儿喂养史及日光照射情况,以及疾病和用药史。

2. 身体状况 小儿是否有易激惹、烦躁、夜惊等神经精神症状和枕秃;头、胸、四肢骨骼的改变;以及肌肉、韧带松弛引起的蛙型腹。神经系统发育迟缓,免疫力低下易发生感染等情况。根据血生化及 X 线检查结果,评估患儿所处的疾病。

3. 心理社会状况 3 岁以下小儿心理问题不明显,重症儿常留有骨骼畸形,随年龄的增长对自身形象和运动能力的认识以及与同龄儿产生的差异,容易引起自卑等不良心理活动,从而影响其心理健康及社会交往。家长因担心骨骼畸形而焦虑等。

(八)常见护理诊断/问题

1. 营养失调:低于机体需要量 与日光照射少,维生素 D 摄入不足有关。
2. 潜在并发症:骨骼畸形、维生素 D 中毒。
3. 有感染的危险 与免疫功能低下有关。

4．知识缺乏　与患儿家长缺乏佝偻病的预防和护理知识有关。

（九）护理措施

1．增加户外活动　小儿出生2～3周即可带到户外，让小儿直接接受日光照射。活动时间每次可从10min开始渐延长至1h以上。夏季选择时间与地点进行户外活动，以防小儿皮肤灼伤或中暑；冬季在室内活动时应开窗，使紫外线能够直接射入室内。

2．补充维生素D

（1）增加富含维生素D及矿物质的食物：如母乳、肝、蛋、菇或强化维生素D的代乳品等。

（2）按医嘱给维生素D：密切观察病情，防止维生素D过量中毒。

3．预防骨骼畸形和骨折　对患儿要耐心，使其衣、被整洁舒适，避免过早、过久地坐、站、走，以免发生骨骼畸形。护理操作时动作要轻柔，不可用力过大或过猛，以防发生骨折。

4．预防感染　保持室内空气清新，防止交叉感染。

5．健康教育

（1）介绍佝偻病的预防及护理知识

1）多晒太阳：从孕妇开始应多到户外活动，增加日光照射，处于生长发育高峰期的婴儿更应该增加户外活动。

2）饮食：提倡母乳喂养，及时添加辅食，多食含有维生素D和钙的食物。

3）维生素D制剂：婴儿出生后2周开始服用预防量维生素D 400IU/d，直至2周岁。未成熟儿生后3个月内预防量应加倍，3个月后改预防剂量。不能口服者肌内注射维生素D。

4）预防感染：尽量少带患儿去公共场所，减少呼吸道感染的机会。加强皮肤护理，衣、被保持干燥，防止受凉。

5）防止骨骼畸形：活动期患儿不要急于坐、立或行走，以免加重骨骼畸形。护理动作要轻柔，以防骨折。

6）后遗症的护理：若患儿已有骨骼畸形，可向患儿家长示范矫正方法，如胸部畸形，可让小儿做俯卧位抬头展胸运动，下肢畸形可做肌肉按摩即"O"型腿按摩外侧肌群，"X"型腿按摩内侧肌群，增强肌张力，促进畸形的矫正。畸形严重者可指导进行外科矫正手术。

（2）预防中毒：严格遵守维生素D的用量，密切观察有无中毒症状，如食欲缺乏、倦怠、烦躁、或继之呕吐、腹泻、顽固性便秘和体重下降等，应立即停用维生素D，及时通知医生。

二、维生素D缺乏性手足搐搦症

维生素D缺乏性手足搐搦症（tetany of vitamin D deficiency）多见于6个月以下小婴儿，主要是由于维生素D缺乏，引起血清钙离子浓度降低，导致神经肌肉兴奋性增强，出现惊厥和手足搐搦等症状。

（一）病因及发病机制

发病原因与佝偻病基本相同，主要因维生素D缺乏使血钙降低，而甲状旁腺反应迟钝，不能代偿性分泌增加，致骨钙不能及时游离入血，使血钙继续降低。正常血钙浓度为2.25～2.27mmol/L（9～11 mg/dl），当低于1.75～1.88mmol/L（7.0～7.5mg/dl）时，可引起神经肌肉兴奋性增高，出现惊厥、手足搐搦或喉痉挛。

诱发血钙降低的原因有：

1．维生素D缺乏的早期，甲状旁腺代偿功能还未建立，血钙降低。

2．春季开始，小儿户外活动增多，阳光直接照射增加，或大剂量维生素D肌内注射，使血中维生素D的水平急剧上升，大量钙沉积于骨上，使血钙降低。

3．感染、饥饿、发热时组织分解而释放磷，血磷升高，与钙结合以磷酸钙形式沉着于骨上，造成血钙降低。

（二）临床表现

本病可有不同程度的佝偻病表现，有隐匿型和典型发作两种。

1. **典型发作** 主要有惊厥、喉痉挛和手足搐搦，其中以无热惊厥最常见。一般该型血钙 <1.75mmol/L（7mg/dl）。

（1）惊厥：表现为突然发生两眼上翻、面部肌肉颤动、四肢抽动、神志不清。发作后入睡，醒后活泼如常。每次发作时间数秒致数分钟不等，发作时间长者可伴口周发绀；发作次数可数日1次或1日数次；一般不发热。轻者仅有双眼上翻，面肌颤动，神志清。不发作时无神经系统体征。

（2）手足搐搦：为此病特殊症状。多见于幼儿和儿童。突发手足痉挛呈弓状，即腕和掌指关节屈曲，手指伸直，拇指内收贴近掌心；足部踝关节伸直，足趾向下弯曲，呈"芭蕾舞足"。

（3）喉痉挛：主要见于婴儿，发病率低。突发声门和喉部肌肉痉挛，出现呼吸困难，吸气时喉鸣，哭闹时加剧，严重者可发生窒息死亡。

2. **隐匿型** 该型血钙浓度多为1.75～1.88mmol/L（7～7.5mg/dl），没有典型发作症状，但是通过刺激可以引出神经、肌肉兴奋性增高的体征。

（1）面神经征（Chvostek sign）：用指尖或叩诊锤叩击耳前面神经传出处（颧弓与口角间的面颊部），引起眼睑和口角抽动为面神经征阳性。新生儿可出现假阳性。

（2）腓反射（peroneal reflex）：用叩诊锤叩击膝下外侧腓骨上方，引起足部向外侧收缩为阳性。

（3）陶瑟征（Trousseau sign）：用血压计的袖带包裹上臂，使血压维持在收缩压和舒张压之间，5min之内出现手搐搦为阳性。

（三）辅助检查

血钙降低（低于1.75～1.88mmol/L），而血磷正常或升高，尿钙阴性。

（四）治疗原则

迅速控制惊厥，解除喉痉挛，补充维生素D和钙剂。

1. **急救处理** 保持呼吸道通畅，立即给氧，喉痉挛者立即将舌头拉出口外，迅速控制惊厥或喉痉挛，首选地西泮肌内注射或静脉注射，0.1～0.3mg/kg或10%水合氯醛保留灌肠，每次40～50mg/kg。

2. **钙剂治疗** 给10%葡萄糖酸钙5～10ml加入10%葡萄糖液10～20ml稀释后缓慢静脉注射或静脉点滴，时间不得少于10min，若注射过快，可引起血钙骤升发生心搏骤停。惊厥反复发作者，可每日注射2～3次。轻症患儿可用10%氯化钙加入3～5倍糖水稀释后口服，每日3次，3～5天后改用10%葡萄糖酸钙，以防引起高氯性酸中毒。

3. **维生素D治疗** 急性发作控制后，按维生素D缺乏性佝偻病治疗方法给维生素D。

（五）常见护理诊断/问题

1. 有窒息的危险　与惊厥、喉痉挛发作有关。
2. 有受伤的危险　与惊厥、手足搐搦有关。
3. 营养失调：低于机体需要量　与维生素D缺乏有关。
4. 知识缺乏　家长缺乏有关惊厥及喉痉挛的护理知识。

（六）护理措施

1. **预防窒息的急救护理**

（1）惊厥发作：首先就地抢救，松开衣领将患儿的头转向侧位，以免误吸分泌物或呕吐物造成窒息，保持呼吸道通畅，及时清除口鼻分泌物。喉痉挛发作时，应立即将患儿舌体拉出口外，在上下牙间放置牙垫，以防舌头咬伤，立即通知医生，备好气管插管用具。必要时行人工呼吸或加压给氧。保持室内安静,减少刺激,密切观察患儿的呼吸及神志。详细记录发作次数、治疗效果。

(2) 遵医嘱立即给予镇静剂:如地西泮肌内注射或静脉推注,或10%的水合氯醛保留灌肠。静脉使用镇静药时需缓慢推注,密切观察呼吸,注射量过大或速度过快可抑制呼吸,引起呼吸骤停。

2．定期户外活动。

3．**补充维生素D**　症状控制后可按佝偻病方法进行补充。

4．**保护患儿安全**　宜选用软质材料制作的玩具,创造安全的环境。

5．**给予心理支持**　解释本病的原因和预后,患儿发作时尽量陪伴和安慰家长和患儿。

6．**健康教育**

(1) 向家长讲解预防小儿维生素D缺乏的相关知识(见佝偻病)。

(2) 讲解患儿抽搐时的正确处理方法,如就地抢救,使患儿平卧,松解衣扣,颈部伸直,头后仰,保持呼吸道通畅,同时通知医务人员。

(3) 指导家长出院后按医嘱给小儿补充维生素D和钙剂,强调口服钙剂时应与乳类分开,最好在两餐之间服用,以免影响钙的吸收。

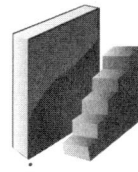

维生素D中毒

长期服用大剂量维生素D,或在短期内误服大量维生素D,或对维生素D敏感者都有可能发生维生素D中毒。过量维生素D引起持续高钙血症,使钙盐沉积于各器官组织,出现相应器官组织受损的表现。

早期症状为厌食、烦躁不安、哭闹、低热、恶心、呕吐、腹泻或便秘,以后出现烦渴、尿频、夜尿多等肾小管功能受损的症状,还可出现血压升高、头痛、心律不齐。长期慢性中毒则表现为组织器官的钙化,影响体格和智力发育,甚至导致肾衰竭而致死亡。血钙可达3mmol/L(12mg/dl)以上,尿钙试验阳性。

处理应立即停用维生素D制剂和钙剂,避免阳光照射,给予低钙饮食。严重者应立即就医。家长应严格掌握维生素D的预防量和治疗量,按医嘱用药,以防小儿发生维生素D中毒。

第四节　锌缺乏

锌缺乏(zinc deficiencg)是指体内因长期缺乏微量元素锌所引起的以食欲缺乏、生长发育迟缓、异食癖以及皮炎为主的临床表现。

一、病因

1．**摄入不足**　动物性食物、坚果类食物含锌丰富而且易于吸收,其他食物尤其是植物性食物含锌少,因此,长期素食者易导致体内缺锌。

2．**吸收障碍**　各种因素所致的腹泻均会影响锌的吸收;谷类食物中粗纤维和植酸妨碍锌吸收。牛奶与母乳中的锌含量相似，但是，牛乳锌吸收率低，因此，长时间单纯牛乳喂养易引起缺锌。

3．丢失过多 大面积烧伤、反复出血、溶血、蛋白尿或应用金属螯合剂等均导致锌丢失，引起锌缺乏。

4．需要量增加 机体在一些特殊阶段对锌的需要量增加，如小儿生长发育期、营养不良恢复期、创伤修复期等，若不及时补充，可引起锌缺乏。

二、临床表现

1．食欲缺乏 味觉细胞分泌味觉素，味觉素每分子含2个锌离子，锌缺乏使人的味蕾受损，味觉敏感度下降，食欲低下、偏食或异食。

2．生长发育迟缓 其维持小儿中枢神经系统代谢、骨骼代谢，保障、促进儿童体格生长、大脑发育等。锌缺乏小儿体格矮小、生长发育落后。

3．蛋白质代谢障碍 锌参与儿童体内碳酸酐酶、DNA聚合酶、RNA聚合酶等许多酶的合成及活性发挥，也与许多核酸及蛋白质的合成密不可分。锌缺乏蛋白质合成障碍，出现脱发、皮炎、伤口不愈合。

4．免疫功能低下 锌直接促进儿童胸腺、淋巴结等免疫器官发育，从而减少儿童患病的机会，是影响免疫力最明显的微量元素。锌缺乏使小儿容易感染。

5．神经系统受损 锌为一种神经递质参与脑发育。锌缺乏影响小儿智力发育，出现注意力不集中，记忆力差等智力发育迟滞现象，补锌后可逐渐恢复。

6．视力受损 锌参与儿童体内维生素A的代谢和生理功能，对维持正常的暗适应能力及改善视力低下有良好的作用。锌缺乏夜视力下降。

7．其他 如反复口腔溃疡、地图舌、贫血等。

三、辅助检查

空腹血清锌浓度＜10.7μmol/L（70μg/dl）非空腹血清锌低于9.95μmol/L（65μg/dl）。餐后血清锌浓度反应试验（PICR）较一次血清锌测定准确，若PICR＞15%提示缺锌。发锌浓度易受各种因素影响，不能准确反映近期体内的锌营养状况。

四、治疗原则

针对病因治疗原发病；给予含锌较多的食物；口服锌制剂，如葡糖糖酸锌，每日3.5～7mg/kg（锌元素0.5～1mg/kg），疗程2～3个月。

五、常见护理诊断/问题

1．营养失调：低于机体需要量　与锌摄入不足、吸收障碍、需要量增加、丢失过多有关。
2．有感染的危险　与缺锌免疫力低下有关。
3．生长发育迟缓　与缺锌影响蛋白代谢、生长激素分泌减少有关。
4．知识缺乏　与患儿家长缺乏营养与喂养知识有关。

六、护理措施

1．改善营养、促进生长发育 鼓励母乳喂养；无母乳的人工喂养儿最好给予一些强化了适量锌的婴儿配方奶粉；随年龄增长按时添加辅食，鼓励摄入富含锌的食物，如动物肝、鱼、瘦肉、虾皮等，培养小儿良好的饮食习惯，不挑食、不偏食。

2. **避免感染** 保持空气清新,注意口腔皮肤护理,防止交叉感染。
3. **遵医嘱用药** 口服锌制剂。
4. **健康教育** 给患儿家长讲解锌缺乏的原因,预防及治疗护理知识,取得家长的配合。

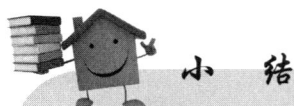

小 结

一、蛋白质-能量营养不良

蛋白质-能量营养不良是由于多种原因引起的能量和(或)蛋白质长期摄入不足,不能维持正常新陈代谢而导致自身组织消耗的营养缺乏性疾病。其病因包括喂养不当、消化吸收不良以及机体由于疾病原因所致能量消耗增加。营养不良主要表现为生长发育改变,如体重不增继而体重下降、皮下脂肪减少、皮肤干燥、弹性差等,严重营养不良常伴有多脏器功能受损。患儿易并发营养性贫血、感染性疾病。护理的重点在于合理的饮食调整以及预防感染的发生。

二、单纯性肥胖症

肥胖症是由于能量的摄入长期超过人体的消耗,导致体内脂肪积蓄过多,体重超过一定范围的营养障碍性疾病。小儿肥胖症多属于单纯性肥胖。能量摄入过多是本病的主要原因。肥胖一般表现为体态肥胖,皮下脂肪积聚较厚,但分布均匀,腹部膨隆下垂。饮食疗法和运动疗法是两项最主要的治疗措施。护理上应注意帮助患儿选择低脂肪、低碳水化合物和高蛋白质的饮食方案;养成良好的饮食习惯,同时应增加运动,做好心理护理。

三、维生素D缺乏性佝偻病

维生素D缺乏性佝偻病是由于体内维生素D缺乏,引起钙磷代谢失常,造成以骨骼病变为特征的全身慢性营养性疾病。维生素D主要由人体皮肤中的7-脱氢胆固醇经日光中紫外线照射转变而成。在日光照射不足、维生素D摄入不足、生长速度快、某些肝肾疾病以及药物的影响下,机体容易出现维生素D不足,进而影响骨骼的正常钙化。临床表现主要分为四期:初期、活动期、恢复期及后遗症期。初期主要以神经、精神症状为主,唯一的体征是枕秃。活动期,除初期的症状加重外,还会出现明显的骨骼改变,如方颅、肋骨串珠、鸡胸、漏斗胸、O型腿等。其治疗主要采用维生素D制剂。护理上应做好患儿及家长的健康教育,如增加日照时间、及时添加富含维生素D的食物、每日服用维生素D制剂至2周岁等,以预防该病的发生。

四、维生素D缺乏性手足搐搦症

维生素D缺乏性手足搐搦症是指由于维生素D缺乏,引起血钙降低,而出现惊厥、手足肌肉抽搐或喉痉挛等神经肌肉兴奋性增高症状。主要表现为惊厥、手足抽搐和喉痉挛,同时常伴有不同程度的佝偻病表现。该病发生时应注意急救处理,保持呼吸道通畅,镇静止惊,防止受伤;同时缓慢静脉推注钙剂,注意监测心率,避免液体外渗。

思 考 题

1. 对营养不良的患儿及其家庭应做哪些健康宣教?

2. 如何预防小儿发生维生素 D 缺乏性佝偻病?

3. 维生素 D 缺乏性手足搐搦症患儿惊厥发作时如何急救?

(姬栋岩)

第七章　新生儿与新生儿疾病护理

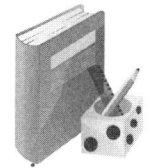

学习目标

通过本章内容的学习，学生应能够：
◎ 识记
1．列举本章所列新生儿疾病的病因及辅助检查方法。
2．描述正常足月儿和早产儿的特点。
3．描述本章所列新生儿疾病的临床表现和治疗原则。
4．说出新生儿分类及定义及胆红素脑病的定义。

理解
1．解释新生儿易患黄疸、败血症和新生儿寒冷损伤综合征的原因。
2．比较足月儿和早产儿外观的差异。
3．比较 ABO 溶血病和 Rh 溶血病的发病机制和临床表现的不同。
4．解释人工喂养的早产儿易患坏死性小肠结肠炎的原因。

运用
1．评估本章所列患病新生儿病情并为其制订护理计划。
2．对新生儿缺氧缺血性脑病、胆红素脑病遗留神经系统后遗症的患儿家长进行康复指导。

第一节　新生儿基本概念及分类

新生儿（neonate，newborn）是指从脐带结扎到生后 28 天内的婴儿。这是生理功能进行大的调整而逐渐适应宫外生活的时期。围生期（perinatal period）指产前、产时和产后的一段时期，国际上有多种定义，我国现采用的围生期定义是从妊娠 28 周至生后 7 天。新生儿期疾病有其特殊性，其发病率和死亡率在人的一生中最高，因此护理、监护和治疗都特别重要。国际上通常用新生儿死亡率和围产儿死亡率作为衡量某个国家和地区经济水平和卫生保健状况的标准之一。

一、新生儿分类

（一）根据胎龄分类

1．**足月儿**（full term infant）　指出生时胎龄满 37 周和小于 42 周（260～293 天）的新生儿。

2．**早产儿**（preterm infant）　指出生时胎龄小于 37 周（＜259 天）的新生儿，其中胎龄小于 28 周者称为极早早产儿或超未成熟儿。

3. 过期产儿（postterm infant） 指出生时胎龄大于等于42周（≥294天）的新生儿。

（二）根据体重分类

1. 正常出生体重儿（normal birth weigh，NBW） 指出生体重在2500～3999g之间的新生儿。

2. 低出生体重儿（low birth weigh，LBW） 指出生体重小于2500g的新生儿。其中出生体重小于1500g者又称极低出生体重（very low birth weigh，VLBW）儿；出生体重小于1000g者又称超低出生体重（extremely low birth weigh，ELBW）儿。

3. 巨大儿（macrosomia） 指出生体重达到或超过4000g的新生儿。

（三）根据体重与胎龄的关系分类

1. 适于胎龄（appropriate for gestational age，AGA）儿 指出生体重在同胎龄儿平均体重的第10～90百分位数之间的新生儿。

2. 小于胎龄（small for gestational age，SGA）儿 指出生体重在同胎龄儿平均体重第10百分位数以下的新生儿。胎龄在37～42周之间而体重小于2500g的新生儿称足月小样儿。

3. 大于胎龄（large for gestational age，LGA）儿 指出生体重在同胎龄儿平均体重第90百分位数以上的新生儿。

（四）高危儿

高危儿（high risk infant）指已发生或可能发生危重疾病的新生儿。需在出生后数天或数周严密观察。常见于以下情况：①母亲疾病史：母亲有糖尿病、感染、慢性心肺疾病、吸烟、吸毒、酗酒史，母亲为Rh阴性血型，过去有死胎、死产史或性传播病史。②母孕史：母亲年龄＞40岁或＜16岁；孕期有阴道流血、妊娠高血压疾病、先兆子痫、羊膜早破、胎盘早剥、前置胎盘。③异常分娩：如各种难产和手术产儿，分娩过程中母亲有使用镇静和（或）止痛药物史。④出生时异常：如出生时Apgar评分低于7分者，多胎儿、早产儿、过期产儿、小于胎龄儿、大于胎龄儿、巨大儿、宫内感染和各种严重先天畸形。

第二节　正常足月儿和早产儿的特点与护理

一、正常足月儿的特点和护理

（一）正常足月儿的解剖生理特点

1. 外观特点　正常新生儿哭声响亮，皮肤红润，胎毛少，耳壳软骨发育良好，乳晕清晰，乳头突起，乳房可扪到乳腺结节＞4mm，整个足底有较深的足纹，指（趾）甲发育良好，可达到或超过指（趾）尖。四肢肌张力好，呈屈曲状。男婴睾丸已降至阴囊，女婴大阴唇可覆盖小阴唇。

2. 呼吸系统　胎儿有微弱的呼吸，但呼吸处于抑制状态，出生时由于本体感受器及皮肤温度感受器受刺激，反射性引起呼吸中枢兴奋。胎儿肺内含有少量液体，分娩时经产道挤压，约1/3的肺液由口、鼻排出，其余由肺间质毛细血管和淋巴管吸收，如吸收延迟，则出现湿肺症状。出生后新生儿在第一次吸气后啼哭，肺泡张开，开始呼吸运动。新生儿鼻腔小，黏膜血管丰富，在炎症时易堵塞。胸腔小，肋间肌薄弱，呼吸时主要靠膈肌的运动，故以腹式呼吸为主。呼吸次数为35～45次/分，呼吸运动较表浅，节律不规则。

3. 循环系统　胎儿出生后血液循环发生重要变化，脐带结扎，肺循环阻力下降，卵圆孔和动脉导管功能性关闭。有的新生儿在生后最初几天内心前区可听到杂音，可能与动脉导管暂时未闭有关。新生儿心率波动较大，范围为90～160次/分，平均为120～140次/分，血压平均为 9.3/6.7kPa（70/50mmHg）。

4．消化系统 足月新生儿出生时吞咽功能已经完善，贲门括约肌不发达，胃呈水平位，幽门括约肌则发育良好，因此易发生溢乳和呕吐。新生儿消化道面积相对较大，有利于大量流质营养物质的消化和吸收。肠壁较薄，通透性高，有利于吸收母乳中免疫球蛋白，但也易使毒素和消化不全的营养物通过肠壁进入血液循环，而引起中毒或过敏反应。

胎粪由胎儿的肠黏膜分泌物、胆汁及咽下的羊水所组成，呈墨绿色糊状。出生后12h内开始排胎便，于2～3天内排完，若超过24h无胎粪排出，应检查新生儿是否存在肛门闭锁或其他消化道畸形。

足月儿除淀粉酶分泌不足外，消化道已能分泌充足的消化酶，能够满足其生理需求。新生儿肝葡萄糖醛酸转换酶的活力较低，是多数新生儿出现生理性黄疸的重要原因，同时对多种药物代谢能力低下，易发生药物中毒。

5．血液系统 足月儿血容量平均为85ml/kg。出生时新生儿血液中红细胞数、网织红细胞和血红蛋白含量高，血红蛋白量约170g/L（140～200g/L），不久逐渐下降。血红蛋白中胎儿血红蛋白（HbF）占70%～80%，以后逐渐被成人血红蛋白（HbA）替代。胎儿血红蛋白对氧的亲和力较强，氧离曲线左移，因此，缺氧时发绀不明显。新生儿刚出生时白细胞较高，约（15～20）×10^9/L，第3天开始明显下降，5天后接近婴儿值（10～12）×10^9/L。血小板出生时已达成人水平（150～300）×10^9/L。

6．泌尿系统 新生儿肾小球滤过功能低下，肾稀释功能与成人相似，但浓缩功能较差，排出同等量的溶质时，新生儿所需水分比成人多2～3倍。因此对牛乳喂养的新生儿应补足水分。新生儿肾的排磷功能较差，牛乳喂养者血磷较高，血钙偏低，故易发生低血钙。新生儿一般在生后24h内排尿，如生后48h仍不排尿，需进一步检查原因。

7．神经系统 新生儿的脑相对较大，其重量为出生体重的10%～20%（成人仅占2%），脊髓相对较长，其末端约在3、4腰椎下缘，故腰穿时应在第4、5腰椎间隙进针。足月儿大脑皮质兴奋性低，睡眠时间长，觉醒时间一昼夜仅为2～3h。新生儿出生时已具备多种暂时性的原始反射，常见的原始反射如下：

（1）觅食反射（rooting reflex）：用手指触摸新生儿口角周围皮肤，头部转向刺激侧并开始吸吮。

（2）吸吮反射（sucking reflex）：将乳头或奶嘴放入新生儿口内，出现有力的吸吮动作。

（3）握持反射（grasp reflex）：将物品或手指放入新生儿手心中，立即将其握紧。

（4）拥抱反射（Moro reflex）：用一手扶新生儿身体至半卧位，另一手托其头、颈部，然后迅速放低托头的手使其头、颈倾斜10°～15°或新生儿仰卧位，拍打床面后表现为其双臂伸直外展，双手张开，然后内收到胸前屈曲，双手握拳呈拥抱状。

上述反射生后数月自然消失，如新生儿期这些反射减弱或消失常提示有神经系统疾病、损伤或颅内出血。新生儿巴氏征、克氏征等病理征呈阳性反应属正常现象。

8．体温调节 由于外部环境温度比母亲子宫内低，新生儿刚出生时体温明显下降，以后若环境温度适中，体温逐渐回升，波动在36～37℃。新生儿体温调节中枢功能尚不完善，皮下脂肪薄，体表面积相对较大，容易散热。新生儿对寒冷的反应与成人不同，新生儿寒冷时无颤抖反应，主要依靠棕色脂肪的代谢产热，棕色脂肪分布在大血管周围、肩胛间区和肾周围。室温过高时，足月儿能通过皮肤蒸发和出汗散热，若体内水分不足，可使新生儿发生"脱水热"。室温过低时，则可发生硬肿症。适宜的环境温度（中性温度）对新生儿尤为重要。"中性温度"又称"适中温度"，指能维持正常体温及皮肤温度的最适宜的环境温度，在此温度下，身体耗氧量最少，蒸发散热量最少，新陈代谢最低。不同胎龄、不同出生体重、不同日龄的新生儿，其所需的中性温度是不同的。

9. **能量和体液代谢** 在中性环境温度下,新生儿的基础热卡需要量为209kJ/kg(50kcal/kg),加之活动、食物的热力作用、大便丢失和生长需要等,每日共需热卡为419~502kJ/kg(100~120kcal/kg)。新生儿体液总量占体重的70%~80%,每日液体需要量为:第1天60~80ml/kg,第2天80~100ml/kg,第3天以上100~140ml/kg。电解质需要量:钠、钾每日各需1~2mmol/kg。新生儿患病时易发生酸碱失衡,特别易发生代谢性酸中毒,需及时纠正。

10. **免疫系统** 新生儿特异性免疫和非特异性免疫功能均不成熟。胎儿可通过胎盘从母体获得IgG,因此,新生儿及最初数月的乳儿不易感染某些传染病(如麻疹等)。但IgA和IgM分子较大,不能通过胎盘,因此,新生儿易患呼吸道和消化道感染,以及大肠埃希菌和葡萄球菌引起的败血症。人乳(特别是初乳)中含分泌型IgA(SIgA),可提高抵抗力。新生儿网状内皮系统和白细胞的吞噬作用较弱,一些血清补体含量低,白细胞对真菌的杀灭能力也较低,因此,需要特别重视新生儿感染性疾病的预防。

11. **皮肤特点** 新生儿初生时皮肤上覆有一层灰白色胎脂,有保护皮肤和保暖的作用,胎脂的多少有个体差异,生后数小时渐被吸收。新生儿皮肤薄嫩,而且血管丰富,易擦伤而致细菌感染,严重者还可导致败血症,因此,皮肤的清洁和保护极为重要。

脐带经无菌结扎后逐渐干燥,残端多在3~7天内脱落。应注意保持脐带残端清洁和干燥,防止脐炎发生。

12. **新生儿常见的几种特殊生理状态**

(1)生理性黄疸:见本章第七节。

(2)新生儿生理性体重下降:新生儿出生数日内,因进食少,水分丢失过多导致体重的下降,5~6天降到最低点,但体重下降值一般不超过10%,7~10天后恢复到出生时体重。

(3)乳腺肿大:男女都可发生,在生后3~5天出现乳房肿大,如蚕豆或鸽蛋大小。其原因与母亲内分泌影响有关。多于生后2~3周消退,不必特殊处理,若强力挤出乳汁可造成乳腺继发感染。

(4)假月经:少数女婴生后5~7天从阴道流出少量血液,持续1~3天自止。其原因是母亲妊娠后期雌激素进入胎儿体内,出生后突然中断,形成类似月经的出血,一般不需处理。

(5)"马牙"和"螳螂嘴":新生儿上腭中线和齿龈切缘上常有黄白色小斑点,俗称"板牙"或"马牙",是上皮细胞堆积或黏液腺分泌物积留所致,形成"上皮珠",在生后数周至数月自行消失,不可刮擦或挑破。新生儿两颊部各有一隆起脂肪垫,俗称"螳螂嘴",有利于吸吮乳汁,不应挑割,以免发生感染。

(6)新生儿红斑及粟粒疹:生后1~2天,在头部、躯干及四肢常出现大小不等的多形红斑,称为"新生儿红斑";也可因皮脂腺堆积形成小米粒大小黄白色皮疹,称为"新生儿粟粒疹",几天后便自然消失。

(二)**新生儿护理**

护理在新生儿医学中占重要位置,是预防新生儿疾病、促进儿童健康成长的一项重要措施。

1. **娩出后的护理**

(1)新生儿娩出后,开始呼吸前,应迅速清除口、咽、鼻部的黏液及羊水,保持呼吸道通畅,以免引起吸入性肺炎。

(2)新生儿娩出后1~2min内结扎脐带断端,并将残端无菌包扎。

(3)用消毒纱布或脱脂棉清洁眼部,可给予0.25%氯霉素眼药水滴眼。

(4)出生后,将头皮、耳后、腋下及其皮肤皱褶处的血迹轻轻揩去。胎脂不必洗去,在生后数小时开始胎脂会逐渐被吸收。用干毛巾吸干羊水,擦干皮肤后,用预先温热好的包被包裹婴儿,然后放入中性温度环境中,以保持体温稳定。

(5)戴好名签:将写明母亲姓名、床号、婴儿性别和出生日期、时间的名签给新生儿戴上。

2. 保持呼吸道通畅

(1)经常检查新生儿鼻孔是否通畅,清除鼻孔内的分泌物。

(2)保持新生儿适宜的体位,一般以右侧卧位为好。仰卧时应避免颈部前屈或过度后仰。婴儿俯卧时,应有专人看护,防止发生窒息。

(3)避免包被、奶瓶、母亲的乳房或其他用物遮盖新生儿口鼻腔或压迫胸部。

3. 保暖 新生儿体温调节功能不完善,因此应有足够的保暖措施,保暖方法有戴帽子、母亲怀抱、热水袋、婴儿暖箱和远红外辐射床等。使用时因人而异,最好使婴儿处于中性温度的环境中。此外,医护工人员在接触婴儿时,手、仪器、物品等均应预热,以免导致传导散热。注意各项护理工作集中进行,暴露婴儿的时间不宜太长。

4. 喂养

(1)早期哺乳:正常新生儿生后 20~30min 常处于兴奋期,吸吮力强,应让新生儿吸吮母亲乳头,以促进乳汁分泌,并防止低血糖,鼓励按需哺乳。也可用人乳库的母乳(人乳库即采集母亲的乳汁以供自己的新生儿所需,或供乳者的乳汁。供乳者应身体健康无慢性疾病及传染病,采集的乳汁须经 62.5℃ 30min 巴氏消毒,在 4℃ 的冰箱冷藏室可保存 24h,在冷冻室可保存 3 个月)。确系无母乳者,先试喂 5%~10% 葡萄糖水,若无消化道畸形,吸吮吞咽能力良好婴儿可给予配方乳,配方乳可每 3h 1 次,每日 7~8 次,人工喂养者,应注意奶具专用和清洁、消毒。母乳喂奶前应清洗乳头,喂奶后将婴儿竖立抱起,轻拍背部,以排出咽下的空气,防止溢奶。奶量以喂养后安静、不吐、无腹胀、胃内无残留(经胃管喂养)和理想的体重增长(15~30g/d,生理性体重下降期除外)为标准,否则应注意查找原因。

(2)定时测量体重,以了解营养状况和发育情况。

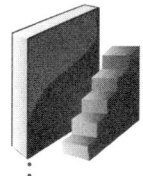
知识拓展

非营养性吸吮

口腔是新生儿知觉的"摇篮",是快乐的最初来源,也是表达情感的工具。健康足月儿可有多种口腔运动,其中吸吮可分为营养性吸吮(nutritive sucking, NS)和非营养性吸吮(non-nutritive sucking, NNS)。不能接受经口喂养的新生儿给其空的橡皮乳头,即称非营养性吸吮。一般应用在两次喂食之间。NS 为患儿提供营养,NNS 可使患儿感到温暖和安全。可以说是提供早产儿自我调节与自我安慰的资源,而且是一个正向引介营养性吸吮与喂食的基础。

采取 NNS 给早产儿造成视觉、感觉的刺激,使迷走神经兴奋,刺激 G 细胞释放胃动素、胃泌素及胃酸的分泌,促进胃肠蠕动,加速胃排空,促进胎粪的排泄,减少食管反流等并发症。非营养性吸吮能促进胃肠道的生长发育及胃肠功能的成熟;促进经口进食的准备度;促进早产儿体重增长。

在医源性刺激时给患儿提供 NNS,可减轻医源性刺激对患儿的影响。改善氧合作用,降低颅内压。在疼痛操作时采用 NNS 可使心率明显降低,氧分压明显提高,并减轻新生儿的痛苦。

5．预防感染

（1）新生儿室的环境：新生儿室应阳光充足、空气流通。有条件的医院最好配备空调和空气净化设备。保持室温在22～24℃，相对湿度55%～65%。规模较大的病区应设入院观察室、危重监护室（NICU）、足月儿室及早产儿室，另配1～2间空房间，供临时隔离或空气消毒时使用。新生儿室应使用湿式法进行日常清洁，每晚应用紫外线照射30min，并定期全面清洁和消毒。

（2）工作人员的管理：建立和严格遵守消毒隔离制度，入新生儿室需更衣、换鞋、洗手，护理每个新生儿前后均要洗手，治疗器具使用后用消毒液擦洗。每季度对工作人员做一次咽拭子培养，对带菌者及患感染性疾病者应暂时调离新生儿室。

（3）脐部、皮肤和黏膜的护理：每天用75%酒精棉签擦拭脐带残端和脐窝部，保持脐带残端清洁和干燥，一般生后3～7天脐带残端脱落。脐带脱落前，应每天检查脐部有无渗血，若渗血较多，应重新结扎。同时观察脐部有无脓性分泌物和异味，脐轮有无红肿等，以及时发现感染表现。每天为婴儿沐浴时注意检查皮肤黏膜的情况，包括颜色、有无化脓灶和出血点等。脐带脱落前可用干擦法清洁皮肤，用湿毛巾轻轻除去皱褶处的污物。脐带脱落后每天洗澡至少1次，每次大便后用温水洗净臀部，以免发生尿布皮炎。尿布应用浅色、柔软、吸水性强的棉布或一次性纸尿裤，勿用塑料或橡皮制品。婴儿衣服应柔软、宽松、不用纽扣。我国传统的"蜡烛包"式包裹婴儿的方法不适于儿童的发育，不宜采用。

口腔黏膜不宜擦洗，每次喂乳后喂少许温开水洗净口腔。不可挖婴儿的鼻腔和耳道，以免损伤黏膜，若鼻腔有分泌物，可用消毒棉签蘸水轻轻拭去。清洁眼部分泌物时，应由眼睑内侧向外侧擦拭，必要时用抗生素眼药水滴眼。

6．促进母婴感情建立

正常新生儿出生后即可让其裸体伏于母亲胸部，吸吮乳头，既可刺激乳汁的分泌，又可促进母子情感的联结。同时，大力提倡母婴同室和母乳喂养，应尽早（生后30min内）将新生儿安放在母亲身旁。在婴儿安静清醒时，鼓励家长给婴儿以良性的皮肤刺激，如抚摸头部、面颊、额头和四肢等，以及轻轻抱起和摇动，眼神和语言的交流有利于婴儿身心发育。

7．预防接种

按时接种卡介苗和乙型肝炎疫苗第一针。

8．健康教育

向家长介绍婴儿喂养、保暖、预防感染、预防接种、促进发育等知识。有条件地区逐步开展先天性甲状腺功能减低症、苯丙酮尿症和半乳糖症等先天性代谢性疾病或遗传疾病的筛查，如有异常在新生儿期开始治疗可取得良好效果，否则对智力和体格发育影响严重。

二、早产儿的特点和护理

早产儿指胎龄小于37周（<259天）的新生儿。其发生率因地区不同而异，为5%～8%。早产儿的死亡率随出生体重的减少而急剧上升，达12.7%～20.8%，远高于足月儿。

（一）病因

发生早产的原因至今未完全明了，母亲因素可能起主要作用。下列因素为高危因素：

1．母亲因素　①孕妇年龄过大或过小、身材矮小。②孕妇患妊娠高血压疾病、慢性心肾疾患、营养不良、感染、内分泌失调、外伤或手术、情绪波动。③孕妇吸烟、酗酒、吸毒。

2．胎儿因素　①双胎或多胎、胎位异常。②先天畸形及染色体异常，如21-三体综合征等。③宫内感染，如风疹病毒、单纯疱疹病毒、巨细胞病毒感染等。胎儿窘迫、贫血或严重溶血。

3．子宫、脐带、胎盘因素　①子宫发育不良、子宫肌瘤、子宫颈功能不全、子宫内膜炎等。②脐带过短、扭转。③胎盘功能不全，如小胎盘、胎盘绒毛梗死或血管阻塞、大血肿、前置胎盘、胎盘早剥等。

(二) 早产儿的解剖生理特点

1. 外观特点 早产儿哭声低弱，四肢肌张力低下，皮肤薄、红嫩，胎毛多。头发少，呈绒线状。耳郭软骨发育不成熟，紧贴颅骨。乳晕不清，乳腺结节小或不能摸到。足底光滑，纹理少。指（趾）甲软，未达到指（趾）尖。男婴睾丸未降至阴囊，女婴大阴唇不能覆盖小阴唇。

2. 呼吸系统 早产儿呼吸器官及呼吸中枢发育不成熟，呼吸浅快且节律不规则，常发生呼吸暂停。呼吸暂停是指呼吸停止达 > 20s，伴心率减慢（< 100 次 / 分）并出现发绀。由于肺泡 Ⅱ 型上皮细胞功能和数量均不足，肺泡表面活性物质少，早产儿易发生肺透明膜病。有宫内窘迫史的早产儿，易发生吸入性肺炎。以上这些均使早产儿易发生缺氧和呼吸衰竭。

3. 循环系统 早产儿心率偏快，血压偏低。由于肺部小动脉的肌肉层发育未完全，动脉导管关闭常延迟，胎龄越小，其发生动脉导管未闭（PDA）的比例越高，PDA 能引起左向右分流，可无症状，也可导致肺水肿、缺氧，导致肺动脉高压，造成心力衰竭。

4. 消化系统 早产儿胎龄越小，其吸吮及吞咽能力越差，易呛乳而致乳汁吸入。贲门括约肌松弛，胃容量小，易溢乳。早产儿对脂肪的消化能力较弱，对脂溶性维生素的吸收较差。早产儿生长发育所需的营养素相对高，但消化能力弱，因此需要合理安排喂养，以母乳喂养为宜。早产儿因缺氧及喂养不当易发生急性坏死性小肠结肠炎，要注意配方乳的渗透压不可超过 460mmol/L。

早产儿肝功能不成熟，葡萄糖醛酸转换酶不足，因此生理性黄疸程度重，持续时间长，易发生胆红素脑病。肝内维生素 K 依赖凝血因子合成少，易发生出血症状。早产儿肝糖原储存少及合成蛋白质的功能差，易发生低血糖和低蛋白血症。

5. 泌尿系统 早产儿肾小球和肾小管不成熟，处理水、电解质和酸性物质能力差，易发生酸中毒。肾小球的滤过率低，浓缩功能较足月儿差，易发生水肿和低钠血症。由于肝糖原储存少，以及肾小管重吸收葡萄糖能力差，易出现低血糖。

6. 血液系统 早月儿血容量平均为 89 ~ 105ml/kg。周围血中有核红细胞较多，血小板略低于足月儿，维生素 K 缺乏，血管脆弱，易出血。维生素 E 缺乏亦是引起早产儿贫血的原因之一。

7. 神经系统 神经系统的功能和胎龄有密切关系，胎龄越小，反应越差，原始反射难以引出或表现反射的不完整，因此，神经系统检查可作为估计胎龄的依据。早产儿易发生缺氧，导致缺氧缺血性脑病。早产儿脑室管膜下存在发达的胚胎生发层基质，该组织是一个未成熟毛细血管网，易导致颅内出血。

8. 体温调节 早产儿缺少棕色脂肪，基础代谢低，产热少，体表面积相对大，皮下脂肪少，易散热，体温易随环境温度变化而变化，早产儿易出现体温偏低或不升，故要特别注意保暖，随时调节环境温度，胎龄越小，中性温度要求越高。另一方面，由于汗腺发育不成熟，出汗功能不全，易发生体温过高。

9. 免疫功能 早产儿体液免疫和细胞免疫均不成熟，由母体处所获得的 IgG 免疫球蛋白抗体少（抗体是在妊娠末期经胎盘获得），自身细胞免疫及抗体 IgA、IgD、IgE、IgG、IgM 合成不足，补体水平低下，皮肤屏障功能差，使早产儿对各种感染的抵抗力极弱。

10. 生长发育快 早产儿 1 周岁时体重可达出生体重的 5 ~ 7 倍。由于生长快，易发生低血钙和维生素 D 缺乏性佝偻病。

11. 早产儿视网膜病（ROP）和慢性肺损伤（CLD） 随着医疗护理技术的进步及新生儿重症监护室 NICU 的普遍建立，多数早产儿生后在 NICU 接受治疗和护理，由于早产儿视网膜发育未成熟，氧疗时间过长或浓度过高等外因作用下，视网膜发生血管增生，导致 ROP。长时间吸入高浓度的氧可发生慢性肺损伤，早产儿慢性肺损伤主要表现为慢性肺部疾病，即早产儿出生不久需机械通气和高浓度的氧治疗，但在生后28天仍依赖吸氧，并有肺功能异常。

（二）常见护理诊断/问题

1．体温过低　与体温调节功能差有关。
2．自主呼吸受损　与呼吸中枢和肺发育不成熟有关。
3．营养失调：低于机体需要量　与吸吮、吞咽、消化吸收功能差有关。
4．有感染的危险　与免疫功能低下有关。
5．潜在并发症：出血、低血糖。

（三）护理措施

1．**病室环境**　早产儿应与足月儿分开护理。室内温度保持在24～26℃，晨间护理时应达27～28℃，相对湿度55%～65%。早产儿室应设置婴儿培养箱（封闭式暖箱）、远红外保暖床、微量输液泵、给氧和光疗等设备。工作人员应具有高度责任感、丰富的知识和经验，人员相对固定。

2．**保暖**　早产儿出生后，应根据其体重、胎龄和特殊病情，立即给予不同的保暖措施，同时加强体温监测，每4～6h测体温1次。一般体重小于2000g者，应尽早将婴儿置于暖箱中保暖，并将箱温调至中性温度（表7-1），体重越轻，中性温度越接近早产儿的体温。体重大于2000g者可在箱外保暖。条件较差的单位可因地制宜，采取简易方法，如使用暖水袋保暖，水温为50～70℃，用毛巾包裹后放置在婴儿两侧和足下，应注意防止烫伤发生。新生儿头部散热量大，可为其戴绒布帽。还可用母亲怀抱的方式保暖，但应避免因堵塞新生儿口、鼻而导致窒息死亡。护理早产儿应在暖箱中或暖床上进行，集中各项护理操作，并尽量缩短操作时间，以免造成体温降低。早产儿每日体温应稳定在36～37℃，温差小于1℃。

表7-1　新生儿的中性温度与出生体重、日龄关系表

出生体重（g）	暖箱温度			
	35℃	34℃	33℃	32℃
1000	初生10d内	10d以后	3周以后	5周以后
1500	–	出生10d内	10d以后	4周后
2000	–	初生2d内	2d以后	3周以后
>2500	–	–	初生2d内	2d以后

3．**喂养**　为防止发生低血糖，早期合理喂养十分重要。早产儿生长发育速度快，所需营养物质多，若经口喂养不能满足营养需要，可通过静脉补充营养和液体。

（1）开奶时间：早产儿出生后应尽早喂养，预防低血糖的发生，从微量喂养逐步增加到足量喂养，第一口可喂消毒过的水，如吸吮吞咽无问题，试喂糖水，无呕吐等不良反应者可喂奶。如发生过呼吸困难、手术产儿或体重过低者，应延迟开奶时间，并采用静脉营养。

（2）乳液选择：母乳喂养是最佳选择，同时给予母乳强化剂。无母乳或人乳库的供者人乳时可选用早产儿配方乳，早产儿配方乳中蛋白质含量至少为2g/100ml，并以乳清蛋白为主。

（3）喂奶量及间隔时间：主要与早产儿的体重、日龄有关，并根据其活动量、病情，以及耐受程度而定，不可硬性规定，以不发生胃潴留和呕吐为原则，确定喂哺量和间隔时间。多数早产儿可按502.3kJ/(kg·d)[120kal/(kg·d)]热卡计算供给，最大量669.7kJ/(kg·d)[160kal/(kg·d)]，水分需70～150ml/(kg·d)。生后第1天一般给予总量60～90ml/(kg·d)，热卡50～72kal/(kg·d)，可每2～4h喂养1次，以后总量逐渐增加至100～160ml/(kg·d)，

热卡 80～128kal/(kg·d)，第二周可给予液量 150～200ml/(kg·d)，热卡 120～160kal/(kg·d)。

(4) 喂养方法：根据早产儿的吸吮能力可采用以下方法。①直接母乳喂养：出生体重较大且吸吮能力强的可直接喂哺母乳，但应避免疲劳。②奶瓶喂养：用于体重较大且有吸吮力的早产儿，奶嘴应较软，奶孔大小适宜，奶孔过大可引起呛咳、窒息，过小易使婴儿疲劳。③滴管喂养：用于吸吮能力差，但有吞咽能力的早产儿。④管饲法喂养：适用于吸吮和吞咽能力均差的早产儿，注意插管的深度和确认是否插入胃内，每次灌注奶液前应检查胃潴留情况，也可采用重力喂养或微量泵喂养。此法有助于保存早产儿的体力。喂哺时和喂哺后应注意观察有无发绀、呛咳、溢乳、呕吐等异常反应。必要时可于喂奶前后吸氧。每天应详细记录出入量，准确测量体重，以便分析调整营养量。

早产儿还需补充一些维生素和矿物质。出生后立即肌内注射维生素 K_1 1mg/d，连续 3～5 日，预防出血症。生后 10 日开始补充维生素 D100IU/d 逐步增加至 400～1000IU/d。6 周后补充铁剂，元素铁 2～4mg/(kg·d)。此外，还应补充维生素 A、B、C、E。极低出生体重儿出生后可给予重组人类红细胞生成素，每周 600～750IU/kg，皮下注射，分 3 次给药，可减少输血需要。

4. **预防感染**　在护理中极为重要，早产儿抵抗力比足月儿更低，更应注意消毒隔离。严格遵守空气和物品消毒制度，加强工作人员的管理，防止交叉感染，护理前后需用肥皂洗手或消毒液擦手，护理人员定期做鼻咽拭子培养，感染及带菌者调离早产儿室。加强口腔、皮肤及脐部的护理。经常帮助早产儿更换体位，以防发生肺炎。

5. **维持有效呼吸**　早产儿易发生呼吸暂停，需观察其呼吸状态，若出现呼吸暂停，给予弹足底、托背等刺激。早产儿有缺氧表现者给予吸氧吸入，采用间断低流量吸氧方式，氧浓度一般为 30%～40%，持续吸氧时间不宜超过 3 天，预防发生 ROP 和 CLD。

6. **密切观察病情**　早产儿各器官系统功能不成熟，护理人员应加强巡视，密切观察病情变化。如发现异常表现，如体温低、呼吸不规则或呻吟、面部或全身青紫或苍白、烦躁不安、反应低下、惊厥发生、黄疸出现早或程度重、拒食等，应及时报告医师，并协助查找原因，进行处理。

7. **提供发育支持护理**　NICU 环境中的噪声、强光、过多的触碰、侵入性治疗、疼痛刺激、不舒适的体位、与家庭的分离可对早产儿造成不良影响。发育支持护理主要是通过医护人员改变 NICU 环境和照顾方式，促进早产儿生长发育，以及自我调节能力，从而预先保障早产儿及其家人的身心健康的护理方法。进行光线、噪声的控制，如把灯光调至幽暗，保温箱使用遮光罩，制造出一个类似子宫幽暗的环境。降低工作人员活动声响及应用耳塞降低噪声。设置昼夜交替和安静时间段，集中护理照顾活动；采用鸟巢式护理使早产儿的姿势与胎儿在宫内姿势相似；提供非营养性吸吮，减少疼痛的刺激，鼓励早产儿父母亲执行袋鼠式护理。发育支持护理可促进早产儿体重的增长、行为智能发育、促进治疗、减少住院日、减少住院费用和促进家庭功能。

8. **健康教育**

(1) 指导并示范护理早产儿方法，指导家长保暖、喂养及预防感染的方法和注意事项。在护理早产儿前后必须洗手，减少他人探视，家中有感染者避免接触早产儿。

(2) 指导早产儿出院后定期到医院复查，指导生后 10 天开始用维生素 D 制剂、生后 6 周补充铁剂，以预防佝偻病和贫血，按时预防接种；定期进行生长发育监测。

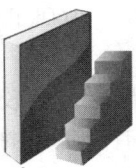

知识拓展

袋鼠式护理

袋鼠式护理（kangaroo mother care，KMC）又名皮肤接触护理（skin-to-skin care），是20世纪80年代初发展起来的主要针对早期新生儿的一种护理方式，是指住院或较早出院的低出生体重儿在出生早期即开始同母亲进行一段时间的皮肤接触，并将此种方式坚持到校正胎龄为40周时。因产妇将新生儿放在胸前喂养的姿势十分像袋鼠，故这一护理喂养方式被命名为"袋鼠式护理"。在实施KMC时，要求母亲和新生儿24 h在一起，新生儿在母亲的胸前呈平行或半倾斜位。KMC包括母婴之间早期、持续地皮肤接触，纯母乳喂养（理想情况），从住院时开始，可持续至家中，作为一种温柔、有效的方法，可以避免早产儿在繁忙病房中受到的日常不良刺激。

KMC是一种科学、有效、人性化的新生儿护理模式。它可以用相对低廉的费用得到高质量的新生儿护理服务，能够降低院内感染发生率；促进母乳喂养；有利于早产儿的生长发育及神经系统的发育；可减轻母亲产后焦虑；有利于母亲和新生儿产后的相互交流；提高母亲的满意度和母亲情绪的稳定。

第三节 新生儿窒息

新生儿窒息（asphyxia of the newborn）是指由于产前、产时或产后的各种原因引起，在生后1min内不能建立自主呼吸或未能建立规律呼吸，伴有低氧血症、高碳酸血症和酸中毒，是围产期婴儿死亡和致残的重要原因之一。

一、病因

凡能造成胎儿、新生儿血氧浓度降低的任何因素都会造成新生儿窒息。

1. 孕母因素 孕母患糖尿病、严重贫血和心、肾等全身性疾病；患妊娠高血压等产科疾病；吸毒、吸烟；母亲年龄≥35岁或<16岁；多胎妊娠。

2. 胎盘异常 前置胎盘、胎盘早期剥离和胎盘老化等均可引起母胎之间气体交换不充分。

3. 脐带异常 因脐带打结、受压、绕颈、脱垂等可造成脐带血流中断。

4. 胎儿因素 各种高危新生儿：早产儿、小于胎龄儿、巨大儿、有严重先天畸形的新生儿、羊水或胎粪吸入者、宫内感染所致神经系统受损。

5. 分娩因素 难产、手术助产如高位产钳、胎头吸引等；产程中麻醉剂等使用不当。

二、病理生理

正常新生儿应于生后2s开始呼吸，5s后啼哭，10s到1min出现比较规律的呼吸。新生儿窒息的本质是缺氧。

（一）呼吸改变

1. 原发性呼吸暂停（primary apnea） 缺氧初期呼吸深快，继之出现呼吸停止、心率减慢，血压升高，为原发性呼吸暂停，此时若病因解除、给氧和物理刺激，可恢复自主呼吸。

2. 继发性呼吸暂停（secondary apnea） 缺氧继续存在，婴儿出现喘息样呼吸，心率、血氧持续下降，在最后一次深度喘息后进入继发性呼吸暂停，此时必须给予正压通气方可恢复自主呼吸。

（二）各器官血流量改变

窒息早期，因低氧血症和酸中毒导致血流重新分布，胃肠道、肺、肾、肌肉和皮肤等器官血管收缩，血流减少，心、脑、肾上腺等重要器官的血液供应得到保证。若严重窒息，缺氧持续存在时，发生严重代谢性酸中毒，导致全身各重要器官受累，包括呼吸衰竭、循环障碍、脑损伤、坏死性小肠结肠炎、肾损害以及低血糖等生化和血液改变。

（三）血生化及代谢改变

$PaCO_2$ 升高、pH 及 PaO_2 下降，低糖血症、低钙血症、低钠血症、高胆红素血症。

三、临床表现

1. **胎儿窒息** 胎儿缺氧早期表现为胎动增加，胎心率加快 > 160 次/分；晚期胎动减少（< 20 次/12 小时）甚至消失，胎心率减慢至 < 100 次/分，最后停搏，羊水可被胎粪污染成黄绿色或深绿色。

2. **新生儿窒息** 根据皮肤颜色、呼吸、心率、肌张力和对刺激的反应来判断窒息的严重程度，新生儿娩出时的窒息程度可用 Apgar 评分进行评估，于出生后 1min、5min 各评 1 次，评分 8～10 分为正常；4～7 分为轻度窒息，患儿全身青紫，呼吸浅表或不规则，肌张力增强或正常；0～3 分为重度窒息，患儿皮肤苍白，呼吸微弱或无呼吸，肌张力低下。若生后 1min 评 8～10 分而数分钟后又降到 7 分以下者亦属窒息（表 7-2）。

表7-2 新生儿Apgar评分内容和标准

体征	评分标准		
	0	1	2
皮肤颜色	青紫或苍白	躯干红、四肢青紫	全身红
心率（次/分）	无	< 100	> 100
刺激反应	无反应	有些动作	反应好
肌张力	松弛	四肢略曲屈	四肢活动
呼吸	无	慢、不规则	正常，哭声响

3. **窒息后并发症** 窒息儿经过及时抢救大多数能够恢复呼吸，皮色转红，哭声响亮。少数重度窒息或缺氧较久可引起多脏器损害。可有循环衰竭、持续胎儿循环；羊水或胎粪吸入综合征、呼吸暂停；尿少、血尿；缺氧缺血性脑病、颅内出血；低血糖、低血钠、低血钙；坏死性小肠结肠炎；黄疸加重等。严重者可遗留永久性神经系统后遗症。

四、辅助检查

血气分析显示呼吸性酸中毒和代谢性酸中毒，pH 降低，$PaCO_2$ 升高，PaO_2 下降，BE 值下降。头颅 B 超或 CT 检查可帮助诊断缺氧缺血性脑病和颅内出血。

五、治疗原则

1. **预防** 做好产前检查，对高危胎儿进行监护，教会孕妇自我监测胎动，有助于早期发现胎儿缺氧，出现胎动变慢或加速及心率改变时须给孕妇吸氧。

2. **复苏前的准备** 早期预测，估计胎儿娩出后有窒息的危险性时，做好抢救和复苏的准备工作，包括技术、设备、用品和人员安排等。

3. **复苏** 采用国际上通用的ABCDE复苏方案：A（airway）清理呼吸道，B（breathing）建立呼吸，C（circulation）维持正常循环，D（drug）药物治疗，E（evalution）评价和监护。前三项最为重要，其中A是根本，B是关键，E贯穿于整个复苏过程中。呼吸、心率和皮肤颜色是窒息复苏的三大指标，并遵循评估→决策→措施程序，如此循环往复，直到完成复苏。

六、护理评估

1. **健康史** 了解孕母年龄，孕期是否有糖尿病、高血压、严重贫血、心、肾疾病、感染和胎盘异常等；了解患儿出生时是否脐带打结、受压、绕颈、脱垂；有无羊水吸入及羊水是否混浊和Apgar评分结果；母亲产时是否用药、是否有吸毒、吸烟史。

2. **身体状况** 观察患儿皮肤颜色、意识状态，注意有无嗜睡、昏迷或兴奋；注意呼吸、心率及肌张力的改变，原始反射是否正常存在，有无惊厥、呼吸暂停、瞳孔大小及对光反射情况；了解血气分析、血生化及颅脑影响检查结果。

3. **心理社会状况** 了解患儿父母对本病的病因、性质、治疗及预后的认识程度；评估家长对本病的治疗态度和心理承受能力。

七、常见护理诊断/问题

1. **自主呼吸受损** 与羊水、气道分泌物吸入导致低氧血症和高碳酸血症有关。
2. **有感染的危险** 与免疫功能低下有关。
3. **体温过低** 与缺氧、环境温度低下有关。
4. **潜在并发症**：缺血缺氧性脑病。
5. **恐惧（家长）** 与病情危重及预后不良有关。

八、护理措施

新生儿娩出后应分秒必争进行抢救，按ABCDE复苏方案进行，不应延迟至1分钟Apgar评分后进行。

（一）最初的评估

出生后用数秒的时间立即进行快速评估：是足月吗？羊水清吗？有呼吸或哭声吗？肌张力好吗？如以上4项任何1项为否，则立即进行初步的复苏（图7-1）。

（二）清理呼吸道和触觉刺激

1. **注意保暖** 将出生新生儿置于预热的开放式远红外抢救台上，生后立即用温热毛巾擦干头部及全身的羊水及血迹以减少散热。

2. **摆好体位** 患儿仰卧，轻度的头低足高位，肩部以毛巾垫肩2~3cm使颈部轻微仰伸。

3. **清理呼吸道** 胎头娩出后，不应急于娩肩，而应立即挤尽口、咽、鼻部的黏液。新生儿娩出后立即用吸管吸净口腔、鼻及咽喉中的黏液和分泌物，因鼻腔较敏感，受刺激后易触发呼吸，应先吸口腔后吸鼻腔，如羊水混有较多胎粪，第一次呼吸前应立即吸净气道内的胎粪，每次吸引时间不超过10s，保持呼吸道通畅。

4. **触觉刺激** 用手拍打或手指弹患儿的足底或摩擦背部皮肤2次以诱发自主呼吸。以上步骤应在30s内完成。若出现自主呼吸，心率＞100次/分，给予保暖观察。

（三）建立呼吸

新生儿经清理呼吸道和触觉刺激等初步的复苏后仍无自主呼吸，或虽有自主呼吸但不充分，心率＜100次/分，或持续性中心性发绀，应立即用100%的氧进行正压通气。频率40~60次/分，压力最初几次30~40cmH$_2$O，以后维持在20cmH$_2$O，以心率增加接近正常、

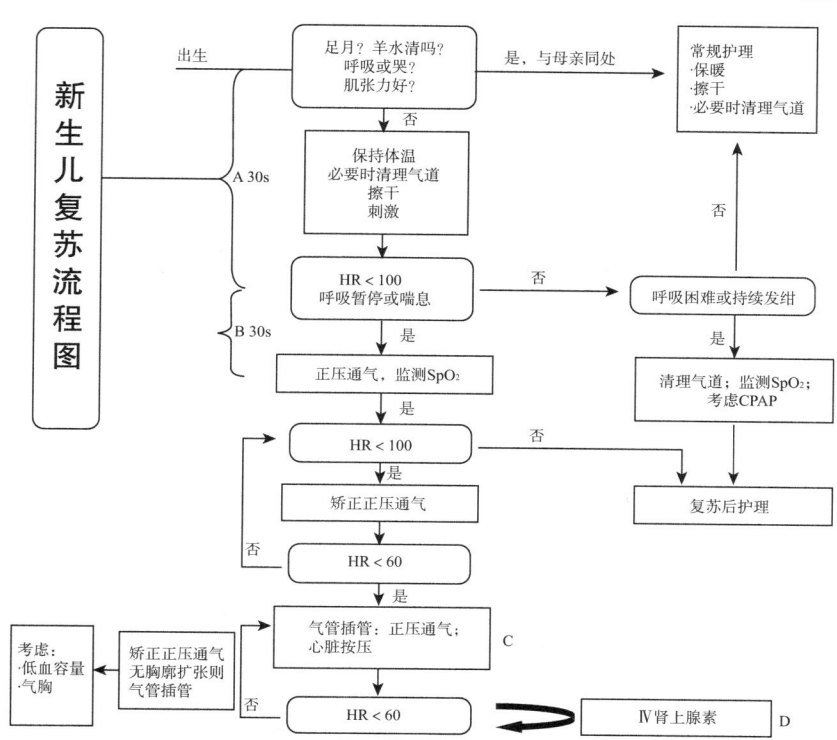

图 7-1 新生儿窒息复苏步骤和程序

胸廓起伏、听诊呼吸音正常为宜。经正压人工呼吸 30s 后，如出现自主呼吸，心率＞100 次/分，可逐步减少并停止正压人工通气，否则须继续用气囊面罩或气管插管正压通气。

（四）建立正常循环

无心率或气管插管正压人工呼吸 30s 后心率＜60 次/分，需胸外按压心脏，用双拇指或中示指按压胸骨体下 1/3 处，频率 90 次/分（按压 3 次通气 1 次），按压深度为胸廓前后径的 1/3，按压有效可摸到大动脉搏动。

（五）药物治疗

用 100% 氧充分正压人工呼吸和胸外按压心脏 30s 后，心率仍＜60 次/分，立即给予 1∶10000 肾上腺素 0.1～0.3ml/kg，首选脐静脉导管内注入，或气管内滴入，必要时可重复使用，当心率＞100 次/分停止用药。同时，根据病情用药以扩充血容量和纠正酸中毒。但碳酸氢钠在窒息复苏中不建议使用，严重代谢性酸中毒，在建立正常通气后可用 5% 碳酸氢钠 2～4ml/kg，加等量 5% 葡萄糖，缓慢静脉输注（5～10min）。因母亲在分娩前 4～6h 用麻醉剂而致呼吸抑制的新生儿可用纳洛酮 0.1mg/kg 静滴或气管滴入，但母亲疑有吸毒或持续使用美沙酮者，其新生儿不可用纳洛酮。

（六）评价

复苏过程中，每操作一步的同时，均要评价患儿的情况，再决定下一步的操作，即评估→决定→操作→再评估→再决定→再操作，如此循环，直到完成复苏。

（七）监护

复苏后至少监护 3 天，注意病情观察，监护呼吸、心率、血压、尿量、皮肤颜色、末梢循环、神经反射、意识状态、眼神、瞳孔大小和反射、哭声、肌张力、吸吮力等。并注意喂养、大小便情况、预防感染等问题。

在复苏全过程中注意应做好保暖工作，应每 4～6h 测量肛温、腋温及环境温度。在呼吸道分泌物未吸净前不要刺激婴儿啼哭或加压给氧。给氧时压力避免过高引起气胸或肺大泡。技术动作要迅速、熟练，且操作须轻柔避免创伤。

（八）健康教育

孕妇要定期做产前检查，教会孕妇自我监测胎动，及时处理异常情况。高危孕产妇可转运至复苏条件较好的医院分娩。

第四节 新生儿呼吸窘迫综合征

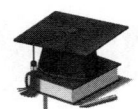

案例 7-1A

患儿，女，生后 6h。呼吸困难、呻吟伴青紫 2h。患儿自 2h 前开始呼吸急促，进行性加重伴呻吟，发绀，哭声低弱。患儿系 G_2P_1，孕 32 周，羊水清，生后 Apgar 评分 1min 8 分。

查体：T 36.5℃，P 160 次/分，R 76 次/分，体重 1700g，身长 46cm，早产儿貌，一般情况差，嗜睡，反应差，哭声低弱，有呻吟，面色发绀，皮肤黏膜无黄染，前囟 2.0cm×2.0cm，平坦，有吸气性三凹征，双肺呼吸音低，未闻及干、湿性啰音，心率 160 次/分，律齐，腹平软，肝肋下 2cm，四肢肌张力减弱，吸吮反射弱，觅食、握持、拥抱反射未引出。化验：血气分析 PaO_2 45mmHg，$PaCO_2$ 56mmHg，pH 7.25；泡沫试验（－）。

问题与思考：

1．患儿最可能的临床诊断是什么？
2．依据病史写出该病的临床诊断依据。

新生儿呼吸窘迫综合征（neonatal respiratory distress syndrome，NRDS）又称新生儿肺透明膜病（hyaline membrane disease，HMD），是由于缺乏肺表面活性物质所致，临床上以出生后不久即出现的进行性呼吸困难、青紫、呼气性呻吟、吸气性三凹征和呼吸衰竭为特征。主要发生在早产儿，胎龄越小，发病率越高。

一、病因及发病机制

本病主要是由于缺乏肺表面活性物质（pulmonary surfactant，PS）引起。PS 由肺泡Ⅱ型细胞产生，在胎龄 18～20 周开始产生，缓慢增加，35 周后迅速增加。在早产、缺氧、剖宫产、糖尿病孕母的婴儿和肺部严重感染情况下，肺泡表面活性物质的生成受到影响，本病发病率增高。

PS 具有降低肺泡表面张力使肺泡张开的作用。PS 缺乏可使肺泡壁表面张力增高，呼气时肺泡会逐渐萎陷，产生进行性肺不张，导致通气不良，出现缺氧和酸中毒。由于缺氧和酸中毒可引起肺血管痉挛，肺动脉高压，右心压力增高，使动脉导管和卵圆孔持续开放，出现右向左分流，即持续胎儿循环，进一步加重缺氧和酸中毒，同时因肺灌注不足，肺组织进一步缺氧，肺泡壁毛细血管的通透性增加，渗出的液体、纤维蛋白和坏死脱落的细胞沉着于肺泡表面，形成一层嗜伊红透明膜，更阻碍气体交换，加重缺氧和酸中毒，并抑制 PS 合成，形成恶性循环。

二、临床表现

出生时多正常，可无窒息。生后 4～6h 内出现进行性呼吸困难，严重者生后即可出现，呼吸急促达 60 次/分以上，伴鼻翼扇动，呼气性呻吟，吸气性三凹征，发绀，肌张力低下，呼吸暂停甚至出现呼吸衰竭。呼吸困难呈进行性加重是本病特点。肺部听诊呼吸音减低，可闻及细湿啰音。胸骨左缘第二肋间可听到收缩期或连续性杂音，严重者可出现心力衰竭。病情严重者多在 3 天内死亡，本病为自限性疾病，病程超过 3 天，又无严重并发症，则病情逐渐缓解。

三、辅助检查

1. **泡沫试验** 取新生儿胃液 1ml 加 95% 乙醇 1ml 混合后振荡 15s，静置 15min 后，观察泡沫形成情况，沿管壁有多层泡沫可除外 HMD，若无泡沫可考虑本病。其原理为 PS 有利于泡沫的形成和稳定，而乙醇则起抑制作用。

2. **肺成熟度测定** 出生前抽取羊水或生后取患儿气管吸引物测定卵磷脂与鞘磷脂的比值（L/S）＞ 2 提示"肺成熟"，1.5～2 可疑，＜ 1.5 提示"肺未成熟"；其他磷脂成分的测定也有助于诊断。

3. **血气分析** $PaCO_2$ 增高，PaO_2 降低，pH 减低，剩余碱减少。

4. **X 线检查** 有特异性表现，早期两肺野普遍透光度降低，内有散在的细小颗粒和网状阴影呈毛玻璃样；在普遍性肺泡不张（白色）的背景下，充气的支气管（黑色）呈树枝状，称支气管充气征；重者可整个肺野不充气呈"白肺"。

四、治疗原则

纠正缺氧，纠正酸中毒和水、电解质紊乱，使用表面活性物质替代治疗。

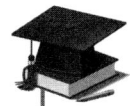

案例 7-1B

患儿入院后给予清理呼吸道、吸氧，呼吸困难和发绀无明显缓解。医生决定采用持续正压呼吸（CPAP）和气管内滴入固尔苏。

问题与思考：

1. 如何配合医生对患儿进行治疗中的护理？
2. 如何为该患儿提供全面的护理？

五、护理评估

1. **健康史** 了解患儿生后出现呼吸窘迫的时间，生产史，是否为早产儿、窒息儿、剖宫产，孕母是否患糖尿病。

2. **身体状况** 了解患儿是否有呼吸困难，是否有进行性加重，伴呼气性呻吟，吸气性三凹征，鼻翼扇动、发绀、肌张力低下。听诊双肺呼吸音有无改变；分析肺成熟度化验结果及 X 线胸片检查结果。

3. **心理社会状况** 了解患儿家长对本病病因、表现、护理知识的认识程度，评估有无焦虑及其程度。

六、常见护理诊断/问题

1. **自主呼吸受损** 与缺乏 PS 导致进行性肺不张有关。
2. **气体交换受损** 与肺泡缺乏 PS 导致肺透明膜形成有关。
3. **营养失调：低于机体需要量** 与摄入量不足有关。

七、护理措施

1. **严密观察病情** 由于病情变化较快,有条件者使用监护仪和专人守护,随时掌握病情变化,定期对患儿进行评估,认真做好护理记录,与医生密切联系。

2. **氧疗及辅助通气** 根据病情及血气分析结果,选择适当的氧疗方法,使 PaO_2 维持在 6.7～10.6kPa(50～80mmHg)和经皮血氧饱和度 90%～95% 为宜。注意预防早产儿视网膜病和慢性肺损伤。轻症患儿可选择鼻导管或口罩给以加温加湿的氧气。如临床症状加重,应采用持续正压呼吸(CPAP)给氧。病情危重者如用纯氧 CPAP 后,病情仍无好转,应行气管插管和使用人工呼吸机,用间歇正压通气(IPPV)和呼气末正压呼吸(PEEP)。

3. **气管内滴入表面活性物质** PS 有 2 种剂型,需冷冻保存,干粉剂用前加生理盐水摇匀,混悬液用前解冻摇匀,用 PS 前先给患儿充分吸痰、清理呼吸道,再做气管插管,在 4 个不同体位(患儿分别取平卧、左侧、右侧卧位,再平卧)从气管各滴入总量的 1/4,每一体位滴完后用复苏囊加压呼吸 1～2min,有利药液更好地弥散。用药后 4～6h 内禁止气道内吸引。

4. **保暖** 保持中性环境温度,使患儿腹部前壁皮肤温度保持在 36.5℃,以减少氧耗;相对湿度在 55%～65%,减少水分丢失。

5. **保证营养供给** 注意喂养,不能吸吮、吞咽者可用鼻饲法或补充静脉高营养液。

6. **减少刺激** 任何操作如气管吸引、足跟采血、更换尿布、测量体重都应轻柔,有条件者可行脐静脉插管输液或采血化验,以使对患儿的刺激减小到最低。

7. **做好消毒隔离** 注意无菌操作,预防感染。

8. **健康教育** 做好家属接待与解答工作,让家属了解治疗过程,取得最佳配合,同时做好育儿知识宣传工作。

9. **预防**

(1)预防早产:加强高危妊娠和分娩的监护和治疗。

(2)产前预防:促进胎肺成熟,对孕 24～34 周需提前分娩或有早产迹象的孕妇,给予肾上腺皮质激素可明显降低 RDS 的发病率和病死率,应在分娩前 7 天至 24h 给予孕妇肌内注射地塞米松或倍他米松。

(3)产后预防:对胎龄＜30～32 周的早产儿,力争生后半小时内给婴儿使用 PS,以预防 RDS 的发生或减轻症状。

第五节 新生儿缺血缺氧性脑病

新生儿由于各种围生期窒息引起的缺氧和脑血流减少或暂停而导致胎儿和新生儿的脑损伤称为缺氧缺血性脑病(hypoxic ischemic encephalopathy,HIE)。临床出现一系列中枢神经系统异常的表现。据统计,我国新生儿 HIE 的发生率为活产儿的 3‰～6‰,其中 15%～20% 在新生儿期死亡,存活者中 25%～30% 可能留有不同类型和程度的远期后遗症,成为危害我国儿童生活质量的重要疾病之一。

一、病因

缺氧是发生 HIE 的核心,其中围生期窒息是最主要的原因,而窒息主要发生在产前和产时,少数为产后。另外,出生后肺部疾患、严重心脏病变及严重失血也可引起脑损伤。

二、发病机制

本病发病机制非常复杂,目前认为与以下情况有关。

(一)脑血流改变

当缺氧缺血为部分性或慢性时,体内血流发生第 1 次重新分配,保证心、脑、肾上腺的血液供给;如缺氧持续存在,则发生血流第 2 次重新分配,大脑半球血流减少,以保证代谢最旺盛部位如基底神经节、脑干、丘脑及小脑的血液供应。如缺氧缺血是完全性,上述代偿机制不会发生,直接损害基底神经节、丘脑、脑干。缺氧和高碳酸血症可导致脑血管自主调节功能障碍,当血压升高时,脑血流灌注过度可致颅内出血;当血压下降时,脑血流减少引起缺氧缺血性脑损害。

(二)脑组织代谢改变

葡萄糖是脑组织能量的最主要来源,但脑组织中储存的葡萄糖很少,因此,组织对缺氧缺血十分敏感,缺氧时脑组织的无氧酵解增加、组织中乳酸堆积、能量产生急剧减少,细胞膜上钠-钾泵、钙泵功能不足,使 Na^+、水进入细胞内,使细胞发生水肿,大量 Ca^{2+} 进入细胞内,导致脑细胞不可逆的损害。目前认为,脑组织缺血后,环加氧酶和脂氧化酶参与的花生四烯酸的氧化是造成脑损伤的起始反应,继而导致氧自由基、兴奋性氨基酸、一氧化氮和炎症因子过多产生,细胞膜发生脂质过氧化、膜上离子泵受损、Na^+、Ca^{2+} 与水进入细胞内,使细胞发生水肿、凋亡和坏死。

三、临床表现

根据意识,肌张力和原始反射的改变,有无惊厥、病程及预后等,临床上分轻、中、重三度(表7-3)。

表7-3 HIE 临床分度

临床表现\分度	轻度	中度	重度
意识	兴奋	嗜睡	昏迷
肌张力	正常或增高	减低	松软
拥抱反射	活跃	不完全	消失
吸吮反射	正常	减弱	消失
惊厥	可有肌阵挛	常有	多见,频繁发作
中枢性呼吸衰竭	无	轻	严重
瞳孔改变	正常或扩大	常缩小,对光反射迟钝	不对称或扩大
前囟张力	正常	正常或稍饱满	饱满、紧张
EEG	正常	低电压,可有痫样放电	爆发抑制,等电线
病程及预后	症状在 72 h 内消失,预后好	症状在 14 d 内消失,可能有后遗症	症状可持续数周。病死率高,存活者多有后遗症

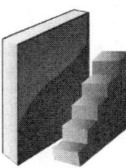

> **知识拓展**
>
> **足月新生儿 HIE 的诊断标准**
>
> 1. 有明确的可导致胎儿宫内窘迫的异常产科病史,以及严重的胎儿宫内窘迫表现(胎心<100次/分,持续5 min 以上;和/或羊水Ⅲ度污染),或者在分娩过程中有明显窒息史。
> 2. 出生时有重度窒息,指 Apgar 评分1 min≤3 分,并延续至5 min 时仍≤5分,和/或出生时脐动脉血气 pH≤7.00。
> 3. 出生后不久出现神经系统症状,并持续至24 h 以上,如意识改变(过度兴奋、嗜睡、昏迷),肌张力改变(增高或减弱),原始反射异常(吸吮、拥抱反射减弱或消失),病重时可有惊厥,脑干征(呼吸节律改变、瞳孔改变、对光反应迟钝或消失)和前囟张力增高。
> 4. 排除电解质紊乱、颅内出血和产伤等原因引起的抽搐,以及宫内感染、遗传代谢性疾病和其他先天性疾病所引起的脑损伤。
>
> 临床表现是诊断 HIE 的主要依据,同时具备以上4条者可确诊,第4条暂时不能确定者可作为拟诊病例。目前尚无早产儿 HIE 的诊断标准。
>
> 中华医学会儿科学分会新生儿学组制定

四、辅助检查

1. 血气分析、血糖、血钠、血钙等。
2. 血清肌酸激酶及同工酶　脑组织受损时升高。
3. 神经特异性烯醇化酶　主要存在于神经元和神经内分泌细胞中,神经元受损时血浆中此酶活性升高。
4. 头颅超声　对脑水肿、脑室及其周围出血有较好的诊断价值。
5. 头颅 CT 扫描　有助于了解脑水肿、颅内出血部位和性质。对预后判断有一定意义。
6. 头颅磁共振成像(MRI)　对脑灰、白质的分辨率非常清晰,对脑损伤判断较敏感。
7. 脑电图　轻度可无异常,对中、重度判断损伤程度和预后有帮助,并有助于惊厥的诊断。

五、治疗原则

1. **支持疗法**　①维持良好的通气、换气功能。②保持和恢复脑血流灌注,维持良好循环功能,使心率和血压保持在正常范围内。③维持血糖在正常高值。④纠正酸中毒:先纠正呼吸性酸中毒,再纠正重度代谢性酸中毒。
2. **控制惊厥**　首选苯巴比妥钠,顽固性抽搐者加用地西泮或水合氯醛。
3. **减轻脑水肿**　控制液体量,可首先选用呋塞米和白蛋白脱水,严重者可给20%甘露醇。
4. **亚低温治疗**　亚低温治疗最适宜时间是在生后6h内进行,持续的时间为72h。
5. 病情稳定后,尽早进行智能与体能的康复训练,促进脑功能恢复。

六、护理评估

1. **健康史** 了解母亲孕期是否患糖尿病、高血压、严重贫血、心、肾疾病、感染和胎盘异常等疾病；了解患儿出生时是否脐带打结、受压、绕颈；有无羊水吸入及羊水是否混浊，了解 Apgar 评分结果；母亲产时是否用药等。患儿有无肺部疾患、严重心脏病变及严重失血等。

2. **身体状况** 观察患儿有无青紫、意识状态，注意有无嗜睡、昏迷或兴奋；注意呼吸、心率及肌张力的改变，原始反射是否正常存在，有无惊厥、呼吸暂停、瞳孔大小及对光反射情况；了解血气分析、血生化及颅脑影响检查结果。

3. **心理社会状况** 了解患儿父母对本病的病因、性质、治疗及预后的认识程度；评估家长对本病的治疗态度和心理承受能力。

七、常见护理诊断/问题

1. **自主呼吸受损** 与脑组织受损影响呼吸中枢有关。
2. **有废用综合征的危险** 与缺氧缺血导致的后遗症有关。
3. **潜在并发症：颅内压增高。**

八、护理措施

1. **密切观察病情变化** 监测患儿意识状态、呼吸、心率、肌张力、囟门等情况，以及惊厥有无发生、发生的时间、表现等。做好记录并及时与医生取得联系。

2. **保持呼吸道通畅** 及时清除呼吸道分泌物，选择适当给氧方法，维持 $PaO_2 > 6.65 \sim 9.31 KPa$（$50 \sim 70 mmHg$），$PaCO_2 < 5.32 Kpa$（$40 mmHg$）。

3. **遵医嘱合理用药** ①首选苯巴比妥钠给予负荷量，12h 后给维持量。②维持良好的循环功能，保证脑血流灌注。必要时使用多巴胺以及多巴酚丁胺。③减轻脑水肿，首选呋塞米和白蛋白，重者可用甘露醇。④在纠正呼吸性酸中毒的基础上酌情选用 5% 碳酸氢钠纠正代谢性酸中毒。⑤亚低温治疗：有适应证的患儿应进行亚低温治疗。

4. **合理喂养** 根据病情选用喂养方式，必要时鼻饲喂养或静脉营养，保证热量供给。

5. **亚低温治疗的护理** 是目前被推荐临床用于中、重度 HIE 的特殊神经保护措施。

（1）时间：在生后 6h 内进行，越早越好。治疗持续的时间为 72h。

（2）降温：主要有全身降温和选择性头部降温联合全身轻度降温两种方式。选择性头部亚低温使鼻咽部温度维持在 33.5 ~ 34℃，同时直肠温度维持在 34.5 ~ 35℃。全身亚低温使直肠温度维持在 33.5 ~ 34℃。

（3）复温：复温前首先停止降温，然后进行复温。自然复温，必要时运用加热毯。室温维持在 25 ~ 26℃，湿度控制在 55% ~ 60%。通常复温宜缓慢，时间 ≥ 5h，体温上升 ≤ 0.5℃/h。避免快速复温，复温后至少严密临床观察 24h。

（4）监测：①在亚低温治疗过程中要进行持续的心电监护，脑功能监测，复温后 24h 进行脑影像学检查。②亚低温治疗期间每天进行神经系统症状和体征检查。③亚低温治疗期间的 24h，48h 和 72h 复查血常规、动脉血气、乳酸、肝功能、肾功能、电解质、血糖、血钙和凝血功能。④连续监测皮肤、鼻咽部或食道温度：开始每 15 min 记录 1 次，直至达到目标温度后 1h，然后每 2h 记录 1 次，复温期间每小时记录 1 次。⑤监测新生儿体温低于或高于目标温度 1℃以上或新生儿出现烦躁、颤抖等应通知医生。⑥每 4h 检查新生儿皮肤 1 次，每 2h 变动 1 次体位。⑦冰毯或冰帽应保持干燥。

6. **早期康复干预** 早期给予患儿动作训练和感知刺激，母亲多怀抱患儿，多看五颜六色的玩具，多听轻音乐。向家长耐心细致地解答病情以取得理解，恢复期指导家长掌握康复干预措施。

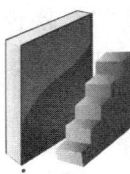

HIE 的治疗展望 – 亚低温疗法

亚低温疗法在治疗新生儿 HIE 具有神经保护作用，可以显著改善中度 HIE 患儿的预后，研究证据表明，亚低温治疗可以降低新生儿 HIE 的病死率和 18～24 个月时严重伤残的发生率。远期疗效也值得期待。

亚低温治疗新生儿 HIE 的选择标准为胎龄 ≥ 36 周和出生体重 ≥ 2500 g，并且同时存在下列情况：①有胎儿宫内窘迫的证据。②有新生儿窒息的证据。③有新生儿 HIE 或 aEEG 脑功能监测异常的证据。

并不是所有的新生儿 HIE 都能进行亚低温治疗，有以下情况不适合进行亚低温治疗：①出生 12h 以后。②初始振幅整合脑电图（aEEG，又称脑功能监测）监测正常。③存在严重的先天性畸形，特别是复杂青紫型先天性心脏病。④复杂神经系统畸形，存在 21、13 或 18- 三体等染色体异常。⑤颅脑创伤或中、重度颅内出血。⑥全身性先天性病毒或细菌感染。⑦临床有自发性出血倾向或 $PLT < 50 \times 10^9/L$。

第六节　新生儿颅内出血

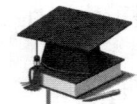

案例 7-2A

男婴，出生后 30h。12h 前出现呼吸急促伴惊厥，表现为双眼凝视，时有四肢抽搐。患儿为第 1 胎第 1 产，孕 37 周，出生时产钳助产娩出，生后不哭，生后 1min Apgar 评分 3 分，经复苏抢救后 5min Apgar 评分为 6 分。

查体：T36℃，P150 次 / 分，R64 次 / 分，体重 3200g。嗜睡，颈软，全身皮肤黏膜无黄染，口周青紫，双侧瞳孔等大等圆，对光反射迟钝，前囟 2.0cm×2.0cm 稍饱满。呼吸节律不规则，双肺呼吸音粗，未闻及干、湿啰音，心音稍低钝，律齐，未闻及病理性杂音。四肢肌张力减低，吸吮反射、握持减弱，拥抱反射未引出。

问题与思考：
1. 该患儿可能的临床诊断是什么？
2. 为进一步确诊还需做何检查？

新生儿颅内出血（intracranial hemorrhage of the newborn）主要由于围生期缺氧或产伤引起，是新生儿颅脑损伤的常见形式，早产儿多见。病死率高，并可留有严重后遗症。

一、病因及发病机制

（一）早产

胎龄32周以下的早产儿脑室周围室管膜下以及小脑软脑膜下的颗粒层均有胚胎生发层基质，该组织的血液供应为大脑前动脉和中动脉，其管壁由仅含内皮细胞的毛细血管网组成，脉压突然升高时易于造成毛细血管破裂出血。室管膜下血液向内可穿破血管膜引起脑室内出血，向外可侵及白质致脑实质出血。32周后胚胎生发层基质逐渐退化，至足月时基本消失，故足月儿脑室内出血的较少见。

（二）缺血缺氧

缺氧及酸中毒均可损害脑血流的自主调节功能，形成"压力被动性脑血流"，压力的波动可直接作用于末端毛细血管导致毛细血管破裂出血。

（三）产伤

在分娩过程中如胎位不正、胎儿过大、产程过长或过短，以及使用助产器械等导致大脑镰、小脑天幕撕裂和脑表浅静脉破裂而导致硬膜下出血。

（四）其他

新生儿患血小板减少或凝血机制障碍，脑血管发育畸形，不适当地输入高渗液体等可导致血管破裂而出血。

二、临床表现

（一）常见症状

颅内出血症状体征与出血部位及出血量有关，轻者可无症状，重症患儿可在短时间内迅速死亡。主要症状和体征包括：①意识状态改变：如激惹、兴奋、淡漠、嗜睡、昏迷等。②呼吸改变：呼吸节律增快或缓慢，不规则或呼吸暂停等。③颅内压增高：前囟隆起、脑性尖叫、角弓反张、惊厥等。④眼征：凝视、斜视、眼震等。⑤肌张力：早期增高，以后减低。⑥瞳孔不等大和对光反射消失。⑦原始反射减弱或消失。⑧其他：无原因可解释的黄疸和贫血。

（二）各类型颅内出血的特点

1．脑室周围–脑室内出血 多见于围生期窒息和胎龄<33周的早产儿，多在生后72h内发生。根据不同的临床表现分3种类型：①临床无表现型：最为常见，无临床症状和体征，仅在影像学检查时发现。②断续进展型：症状在数小时至数天内断续进展，由出血量较大和渐进性出血所致。③急剧恶化型：极为少见，为发生在短时间内的严重出血，病情进展迅速，患儿常在短时间内死亡。

2．硬脑膜下出血 多为产伤所致小脑幕、大脑镰撕裂和大脑表浅静脉破裂。急性大量出血在数分钟或几小时内症状恶化而死亡；亚急性者在生后24h后出现症状，以惊厥为主，伴局灶性脑征如偏瘫等。多见于巨大儿、胎位异常、难产和高位产钳助产者。

3．原发性蛛网膜下腔出血 足月儿多由产伤引起。早产儿多与窒息缺氧有关。少量出血者无症状，预后良好。中度出血常在生后第2天出现惊厥，发作间隙情况良好。大量出血可致患儿病情迅速恶化和死亡。

4．小脑出血 多发生在胎龄<32周和体重<1500g的早产儿，足月儿多由产伤引起。主要表现为脑干受压的症状，屏气、呼吸不规则、心动过缓、间歇性肢体张力增高、角弓反张等。

5．脑实质出血 多因小静脉栓塞后毛细血管内压力增高、破裂所致。由于出血部位和量不同，临床表现和预后差异较大。由缺氧所致的脑实质出血常呈点状，出血很快被吸收，临床症状不明显。脑干部位出血早期出现脑干症状如瞳孔的变化、呼吸不规则等，但前囟张力不高。出血部位可液化形成囊肿。主要的后遗症有脑瘫、癫痫和精神发育迟缓。

三、辅助检查

1. **影像学检查** 头颅B超、CT和MRI可提供出血部位和程度，有助于诊断和预后判断。
2. **脑脊液检查** 脑脊液压力升高，可为血性，镜下可见红细胞和皱缩红细胞；有助于脑室内出和血蛛网膜下腔出血的诊断。

四、治疗原则

1. **一般治疗** 保持患儿安静，避免搬动和尽量减少刺激性操作；维持血压正常；保证热量供应，纠正酸中毒和维持液体平衡，一般不静脉推注高渗液体。
2. **止血** 可选择使用维生素 K_1、酚磺乙胺及新鲜冰冻血浆等。
3. **对症治疗** 有脑水肿和颅内高压者可使用呋塞米及小剂量甘露醇，有惊厥时可选用苯巴比妥等抗惊厥药；应用营养脑细胞的药物。
4. **外科处理** 对危及生命的较大血肿需神经外科紧急处理。

五、护理评估

1. **健康史** 了解患儿在分娩过程中有无胎位不正、胎儿过大、产程过长或过短以及使用助产器械，生后出现呼吸窘迫的时间，是否为早产儿、窒息儿。
2. **身体状况** 了解患儿是有无意识状态改变、凝视、脑性尖叫、前囟隆起、惊厥；呼吸改变、肌张力增高或减低；瞳孔变化；原始反射减弱或消失等。了解影像学检查、脑脊液检查等检查结果。
3. **心理社会状况** 了解患儿家长对本病病因、表现、护理知识的认识程度，评估有无焦虑及其程度。

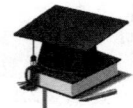

案例 7-2B

进一步检查头颅CT显示蛛网膜下腔出血。护士将患儿刚安置在病床上，患儿突然发生双眼凝视，持续3min。双侧瞳孔缩小，对光反射不敏感，前囟饱满。呼吸节律不规则。

问题与思考：
1. 该患儿目前主要的护理诊断/合作性问题是什么？
2. 该患儿目前的主要护理措施是什么？

六、常见护理诊断/问题

1. 潜在并发症：颅内压升高。
2. **低效性呼吸型态** 与呼吸中枢受损有关。
3. **有窒息的危险** 与惊厥有关。
4. **焦虑（家长）** 与担心患儿预后有关。

七、护理措施

1. **密切观察病情** 监测生命体征、神志、瞳孔变化、前囟张力和肌张力。仔细观察有无惊厥发生及时间、部位。定期测量头围,及时记录阳性体征并与医生取得联系。

2. **减少不良刺激** 减少噪声,使患儿绝对静卧;不要随意搬动头部。卧床休息时应取头高位。一切必要的治疗、护理操作要轻、稳、准,尽量减少对患儿移动和刺激,静脉穿刺最好用留置针,减少反复穿刺,避免头皮静脉穿刺,以防加重颅内出血。

3. **保持呼吸通畅、改善呼吸功能** 及时清理呼吸道分泌物。

4. **合理用氧** 根据缺氧的程度给予用氧,注意给氧的浓度和方式,维持血氧饱和度在85%~95%,防止氧中毒的发生。

5. **合理喂养** 根据病情选择鼻饲或经口喂养,保证热量供给。

6. **健康教育** 向家长解释病情,给予安慰,减轻家长的紧张情绪;如有后遗症,鼓励坚持治疗和随访,同时教会家长给患儿进行功能训练的方法。

7. **预防** 加强孕妇保健工作,避免早产,减少新生儿窒息和产伤的发生;避免脑血流发生较大的波动,避免快速过多补液。

(梁 爽)

第七节 新生儿黄疸

新生儿黄疸(neonatal jaundice)是由于新生儿时期血清胆红素增高,而引起皮肤、黏膜、巩膜及其他器官黄染的临床现象。是新生儿常见的临床症状,其原因复杂,可分为生理性与病理性两大类。病理性黄疸常占新生儿住院病例的首位,重者可致中枢神经损害,导致胆红素脑病。

一、概述

(一)新生儿胆红素代谢特点

1. **胆红素生成较多** 新生儿每日生成的胆红素为成人的2倍以上,主要为未结合胆红素,其原因为:①胎儿期处于氧分压较低的环境,生成的红细胞计数较多,出生后建立肺循环,血氧分压提高,红细胞大量破坏。②新生儿红细胞寿命较成人短20~40天,形成胆红素的周期缩短。③其他来源的胆红素生成较多,如来自肝等器官的血红素蛋白和骨髓中无效造血的胆红素前体较多。

2. **转运胆红素的能力不足** 刚娩出的新生儿常伴有不同程度的酸中毒,抑制胆红素与白蛋白的联结;早产儿胎龄越小,白蛋白水平越低,所联结的胆红素越少。

3. **肝功能不成熟** ①肝细胞摄取胆红素能力差:新生儿肝细胞内摄取胆红素必需的Y蛋白和Z蛋白含量低,5~10天后才达到成人水平。②形成结合胆红素的功能差:肝细胞内尿苷二磷酸葡萄糖醛酸转移酶(UDPGT)的含量低且活性差,不能将脂溶性未结合胆红素(间接胆红素)有效转换成水溶性结合胆红素(直接胆红素),此酶活性在出生1周后逐渐正常。③肝排泄胆红素的能力差,易发生胆汁淤积。

4. **肠肝循环增加** 新生儿肠道内尚未建立正常菌群,不能将进入肠道内的胆红素还原为粪胆原;且新生儿肠道内β-葡萄糖醛酸苷酶活性较高,易将肠道内结合胆红素分解为未结合胆红素，后者又被肠壁重吸收，经门静脉到达肝而加重肝的负担。

因此，新生儿摄取、结合、排泄胆红素的能力仅为成人的1%~2%，极易出现黄疸。尤其当新生儿处于饥饿、缺氧、胎粪排出延迟、脱水、酸中毒、头颅血肿或颅内出血等状态时，更应提高警惕。

（二）生理性黄疸

由于新生儿胆红素代谢特点，约60%的足月儿和80%以上的早产儿会出现生理性黄疸。足月儿生理性黄疸常于生后2~3天出现，4~5天达高峰，2周内自然消退。早产儿生理性黄疸出现较晚、程度较重，可延至3~4周消退。除黄疸外，一般情况良好，血清胆红素浓度一般不超过221μmol/L（12.9mg/dl），早产儿不超过256.5μmol/L（15mg/dl），但目前对生理性黄疸的胆红素水平上限尚有争议，尤其应警惕较小的早产儿，因其血-脑屏障功能较差，即使胆红素低于171μmol/L（10mg/dl）时，亦可发生胆红素脑病。故对生理性黄疸不能机械的只以胆红素浓度决定临床处置，而应综合考虑。

（三）病理性黄疸

1．特点 ①出现早：黄疸在生后24h内出现。②程度重：血清总胆红素值已达到相应日龄及相关危险因素下的光疗干预标准，或每日上升超过85.5μmol/L（5mg/dl），或每小时上升超过8.5μmol/L（0.5mg/dl）。③持续时间长：黄疸消退延迟，足月儿>2周，早产儿>4周。④黄疸退而复现。⑤血清结合胆红素>25.5~34μmol/L（1.5~2mg/dl）。凡具有以上特点之一者，即应考虑为病理性黄疸。

2．病理性黄疸原因 根据发病原因分3类。

（1）胆红素生成过多：因红细胞的破坏过多及肠肝循环增加，使胆红素增多。①同族免疫性溶血：见于Rh血型不合和ABO血型不合等。②红细胞增多症。③血管外溶血：如较大的头颅血肿、皮血肿、颅内出血、肺出血和其他部位出血。④红细胞酶缺陷：葡萄糖-6-磷酸脱氢酶、丙酮酸激酶缺乏等。⑤红细胞形态异常：遗传性球形红细胞增多症、遗传性椭圆形细胞增多症等。⑥感染：细菌、病毒、螺旋体、衣原体、支原体和原虫等引起的重症感染。感染除引起红细胞的破坏加速外，还可抑制葡萄糖醛酸转移酶（UDPGT）的活性。⑦肠肝循环增加：母乳性黄疸、饥饿和喂养延迟，先天性肠道闭锁、巨结肠等。

（2）肝细胞摄取和结合胆红素的功能低下：①感染和缺氧。②先天性非溶血性未结合胆红素增高。③家族性暂时性新生儿黄疸。④药物：某些药物如磺胺、水杨酸盐、维生素K_3、消炎痛、西地兰等，可与胆红素竞争Y、Z蛋白的结合位点。⑤其他：先天性甲状腺功能低下、垂体功能低下和先天愚型等常伴有血胆红素升高或生理性黄疸消退延迟。

（3）胆汁排泄障碍：肝细胞排泄结合胆红素障碍或胆管受阻，可致高结合胆红素血症，如同时有肝细胞功能受损，也可伴有未结合胆红素增高。①新生儿肝炎：多由病毒引起的宫内感染所致。②先天性代谢缺陷病：$α_1$抗胰蛋白酶缺乏症、半乳糖血症、果糖不耐受症等。③胆管阻塞：先天性胆道闭锁和先天性胆总管囊肿，使肝内和肝外胆管阻塞，结合胆红素排泄障碍。

（4）母乳性黄疸：常与生理性黄疸重叠不退，患儿一般状态良好，可持续4~12周。胆红素可高达342μmol/L，尚无发生核黄疸的报道。停止母乳24~72h胆红素即可明显下降。其原因可能是母乳中含有β-葡萄糖醛酸苷酶活性高，使胆红素吸收增加所致；也有人认为由于母乳喂养的婴儿缺乏使胆红素转为粪胆原、尿胆原的细菌所致。

二、新生儿溶血病

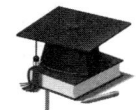

案例 7-3A

患儿，男，生后 30h，皮肤黄染 10h，患儿于生后第 1 天即出现面部明显黄染，渐遍及全身，食欲可。无恶心及呕吐，不发热，未抽搐，已排胎便，小便色淡黄，不染尿布，以"新生儿黄疸原因待查"收入院。患儿系第 2 胎第 2 产，足月顺产，生后无窒息，出生体重 3700g。其母孕期健康，无用药史，其姐 9 岁，身体健康。查体：T 36℃，R 42 次/分，体重 3600g。足月新生儿貌，反应欠佳，面部及躯干、四肢皮肤黄染，无出血点及瘀斑。头颅无畸形，前囟 1.5cm×1.5cm，平软，巩膜明显黄染，口腔黏膜未见异常。颈软，胸廓无畸形，双肺呼吸音清，无啰音。心率 130 次/分，律齐，心音欠有力，心前区闻及收缩期杂音。腹软，肝肋下 2.5cm，质软，脾肋下 1cm，质软。脐带未脱，无渗血、渗液。脊柱及四肢无畸形，肌张力正常。化验检查结果：血常规：Hb105g/L，RBC3.2×10^{12}/L；WBC17.3×10^9/L；PLT198×10^9/L；N68%；L32%；Ret0.12。肝功能：GPT40IU/L；GGT50IU/L。血清胆红素 220μmol/L。血型：患儿为 O 型 Rh 阳性；患儿母亲为 O 型 Rh 阴性。Coombs 试验阳性。

问题与思考：
1. 写出该病的临床诊断及依据。
2. 列出该患儿主要的护理问题及护理措施。

新生儿溶血病（hemolytic disease of the newborn，HDN）是指因母婴血型不合，母亲的血型抗体通过胎盘进入胎儿循环，发生同族免疫反应而导致胎儿、新生儿红细胞破坏而引起溶血。在已发现的人类 30 多个血型系统中，以 ABO 血型系统的血型不合引起的溶血最常见，其次为 Rh 溶血。

（一）病因及病理生理

胎儿由父亲遗传获得母亲所不具有的血型抗原，通过胎盘进入母体循环，刺激母体产生相应的血型抗体 IgG，当 IgG 抗体进入胎儿循环后，与红细胞的相应抗原结合（致敏红细胞），在单核-吞噬细胞系统内被破坏，引起溶血。大量的溶血造成胎儿严重的贫血，甚至发生心力衰竭。重度贫血、低蛋白血症和心力衰竭导致全身水肿（胎儿水肿）。贫血时，髓外造血增强，可出现肝脾大。但刚娩出时黄疸往往不明显，主要由于胎儿时期血中的胆红素经胎盘由母亲肝进行代谢。出生后，由于新生儿处理胆红素的能力低下，因而出现黄疸。血清未结合胆红素浓度过高可透过血脑屏障，使基底核等处的神经细胞黄染，发生胆红素脑病（bilirubin encephalopathy）。

1. ABO 溶血 主要发生在母亲为 O 型血，婴儿为 A 型或 B 型血。若母为 AB 型血或婴儿为 O 型血则不会发生溶血。40%~50% 的 ABO 溶血病可发生在第 1 胎，这是由于 A 或 B 血型物质广泛存在于自然界（某些植物、G$^-$ 细菌、寄生虫、伤寒疫苗、破伤风、白喉类毒素等），持续的免疫刺激可使机体产生 IgG 抗 A 或抗 B 抗体，因而 ABO 溶血病易发生在第 1 胎。在母子 ABO 血型不合中，真正发生溶血病者仅占 20%。

2. Rh 溶血 主要发生在 Rh 阴性孕妇和 Rh 阳性胎儿。Rh 血型系统在红细胞上有 6 种抗原，即 D、E、C、c、d、e，其中 D 抗原性最强，临床上把具有 D 抗原者称 Rh 阳性，反之为

Rh 阴性。我国汉族 99.66% 为 Rh 阳性。

Rh 溶血病一般不发生在第 1 胎，因自然界无 Rh 血型物质，Rh 抗体只能由人类红细胞 Rh 抗原刺激产生。Rh 阴性母亲首次妊娠，由于胎儿红细胞进入母体多于妊娠末期或胎盘剥离时，Rh 阳性的胎儿血进入母体血循环中，经过 2～6 个月产生 IgM 抗体（初发免疫反应），此抗体不能通过胎盘，以后虽可产生少量 IgG 抗体，但胎儿已娩出。若再次妊娠（与第 1 胎 Rh 血型相同），孕期可有少量（＞0.05～0.1ml）胎儿血进入母血，可迅速发生次发免疫反应，产生大量 IgG 抗体并通过胎盘进入胎儿体内，导致胎儿溶血。因此，Rh 溶血病一般不会在第 1 胎发生，但症状随胎次增多而逐渐加重。既往输入 Rh 阳性血的 Rh 阴性母亲，第 1 胎即可发生 Rh 溶血病。极少数 Rh 阴性母亲虽未曾接触过 Rh 阳性血，但其第 1 胎也可发病，可能的原因为 Rh 阴性孕妇的母亲为 Rh 阳性血，其母怀孕时已使孕妇致敏，即外祖母学说。

（二）临床表现

新生儿溶血病临床表现的轻重取决于母亲产生的 IgG 抗体量、抗体与胎儿红细胞结合程度，以及胎儿的代偿能力。ABO 溶血病较轻，Rh 溶血病症状较重，严重者可致死胎。

1. **水肿** 常见于 Rh 溶血病。患儿全身水肿，常有胸、腹腔积液，肝脾大及心力衰竭，甚至死胎。部分发生早产，若不及时治疗常于生后不久死亡。

2. **黄疸** ABO 溶血者多于出生后 2～3 天出现黄疸，Rh 溶血者一般在生后 24h 内即出现黄疸并迅速加重，黄疸出现早、上升快，血清胆红素以非结合胆红素为主。

3. **贫血** 一般 Rh 溶血者贫血出现早且程度重，重症贫血易引起心力衰竭，ABO 溶血者多无明显贫血症状。

4. **肝脾大** 严重溶血时髓外造血活跃，引起程度不一的肝脾大，Rh 溶血病较 ABO 溶血病更明显。

5. **胆红素脑病** 又称核黄疸（kernicterus），一般发生在生后 2～7 天。新生儿尤其是早产儿由于血-脑屏障不够完善，通透性较大，未结合胆红素（脂溶性）升高时易通过血-脑屏障导致大脑神经核黄染、变性、坏死，引起中枢神经系统损伤，以大脑基底节、下丘脑和第 4 脑室底部最明显。

表7-4 胆红素脑病典型临床分期

分期	表现	持续时间
警告期	反应低下、尖声哭叫、吮吸力弱、肌张力下降	12～36h
痉挛期	双目凝视、抽搐、发热、肌张力升高、呼吸暂停	12～36h
恢复期	抽搐减少至消失，肌张力恢复	2w
后遗症期	手足徐动、眼球运动障碍、听觉障碍、牙釉质发育不良、智力落后	终生

（三）辅助检查

1. **血型** 同时检查母婴血型（ABO 及 Rh 血型），了解母婴之间是否存在血型不合。

2. **血常规及血清胆红素** 溶血时红细胞数及血红蛋白降低，网织红细胞及有核红细胞增多。血清胆红素增高，以未结合胆红素为主。

3. **血清学检查** 在母婴体内检测到血型特异性抗体是确诊的依据。包括婴儿红细胞直接抗人球蛋白实验（Coombs 试验），红细胞抗体释放试验及血清游离抗体（抗 A 或抗 B 的 IgG 抗体）试验。

（四）治疗原则

极少数重症 Rh 溶血病需在宫内接受治疗，以减轻病情、防止死胎。绝大多数溶血病的治疗在出生后进行。

1. **出生前的治疗** 可采用孕妇血浆置换术、宫内输血和考虑提前分娩。Rh阴性孕妇，若本次妊娠Rh抗体效价逐渐升高至1：64以上，可进行宫内血浆置换，减轻胎儿溶血；若胎肺已成熟，可考虑提前分娩以减轻胎儿受累程度；当胎儿Hb＜80g/dl但胎肺尚未成熟时可宫内输血以纠正贫血。孕妇于预产期前1～2周口服苯巴比妥可诱导胎儿葡萄糖醛酸转移酶的产生增加。

2. **出生后的治疗** 可采取蓝光疗法、使用酶诱导剂、血浆或白蛋白等方法，必要时考虑换血疗法。注意保暖，提早喂养，供给足够热量，保持大便通畅等。

（1）光照疗法（phototherapy）：各种原因导致的足月儿血清中胆红素水平＞221μmol/L（12.9mg/dl），早产儿＞256.5μmol/L（15mg/dl），均可给予光疗。若其母曾产下溶血病需要换血的患儿，胎儿水肿型或出生前接受过溶血病产前治疗的新生儿，出生后应立即接受光疗。光疗亦可作为换血前、后降低胆红素的辅助治疗措施。

（2）换血疗法适用于出生后胆红素上升速度较快的严重溶血病患儿。

（3）药物治疗输注血浆、白蛋白以预防胆红素脑病的发生；静脉注射大剂量丙种球蛋白可达到免疫封闭减少溶血的作用；积极纠正酸中毒、缺氧、低体温等。

（4）纠正贫血早期血清胆红素浓度高，贫血严重者需交换输血；晚期若贫血严重，伴心率加快、气促或体重不增时应适量输血。

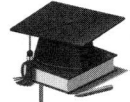

案例7-3B

患儿入院4h后，突然出现嗜睡，吸吮无力，肌张力下降，拥抱反射减弱等情况。

问题与思考：

1. 该患儿可能出现了何种并发症？
2. 医生开医嘱立即行换血治疗，护士应如何配合？
3. 列出主要的护理问题及制订该患儿的护理措施。

（五）护理评估

1. **健康史** 询问家族有无遗传性、代谢性疾病患者，了解母亲血型、有无输血史、流产史、感染史；询问其兄、姐有无新生儿期黄疸及胆红素脑病病史；询问患儿胎次、血型、黄疸出现时间、发展情况等，出生时有无贫血及水肿等；询问患儿出生后有无感染史，有无磺胺类、水杨酸盐、维生素K等用药史，注意询问喂养，胎粪排出情况。

2. **身体状况** 观察患儿精神状态、反应、黄疸色泽及其分布；检查患儿有无水肿、黄疸、肝脾大，注意有无心力衰竭指征；检查皮肤及脐带有无感染征象、肌张力及吸吮力有无改变，分析母、婴血型，血清抗体水平，红细胞及血红蛋白下降程度，胆红素的动态变化过程，周围血象有无感染征象等。

3. **心理社会状况** 了解患儿家长对黄疸的病因、性质及预后的认识程度。了解家长的心理状况，尤其应注意胆红素脑病患儿家长的心理状态。

（六）常见护理诊断/问题

1. 潜在并发症：胆红素脑病、心力衰竭。
2. 知识缺乏 家长缺乏新生儿黄疸护理的相关知识。

(七）护理措施

1．密切观察病情

（1）评估黄疸程度。根据患儿皮肤黄染的部位和范围，判断黄疸程度、黄疸进展速度，也可经皮行胆红素监测。根据自然光线下肉眼观察，黄疸程度可分为轻、中、重三度。①轻度：当血清胆红素达到 85.5～119.7μmol/L（5～7mg/dl）时，皮肤可出现黄疸，通常首先出现在颜面部。②中度：黄疸程度加重，逐渐由躯干向四肢发展，当血清胆红素达 307.81μmol/L（18mg/dl）时，躯干呈橘黄色。③重度：全身皮肤黏膜黄染明显，颜面部、躯干部、四肢皮肤均黄染。若手心、足底转为橘黄色时，其血清胆红素可达 342μmol/L（20mg/dl）以上。

（2）监测患儿体温，尤其在蓝光照射时，应加强监测次数，观察患儿光疗中的反应及是否出现光疗副作用，观察皮肤黏膜黄疸消退情况，若患儿溶血严重，应积极准备换血治疗；注意观察患儿精神反应状态、神经系统症状和体征（如哭声、吸吮力和肌张力等）的变化，及早发现胆红素脑病；注意患儿呼吸、心率改变，及时发现并积极处理心力衰竭。

（3）观察大小便次数、量及性质，若胎粪排出延迟，及时予以灌肠处理，促进大便及胆红素的排出。

2．加强支持　低体温和低血糖时胆红素与白蛋白的结合受阻。应注意保暖，维持体温在 36～37℃。提早喂养有利于肠道正常菌群的建立，促进胎粪排出，减少胆红素的肠肝循环，减轻黄疸的程度。患儿黄疸期间常表现食欲差、吸吮无力，护士应耐心喂养，保证热量供应，必要时静脉输入10%葡萄糖，防止发生低血糖。注意调整输液速度，切忌快速输入高渗性药物，以免血-脑屏障暂时性开放，使胆红素进入脑组织。纠正酸中毒输注5%的碳酸氢钠应予以稀释。

3．用药护理　遵医嘱每次输血浆25ml或白蛋白1g/kg，促进未结合胆红素与白蛋白结合，预防胆红素脑病的发生。应用苯巴比妥以诱导肝葡萄糖醛酸转移酶的生成，加速未结合胆红素的转化和排泄。

4．蓝光疗法的护理　光照疗法是降低血清未结合胆红素的有效方法。详见第三章第五节。

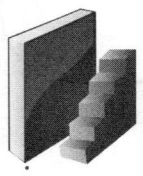

> **知识拓展**
>
> **青铜症**
>
> 光疗对结合胆红素的作用很弱。当血清结合胆红素超过68.4μmol/L（4mg/dl），且有肝功能损害，转氨酶和碱性磷酸酶升高，肝大，光疗后胆绿色蓄积，皮肤黏膜可呈现青铜色，内脏、血清、尿液均呈相似颜色，因而命名为青铜症（bronze baby syndrome）。故以结合胆红素增高为主或肝功能有损害的患儿不宜进行光照疗法。一旦发生，须立即停止光疗。光疗停止后可自行消退，预后良好。

5．换血疗法的护理　换血疗法是通过来自供血者的血液替换患儿的血液，以去除患儿体内大量的胆红素、致敏红细胞及溶血相关抗体。该手术危险性大，主要用于严重的新生儿溶血病非结合胆红素迅速升高者，护士应协助医生做好换血前准备，协助术中操作及换血后的护理。详见第三章第五节。

6．健康教育

（1）指导孕母预防和治疗感染性疾病，避免新生儿肝炎、胆道闭锁、败血症的发生。若可能存在母婴血型不合，应做好产前检查及孕妇预防性服药。对RhD阴性的妇女在流产或第一次分娩Rh阳性胎儿后，72h内肌内注射抗RhD球蛋白300μg，可中和进入母血中的Rh抗原，避免红细胞被致敏。向患儿家长讲解新生儿黄疸的病因、预后及可能出现的后遗症，并给予心理上的安慰。

（2）若考虑为母乳性黄疸，当胆红素高达256.5μmol/L（15mg/dl）以上时，嘱其可停母乳3天，改用其他乳制品，暂停期间，宜用吸奶器将母乳吸出，以保持乳汁正常分泌，待黄疸消退后继续母乳喂养。此后，即使再次出现轻度黄疸，亦不必再停母乳。告知家长母乳性黄疸预后良好，对婴儿的生长发育无严重影响，家长尽可放心，无需反复就诊。

（3）若怀疑G-6-PD缺陷者，母亲哺乳期间避免食用蚕豆及其制品，亦不可服用氧化性药物（如磺胺类、阿司匹林等），以防发生急性溶血。

（4）黄疸较重尤其发生胆红素脑病者，应及早到有条件的医院进行新生儿行为神经测评。对留有后遗症者，建议家长早期进行康复治疗和训练，讲解功能训练和早期智力开发的重要性。

第八节　新生儿肺炎

新生儿肺炎（neonatal pneumonia）是新生儿时期的常见病，根据病因分为吸入性肺炎和感染性肺炎两大类，可单独出现，也可先后或同时并存，病死率较高。

一、吸入性肺炎

吸入性肺炎是指胎儿在子宫内或分娩过程中吸入羊水、胎粪或产道分泌物，或出生后吸入乳汁等引起的肺部炎症。其中以胎粪吸入性肺炎最为严重。

（一）病因及发病机制

1. **吸入乳汁**　由于喂养不当、吞咽功能不全、食管闭锁和唇裂、腭裂或吮乳后呕吐等原因将乳汁吸入而致肺炎。乳汁吸入量较少时，临床多表现为气管炎，吸入量多可致窒息或发生肺炎，长期多次吸入者可发生间质性肺炎。

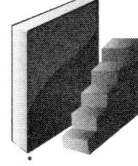

知识拓展

新生儿湿肺

新生儿湿肺（wet-lung disease）又名新生儿暂时性呼吸困难，是由于新生儿出生后肺泡内液过多及（或）体液转运功能不全所致。宫内窘迫、窒息、剖宫产儿发生率较高。除部分小儿出生时有窒息外，大多出生时正常而在出生2～5h后出现呼吸急促（＞60次/分），可伴有唇周发绀，较重者有吸气性三四征、呼气性呻吟；体温大多正常，少数体温偏低；肺部无明显体征，但可有呼吸音减低或湿啰音；症状持续5～6h即减轻，少数持续1天或更久。本病病情较轻，无需特殊治疗，预后良好。有呼吸急促、发绀者给予吸氧，氧浓度一般在40%即可，若发绀较重且常规吸氧后仍不好转者，可作CPAP。

2. **吸入羊水、胎粪**　其严重程度与吸入量、吸入物的性质及有无污染等有关。相对而言，若羊水吸入量不大，一般症状较轻，吸入未被污染的羊水后，水分在肺内被吸收而羊水中的皮脂和脱落的角化细胞留在肺泡和支气管腔内。胎粪吸入性肺炎是窒息的并发症。

胎粪吸入主要由于持续缺氧时其肠系膜血管痉挛，肠蠕动增加且肛门括约肌松弛而排出胎粪。同时，缺氧时胎儿出现喘息性呼吸，将混有胎粪的羊水吸入气管和肺内，胎粪颗粒堵塞细小支气管常导致肺不张及肺气肿，同时，胎粪内所含胆酸、胆盐等物质的化学刺激可导致肺水肿、充血等炎性反应。部分病例由于黏稠的胎粪颗粒附着在气管壁上呈活瓣作用可致肺泡破裂，引起气胸或纵隔气肿。由于严重缺氧和混合性酸中毒导致肺血管痉挛，出现肺动脉高压，右心压力增高，卵圆孔和（或）动脉导管重新开放，在心脏水平出现右向左分流，进一步加重低氧血症和酸中毒，形成恶性循环，称为新生儿持续肺动脉高压（持续胎儿循环）。

（二）临床表现

多见于足月儿和过期产儿，羊水或胎粪吸入者多有宫内窘迫史，在复苏后出现呼吸困难、青紫、呻吟、三凹征、口腔有液体或泡沫流出等。胎粪吸入者病情较重，可见皮肤、指甲、口腔黏膜等均被胎粪染成黄绿色，患儿可出现呼吸衰竭、肺不张、肺气肿、肺动脉高压，部分病例还可出现缺氧缺血性脑病等中枢神经系统表现（如双目凝视、尖叫、抽搐等）。一旦并发气胸和纵隔气肿，呼吸困难突然加重甚至导致死亡。听诊两肺可闻及满布干湿啰音或管状呼吸音。

乳汁吸入者常有喂乳时呛咳，乳汁从口、鼻流出，伴气急、发绀，吸入量过多可导致窒息。

（三）辅助检查

1. **血气分析** 可见血 pH 下降，PaO_2 降低，$PaCO_2$ 增高。

2. **胸部 X 线检查** 胎粪吸入者两肺出现不规则斑片或粗大结节状阴影，可伴有重度阻塞性肺气肿。乳汁吸入者 X 线表现与吸入次数、严重程度及有无继发感染等因素有关，病变在肺上、下叶的背侧，右侧多于左侧，可呈节段性或大叶性分布。

（四）治疗原则

1. **吸入物处理** 尽快清除吸入物，保持呼吸道通畅。新生儿头刚娩出时应立即吸净口鼻分泌物。对胎粪吸入的患儿可经气管插管进行吸引。已发生羊水或乳汁吸入者，生后 2h 内每隔 30min 做一次胸部物理治疗及吸引。

2. **给氧** 根据患儿情况选择给氧方式，必要时行机械通气。可缓慢静脉滴注妥拉唑啉以扩张肺血管；吸入低浓度一氧化氮（NO）可选择性扩张肺血管，降低肺动脉压，改善氧合功能。

3. **保暖及支持治疗** 适当限制液量，纠正酸中毒，必要时滴注多巴胺以维持血压。入量不足者可给予部分静脉高营养，但需监测心功能。

4. **抗生素治疗** 因羊水中含胎粪能促进细菌生长，若出生时羊水被胎粪污染宜使用抗生素。

5. **给予肺表面活性物质** 胎粪可抑制肺表面活性物质（PS），外源性 PS 可改善氧合功能。

二、感染性肺炎

感染性肺炎可由细菌、病毒、衣原体、真菌等不同的病原体引起，可发生在宫内、分娩过程中或出生后，称为产前、产时或产后感染性肺炎。目前产后感染性肺炎较产前、产时感染性肺炎的发生率明显增高。

（一）病因及发病机制

新生儿免疫功能不完善是易发生感染性肺炎的内在因素。

1. **产前感染** 感染途径有：①上行感染：胎膜早破，细菌如大肠埃希菌、克雷伯杆菌、李斯特菌、B组β溶血链球菌（GBS）或原虫（弓形虫）、支原体等从阴道上行感染污染羊水，导致胎儿感染。②血行感染：病原体由母体通过胎盘至胎儿循环，继而到达肺组织，以病毒为主，如巨细胞病毒、风疹、水痘、单纯疱疹、柯萨奇病毒等。

2．产时感染　常见感染途径包括：①胎膜早破者胎儿在娩出过程中感染。②产程延长时胎膜通透性增高，产道内细菌可通过未破的胎膜上行污染羊水后再感染胎儿。③胎儿吸入了产道中污染的血性分泌物而发生肺炎。常见的病原体包括细菌、沙眼衣原体、巨细胞病毒、单纯疱疹病毒等。早产、滞产、频繁的产道检查等易诱发感染。

3．产后感染　常见感染途径有：①呼吸道感染：新生儿与呼吸道感染患者，如父母、家人或医护人员密切接触后发生感染。病原体经飞沫传播由上呼吸道向下至肺，或鼻腔内原有金黄色葡萄球菌在机体抵抗力降低时（如受凉、上感后）下行引起感染。②血行感染：新生儿患败血症，经血行传播至肺部而致肺炎。③医源性感染：在复苏抢救过程中，由于医用器械（如吸痰器、雾化器、气管插管、供氧面罩等）消毒不严，或呼吸机使用时间过长，或医务人员不遵守无菌操作原则等引起感染性肺炎。出生后感染以金黄色葡萄球菌、大肠埃希菌为主。近年来机会致病菌如克雷伯杆菌、表皮葡萄球菌、假单胞菌、枸橼酸杆菌等感染有增多的趋势。病毒则以呼吸道合胞病毒、腺病毒多见，医源性感染以绿脓杆菌感染多见，广谱抗生素使用过久易发生念珠菌性肺炎。

（二）临床表现

1．产前（宫内）感染性肺炎　发病早，多于生后24h内出现症状，出生时常有窒息史，复苏后可有气促、呻吟、口吐白沫、呼吸困难、体温不稳定，反应差。肺部听诊呼吸音粗糙、减低或可闻及湿啰音；严重者可出现呼吸衰竭、心力衰竭、DIC、休克或持续肺动脉高压，血行感染者多为间质性肺炎，缺乏肺部体征，而表现为黄疸、肝脾大和脑膜炎等多系统受累。

2．产时感染性肺炎　发病需经过潜伏期，一般在生后数日至数周发病，如细菌感染在生后3~5天发病，Ⅱ型疱疹病毒感染多在生后5~10天发病，衣原体感染潜伏期较长，可在生后3~12周发病。表现为体温不稳定、呛奶、发绀、口吐白沫、呼吸暂停、三凹征等。

3．产后感染性肺炎　临床症状多不典型，表现为发热或体温不升、精神萎靡、拒乳、呛奶、气促、鼻翼扇动、发绀、吐沫、三凹征等。肺部体征早期常不明显，胸式呼吸增强是新生儿肺炎的体征之一，双肺可出现细湿啰音。呼吸道合胞病毒性肺炎可表现为喘息，肺部听诊可闻及哮鸣音。病情严重者可出现呼吸衰竭和心力衰竭。金黄色葡萄球菌感染可合并脓胸、肺脓肿、脓气胸等。

（三）辅助检查

1．血常规　细菌感染者白细胞总数多升高，以中性粒细胞增高为主；病毒感染者、体弱儿及早产儿白细胞总数升高多不明显。

2．胸部X线检查　胸片可显示肺纹理增粗，可见有点片状阴影，可有肺气肿及肺不张。金黄色葡萄球菌肺炎X线检查可见肺大泡。

3．病原学检查　细菌性肺炎可取气管内的吸引物、血液及鼻咽部分泌物做细菌培养、病毒分离血清特异性抗体检查有助于病原学诊断。

（四）治疗原则

1．呼吸道管理　及时吸净口鼻分泌物，保持呼吸道通畅，定期翻身、拍背。有低氧血症时给予氧疗。必要时采用机械呼吸（常选用CPAP或PEEP）。

2．对症和支持治疗　注意保暖，维持中性温度，密切监护心率、呼吸、血压，准确记录出入量。定时进行血气分析，及时纠正酸中毒。有心力衰竭者使用洋地黄药物。

3．控制感染　细菌性肺炎早期合理应用抗生素。宫内感染一般选择对G⁻杆菌有效的抗生素，如丁胺卡那霉素、第3代头孢菌素等；金黄色葡萄球菌感染者可选用耐酶青霉素、万古霉素等；衣原体感染首选大环内酯类；绿脓杆菌感染者可应用替卡西林（羧噻吩青霉素）联合丁胺卡那霉素。对呼吸道合胞病毒肺炎可选用利巴韦林（病毒唑），单纯疱疹病毒肺炎可选用阿昔洛韦，巨细胞病毒肺炎可选用更昔洛韦。

三、新生儿肺炎的护理

（一）护理评估

1．**健康史**　了解母亲孕期有无感染、有无胎膜早破、羊水是否混浊；询问有无宫内窘迫或产时窒息史，有无吸入羊水、胎粪或乳汁史，生后新生儿有无感染史等。

2．**身体状况**　观察患儿反应情况，注意有无体温不升、发绀、呛奶、口吐白沫、呼吸暂停等情况发生。听诊双肺呼吸音有无改变；分析血常规及胸片检查结果。

3．**心理社会状况**　了解患儿家长对本病的认识程度，评估有无焦虑及其程度，以及对治疗的态度和承受能力。

（二）常见护理诊断/问题

1．气体交换受损　与肺部感染有关。
2．清理呼吸道无效　与呼吸道狭窄、分泌物多、咳嗽反射功能不良有关。
3．体温调节无效　与肺部感染有关。
4．潜在并发症：心力衰竭、呼吸衰竭、气胸等。

（三）护理措施

1．**保持呼吸道通畅**　定时为患儿翻身拍背，以利于肺内分泌物排出。保持环境相对湿度在55%～65%，分泌物黏稠者应采用雾化吸入和吸痰，及时清除呼吸道分泌物。

2．**合理用氧，改善呼吸功能**　氧气应预先湿化，以促进患儿舒适。重症并发呼吸衰竭者，应给予正压通气。

3．**维持体温正常**　应注意采取保暖措施，将环境温度调节至中性温度，以减少氧耗，改善缺氧症状。体温过高时给予打开包被散热、温水浴等降温，体温过低者需注意保暖。

4．**保证营养供给**　根据患儿病情采取适当喂养方式，重症者可鼻饲喂养，或静脉营养。喂养应遵循少量多次的原则，每次喂养量不能过多以防呕吐后误吸。喂哺患儿时需耐心，并注意观察反应。

5．**密切观察病情**　新生儿病情变化快，应认真观察和做好记录。当患儿心率突然加快、呼吸急促、烦躁不安、青紫加重，肝在短时间内迅速增大，提示合并心力衰竭，应及时与医生取得联系，并积极配合抢救。若患儿突然出现呼吸困难、青紫明显加重时，提示可能合并气胸或纵隔气肿，应做好胸腔闭式引流的准备，配合医生穿刺及术后护理。

6．**健康教育**　向家长讲述本病的有关知识和护理要点，及时让家长了解患儿的病情。宣传孕期保健知识，防止感染。出生后注意保护性隔离，避免交叉感染。指导喂养，避免呛奶及乳汁吸入。

第九节　新生儿败血症

新生儿败血症（neonatal septicemia）是指新生儿期细菌侵入血液循环并生长繁殖、产生毒素而造成的全身感染。早期症状和体征不典型，发病率和死亡率均较高，尤其是早产儿。

一、病因及发病机制

(一) 病原菌

导致新生儿败血症的主要病原菌随不同地区和年代而异，我国大部分地区以金黄色葡萄球菌及大肠埃希菌等为主。近年来随着 NICU 的发展，由于小胎龄、低体重早产儿存活率的提高和各种侵入性治疗技术在临床的广泛应用，表皮葡萄球菌、铜绿假单胞菌、克雷伯杆菌、肠杆菌等机会致病菌，产气荚膜梭菌、厌氧菌以及耐药菌株所致的感染有增多趋势。

(二) 感染途径

1. **产前感染** 与孕母感染有关，尤其是羊膜腔感染更易发病，细菌可通过胎盘血行感染胎儿。过多的有创产科操作，若消毒不严也可致胎儿感染。

2. **产时感染** 与胎儿通过产道时被细菌感染有关，如胎膜早破、产程延长、急产或助产消毒不严，细菌上行污染羊水，胎儿吸入或吞入产道中污染的分泌物使胎儿感染，产伤等也可造成细菌侵入血液。

3. **产后感染** 为最主要的感染途径，尤其是金黄色葡萄球菌。细菌通过脐部、皮肤、黏膜、呼吸道或消化道侵入血液；亦可通过雾化器、吸痰器及各种导管造成医源性感染。此外，环境、用具、家庭成员及医护人员，均可通过飞沫、皮肤接触等感染新生儿。

(三) 免疫功能低下

1. **非特异性免疫** ①屏障功能差：皮肤角质层薄，黏膜柔嫩，易破损感染；脐带残端未愈合是细菌侵入的门户；胃液酸度低、杀菌力弱，肠黏膜通透性高，有利于细菌及毒素侵入血循环。同时，新生儿尤其是早产儿血-脑屏障发育不完善，感染后易患化脓性脑膜炎。②淋巴结缺乏吞噬细菌的过滤作用，不易将感染局限。③经典和旁路途径的补体激活能力差，对某些细菌抗原的调理作用差。④中性粒细胞产生及储备均不足，黏附性及趋化性低下。

2. **特异性免疫** ①母体 IgG 虽可通过胎盘，但胎龄越小，IgG 水平越低。② IgM 和 IgA (特别是 SIgA) 不能通过胎盘获得，新生儿体内含量很低，易患 G^- 杆菌感染。③新生儿血中 T 细胞对特异性抗原的免疫应答力弱，自然杀伤细胞和巨噬细胞活性低，直接吞噬及杀伤病原体的功能明显低下。

二、临床表现

临床表现常不典型，无特征性表现，主要以全身中毒症状为主，常累及多个系统。生后 7 天内出现症状者称为早发型败血症，7 天后出现症状者称为晚发型败血症。

早期表现为精神、食欲不佳，哭声低弱，体温不稳定等，继而迅速发展为精神萎靡、嗜睡、不吃、不哭、不动、面色发灰、体温不升及体重不增。

如出现以下表现应高度怀疑败血症：①黄疸：有时可为新生儿败血症的唯一表现，生理性黄疸消退延迟或退而复现、黄疸日渐加重无法用其他原因解释者。②出血倾向：皮肤黏膜淤点、瘀斑、紫癜，呕血、便血、肺出血，甚至发生 DIC。③休克：面色苍灰，皮肤花纹，血压下降，尿少或无尿。④中毒性肠麻痹：出现呕吐、拒乳、腹胀、腹泻等症状，肠鸣音减弱甚至消失。⑤脑膜炎：出现双目凝视、尖叫、呕吐、前囟饱满、抽搐等。⑥肝脾大：出现较晚，一般为轻至中度大。⑦其他：气促、发绀、呼吸暂停等。

本病早期诊断有一定困难，对有可疑病史、感染中毒表现或能找到局部感染灶的患儿需提高警惕。

三、辅助检查

1. **血常规** 白细胞计数升高或降低，中性粒细胞增多，并有中毒颗粒和核左移，血小板减少。

2. **C反应蛋白（CRP）** 在急性感染早期可升高，感染控制后可迅速下降。

3. **细菌培养** 血培养阳性是确诊的依据，但血培养阳性率较低，培养阴性亦不能排除本病。脑脊液培养有助于化脓性脑膜炎的诊断。

四、治疗原则

1. **抗生素的应用** 早期、联合、足量、足疗程、静脉应用抗生素。病原菌已明确者可按药敏试验用药；葡萄球菌感染时，应选用耐酶青霉素或万古霉素；G^-杆菌感染宜选用第3代头孢菌素；若病原不明应结合当地菌种流行病学特点和耐药菌株情况联合应用两种抗生素。血培养阴性，经抗生素治疗后病情好转应继续治疗5~7天；血培养阳性，疗程至少10~14天；有并发症者应治疗3周以上。

2. **清除局部病灶** 及时处理脐炎、脓疱疮、口腔炎等感染病灶。

3. **对症和支持治疗** 注意保暖、供氧、纠正酸中毒及电解质紊乱；保证能量及水分的供给。必要时输新鲜血、血浆、血小板及免疫球蛋白。

五、护理评估

1. **健康史** 了解孕母有无感染、胎膜早破、产程延长、羊水混浊、分娩时消毒不严等病史；新生儿生后有无羊水吸入史，羊水有无胎粪污染，新生儿有无感染接触史，是否出现少吃、少哭、少动等异常表现。

2. **身体状况评估** 患儿精神状态、哭声、体温、吃奶情况，脐部和皮肤有无破损或化脓；检查有无黄疸和肝脾大、腹胀、出血倾向、休克等。早产儿须注意有无皮肤硬肿。分析血常规及细菌培养结果。

3. **心理社会状况** 了解家长对新生儿败血症的认识程度，护理新生儿知识和技能的掌握情况；评估患儿居住环境、家庭卫生习惯及经济状况。了解家长的心理状况，评估其焦虑或恐惧的程度。

六、常见护理诊断/问题

1. **体温调节无效** 与感染有关。
2. **皮肤完整性受损** 与脐炎、脓疱疮等局部化脓性感染有关。
3. **营养失调：低于机体需要量** 与摄入不足和全身感染有关。
4. **潜在并发症**：出血、感染中毒性休克、化脓性脑膜炎等。

七、护理措施

1. **维持体温正常** 患儿体温波动较大时，应每1~2h监测体温1次。体温过高者调节环境温度，松开包被，供给充足的水分或温水浴，体温即可下降；新生儿不宜使用退热药物。体温不升时，应用热水袋或暖箱保暖以使患儿体温恢复正常。

2. **抗生素的应用** 保证药物有效进入体内，注意药物毒副作用。给药前应做血培养和药敏试验，为提高培养阳性率，可在不同部位取双份标本。操作过程须严格遵守无菌原则，采血后立即送实验室培养。护士须熟悉所用抗生素的药理作用、剂量、用法、副作用及配伍禁忌等。同时，败血症疗程较长，护士应注意保护患儿血管，有计划使用穿刺部位。

3. **清除局部感染灶** 脐炎时应每日1~2次清创换药，可用3%过氧化氢清洗后涂以75%的乙醇。皮肤小脓疱可用无菌针头刺破，操作前后用75%乙醇消毒。口腔破溃、鹅口疮或有其他皮肤破损时均应及时处理，防止感染蔓延扩散。

4. **保证营养供给** 坚持母乳喂养，少量多次；结合病情选择滴管、鼻饲或静脉营养。

5. **预防交叉感染** 对感染患儿应采取隔离管理。工作人员在护理患儿前后应加强手的清洁消毒。患儿所用器械、用具、衣物、床褥均应高压消毒处理，避免医源性感染的发生。

6. **密切观察病情** 加强巡视，及时发现和处理并发症。注意观察生命体征、神志、面色、皮肤、前囟、哭声、呕吐情况、有无惊厥等，及时发现脑膜炎、出血倾向、感染中毒性休克、胆红素脑病等表现，及时通知医生，积极配合抢救处理。

7. **健康教育** 向家长解释新生儿败血症的预防和护理的知识，接触患儿前应洗手。指导脐部的护理方法，注意保持皮肤清洁卫生和口腔黏膜的完整性等。

附：新生儿脐炎

脐炎（omphalitis）指因断脐残端被细菌入侵并繁殖所引起的急性炎症。由于对脐部消毒、护理的普遍重视，脐炎在城市已较少见，但在农村和边远山区仍多见。

一、病因及发病机制

因断脐时消毒不严或出生后脐部护理不当，造成细菌入侵、繁殖所致。或经脐血管插管时被细菌污染所致。

病原菌以金黄色葡萄球菌最常见，其次是表皮葡萄球菌、大肠埃希菌、链球菌等。

二、临床表现

1. **轻症表现** 局部有少量脓性分泌物，脐部与周围皮肤轻度发红和肿胀，体温及食欲正常。

2. **重症表现** 脐部及脐周红肿明显，脓性分泌物较多并有臭味，可伴发热、纳差、精神差、烦躁不安等。炎症可向周围组织扩散形成蜂窝织炎，或形成脓肿，皮肤坏死。若细菌经脐动脉侵入血液可引起败血症或腹膜炎等。

三、辅助检查

脐部分泌物细菌培养常为阳性。重症者可有血白细胞计数增高。

四、治疗原则

1. 清除局部感染灶。
2. 局部感染严重或伴有全身感染中毒症状者，根据涂片或细菌培养结果及时应用抗生素。
3. 局部脓肿切开引流。
4. 脐部肉芽肿可用10%硝酸银溶液灼烧。

五、常见护理诊断/问题

1. **皮肤完整性受损** 与脐部感染有关。
2. **潜在并发症**：败血症、腹膜炎等。
3. **知识缺乏（家长）** 缺乏脐部护理的知识。

六、护理措施

1. 配合医师取脓性分泌物做细菌培养及药敏试验。

2. 脐部护理 保持脐部清洁、干燥。局部有脓性分泌物但无扩散者，可用3%过氧化氢清洗后涂抹75%乙醇，注意从脐根部由内向外环形将脐窝内脓性分泌物擦净。每日消毒2～3次。重者应遵医嘱使用抗生素。

3. 病情观察 观察脐带有无潮湿、渗液或脓性分泌物；注意患儿有无败血症的早期表现；脐带残端脱落后，注意观察脐窝内有无樱红色肉芽肿增生，并及早处理。

（四）预防

1. 新生儿断脐及生后处理脐部均应严格执行无菌操作，若进行脐血管插管更应有严密的消毒措施。

2. 勤换尿布，避免大小便污染，保持脐部清洁、干燥。

3. 脐带未脱落前，洗澡时切勿洗湿脐部，洗毕用消毒干棉签吸干脐窝，并用75%乙醇消毒，注意消毒时须擦至脐窝内。

4. 接触新生儿前后要洗手，注意新生儿衣物应柔软、清洁、舒适。

第十节　新生儿寒冷损伤综合征

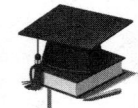

案例 7-4A

患儿，女，生后5日，拒奶，全身发凉，哭声减弱1天。患儿系第1胎第1产，妊娠32^{+3}周，因胎膜早破，经阴道分娩，生后1minApgar评分8分，5minApgar评分10分。生后哭声尚可，一直吃奶较少，无呕吐。大便每日2～3次，量少，呈黄绿色。患儿1天前始出现反应差，拒奶，且哭声低弱，四肢发凉。病后尿量少，无抽搐，即来就诊。查体：T 30℃，R 34次/分，体重1.9kg。早产儿貌，反应差，呼吸表浅，不规整，面部及躯干部皮肤黄染，双小腿及大腿外侧，肩臂部、胸部皮肤明显硬肿，呈灰紫色，面颊轻度硬肿，四肢末端青紫发凉，有花纹。头颅无畸形，前囟1.5cm×1.5cm，平软，颈软，双肺呼吸音粗，未闻及干湿啰音。心率102次/分，律齐，心音较弱。腹软，脐带未脱，有少许脓液，肝肋下2cm，质软，脾肋下未及肿大。吸吮反射、拥抱反射均未引出。化验检查结果：Hb180g/L，RBC4.6×10^{12}/L；WBC15.0×10^9/L；PLT87×10^9/L；N58%，L42%。血培养：有大肠埃希菌生长。

问题与思考：

1. 写出该病的临床诊断及依据。
2. 病史中还应询问家长什么资料？

新生儿寒冷损伤综合征（neonatal cold injure syndrome），亦称新生儿硬肿症（neonatal scleredema），是指新生儿出生后不久由于寒冷或其他原因所致，其临床特征是皮肤和皮下脂肪硬化和水肿，常伴有低体温及多器官功能损害，严重者常并发肺出血而导致死亡。

一、病因及病理生理

寒冷、早产、感染和窒息为新生儿硬肿症的主要病因。

1. **寒冷及保暖不足**　新生儿（尤其是早产儿）体温调节和皮下脂肪组成的特点是发生低

体温和皮肤硬肿的重要原因。①体温调节中枢不成熟。环境温度降低时,其增加产热和减少散热的调节功能差,出现体温下降。②体表面积较大,皮下脂肪层薄,血管丰富,易于散热。③能量储备(糖原和棕色脂肪)少,产热不足,尤其是早产儿。寒冷时主要靠棕色脂肪代偿产热,缺乏寒战产热反应,代偿能力有限。④新生儿缺少使饱和脂肪酸变为不饱和脂肪酸的酶,皮下脂肪中饱和脂肪酸含量高,其熔点高,低体温时易发生凝固导致皮肤硬肿。

2．**某些疾病**　当发生严重感染、缺氧、心力衰竭和休克等使能源物质消耗增加、热量摄入不足,加之缺氧又使能源物质的氧化产能发生障碍,即使散热正常,也可出现低体温和皮肤硬肿。严重的颅脑疾病亦可抑制尚未成熟的体温调节中枢,使其调节功能进一步下降,使得机体散热大于产热,出现低体温,甚至皮肤硬肿。

3．**多器官功能损害**　低体温及皮肤硬肿造成局部血液循环淤滞,血流速度减慢,引起缺氧和代谢性酸中毒,皮肤毛细血管壁通透性增加导致水肿。若低体温持续存在和(或)硬肿面积扩大,微循环障碍加重,进一步可引起弥漫性血管内凝血(DIC)和多器官功能衰竭。

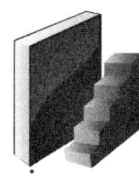

知识拓展

棕色脂肪

棕色脂肪(brown adipose tissue,BAT),也称褐色脂肪,是近年才被人们发现的一种脂肪组织,主要分布在肩胛间区、颈背部、腋窝、纵隔及肾周围。体内棕色脂肪的量在婴幼儿时期所占比例较高,随着年龄增长逐渐减少。成人体内棕色脂肪的重量一般都低于体重的2%,并且女性的棕色脂肪多于男性。棕色脂肪组织的外观呈棕褐色,细胞内含有大量的脂肪小滴及高浓度的线粒体,细胞间含有丰富的毛细血管和大量的交感神经纤维末梢,组成了一个完整的产热系统。最新研究发现,棕色脂肪对防治"三高"和延缓衰老大有裨益。

二、临床表现

以寒冷季节发病为主,但因严重感染、重度窒息等因素引起者亦可在夏季发生。多发生在生后1周内,早产儿、低出生体重儿发病率相对较高。低体温和硬肿是本病的主要表现(表7-5)。

1．**一般表现**　早期表现为肢体发凉、反应差、哭声低弱、吸吮无力等。严重者出现"三不",即不吃、不哭、不动。

2．**低体温**　肛温常低于35℃,重者低于30℃,低体温时常伴有心率减慢。新生儿腋窝处含有丰富的棕色脂肪,寒冷时产热使腋温升高,临床上可根据腋-肛温差(T_{A-R})作为评价棕色脂肪产热状态的指标。

3．**皮肤硬肿**　皮肤颜色暗红或青紫,受累部位的皮肤紧贴于皮下组织,不能移动,按之如硬橡皮样,有水肿者压之有轻度凹陷。硬肿常呈对称性,全身硬肿发生顺序依次为小腿→大腿外侧→整个下肢→臀部→面颊→上肢→全身。严重硬肿可妨碍关节活动,胸部受累可导致呼吸困难。

4．**多器官功能损害**　随着体温降低,硬肿加重,逐渐出现呼吸和心率缓慢、心音低钝、少尿等症状。严重时可发生休克、DIC、急性肾衰竭和肺出血等器官功能衰竭的表现。

表7-5 新生儿寒冷损伤综合征的病情分度

分度	肛温	腋-肛温差	硬肿范围	全身情况及器官功能改变
轻度	≥35℃	>0	<20%	一般情况尚好
中度	<35℃	≤0	25%~50%	精神反应差、器官功能低下
重度	<30℃	<0	>50%	休克、DIC、肺出血、急性肾衰竭

注：硬肿范围估算可按头颈部20%，双上肢18%，前胸及腹部14%，背部及腰骶部14%，臀部8%，双下肢26%计算。

三、辅助检查

根据需要查血常规、血电解质、血尿素氮、肌肝、DIC筛查试验，必要时做胸片检查和心电图。

四、治疗原则

1. **复温** 是治疗硬肿症患儿的关键。轻中度患儿于6~12h恢复正常体温；重症患儿一般要求12~24h使体温恢复正常。

2. **热量和液体补充** 供给充足的热量有助于复温和维持正常体温。若病情严重可选择完全静脉营养，应严格控制输液量及输液速度，液体量按1ml/kJ，输液速度按3~5 ml/(kg·h)给予。

3. **合理用药** 合理应用抗生素；及时纠正酸中毒和代谢紊乱，休克时给予扩容、纠酸及血管活性药物（多巴胺、酚妥拉明或山莨菪碱）；DIC高凝状态时考虑应用肝素。肾衰竭时，给予呋噻米（速尿）并严格控制液量。肺出血者应及早气管插管并采用CPAP和IPPV通气方式。

4. **肺出血的处理** 须逐步缓慢复温，以防引起肺出血。一旦发生应及早行气管插管，进行正压通气，并给予止血治疗。

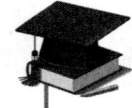

案例 7-4B

患儿入院6h后，突然出现呼吸困难，三凹征，发绀，自口、鼻流出血性液体，肺部听诊有湿啰音。

问题与思考：
1. 该患儿出现了什么并发症？
2. 列出该患儿主要的护理问题及护理措施。

五、护理评估

1. **健康史** 了解患儿胎龄、Apgar评分、出生体重、喂养情况；评估有无感染史、产伤史、环境温度过低、保温不当、严重畸形、摄入不足或能量供给低下等。

2. **身体状况** 监测患儿肛温、T_{A-R}、血压、脉搏、呼吸、心率、尿量等的变化，观察皮肤颜色，评估硬肿的范围及程度，分析血气、血生化、胸部X线检查等结果，评估患儿有无器官功能受损。

3. **心理社会状况** 了解家长的心理状况，家长对本病的病因、护理及预防知识的了解程度，评估家庭居住环境等。

六、常见护理诊断 / 问题

1. **体温过低** 与新生儿体温调节能力低下、寒冷、早产、感染、窒息等因素有关。
2. **营养失调：低于机体需要量** 与吸吮困难、摄入不足有关。
3. **皮肤完整性受损** 与皮下脂肪凝固、微循环障碍有关。
4. **有感染的危险** 与机体抵抗力低下有关。
5. **潜在并发症：** 肺出血、休克、急性肾衰竭、DIC 等。
6. **知识缺乏** 家长缺乏新生儿保暖等育儿知识。

七、护理措施

（一）积极复温

正确的复温是治疗硬肿症的重要措施，其目的是在体内产热不足的情况下，通过提高环境温度（减少失热或外加热），以恢复和保持正常体温。复温的原则是循序渐进，逐步复温。

1. 轻、中度患儿复温 若肛温 > 30℃，$T_{A-R} \geq 0℃$，提示棕色脂肪产热良好，足月儿一般可包裹温暖并使用热水袋保暖，置于 25～26℃室温环境中；早产儿应置于已预热至中性温度的暖箱内，使患儿体温在 6～12h 内恢复正常，条件较差的单位可因地制宜采用热水袋、热炕、电热毯或母亲怀抱等取暖方法。

2. 重度患儿复温 肛温 < 30℃，$T_{A-R} < 0℃$，提示棕色脂肪已耗尽，产热衰竭，应将患儿置于比体温高 1℃的预热暖箱中开始复温，随体温升高每小时提高箱温 0.5～1℃，一直维持箱温高于患儿体温 1～2℃（箱温不超过 34℃），待患儿肛温恢复至 35℃时，将箱温调至中性温度。一般要求于 12～24h 内恢复至正常体温。也可酌情采用新生儿辐射式抢救台或恒温水浴法复温。采用恒温水浴疗法，要求水温维持在 39～40℃，脐部用消毒纱布和橡皮膏包扎固定，每次 15min，每日 1～2 次，浴后擦干置入暖箱。使用辐射式抢救台复温时，床面温度从 30℃开始，每 15～30min 提高 1℃，随体温升高逐步提高床温（不超过 33℃），为防止空气对流，可在暖床和患儿上方覆盖塑料薄膜。待体温恢复正常后，将患儿置于调至中性温度的暖箱中。

复温过程中，要求每小时测量和记录 1 次体温变化。体温过低者可用水温表代替肛表测肛温，插入肛门 3～4cm，测量 4min，腋温至少需测量 8～10min。同时应密切监测患儿心率、呼吸、血压及血气分析等情况。

（二）合理喂养

供给充足的热量和液体有利于患儿恢复正常体温。热量供给应逐步增加，开始每日 210kJ/kg（50kcal/kg），随着体温的上升逐渐增至 419～502 kJ/kg（100～120kcal/kg）。根据患儿病情选择合适的喂养方式，能吸吮的患儿可经口喂养，吸吮无力者选用滴管、鼻饲或静脉营养。同时保证液体供给，并严格控制补液速度以防输液过快引起心力衰竭和肺出血，最好使用输液泵，并建立输液记录卡，每小时记录输入液量及速度，根据病情及时调节。

（三）预防及控制感染

严格执行消毒隔离制度，做好患儿及医护人员卫生管理，注意暖箱、气管插管和呼吸机等的清洁消毒。若已发生感染，遵医嘱使用抗生素。未合并感染的患儿应与感染者分开，防止交叉感染。

（四）严密观察病情变化

对患儿进行持续评估，监测并记录生命体征、尿量、血气分析、暖箱温度、摄入的热量、液体量、硬肿范围及有无出血征象等。重症患儿若出现面色突然发青、发灰，鼻腔流出或喷出粉红色泡沫样液体，提示已发生肺出血，应立即将患儿头偏向一侧，及时吸出气管分泌物，保持呼吸道通畅，通知医生立即抢救，抢救过程中避免挤压患儿胸部，以免加重出血。

（五）健康教育

向家长介绍新生儿寒冷损伤综合征的相关知识，及时反馈患儿病情变化。介绍有关保暖、喂养、预防感染等育儿知识，宣传母乳喂养的优点。鼓励母亲坚持排乳，保持母乳通畅，避免因患儿住院和抢救而断奶。

（崔 洁）

第十一节 新生儿坏死性小肠结肠炎

新生儿坏死性小肠结肠炎（neonatal necrotizing enterocolitis，NEC）其总体发病率为（0.3～2.4）/1000活产婴儿，90%以上为早产儿，目前国内该病的病死率为10%～50%。NEC是围生期的多种致病因素导致的肠道疾病，多在出生后2周内发病，严重威胁新生儿的生命。临床上以腹胀、呕吐、便血为主要表现，腹部X线平片以肠道充气、肠壁囊样积气为特点。随着对该病认识的加深及静脉营养的应用，死亡率有所下降。

案例 7-5A

患儿，男，生后10天，孕35周，出生时窒息，出生后胎粪正常，人工喂养，出生7天时出现腹胀，听诊肠鸣音减弱，随后呕吐，并出现腹泻，开始时为水样便，每天5～7次，2天后转为赤豆汤样便。拒食。

查体：患儿反应差，精神萎靡，面色苍白，T 39.5℃，P 142次/分，R 68次/分，体重2.4kg；Hb 120g/L。实验室检查：WBC $11.0×10^9$/L，N 80%，L 20%；CRP 40mg/L；尿常规正常；便常规：脓血便，以脓为主，WBC（+++），RBC（+）；血 Na^+ 140mmol/L，Cl^- 102mmol/L，K^+ 4.6mmol/L，Ca^{2+} 2.1mmol/L；动脉血气分析：pH 7.30，HCO_3^- 18mmol/L，$PaCO_2$ 30mmol/L，BE -5mmol/L。大便细菌培养有大肠埃希菌、克雷伯杆菌和铜绿假单胞菌。腹部X线平片示：小肠结肠部分肠管囊样积气，肠腔内有小液平，肠壁黏膜及肠间隙增厚，肠管排列紊乱，外形僵硬，管腔不规则。

问题与思考：
1. 该患儿可能的临床诊断是什么？
2. 该患儿的护理评估内容有哪些？

一、病因及发病机制

发病原因至今尚未明了，可能与下列因素有关：

1. 肠黏膜缺氧缺血 机体缺氧时血液重新分配，以保证心、脑等重要器官的供血，此时肠系膜血管收缩，肠道血液减少，如缺血持续存在或缺血后再灌注发生，则可引起肠黏膜损伤。因此，新生儿窒息、严重心肺疾病、严重呼吸暂停、低体温、红细胞增多症、换血、血液浓缩等引起低氧血症或低血容量休克，造成肠道缺血，致使肠黏膜损伤，使肠道内细菌侵入而坏死。

2. 感染 坏死性肠炎与感染有关，败血症或肠道感染时，细菌及其毒素可直接损伤肠黏膜或间接通过增加炎症介质的释放,引起肠黏膜的损伤。另外,肠道内细菌的过度繁殖造成的肠胀气也可加重肠损伤。病原体多为细菌,以产气杆菌、大肠埃希菌、沙门菌、链球菌、金黄色葡萄球菌等为主。病毒和真菌也可引起本病。

3. **早产** 早产儿胃肠道功能不成熟,胃酸分泌少,胃肠动力差,蛋白酶活性低,消化道黏膜通透性高,因此,在感染、肠壁缺血缺氧、不适当的肠道喂养等致病因素作用下易导致肠道损伤而发病。

4. **喂养因素** 本病多发生于人工喂养的早产儿。由于分泌型免疫球蛋白A(SIgA)主要来自母乳,因此,人工喂养儿肠道黏膜缺乏SIgA的保护,利于病菌的生长与繁殖。另一方面,人工喂养儿配方奶渗透压高于460mOsm/L时,大量的液体由血液循环转入肠腔,影响血容量和肠系膜的灌注,导致肠道缺血,引起肠黏膜的损伤。

二、临床表现

大多于生后2~12天发病。多见于早产儿和小于胎龄儿,常有窒息史。初起时常有体温不稳、呼吸暂停、心动过缓、嗜睡等全身表现,同时或相继出现拒食、呕吐、腹胀、腹泻和便血等表现。轻症仅有中度腹胀,可无呕吐,大便2~3次/日,稀薄,颜色深或带血,隐血试验阳性。重症腹胀明显,可见肠型,大便如果酱样或柏油样,或带鲜血有腥臭味。若不积极治疗,病情急剧恶化,患儿面色苍白,四肢发凉,体温不升,代谢性酸中毒,黄疸加深,呼吸不规则,心率减慢。严重者常并发败血症、肠穿孔和腹膜炎等,最后发展为呼吸衰竭、休克、DIC等导致死亡。

三、辅助检查

1. **腹部X线平片** 对本病诊断有重要意义。X线显示肠道充气,肠腔内可见多个液平,呈阶梯状。具有特征性的肠壁囊样积气,肠壁炎症、局限性坏死。可见多个小气泡或线状气体阴影沿肠管排列。严重病例者因气体进入门静脉可见门静脉充气征。肠穿孔时可见膈下游离气体形成气腹。

2. 血气分析、血常规、C反应蛋白、血培养及DIC的监测。

3. 大便潜血试验及大便培养。

四、治疗原则

1. **禁食** 一经确诊立即禁食,同时进行肠胃减压,定期抽出胃液。待临床情况好转,腹胀消失,大便潜血转阴后可逐渐恢复饮食。恢复喂养要从水开始,再喂糖水、稀释奶,根据病情逐步增加稀释奶浓度。

2. **抗感染** 根据细菌培养和药敏试验选择药物。用药病程,疑似患儿用药3天,确诊病例7~10天,重症14天或更长时间。

3. **支持疗法** 禁食或进食不足时,应补充液体和其他营养液。有条件者可输全血、血浆或白蛋白。根据日龄和失水量补充。热量从209kJ/kg(50kcal/kg)开始,逐渐增加至(418~503kJ/kg)(100~120 kcal/kg)。在长期补液过程中,根据需要补充钾、钠、氯、钙等电解质。

4. 合并休克、DIC时,给予相应治疗。

5. **外科治疗** 经内科治疗无效,或有肠穿孔、腹膜炎、明显肠梗阻时,应做手术治疗。

案例 7-5B

该患儿入院后一般状态差，频繁呕吐，呕吐物呈咖啡样，偶带胆汁，腹胀，伴腹泻，稀便，每天 4～5 次，大便呈酱样，带有鲜血。

问题与思考：

1．列出主要护理问题及制订该患儿的护理措施。
2．一旦患儿恢复饮食，如何维持营养供给？

五、护理评估

1．**健康史** 了解患儿是否为早产儿，有无新生儿窒息、缺氧、呼吸窘迫、先天性心脏病、低体温等引起的低氧血症或低血容量休克；了解患儿的喂养情况，是否人工喂养；患儿有无感染，是否并发败血症或肠道感染。

2．**身体状况** 观察患儿的反应情况，有无拒食、腹胀、腹泻、呕吐、便血，密切观察患儿的腹胀程度，大便的颜色、性状、气味、量及排便次数；观察患儿有无休克先兆，是否并发败血症、肠穿孔、腹膜炎等。

3．**心理社会状况** 了解患儿家长对本病的发病原因、临床表现、治疗、护理及预后的认识程度，评估家长对本病治疗的态度和心理承受能力。

六、常见护理诊断/问题

1．腹胀　与肠道缺氧缺血、感染有关。
2．体液不足　与液体丢失过多及补充不足有关。
3．疼痛　与肠道坏死、感染有关。
4．营养失调：低于机体需要量　与腹泻、呕吐丢失过多和摄入不足有关。
5．潜在并发症：肠穿孔、腹膜炎、休克。

七、护理措施

1．**减轻腹胀、腹痛，控制腹泻**

（1）立即禁食，同时行胃肠减压。疑似患儿禁食 3 天，确诊轻症病例 7～10 天，重症 14 天或更长时间。

（2）遵医嘱给予抗生素控制感染。

2．**密切观察病情**

（1）观察患儿腹胀消退情况，观察引流物、呕吐物的色、质、量，及时做好记录。呕吐时应头偏向一侧，及时清除呕吐物，保持皮肤及床单位清洁。做好口腔护理。

（2）仔细观察、记录大便的次数、性质、颜色、气味及量，了解大便变化过程。及时、正确留取大便标本送检。每次便后用温水洗净臀部并涂油膏等，减少大便对皮肤刺激，保持臀部皮肤的完整性。

（3）当患者表现为脉搏细数、血压下降、末梢循环衰竭等中毒性休克时，立即通知医生组织抢救。迅速补充有效循环血量，改善微循环，纠正脱水、电解质紊乱及酸中毒，补充能量及营养。

3．补充液体，维持营养

（1）恢复喂养：禁食期间以静脉维持能量及水电解质平衡。腹胀消失、大便潜血转阴后逐渐恢复饮食。恢复喂养从水开始，开始只喂开水或5%葡萄糖水。喂2～3次后，如无呕吐或腹胀，再喂乳汁，以母乳为佳，若采用配方奶喂养，从1：1浓度开始，初为3～5ml，以后每次递增2ml，逐渐增加浓度及奶量。在调整饮食期间继续观察腹胀及大便情况，发现异常立即与医师取得联系。

（2）补液护理：建立良好的静脉通路，合理安排滴速；准确记录24小时出入量。

4．健康教育　帮助家长掌握有关饮食的控制、皮肤和口腔卫生等方面的护理知识，并使家长了解病情，取得家长的理解和配合。

第十二节　新生儿破伤风

新生儿破伤风（neonatal tetanus）是破伤风梭状杆菌侵入脐部而引起的急性感染性疾病，常于生后7天左右发病，俗称"七日风"。临床主要表现为牙关紧闭和全身强直性痉挛，病死率较高。随着新法接生技术的推广和医疗水平的提高，其发病率和死亡率明显下降。

一、病因及发病机制

破伤风杆菌为革兰阳性厌氧菌，广泛分布于土壤、尘埃和人畜的粪便中。其芽胞抵抗力极强，普通消毒剂无效。需煮沸1h、高压蒸气消毒5～10min、5%石碳酸10～15h浸泡、碘酊或环氧乙烷才能将其杀灭。

如接生断脐时所用的剪刀和结扎、包裹脐带断端的线绳、敷料若消毒不严，可使破伤风杆菌侵入脐部，包扎引起的缺氧环境更有利于破伤风杆菌的繁殖。其产生的痉挛毒素沿神经干、淋巴液等传至脊髓前角细胞和脑干运动神经核，与中枢神经组织中神经节苷脂结合，使后者不能释放抑制性神经介质（甘氨酸、氨基丁酸），引起全身肌肉强烈持续收缩。活动频繁的肌群首先受累，咀嚼肌痉挛出现牙关紧闭、面肌痉挛呈苦笑面容，腹背肌痉挛呈角弓反张。此外，此毒素也可兴奋交感神经，导致心动过速、高血压、多汗等表现。

二、临床表现

潜伏期大多为3～14天，常于生后4～7天发病。发病越早，尤其是抽搐出现越早，预后越差。早期症状为患儿哭闹不安、张口和吸吮困难，随后发展为牙关紧闭、面肌痉挛、口角外牵呈苦笑面容，伴有阵发性双拳紧握、上肢过度屈曲、下肢伸直，呈角弓反张。痉挛间歇期肌强直继续存在，轻微刺激如声、光、轻触等即可引起痉挛发作。重者可因呼吸肌与喉肌痉挛而引起呼吸困难、窒息。膀胱、直肠括约肌痉挛可导致尿潴留和便秘。患儿神志清楚，早期多不发热，频繁痉挛发作可致体温升高。若及时处理，度过痉挛期，可在1～4周后症状减轻，逐渐好转，完全恢复需2～3个月。病程中常并发肺炎和败血症。

三、治疗原则

1．**抗毒素**　破伤风抗毒素（TAT）1万～2万U立即肌注或静脉滴注，只能中和游离破伤风毒素，对已与神经节苷脂结合的毒素无效，因此越早用越好。或破伤风免疫球蛋白（TIG）500U肌注。

2．**止痉药**　控制痉挛是治疗成功的关键，常需较大剂量才能生效。首选地西泮，其次为苯巴比妥钠、10%水合氯醛。可交替、联合用药。

3．**抗生素** 选用青霉素或甲硝唑，疗程7～10天，可杀灭破伤风杆菌。

四、护理评估

1．**健康史** 了解患儿的生产过程和脐带的处理情况，是否有不洁生产史。

2．**身体状况** 评估脐带的感染情况，患儿有无牙关紧闭、苦笑面容和痉挛反复发作等表现，有无窒息、呼吸困难、发绀、尿潴留、便秘等现象发生。

3．**心理社会状况** 了解患儿家长对本病病因、性质、预防、预后的认识程度，护理新生儿知识和技能的掌握程度。

五、常见护理诊断／问题

1．有窒息的危险　与呼吸肌和喉肌痉挛有关。
2．皮肤完整性受损　与脐带残端受破伤风芽胞杆菌感染有关。
3．有受伤的危险　与反复抽搐有关。
4．营养失调：低于机体需要量　与患儿张口、吮奶困难有关。
5．知识缺乏　家长及有关人员缺乏新法接生知识。

六、护理措施

1．**镇静、控制惊厥**

（1）注射破伤风抗毒素（TAT）：TAT可中和血液中游离的破伤风毒素，对已与神经节苷脂结合的毒素无效，所以越早用越好。破伤风抗毒素1万～2万U肌内注射或静脉滴注，次日可再给半量，3000U脐周注射，用前须做皮肤过敏试验，若反应阳性，则用脱敏注射法；或使用破伤风免疫球蛋白（TIG）500U肌内注射，TIG血浓度高，半衰期长达30天，是安全、有效的抗毒素，无过敏反应，不需做过敏试验，但价格较昂贵。

（2）使用镇静剂：首选镇静药物为地西泮（安定）0.3～0.5mg/kg缓慢静脉滴注，每4～8h一次，尽量避免药液外渗造成局部组织坏死。其他止惊药物如苯巴比妥，可与地西泮交替使用；10%水合氯醛常作为发作时的临时用药。镇静剂的使用应严格控制药量，避免剂量过大抑制呼吸中枢。鼻饲者可通过鼻饲管灌入镇静剂，减少肌内注射对患儿的刺激。

（3）减少刺激：最好将患儿置于单独病室，保持病室安静，将窗帘拉上，灯光调暗，患儿戴眼罩，以避免任何声、光等刺激。建立静脉通路时，最好使用留置套管针，避免反复穿刺给患儿造成不良刺激。各种治疗和护理操作均应集中在镇静剂发挥作用后进行，且操作动作要轻、细、快，避免对患儿不必要的碰、触动作，以免诱发痉挛发作。

2．**脐部护理** 用消毒剪刀剪去残留脐带的远端并重新结扎，近端用3%过氧化氢及75%乙醇清洗，每日2～3次，保持脐部清洁、干燥。同时，遵医嘱用破伤风抗毒素3000～5000U做脐周封闭。若发生严重脐部感染或有脓肿时，须去除坏死组织并进行引流。

3．**保持呼吸道通畅** 及时清理呼吸道分泌物，保持呼吸道通畅。准备好充足的抢救物品，如氧气、复苏囊、吸引器、气管插管或气管切开用物。吸氧时应选用头罩给氧方式，避免使用鼻导管给氧，因鼻导管的插入和氧气直接刺激鼻黏膜，使患儿不断受到不良刺激，易加剧骨骼肌痉挛。病情好转后应及时停止用氧，以防氧中毒。若患儿出现喉痉挛、窒息、咳嗽及吞咽反射消失而气管内分泌物过多时，可在有效控制惊厥后行气管切开术。

4．**保证营养** 患儿发病初期喂养困难时，应给予静脉营养以保证热能供给，必要时可给少量全血、血浆或白蛋白。还可使用软硅胶胃管给予鼻饲，每次喂奶量不宜过多，速度缓慢，鼻饲后患儿取侧卧位以防呕吐引起窒息。病情好转，可试喂母乳或用滴管、奶瓶喂养，以训练患儿吸吮和吞咽能力。本病病程长，需耐心细致喂养。

5．防止继发感染

（1）为杀灭破伤风杆菌，可首选青霉素20万～40万U/（kg·d），或甲硝唑静脉滴注，用药7～10天，可杀灭破伤风杆菌。

（2）每天做好口腔护理，以防口腔炎发生。同时，可用石蜡涂擦口唇，防止口腔干裂。

（3）做好皮肤护理。适当松包降温，及时擦干污渍，保持皮肤干燥。可在患儿手心放一纱布卷，既可保护掌心皮肤不受损伤，又可保持掌心干燥。定期帮助患儿翻身，以防发生坠积性肺炎。

6．密切观察病情变化
应专人守护，并使用监护仪监测生命体征。特别注意观察和记录惊厥发作的频率、持续时间、强度等，以及惊厥发生时患儿的面色、心率、呼吸及血氧饱和度等情况的改变，镇静剂使用的时间、种类和剂量。及时与医生取得联系，做好抢救准备。

7．预防
开展健康教育，培训基层助产人员，推广无菌接生法。接生时如情况紧急来不及消毒时，可用在火上烧红冷却后的剪刀断脐，脐带残端要留长些以便再处理，用碘酊浸泡过的线绳结扎断端。对脐带处理不当的婴儿应于生后24h内剪除脐带远端部分，重新消毒结扎，近端用过氧化氢或高锰酸钾清洗后涂以碘酊，并肌内注射破伤风抗毒素，密切观察。

第十三节　新生儿低血糖和高血糖

新生儿低血糖

目前多数学者认为，凡全血血糖＜2.2 mmol/L（40mg/dl）应诊断为新生儿低血糖，而不考虑出生体重、胎龄和生后日期。

案例 7-6A

患儿，女，胎龄38周，出生时体重3kg，出生后1天出现反应低下，哭声弱，嗜睡，抽搐，眼球异常转动，肌张力低下，多汗，苍白，低体温，呼吸节律不整，青紫，随后出现震颤，惊厥，母亲有糖尿病病史，血糖监测全血血糖1.22mmol/L。

问题与思考：

1．该患儿的临床诊断是什么？

2．该患儿护理评估的内容有哪些？

一、病因及发病机制

新生儿低血糖有暂时性或持续性之分。

（一）暂时性低血糖

暂时性低血糖指低血糖持续时间较短，不超过新生儿期。

1．葡萄糖储存不足　①早产儿：肝糖原储存主要发生在妊娠的最后3个月，因此，胎龄越小，糖原储存越少。②围生期窒息：低氧、酸中毒时儿茶酚胺分泌增多，刺激肝糖原分解增加，加之无氧酵解使葡萄糖利用增多。③小于胎龄儿：除糖原储存少外，糖异生途径中的酶活力也低。④其他：如低体温、败血症、先天性心脏病等，常由于热卡摄入不足，而葡萄糖利用增加所致。

2. **葡萄糖消耗增加** 应激状态下儿茶酚胺分泌增加，血中高血糖素、皮质醇类物质水平增高，血糖增高，继之糖原耗竭，血糖水平下降。无氧酵解使葡萄糖利用增多，亦引起低血糖。

3. **高胰岛素血症** ①糖尿病母亲的婴儿（IDM）：由于胎儿在宫内高胰岛素血症，而出生后母亲血糖供给突然中断所致。②Rh溶血病：红细胞破坏致谷胱甘肽释放，刺激胰岛素浓度增加。

（二）持续性低血糖

持续性低血糖指低血糖持续至婴儿或儿童期。见于某些糖、脂肪酸、氨基酸代谢异常等遗传代谢性疾病，先天性垂体功能不全、皮质醇缺乏、生长激素缺乏等内分泌疾病，细胞增生症、胰岛细胞腺瘤等高胰岛素血症。

二、临床表现

大多数低血糖者无临床症状，少数可表现为反应差或烦躁、喂养困难、哭声异常、颤抖、震颤，甚至惊厥等非特异性症状。经补充葡萄糖症状消失、血糖恢复正常，称"症状性低血糖"。如反复发作需考虑糖原累积症、先天性垂体功能不全和胰高糖素缺乏症等。

三、辅助检查

常用微量纸片法测定血糖，异常者采静脉血测定血糖以明确诊断。对可能发生低血糖者可在生后进行持续血糖监测。对持续顽固性低血糖者，进一步做血胰岛素、胰高血糖素、T_4、TSH、生长激素及皮质醇等检查，以明确是否患有先天性内分泌疾病或代谢性缺陷病。

四、治疗原则

无症状低血糖可进食葡萄糖，如无效改为静脉输注葡萄糖。对有症状患儿都应静脉输注葡萄糖。对持续或反复低血糖者除静脉输注葡萄糖外，还应结合病情给予氢化可的松静脉点滴，胰高血糖素肌内注射或强的松口服。

五、护理评估

1. **健康史** 了解母亲是否患糖尿病、Rh溶血病；患儿是否早产儿、小于胎龄儿；有无败血症、寒冷损伤、先天性心脏病、先天性内分泌和代谢缺陷病；患儿是否并发Beckwith综合征、窒息缺氧及婴儿胰岛细胞增生症。

2. **身体状况** 检查患儿反应情况，注意有无喂养困难、嗜睡、哭声异常、激惹、颤抖，甚至惊厥等。

3. **心理社会状况** 家长对本病病因、表现、治疗及护理知识的认识程度，评估有无焦虑及其程度。

六、常见护理诊断/问题

1. 营养失调：低于机体需要量 与摄入不足、消耗增加有关。
2. 潜在并发症：惊厥。

七、护理措施

1. **尽早喂养** 生后能进食者尽早喂养，根据病情给予10%葡萄糖或吸吮母乳。早产儿或窒息儿尽快建立静脉通路，保证葡萄糖输入。

2. **定期监测** 定期监测血糖，静脉输注葡萄糖时及时调整输注量及速度，用输液泵控制并每小时观察、记录1次。

3. 密切观察 做好病情观察，若出现喂养困难、烦躁不安、多汗、惊厥、呼吸暂停等低血糖症状，应立即通知医生，遵医嘱给药，静脉滴注时应根据血糖控制滴速。

新生儿高血糖

新生儿高血糖（neonatal hyperglycemia）指全血血糖＞7.0 mmol/L（125mg/dl）或血浆葡萄糖＞8.40mmol/L（150mg/dl）。

一、病因及发病机制

1. 应激性 在窒息、感染、寒冷等应急状态下，肾上腺能受体兴奋，儿茶酚胺释放增加及胰岛反应差均可导致高血糖症。

2. 医源性 输注高浓度的葡萄糖或脂肪乳，可引起高血糖。常见于早产和极低出生体重儿，胎龄越小，体重越轻，对糖的耐受越差。

3. 药物性 氨茶碱可抑制磷酸二酯酶，使cAMP升高，促进糖元分解，使血糖升高。其他药物还有咖啡因、皮质类固醇、苯妥英钠等。

4. 真性糖尿病 比较少见。

二、临床表现

轻者可无症状，血糖显著增高者表现为脱水、口渴、烦躁、多尿、体重下降，严重者可因高渗血症致颅内出血。新生儿糖尿病可出现尿糖阳性、尿酮体阴性或阳性。

三、治疗原则

减少葡萄糖用量和减慢葡萄糖输注速度；治疗原发病，纠正脱水及电解质紊乱；高血糖不易控制者可考虑用胰岛素输注并做血糖监测。

四、护理评估

1. 健康史 患儿是否早产儿、极低体重儿，有无并发窒息、严重感染、寒冷损伤等危重疾病；了解患儿的用药情况。

2. 身体状况 观察患儿脱水、口渴、烦躁、多尿、体重下降等临床症状，了解患儿尿糖、尿酮体的检查结果。

3. 心理社会状况 了解患儿家长对本病病因、表现、护理知识的认识程度，评估有无焦虑及其程度。

五、常见护理诊断/问题

1. 有体液不足的危险　与多尿有关。
2. 有皮肤完整性受损的危险　与多尿、糖尿有关。

六、护理措施

1. 维持血糖稳定 严格控制输注葡萄糖的量及速度，监测血糖变化。

2. 观察病情 注意体重和尿量的变化，遵医嘱及时补充电解质溶液，以纠正电解质紊乱。

3. 做好臀部护理 勤换尿布，保持会阴部清洁、干燥。

第十四节 新生儿低钙血症

新生儿低钙血症（neonatal hypocalcemia）是新生儿惊厥的常见原因之一，主要与暂时的生理性甲状旁腺功能低下有关。血清总钙低于 1.75mmol/L（7.0mg/dl）或游离钙低于 0.9mmol/L（3.5mg/dl）即为低钙血症。

一、病因及发病机制

母孕期胎盘可主动向胎儿转运钙，故胎儿通常血钙不低。妊娠晚期母血甲状旁腺激素（PTH）水平高，分娩时脐血总钙和游离钙均高于母血水平（早产儿血钙水平低），故使胎儿及新生儿甲状旁腺功能暂时受到抑制。出生后因来源于母亲钙的供应中断，而外源性钙的摄入又不足，加之新生儿 PTH 水平降低，骨质中的钙不能入血，故导致低钙血症。

1. **早期低血钙** 是指发生于生后 3 天内，多见于早产儿、小于胎龄儿、糖尿病及母亲患妊娠高血压疾病所生的婴儿。若有难产、窒息、感染及产伤史者，也易发生低钙血症。

2. **晚期低血钙** 是指发生于出生 3 天后，高峰在第 1 周末，多见于牛乳喂养的足月儿。主要是由于牛乳中磷含量高（900～1000mg/L，人乳 150mg/L），钙磷比例不适宜（牛乳 1.35：1，人乳 2.25：1），故不利于钙的吸收。同时新生儿肾小球滤过率低，而肾小管对磷的重吸收能力较强，导致血磷过高、血钙沉积于骨，发生低钙血症。

3. **其他** 补充碱性药物或换血时可使血中游离钙降低；母甲状旁腺功能亢进时，生后出现顽固而持久的低钙血症，多见于母亲甲状旁腺瘤；先天性永久性甲状旁腺功能不全，系由于新生儿甲状旁腺先天缺如或发育不全所致，为 X-连锁隐性遗传。

二、临床表现

症状多出现于生后 5～10 天，可轻重不同，与血钙浓度不一定平行。主要表现为烦躁不安、肌肉抽动及震颤，手腕内屈，踝部伸直，可有惊跳及惊厥等，严重者可出现手足搐搦和喉痉挛。惊厥发作时常伴有呼吸暂停和发绀；发作间期一般情况良好，但肌张力稍高，腱反射亢进，踝阵挛可呈阳性。早产儿生后 3 天内易出现血钙降低，其降低程度一般与胎龄成反比，通常无明显体征，可能与其发育不完善、血浆蛋白低和酸中毒时血清游离钙相对较高等有关。血钙和尿钙检查有助于诊断。

三、辅助检查

血清总钙＜1.75mmol/L（7mg/dl），血清游离钙＜0.9mmol/L（3.5mg/dl），血清磷＞2.6mmol/L（8mg/dl），碱性磷酸酶多正常。必要时还应检测母血钙、磷和 PTH 水平。心电图 QT 间期延长（早产儿＞0.2s，足月儿＞0.19s）提示低钙血症。

四、治疗原则

静脉或口服补钙；使用钙剂后，惊厥仍不能控制时，应检查血镁后补充镁剂；服用 10% 氢氧化铝可减少磷在肠道的吸收；调整饮食，尽量母乳喂养或应用钙磷比例适当的配方乳；甲状旁腺功能不全者除长期补钙外，还应加服维生素 D。

五、护理评估

1. **健康史** 了解母亲是否患糖尿病、妊娠高血压疾病，有无甲状腺疾病；患儿是否早产儿、小于胎龄儿,有无难产、窒息、感染及产伤史;了解患儿的喂养情况,是否牛乳喂养等。

2．身体状况 观察患儿有无烦躁不安、肌肉抽动及震颤、惊跳及惊厥发生;密切观察患儿惊厥发作时是否伴有呼吸暂停和发绀;了解血清总钙、血清游离钙、血清磷的检查结果。

3．心理社会状况 了解患儿家长对本病病因、临床表现及症状、护理知识的认识程度,评估有无焦虑及其程度。

六、常见护理诊断/问题

1．惊厥　与低血钙有关。
2．潜在并发症:呼吸暂停。
3．知识缺乏　缺乏育儿的有关知识。

七、护理措施

1．遵医嘱补钙

(1) 静脉补充钙剂。使用10%葡萄糖酸钙静注或静滴时,以5%~10%葡萄糖液稀释至少1倍,必要时可间隔6~8h再给药1次。

(2) 口服补钙时,应在两次喂奶间给药,禁忌与牛奶搅拌在一起,影响钙吸收。

2．密切观察给药情况

(1) 静脉给药时需掌握好速度。要缓慢注入,其推注速度＜1ml/min,并予心电监护,以免注入过快,血钙浓度升高而引起呕吐、心动过缓,甚至心脏停搏及导致死亡等毒性反应。故静脉推注时应保持心率＞80次/分。

(2) 静脉用药整个过程应确保输液通畅,以免药物外溢而造成局部组织坏死。一旦发现药液外溢,应立即拔针停止注射,局部用25%~50%硫酸镁湿敷。

3．健康教育　介绍育儿知识,鼓励母乳喂养,多晒太阳。在不允许母乳喂养的情况下,应给予母乳化配方奶喂养,保证钙的摄入。或牛奶喂养期间,加服钙剂和维生素D。

(许洪伟)

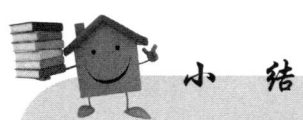

小　结

一、正常足月儿和早产儿的特点与护理

正常足月儿和早产儿的外观特点有明显的不同。新生儿出生时已具备多种暂时性的原始反射,常见的有觅食反射、吸吮反射、握持反射、拥抱反射等,这些反射减弱或消失常提示有神经系统疾病。新生儿期可出现生理性黄疸、新生儿生理性体重下降、乳腺肿大、假月经等特殊生理状态,出现这些常见的特殊生理状态时不需处理。早产儿呼吸功能不成熟、消化功能弱、神经系统发育不成熟、体温调节发生障碍、免疫及屏障功能低下。新生儿出生后要保持呼吸道通畅,注意保暖,及早喂养、预防感染尤要注意脐部、皮肤和黏膜的护理,对早产儿要提供发育支持护理。

二、新生儿窒息

新生儿窒息是由产前、产时或产后的各种原因引起,凡能影响母体和胎儿血液循环和气体交换的因素都会造成新生儿窒息。胎儿缺氧早期表现为胎动增加,胎心率加快,晚期胎动减少；新生儿出生后窒息的程度可用 Apgar 评分进行评估，根据皮肤颜色、呼吸、心率、肌张力和对刺激的反应来判断窒息的严重程度。窒息儿经过及时抢救大多能够恢复正常。少数重度窒息或缺氧较久可引起多脏器损害。窒息儿娩出后应分秒必争进行抢救，按 ABCDE 复苏方案进行，应先进行清理呼吸道和触觉刺激，如无效应立即进行正压通气，若还无心率或心率 < 60 次 / 分，需胸外按压心脏，还无效立即给予 1：10000 肾上腺素及扩容和纠正酸中毒。复苏后至少要监护 3 天。

三、新生儿呼吸窘迫综合征

新生儿呼吸窘迫综合征是由于缺乏肺表面活性物质所致，主要发生在早产儿。临床上以出生后不久即出现的进行性呼吸困难、青紫、呼气性呻吟、吸气性三凹征和呼吸衰竭为特征。治疗和护理上应选择适当的氧疗方法，气管内滴入表面活性物质，同时注意保暖和营养供给，预防此病主要是避免早产及产前给予肾上腺皮质激素可促进胎肺成熟，出生后半小时内给婴儿使用 PS 可预防 RDS 的发生或减轻症状。

四、新生儿缺血缺氧性脑病

新生儿缺氧缺血性脑病是由于各种围生期窒息引起的缺氧和脑血流减少或暂停而导致胎儿和新生儿的脑损伤。围生期窒息是最主要的原因，主要发生在产前、产时。临床上根据患儿的意识，肌张力和原始反射的改变，有无惊厥、病程及预后等分轻、中、重三度。治疗主要采取支持疗法、控制惊厥、减轻脑水肿等。患儿收住入院后，护士应密切观察患儿的病情变化，及时清除呼吸道分泌物，保持呼吸道通畅，遵医嘱合理用药，亚低温治疗根据病情合理喂养，并进行早期康复干预。

五、新生儿颅内出血

新生儿颅内出血主要由于围生期缺氧或产伤引起，是新生儿颅脑损伤的常见形式，多见于早产儿。常见的部位有脑室周围-脑室内、硬脑膜下、蛛网膜下腔、小脑。颅内出血症状体征与出血部位及出血量有关。主要症状和体征为：意识状态改变，呼吸改变，颅内压增高，眼征，肌张力的改变，瞳孔不等大和对光反射消失，原始反射减弱或消失等。护理措施主要包括密切观察病情；减少不良刺激，减少噪声，使患儿绝对静卧，不要随意搬动头部；保持呼吸通畅，合理用氧，合理喂养。

六、新生儿黄疸

新生儿黄疸分为生理性和病理性两大类。新生儿胆红素代谢特点使新生儿极易出现黄疸，新生儿溶血病是造成病理性黄疸的常见原因。新生儿溶血病是指母、婴血型不合引起的新生儿同族免疫性溶血，常见 ABO 溶血病和 Rh 溶血病。临床出现黄疸、贫血、肝脾大，甚至胆红素脑病。Rh 溶血病较重。治疗常采用蓝光照射疗法。护士应注意做好保暖、喂养、病情观察，积极预防胆红素脑病的发生。

七、新生儿肺炎

新生儿肺炎分为吸入性肺炎和感染性肺炎两大类。吸入性肺炎是指胎儿在子宫内或分娩过程中吸入羊水、胎粪或产道分泌物，或出生后吸入乳汁等引起的肺部炎症。感染性肺炎可发生在产前、产时或产后，可由细菌、病毒、衣原体、真菌等不同的病原体引起。治疗措施主要包括呼吸道管理、支持治疗和抗生素治疗。护理措施主要有：保持呼吸道通畅；合理用氧；维持体温正常；病情观察；健康教育。

八、新生儿败血症

是指新生儿期病原菌侵入血液循环并在血液中生长、繁殖，产生毒素导致全身炎症反应综合征。早期临床症状和体征不典型。治疗措施主要包括抗感染、支持治疗及免疫治疗。护理措施主要维持体温正常；合理应用抗生素；有效清除感染灶；保证营养供给；预防交叉感染；密切观察病情；健康教育。

九、新生儿寒冷损伤综合征

寒冷、早产、感染和窒息为新生儿硬肿症的主要病因。患儿皮肤和皮下组织水肿、硬化，同时伴有低体温及多器官功能损害。复温是治疗和护理硬肿症患儿的关键。同时应注意合理喂养，预防和控制感染，并做好病情观察和健康教育。

十、新生儿坏死性小肠结肠炎

新生儿坏死性小肠结肠炎是围生期由多种致病因素导致的肠道疾病，90%发生于早产儿。临床上以腹胀、呕吐、便血为主要表现，腹部X线平片以肠道充气、肠壁囊样积气为特点。一经确诊立即禁食，同时进行肠胃减压；根据细菌培养和药敏试验选择药物进行抗感染治疗；禁食或进食不足时，应补充液体和其他营养液给予支持疗法；治疗无效时考虑手术治疗。护理措施主要是密切观察病情，观察引流物、呕吐物、大便的性状、颜色、气味及量；遵医嘱用药补充液体，维持营养。

十一、新生儿破伤风

新生儿破伤风是破伤风梭状杆菌侵入脐部而引起的急性感染性疾病。临床主要表现为牙关紧闭和全身强直性痉挛，病死率较高。治疗原则是控制痉挛，使用抗毒素，控制感染，营养和液体的供给，对症治疗。护理措施主要包括镇静、控制惊厥；进行脐部护理；保持呼吸道通畅；保证营养；密切观察病情变化；抗感染治疗。

十二、新生儿低血糖

凡全血血糖 < 2.2 mmol/L（40mg/dl）应诊断为新生儿低血糖。大多数低血糖者无临床症状，少数可表现为反应差或烦躁、喂养困难、哭声异常、颤抖、震颤，甚至惊厥等非特异性症状。无症状低血糖可给予进食葡萄糖，如无效改为静脉输注葡萄糖。对有症状患儿都应静脉输注葡萄糖。治疗原则是对持续或反复低血糖者除静脉输注葡萄糖外，还应结合病情给予氢化可的松静脉点滴，胰高血糖素肌内注射或强的松口服。护理措施主要包括尽早喂养；定期监测；密切观察。

十三、新生儿高血糖

新生儿高血糖指全血血糖 > 7.0 mmol/L（125mg/dl）或血浆糖 > 8.12～8.40mmol/L（145～150mg/dl）。轻者可无症状，血糖显著增高者表现为脱水、口渴、烦躁、多尿、体重下降、惊厥等症状，严重者可因高渗血症致脑室内出血。新生儿糖尿病可出现尿糖阳性、尿酮体阴性或阳性。治疗原则是减少葡萄糖用量和减慢葡萄糖输注速度；治疗原发病，纠正脱水及电解质紊乱；高血糖不易控制者可考虑用胰岛素输注并做血糖监测。护理措施主要有维持血糖稳定；密切观察病情；做好臀部护理。

十四、新生儿低钙血症

血清总钙低于1.75mmol/L（7.0mg/dl）或游离钙低于0.9mmol/L（3.5mg/dl）即为低钙血症。主要表现为烦躁不安、肌肉抽动及震颤，手腕内屈，踝部伸直，可有惊跳及惊厥等。治疗采取静脉或口服补钙；使用钙剂后，惊厥仍不能控制时，应检查血镁后补充镁剂；调整饮食，尽量母乳喂养或应用钙磷比例适当的配方乳。护理措施主要包括补充钙剂；密切观察给药情况；做好健康教育，介绍育儿知识，鼓励母乳喂养，多晒太阳，合理服用钙剂和维生素D。

 思 考 题

1. 比较足月儿和早产儿的外观特点。
2. 简述新生儿预防感染的护理措施。
3. 护理颅内出血的新生儿在护理操作时应特别注意什么?
4. 比较生理性黄疸和病理性黄疸的不同。
5. 比较 ABO 溶血病和 Rh 溶血病的不同特点。
6. 为什么新生儿容易发生新生儿寒冷损伤综合征?
7. 新生儿坏死性小肠结肠炎如何合理补充液体,维持营养?
8. 新生儿破伤风控制惊厥时应采取怎样的护理措施?脐部如何进行护理?
9. 简述新生儿低血糖的主要护理措施。
10. 新生儿低钙血症的主要护理措施有哪些?

(梁 爽 崔 洁 许洪伟)

第八章　消化系统疾病患儿的护理

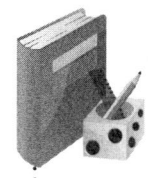

学习目标

通过本章内容的学习，学生应能够：

◎ **识记**
1. 说出儿童消化系统解剖生理的特点。
2. 说出生理性腹泻、急性腹泻、慢性腹泻及迁延性腹泻的定义。
3. 描述鹅口疮、疱疹性口炎及溃疡性口炎、婴幼儿腹泻、胃食管反流及肠套叠的病因及临床特点。

◎ **理解**
1. 识别鹅口疮、疱疹性口炎及溃疡性口炎临床表现的异同点。
2. 说明婴幼儿腹泻的易感因素。

◎ **运用**
1. 评估口炎、胃食管反流、腹泻及肠套叠患儿并制订护理计划。
2. 制订腹泻患儿就诊第一天的补液方案并说明补液原则。

消化系统疾病是儿童最常见的疾病之一，此类疾病往往对营养物质的摄取、消化和吸收造成影响。由于儿童的消化功能尚不完善，极易发生消化紊乱和水电解质以及酸碱平衡紊乱，从而造成慢性营养障碍甚至影响儿童的生长发育，也造成机体抵抗力下降而导致感染。因此，应全面评估消化系统疾病对消化系统功能以及儿童身心方面的影响。

第一节　小儿消化系统解剖生理特点

一、口腔

足月新生儿在出生时已有舌乳头、唇肌、咀嚼肌，两颊脂肪垫发育良好，故生后即具有较好的吸吮能力和吞咽功能；早产儿则较差。新生儿出生时唾液腺发育不够完善，唾液及唾液中淀粉酶分泌不足，导致口腔黏膜干燥而易受损，故不宜喂淀粉类食物。3～4个月时唾液分泌逐渐增多，5～6个月时明显增多，但由于口底浅，不能及时吞咽所分泌的全部唾液，故常出现生理性流涎。

二、食管

食管长度因年龄而异，新生儿8～10cm，1岁时12cm，5岁时16cm，学龄儿童20～25cm，成人25～30cm。食管横径婴儿为0.6～0.8cm，幼儿为1cm，学龄儿童为1.2～1.5cm。

食管有两个主要功能：一是推进食物和液体由口入胃；二是防止吞咽时胃内容物反流。新生儿和婴儿的食管呈漏斗状，黏膜纤弱，腺体缺乏，弹力组织及肌层尚不发达，食管下段贲门括约肌发育不成熟，控制能力差，常发生胃食管反流，绝大多数在8至10个月时症状消失。婴儿吸奶时常吞咽过多空气，易发生溢奶。

三、胃

新生儿胃容量为30~60ml，1~3个月时90~150ml，1岁时250~300ml，5岁时700~850ml，成人约为2000ml。哺乳后不久幽门即开放，胃内容物逐渐流入十二指肠，故实际哺乳量常超过上述胃容量。胃排空时间因食物种类不同而异：一般水的排空时间为1.5~2h；母乳2~3h；牛乳3~4h；早产儿胃排空更慢，易发生胃潴留。

婴儿胃呈水平位，当开始行走时其位置变为垂直；胃平滑肌发育尚未完善，在充满液体食物后易使胃扩张；幽门括约肌发育较好，且自主神经调节差，故易引起幽门痉挛出现呕吐。胃黏膜有丰富的血管，但腺体和杯状细胞较少，盐酸和各种酶的分泌均较成人少且酶活力低，消化功能差。

四、肠

小儿肠管相对比成人长，一般为身长的5~7倍，或为坐高的10倍，有利于消化吸收。肠黏膜细嫩，富有血管和淋巴管，小肠绒毛发育良好，肌层发育差。肠系膜柔软而长，黏膜下组织松弛，尤其结肠无明显结肠带与脂肪垂，升结肠与后壁固定差，易发生肠扭转和肠套叠。肠壁薄，通透性高，屏障功能差，肠内毒素、消化不全产物和过敏原等可经肠黏膜进入体内，引起全身感染和变态反应性疾病。

五、肝

小儿年龄越小肝相对越大，儿童肝的上、下界随年龄而异，正常儿童肝上界在右锁骨中线第5肋间（婴儿在第4肋间），腋中线第7肋间，背后第9肋间。肝下缘1岁左右一般在右锁骨中线肋缘下2cm处扪及，剑突下更易扪及，4岁以后肝下缘上升，6岁以下可在肋缘下1~2cm处扪及质地软而无压痛的肝。

婴儿肝结缔组织发育较差，肝细胞再生能力强，不易发生肝硬变，但易受各种不利因素的影响，如缺氧、感染、药物中毒等均可使肝细胞发生肿胀、脂肪浸润、变性坏死、纤维增生而肿大，影响其正常生理功能。婴儿时期胆汁分泌较少，故对脂肪的消化、吸收功能较差。

六、胰腺

胰腺分为内分泌和外分泌两部分，前者分泌胰岛素控制糖代谢；后者分泌胰腺液，内含各种消化酶，与胆汁及小肠的分泌物相互作用，共同参与对蛋白质、脂肪及碳水化合物的消化。婴幼儿时期，胰腺液及其消化酶的分泌极易受炎热天气和各种疾病影响而被抑制，容易发生消化不良。

七、脾

新生儿脾重3g，成人脾重20g。脾位置较表浅，正常新生儿的脾可于左肋缘下1~2cm处触到，3个月以内脾在肋缘下扪及为正常，5~6个月以后脾不易扪及。当疑有脾大时应叩脾浊音界。增大的脾均有切迹。

八、肠道细菌

在母体内，胎儿的肠道是无菌的，生后数小时细菌即入侵至肠道，主要分布在结肠和直肠。肠道菌群受食物成分影响，单纯母乳喂养儿以双歧杆菌占绝对优势，故大便染色涂片中几乎全为革兰阳性细菌（双歧杆菌）；人工喂养和混合喂养儿肠内的大肠埃希菌、嗜酸杆菌、双歧杆菌及肠球菌所占比例几乎相等，大便染色涂片中以革兰阴性细菌占优势。

九、健康儿童粪便

食物进入消化道至粪便排出时间因年龄而异：母乳喂养的婴儿平均为13h，人工喂养者平均为15h，成人平均为18~24h。新生儿出生24h内即会排出胎粪，3~4日内排完，胎粪色黑绿或深绿，黏稠，无臭，是由脱落的上皮细胞、浓缩消化液及胎儿时期吞入的羊水所组成。若喂乳充分，2~3日后即转为正常婴儿粪便。

（一）母乳喂养儿粪便

粪便为黄色或金黄色，多为均匀糊状，或带少许粪便颗粒，或较稀薄，绿色、不臭，呈酸性（pH 4.7~5.1）。每日排便2~4次，一般在添加辅食后次数即减少，1周岁后减至1~2次/日。

（二）人工喂养儿粪便

粪便为淡黄色或灰黄色，较干稠，呈中性或碱性反应（pH 6~8）。因牛乳含蛋白质较多，粪便有明显的蛋白质分解产物的臭味，大便1~2次/日，易发生便秘。如果只是排便间隔超过48h，不伴任何不适，不应称为便秘。

（三）混合喂养儿粪便

与人工喂养儿粪便相似，但较软、黄。添加淀粉类食物可使大便增多，稠度稍减，稍呈暗褐色，臭味加重。添加各类蔬菜、水果等辅食后大便外观与成人相似，每日1~2次。

每昼夜排便次数因人而异，多少不等，随年龄增加而逐渐变为1~2次。儿童排便是反射性的，只要按时坐盆，在2岁前后即可养成定时排便的习惯。

第二节 口 炎

口炎（stomatitis）是口腔黏膜的炎症，可波及颊黏膜、舌、齿龈、上腭等处。在小儿时期较多见，尤其是婴幼儿，可单纯发病也可继发于腹泻、营养不良、急性感染、久病体弱等全身性疾病。引起口炎的主要有细菌、病毒及真菌。

一、鹅口疮

鹅口疮（thrush，oral candidiasis）又称雪口病，为白色念珠菌感染所致。多见于新生儿、营养不良、腹泻、长期使用广谱抗生素或激素的患儿。新生儿多由产道感染或哺乳时乳头不洁及污染的奶具感染。

（一）临床表现

轻症可见口腔黏膜表面覆盖白色乳凝块样小点或小片状物，可逐渐融合成大片，不易擦去，周围无炎症反应，强行剥离后局部黏膜潮红粗糙，可伴有溢血，患处不痛，不流涎，一般不影响吃奶，无全身症状；重症则全部口腔均被白色斑膜覆盖，甚至可蔓延到咽、喉头、食管、气管、肺等处，可伴低热、声音嘶哑、拒食、吞咽困难、呼吸困难。取白膜化验检查，在显微镜下可见真菌的菌丝和孢子。

（二）治疗原则

1. **保持口腔清洁** 可用2%～5%碳酸氢钠溶液于哺乳前后清洁口腔。
2. **局部用药** 局部涂抹10万～20万U/ml制霉菌素溶液，每日3～4次。
3. **口服用药** 严重者可同时口服制霉菌素，40万～80万U/d，分3次服用，效果较好。
4. **加强营养** 以高热量、高蛋白质、富含维生素的微温或凉流质或半流质为宜，少量多餐。因疼痛影响进食者可局部涂2%利多卡因，同时避免刺激性食物。

二、疱疹性口炎

疱疹性口炎（herpetic stomatitis）为单纯疱疹病毒Ⅰ型感染所致。多见于1～3岁儿童。全年均可发病，冬春季多见，传染性强，在卫生条件差的家庭和集体托幼机构中容易感染传播。

（一）临床表现

起病时发热，体温可达38～40℃，1～2天后，齿龈、唇内、舌、颊黏膜等各部位口腔黏膜出现单个或成簇的小疱疹，周围有红晕，迅速破溃后形成浅表溃疡，其上覆盖白色膜样渗出物。多个溃疡可融合成不规则的较大溃疡，有时累及软腭、舌及咽部。口角及唇周皮肤亦常发生疱疹，疼痛剧烈，患儿可表现拒食、流涎、烦躁、颌下淋巴结肿大，常因拒食啼哭才被发现。体温在3～5天后恢复正常，病程1～2周。局部淋巴结肿大可持续2～3周。

（二）治疗原则

1. **保持口腔清洁** 多饮水，可用3%过氧化氢溶液清洗口腔，避免进食刺激性食物。
2. **局部用药** 局部可涂碘苷（疱疹净）抑制病毒，亦可喷西瓜霜、锡类散等。为预防继发感染可涂2.5%～5%金霉素鱼肝油。疼痛严重者可在进食前用2%利多卡因涂局部。
3. **对症处理** 发热者给予物理或药物降温，补充足够的营养和水分；有继发感染时按医嘱使用抗生素治疗。

三、溃疡性口炎

溃疡性口炎（ulcerative stomatitis）是由链球菌、金黄色葡萄球菌、肺炎链球菌、绿脓杆菌或大肠埃希菌等感染引起的口腔炎症。多见于婴幼儿，常发生于急性感染、长期腹泻等机体抵抗力降低时，口腔不洁更利于细菌繁殖而致病。

（一）临床表现

口腔各部位均可发生，常见于唇内、舌及颊黏膜等处，可蔓延到唇及咽喉部。初起黏膜充血、水肿、可有疱疹，随后形成大小不等的糜烂或溃疡，创面覆盖较厚的纤维素性渗出物形成的灰白色或黄色假膜，边界清楚，易于擦去，擦后遗留溢血的糜烂面，不久又重新出现假膜。患处疼痛、流涎多、拒食、烦躁、发热39～40℃，局部淋巴结肿大，外周血象白细胞总数和中性粒细胞增多，创面渗出液涂片染色可见大量细菌。全身症状轻者1周左右体温恢复正常，溃疡逐渐痊愈，重者可出现脱水和酸中毒。

（二）治疗原则

1. 控制感染，选用有效抗生素。
2. **保持口腔清洁** 可用3%过氧化氢溶液清洁口腔。
3. **局部处理** 溃疡面涂5%金霉素鱼肝油、锡类散等。
4. 补充水分和营养。

四、口炎的护理

（一）常见护理诊断/问题

1. **口腔黏膜受损** 与感染有关。

2. **急性疼痛** 与口腔黏膜糜烂、溃疡有关。
3. **营养失调：低于机体需要量** 与疼痛引起拒食有关。
4. **体温过高** 与口腔炎症有关。
5. **知识缺乏** 患儿及家长缺乏本病的预防及护理知识。

（二）护理措施

1. **口腔护理** 针对病因使用恰当的溶液清洁口腔后涂药，年长儿可用含漱剂。进食后漱口，鼓励患儿多饮水。对流涎者，及时清除流出物，保持皮肤清洁、干燥，避免引起皮肤湿疹及糜烂。

2. **正确涂药** 正确涂药为了确保局部用药疗效，涂药前应先将纱布或干棉球放在颊黏膜腮腺管口处或舌系带两侧，以隔断唾液；再用干棉球吸干病变表面的水分方能涂药。涂药后嘱患儿闭口10min，然后取出隔离唾液的纱布或棉球，并叮嘱患儿或家长，不可让患儿马上漱口、饮水或进食。

3. **饮食护理** 供给充足的营养和水分，饮食以高热量、高蛋白质、富含维生素的温凉流质或半流质为宜，避免摄入刺激性食物。对疼痛影响进食者，在进食前局部涂2%利多卡因。对不能进食者，应给予肠外营养，以保证能量和水分的供给。

4. **监测体温** 监测体温注意观察体温变化，体温超过38.5℃，给予松解衣服、温水擦浴、置冰袋等物理降温，必要时给予药物降温，同时做好皮肤护理。

5. **健康教育** 向患儿家属讲解口炎的预防及护理方法。①注意科学喂养，提高抗病能力，增强体质，避免营养不良及维生素缺乏。②重视口腔卫生，特别是有急性感染时应注意清洗口腔。③注意饮食及器皿、乳头的清洁消毒，减少腹泻发生。④疱疹性口炎流行期间预防性服用板蓝根，每天1次，连服3天。⑤避免滥用抗生素而诱发小儿鹅口疮及二重感染。

第三节 胃食管反流

胃食管反流（gastroesophageal reflux，GER）是指胃内容物反流入食管甚至口咽部，分生理性和病理性两种。小儿GER大多数为生理性，生后1～4个月为最好发年龄，到12～18个月时会自行好转，部分患儿症状可持续到4岁以后。当反流频繁发作或持续发生时，即考虑为病理性GER。如引起食管炎，称为胃食管反流病（gastroesophageal reflux disease，GERD）。脑性瘫痪、唐氏综合征以及其他原因的发育迟缓患儿，有较高的GERD发生率。

一、病因

胃食管反流及其并发症的发生是多因素的。其中包括食管本身抗反流机制的缺陷，如食管下括约肌功能障碍和食管体部运动异常等；也有食管外诸多机械因素的功能紊乱。

二、发病机制

1. **抗反流屏障功能低** 食管下括约肌（low esophageal sphincter，LES）是指食管、胃连接的功能解剖部位，现认为LES压力降低是引起胃食管反流的主要原因。

2. **食管廓清能力降低** 当食管蠕动减弱、消失或出现病理性蠕动时，食管清除反流物的能力下降，这样就延长了有害的反流物质在食管内停留的时间，增加了对黏膜的损伤。

3. **食管黏膜的屏障功能破坏** 反流物中的某些物质，如胃酸、胃蛋白酶以及从十二指肠反流入胃的胆盐和胰酶，使食管黏膜的屏障功能受损，引起食管黏膜炎症。

4. **胃、十二指肠功能失常** 胃排空能力低下，使胃内容物及其压力增加，当胃内压增高超过LES压力时可使LES开放。

三、临床表现

1. **呕吐** 婴幼儿以呕吐为主要表现。85%患儿于生后第1周即出现呕吐，而10%患儿于生后6周内出现呕吐。呕吐程度轻重不一，多数发生在进食后，有时在夜间或空腹时，严重者呈喷射状。也可表现为溢乳、反刍或吐泡沫。呕吐物为胃内容物，有时含少量胆汁。年长儿以反胃、反酸、嗳气等症状多见。

2. **反流性食管炎** 常见以下症状：

（1）胸骨后灼烧感：能表达的患儿会陈述有此症状，灼烧感位于胸骨下端，饮用酸性饮料可使症状加重，服用抗酸剂后症状减轻。

（2）咽下疼痛：婴幼儿表现为喂食困难、烦躁、拒食，年长儿诉吞咽时疼痛，如并发食管狭窄则出现严重呕吐和持续性咽下困难。

（3）呕血和便血：食管炎严重者可发生糜烂或溃疡，出现呕血或黑便症状。严重的反流性食管炎可发生缺铁性贫血。

（4）Barrette食管：由于慢性GER，食管下端的鳞状上皮被增生的柱状上皮所替代，抗酸能力增强，但更易发生食管溃疡、狭窄和腺癌。溃疡较深者可发生食管气管瘘。

3. **食管外症状**

（1）生长障碍：见于80%左右的患儿，主要表现为体重不增、生长发育迟缓。

（2）吸入综合征：表现为反流物直接或间接引起反复呼吸道感染。反流物刺激食管黏膜感受器反射性地引起支气管痉挛而出现哮喘。窒息和呼吸暂停，甚至发生婴儿猝死综合征。

（3）其他：部分患儿表现为声音嘶哑、中耳炎、鼻窦炎、反复口腔溃疡、龋齿等。部分患儿可出现精神、神经症状。例如，①Sandifer综合征：是指病理性GER患儿出现类似斜颈样的一种特殊的"公鸡头样"姿势，此为一种保护性机制，以期保持气道通畅或减轻胃酸反流所致的疼痛，同时伴有杵状指、蛋白丢失性肠病及贫血。②婴儿哭吵综合征：表现为易激惹、夜惊、进食时哭闹等。

四、辅助检查

1. **食管钡餐造影** 为无创伤性诊断GER、食管炎的传统手段。钡餐可显示食管炎的征象，如食管壁的溃疡、狭窄，还能观察食管的运动状况、钡剂的反流和程度。

2. **24小时食管pH动态监测** 24小时食管pH动态监测，是诊断GER方便、快捷、先进的方法，也是目前最可靠灵敏的诊断方法。主要记录的内容包括24h pH < 4.0的次数；pH < 4.0的总时间和百分比；立卧位pH < 4.0的总时间和百分比；pH < 4.0超过5min的次数、时间和百分比，pH < 4.0最长1次持续时间。

3. **内镜检查** 胃镜检查是诊断反流性食管炎最主要、最适宜的方法，不仅可以直接观察到食管黏膜损伤情况，而且结合病理学检查，可确定是否存在食管炎及黏膜炎症的程度。内镜下食管炎主要表现为黏膜红斑、糜烂、溃疡。但内镜检查不能反映反流的严重程度。

4. **食管动力功能检查** 食管测压是测定动力功能的重要方法。

5. **胃、食管放射性核素闪烁扫描** 是诊断儿童GER较敏感的方法之一。该方法也是测定胃排空率的最好手段，并能了解胃排空与GER的关系，确定有无肺内吸入，明确呼吸道症状与胃食管反流的关系。

五、治疗原则

包括体位治疗、饮食治疗、药物治疗和手术治疗，其中体位治疗和饮食治疗参见本节"护理措施"部分。

1. **药物治疗** 主要作用是降低胃内容物酸度和促进上消化道动力。包括：

（1）促胃肠动力药：疗程4周。多潘立酮（吗丁啉），常用剂量为0.2～0.3mg/kg，每日3次，饭前半小时及睡前口服，无中枢神经系统副作用。

（2）抑酸和抗酸药：疗程8～12周。①抑酸药有H_2受体拮抗剂，如西咪替丁和质子泵抑制剂，如奥美拉唑（洛赛克）等。②中和胃酸药，如氢氧化铝凝胶，多用于年长儿。

（3）黏膜保护剂：疗程4～8周。有硫糖铝、硅酸铝盐、磷酸铝等。

2. **手术治疗** 手术指征：①经内科治疗6～8周无效，有严重并发症者。②严重食管炎伴溃疡、狭窄或发现有食管裂孔疝者。③有严重的呼吸道并发症，如呼吸道梗阻、反复发作吸入性肺炎或窒息、伴支气管肺发育不良者。④合并严重神经系统病者。

六、护理评估

1. **健康史** 详细询问发病情况，有无反复呕吐、咽下困难、反复发作的慢性呼吸道感染、难治性哮喘等病史。

2. **身体状况** 评估有无生长发育迟缓、营养不良、贫血、反复出现窒息、呼吸暂停等症状。了解辅助检查结果，如食管钡餐造影、24h食管pH动态监测结果等。

3. **心理社会状况** 评估患儿对疾病的心理反应及认识程度；评估家长对疾病的心理反应及认识、文化程度、喂养及护理知识等；评估患儿家庭的居住环境、经济状况、卫生习惯等。

七、常见护理诊断/问题

1. **有窒息的危险** 与溢奶和呕吐有关。
2. **营养失调：低于机体需要** 与反复呕吐致能量和各种营养素摄入不足有关。
3. **疼痛** 与胃内容物反流致反流性食管炎有关。
4. **知识缺乏** 患儿家长缺乏本病护理的相关知识。

八、护理措施

1. **保持适宜体位，防止窒息** 将床头抬高30°，新生儿和小婴儿以前倾俯卧位为最佳，但为防止婴儿猝死综合征的发生，睡眠时宜采用仰卧位及左侧卧位；年长儿在清醒状态下以直立位和坐位最佳，睡眠时宜采取左侧卧位，将床头抬高20～30cm，以促进胃排空，减少反流频率及反流物误吸。

2. **合理营养，促进生长发育** 少量多餐，母乳喂养儿增加哺乳次数，人工喂养儿可在牛奶中加入糕干粉、米粉或谷类食品。严重反流以及生长发育迟缓者可管饲喂养，能减少呕吐和起到持续缓冲胃酸的作用。年长儿以高蛋白质、低脂肪饮食为主，睡前2h不予进食，保持胃处于非充盈状态，避免食用降低LES张力和增加胃酸分泌的食物，如碳酸饮料、高脂饮食、巧克力和辛辣食品等。

3. **合理用药，缓解疼痛** 遵医嘱给药并观察药物疗效和副作用，注意用法和剂量，不能吞服时将药片研碎；多潘立酮应饭前半小时或睡前口服；服用西沙比利时，不能同时饮用橘子汁，同时加强观察心率和心律变化，出现心率加快或心律不齐时应及时联系医师进行处理；西咪替丁在进餐时或睡前服用效果好。

4. **手术护理** GER患儿术前术后护理与其他腹部手术相似。术前配合和做好各项检查和支持疗法；术后根据手术方式做好术后护理，做好引流管护理，注意观察有关腹部切口裂开、穿孔、大出血等并发症。

5．健康教育 指导家长饮食护理方法；观察和判断患儿反应情况；说明用药方法和注意事项等。

第四节 小儿腹泻病

腹泻病（diarrheal diseases），是由多种病原、多种因素引起的，以大便次数增多和大便性状改变为特点的消化道综合征，严重时可引起水、电解质和酸碱平衡紊乱。本症是儿科常见病，2岁以下婴幼儿发病率高，1岁以下者约占半数，一年四季均可发病，但夏秋季发病率最高。

小儿腹泻按病因可分为感染性腹泻和非感染性腹泻两大类，以感染性腹泻多见；按病程分为急性腹泻（＜2周）、迁延性腹泻（2周～2个月）、慢性腹泻（＞2个月）；按病情轻重分为轻型腹泻和重型腹泻。

一、病因

案例 8-1A

患儿，男，8个月，因"腹泻伴发热2天"入院。2天前无明显诱因出现腹泻，呈蛋花汤样便，量多，每日10余次，呕吐2次为胃内容物，伴发热、咳嗽、流涕。入院前4h排尿1次，量少。体格检查：T 39℃，P140次/分，R32次/分，精神萎靡，皮肤干，弹性差，前囟和眼眶明显凹陷，口腔黏膜干燥，口唇呈樱桃红色，咽红，双肺（-），心音低钝，腹稍胀，肠鸣音2次/分，四肢稍凉，膝腱反射减弱。

问题与思考：
1．写出可能的医疗诊断及诊断依据。
2．该患儿需要做哪些辅助检查？

（一）易感因素

1．**消化系统发育不成熟** 胃酸和消化酶分泌不足，消化酶活性低，对食物质和量变化的耐受性差。

2．**生长发育快** 对营养物质的需求相对较多，消化道负担较重。

3．**机体防御功能差** 婴儿血液中免疫球蛋白、胃肠道SIgA及胃内酸度均较低，对感染的防御能力差。

4．**肠道菌群失调** 新生儿出生后尚未建立正常肠道菌群，或因使用抗生素等导致肠道菌群失调，使正常菌群对入侵肠道致病微生物的拮抗作用丧失，而引起肠道感染。

5．**人工喂养** 母乳中含有大量体液因子（如SIgA、乳铁蛋白）、巨噬细胞、粒细胞、溶菌酶、溶酶体等，有很强的抗肠道感染作用。家畜乳中虽有某些上述成分，但在加热过程中被破坏，而且人工喂养的食物和食具易受污染，故人工喂养儿肠道感染发生率明显高于母乳喂养儿。

（二）感染因素

1．**肠道内感染** 可由病毒、细菌、真菌、寄生虫引起，以前两者多见。轮状病毒是婴幼儿秋冬季腹泻最常见的病原。常见的致病细菌是致腹泻大肠埃希菌，包括致病性大肠埃希菌、产毒性大肠埃希菌、侵袭性大肠埃希菌、出血性大肠埃希菌、黏附-集聚性大肠埃希菌。

2. 肠道外感染 患中耳炎、上呼吸道感染、肺炎、泌尿道感染、皮肤感染或急性传染病时也可引起腹泻。

（三）非感染因素

非感染因素包括食饵性腹泻、过敏因素、气候因素以及其他。

二、发病机制

导致腹泻症状产生的机制包括：肠腔内存在着大量不能吸收的具有渗透活性的物质、肠腔内电解质分泌过多、炎症所致的液体量渗出以及肠道蠕动增加等。

1. 感染性腹泻

（1）病毒性肠炎：病毒侵入肠道后，在小肠绒毛顶端的柱状上皮细胞复制，使细胞发生空泡变性和坏死，细胞脱落，导致小肠回吸收水分和电解质能力下降，肠液在肠腔内大量积聚而引起腹泻；同时，发生病变的肠黏膜细胞分泌双糖酶不足且活性降低，使肠腔内的糖类消化不完全并被肠内细菌分解成小分子的短链有机酸，使肠腔的渗透压增高，进一步造成水和电解质的丧失，加重腹泻。

（2）细菌性肠炎：肠道感染的病原菌不同，其发病机制亦不同。产生肠毒素的细菌侵入肠道后，在肠腔内繁殖，并黏附在肠上皮细胞，释放肠毒素（不耐热肠毒素和耐热肠毒素），激活腺苷酸环化酶和鸟苷酸环化酶，抑制小肠绒毛上皮细胞对 Na^+ 与水的吸收、促进了 Cl^- 分泌，使小肠液总量增多，超过结肠的吸收限度而发生腹泻，导致患儿脱水和电解质紊乱，成为分泌性腹泻。出血性大肠埃希菌、侵袭性大肠埃希菌、志贺菌属、沙门菌、空肠弯曲菌、金黄色葡萄球菌等可直接侵入小肠和结肠壁，使黏膜充血、水肿，炎性细胞浸润引起渗出和溃疡性病变，患儿排除含有大量白细胞和红细胞的菌痢样大便，成为渗出性腹泻。

2. 非感染性腹泻 主要由饮食不当引起，当饮食量过多或食物成分不恰当时，食物不能被充分消化吸收而积滞于小肠上部，使肠腔内酸度减低，有利于肠道下部细菌上移和繁殖，导致内源性感染引起腹泻；另外食物发酵和腐败而产生短链有机酸或胺类，致肠腔的渗透压增高，刺激肠壁致肠蠕动增加而引起腹泻；个别婴儿对牛奶或某些食物成分过敏或不耐受，均可发生腹泻。

三、临床表现

（一）腹泻的共同临床表现

1. 轻型腹泻 多由饮食因素或肠道外感染引起。起病可急可缓，以胃肠道症状为主。表现为食欲减退，偶有恶心、呕吐或溢乳，大便呈黄色或黄绿色，稀薄或带水，常见白色或黄白色奶瓣和泡沫，可混有少量黏液，有酸味，次数增多，每次量少。一般无脱水及全身中毒症状。

2. 重型腹泻 多由肠道内感染所致。起病较急，除有较重的胃肠道症状，还有脱水、电解质紊乱及发热等明显的全身中毒症状。

（1）胃肠道症状：大便每日十余次至数十次，多呈黄绿色水样便或蛋花汤样便，量多，可有少量黏液。少数患儿也可有少量血便。食欲低下并伴有呕吐，严重者可吐咖啡渣样物。

（2）水、电解质和酸碱平衡紊乱症状：有脱水、代谢性酸中毒、低钾及低钙、低镁血症。

1）脱水：由于呕吐、腹泻，液体丢失和摄入不足，使体液总量尤其是细胞外液量减少，致不同程度的脱水。又由于水和电解质丢失的比例不同，使体液的渗透压变化，从而造成等渗、低渗和高渗脱水（参阅第三章第四节）。

2）代谢性酸中毒：由于腹泻丢失大量碱性肠液，摄入热量不足又使体内脂肪氧化增加，酮体生成增多；血容量减少，血液浓缩，组织灌注不良和缺氧，乳酸堆积；同时因肾血流量不足，尿量减少，使酸性代谢产物潴留，造成不同程度的酸中毒。脱水越重，酸中毒也越重。患儿表现萎靡、嗜睡、恶心、呕吐、呼吸深长、口唇樱桃红色、呼出气体可有酮味。新生儿及6个月以下小婴儿呼吸代偿功能较差，酸中毒时呼吸改变可不典型。

3）低钾血症：胃肠液中含钾量较多，故吐、泻时丢失钾较多，进食少，钾的摄入少，加之肾保钾功能较差，腹泻患儿都有一定程度的低钾。但在脱水酸中毒时，由于血浓缩和钾由细胞内转移到细胞外，以及尿少排钾量减少等原因，钾的总量减少，但血钾多数正常。当输入不含钾的溶液时，随着脱水的纠正，血钾被稀释，酸中毒被矫正，和输入的葡萄糖合成糖原，使钾由细胞外向细胞内转移、利尿后钾排出增加等，使血钾迅速下降，当血钾低于3.5mmol/L时，即出现缺钾的症状。表现为肌肉无力、腱反射减弱或消失、心音低钝、心律失常，腹胀、肠鸣音减低或消失，心电图T波低平、双向或倒置，S-T段下降、Q-T间期延长，出现U波。

4）低钙和低镁血症：腹泻丢失钙、镁，进食少吸收不良，使体内钙、镁减少，在脱水、酸中毒时，由于血浓缩和离子钙增加，可不出现低钙症状。输液后血钙被稀释和酸中毒被纠正，血清钙转低，离子钙减少，易出现手足搐搦或惊厥。少数久泻和营养不良的患儿可有低镁，表现为输液后出现震颤、搐搦、惊厥，而用钙剂治疗无效，加用硫酸镁后症状控制。

(3) 全身中毒症状：高热或体温不升，烦躁不安，精神萎靡，嗜睡，甚至昏迷、休克。

(二) 几种常见类型肠炎的临床特点

1. 轮状病毒性肠炎　是小儿秋冬季最常见的腹泻。多发生在6个月～2岁的婴幼儿，5岁以上者少见。经粪口途径传播，也可经呼吸道感染而致病。起病急，潜伏期1～3天，常伴有发热和呼吸道感染症状，一般无明显中毒症状。发病初期即出现呕吐，随后出现腹泻。大便每日多在10余次至数十次，呈黄色水样或蛋花汤样便，无腥臭味。常伴有脱水、酸中毒和电解质紊乱。本病为自限性疾病，自然病程3～8天。近年报道，轮状病毒感染也可侵犯多个脏器，可产生神经系统症状，如惊厥等；部分患儿出现血清心肌酶谱异常，提示心肌受累。

轮状病毒感染后1～3天即有大量病毒自大便中排出，最长可达6天，所以病毒检测在3天内阳性率较高。血清抗体一般在感染后3周上升，抗体检测仅用于回顾性调查。

2. 大肠埃希菌肠炎

(1) 产毒性大肠埃希菌肠炎：潜伏期1～2天，轻症仅大便次数稍增多，性状轻微改变，排泄几次稀便后即痊愈。病情较重者则腹泻次数增多，呈大量绿色水样便，显微镜检查可有少量白细胞。可发生脱水、电解质紊乱和酸中毒。常伴呕吐，但多无发热及全身症状。一般病程为3～7天。

(2) 致病性大肠埃希菌肠炎：症状与产毒性大肠埃希菌肠炎相似。

(3) 侵袭性大肠埃希菌肠炎：起病急，高热，腹泻频繁，大便黏冻样含脓血。常伴有恶心、腹痛、里急后重。可以出现严重的全身中毒症状甚至休克。需做大便细菌培养与细菌性痢疾鉴别。

3. 空肠弯曲菌肠炎　6个月～2岁婴幼儿发病率最高，多见于夏季，经口感染，可由动物或人直接感染，或通过污染的水、食物传播。临床症状与痢疾相似，患者可有发热、全身不适、恶心、呕吐、头痛和肢体疼痛等症状，大便次数增多，一般每日少于10次，初为水样，迅速转变为黏液性或脓血便，有恶臭味。大便显微镜检查可见大量白细胞和少量不等的红细胞。腹痛剧烈或伴血便者，易误诊为阑尾炎或肠套叠。病程约为数日至1周。

4. 抗生素诱发性肠炎　长期应用广谱抗生素致肠道菌群失调，使肠道耐药的金黄色葡萄球菌、梭状芽胞杆菌、白色念珠菌和铜绿假单胞菌等大量繁殖引起肠炎。发病多在用药2～3周之后，或体弱多病免疫功能低下，或长期应用肾上腺皮质激素者。

(1) 金黄色葡萄球菌肠炎：由于病菌侵袭肠壁和产生肠毒素所致。主要表现为腹泻。起病急，大便有腥臭味、水样，暗绿似海水色，黏液多，有假膜，少数有便血。可发生不同程度的脱水、电解质紊乱和酸中毒。多数有不同程度的中毒症状如发热、恶心、呕吐、谵妄,甚至休克。大便镜检有大量脓细胞和成簇的 G^+ 球菌,培养有葡萄球菌生长。

(2) 假膜性肠炎:由难辨梭状芽胞杆菌引起。除万古霉素和胃肠道外用的氨基糖苷类抗生素外,几乎各种抗生素均可诱发本病。主要症状为腹泻,轻者每日数次,停用抗生素后很快痊愈;重者腹泻频繁,呈黄色水样便,可有毒素致肠黏膜坏死所形成的伪膜排出,大便厌氧菌培养、组织培养法检测细胞毒素可协助诊断。

(3) 真菌性肠炎:多为白色念珠菌所致,2 岁以下婴儿多见。主要症状为大便次数增多,黄色稀便,泡沫较多带黏液,有时可见豆腐渣样细块(菌落);大便镜检可见真菌孢子和菌丝。婴幼儿病情多较重,常并发于其他感染。

四、辅助检查

1. **血常规** 白细胞总数及中性粒细胞增多提示细菌感染,降低则提示病毒感染(也有例外),嗜酸性粒细胞增多提示寄生虫感染或过敏性病变。

2. **生化检查** 血液电解质和血气分析测定可了解电解质和体内酸碱平衡状况。重症患儿应同时测尿素氮,必要时查血钙和血镁。

3. **大便检查** 大便培养可检出致病菌。大便常规无或偶见白细胞者常为侵袭性细菌以外的病因引起,有较多白细胞者常由于各种侵袭性细菌感染所致。真菌性肠炎大便涂片发现念珠菌孢子和菌丝有助于诊断。疑为病毒感染者应做病毒学检查。

五、治疗原则

小儿腹泻的治疗原则为预防脱水,纠正脱水,继续饮食,合理用药,加强护理,预防并发症。不同时期的腹泻病治疗重点各有侧重,急性腹泻多注意维持水、电解质平衡及抗感染;迁延性及慢性腹泻则应注意肠道菌群失调问题及饮食疗法。

1. **急性腹泻的治疗**

(1) 饮食疗法(参见饮食护理):强调继续饮食,满足生理需要,补充疾病消耗,以缩短腹泻后的康复时间。

(2) 纠正水、电解质紊乱及酸碱失衡(参见第三章第四节):ORS 可用于腹泻时预防脱水及纠正轻、中度脱水。轻度脱水口服液量为 50ml/kg,中度脱水为 80~100ml/kg,于 4h 内服完。脱水纠正后,可将 ORS 用等量水稀释,按病情需要随意口服。静脉补液适用于中度以上脱水、吐泻严重或腹胀的患儿。输用溶液的成分、量和滴注持续时间必须根据不同的脱水程度和性质决定,同时要注意个体化,结合年龄、营养状况、自身调节功能而灵活掌握。

(3) 药物治疗

1) 控制感染:①水样便腹泻患者(约占 70%)多为病毒及非侵袭性细菌所致,一般不用抗生素,合理使用液体疗法后多数会自愈,可选用微生态制剂和黏膜保护剂。如伴有明显中毒症状不能用脱水解释者,应选用抗生素治疗。②黏液、脓血便患者(约占 30%)多为侵袭性细菌感染,应根据临床特点,针对病原经验性选用抗菌药物,再根据大便细菌培养和药敏试验结果进行调整。

2) 微生态疗法:有助于恢复肠道正常菌群的生态平衡,抑制病原菌定植和侵袭,控制腹泻。微生态制剂如双歧杆菌、嗜酸乳杆菌、粪链球菌、需氧芽胞杆菌、腊样芽胞杆菌等。

3) 肠黏膜保护剂:能吸附病原体和毒素,维持肠细胞的吸收和分泌功能,与肠道黏膜糖蛋白相互作用可增强其屏障功能,阻止病原微生物的攻击,如蒙脱石粉(思密达)。

4) 抗分泌治疗:脑啡肽酶抑制剂消旋卡多曲,通过加强内源性脑啡肽来抑制肠道水电解质的分泌，治疗分泌性腹泻，如肠毒素性腹泻。

5）补锌治疗：急性腹泻补锌可以加快肠黏膜修复，缩短病程，减少慢性腹泻的发生。WHO建议腹泻儿童补锌10～14天，年龄＜6个月补元素锌10mg/d，年龄＞6个月补元素锌20mg/d。

6）避免用止泻剂：此类药物有抑制胃肠动力的作用，会增加细菌繁殖和毒素的吸收，对于感染性腹泻有时是很危险的，如洛哌丁醇。

2. 迁延性和慢性腹泻治疗 因迁延性、慢性腹泻常伴有营养不良和其他并发症，病情较为复杂，必须采取综合治疗措施。

六、护理评估

1. 健康史 评估喂养史，如喂养方式、喂何种乳品、冲调浓度、喂哺次数及每次量、添加辅食及断奶情况；注意有无不洁饮食史、食物过敏、腹部受凉或过热致饮水过多；了解是否有上呼吸道感染、肺炎等肠道外感染病史；既往有无腹泻史，有无其他疾病及长期使用抗生素病史。

2. 身体状况 评估患儿生命体征；评估患儿神志、体重、前囟、眼窝、皮肤黏膜、循环状况和尿量等；评估脱水程度和性质，有无低钾血症和代谢性酸中毒等症状；评估肛周皮肤有无发红、破损等。了解血常规、大便常规、大便培养、血液生化等检查结果及临床意义。

3. 心理社会状况 评估患儿对疾病的心理反应及认识程度；评估家长对疾病的心理反应及认识、文化程度、喂养及护理知识等；评估患儿家庭的居住环境、经济状况、卫生习惯等。

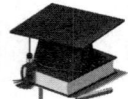

案例 8-1B

大便常规显示，黄稀水样便，脓细胞0～3/HP，RBC 0～1/HP，潜血（－）。大便培养显示，正常菌群生长。生化检查显示，Na^+ 138mmol/L，Cl^- 103mmol/L，K^+ 4.5mmol/L，Ca^{2+} 1.98mmol/L，pH 7.21，HCO_3^- 13mmol/L，$PaCO_2$ 138mmol/L，BE －9mmol/L。

问题与思考：

1. 写出可能的护理诊断/问题。
2. 请设计患儿就诊第1天的补液方案。
3. 如何对该患儿进行饮食护理和皮肤护理？

七、常见护理诊断/问题

1. **腹泻** 与喂养不当、感染导致胃肠道功能紊乱等因素有关。
2. **体液不足** 与腹泻、呕吐致体液丢失过多和摄入量不足有关。
3. **营养失调：低于机体需要量** 与腹泻、呕吐丢失过多和摄入不足有关。
4. **体温过高** 与肠道感染有关。
5. **有皮肤完整性受损的危险** 与大便次数增多刺激臀部皮肤有关。
6. **知识缺乏** 家长缺乏喂养知识及相关的护理知识。

八、护理措施

(一) 调整饮食

腹泻时进食和吸收减少,而营养需要量增加,如限制饮食过严或禁食过久常造成营养不良,以致病情迁延不愈影响生长发育。故应强调继续饮食,满足生理需要,补充疾病消耗,以缩短腹泻后的康复时间。应根据疾病的特殊病理生理状况、个体消化吸收功能和平时的饮食习惯进行合理调整。以母乳喂养的婴儿继续哺乳,暂停辅食;人工喂养儿可喂以等量米汤或稀释的牛奶或其他代乳品,由米汤、粥、面条等逐渐过渡到正常饮食。有严重呕吐者可暂时禁食4~6h(不禁水),待好转后继续喂食,由少到多,由稀到稠。病毒性肠炎多有继发性双糖酶(主要是乳糖酶)缺乏,对疑似病例可暂停乳类喂养,改为豆制代乳品,或发酵奶,或去乳糖配方奶粉以减轻腹泻,缩短病程。患儿在应用无双糖饮食后腹泻仍不改善时,需考虑对蛋白质过敏(如对牛奶或大豆蛋白过敏)的可能性,应改用其他饮食。少数严重患儿不能耐受口服营养物质者,可采用静脉高能营养。腹泻停止后逐渐恢复营养丰富的饮食,并每日加餐1次,共2周。

(二) 维持水、电解质及酸碱平衡

根据病情可选择口服补液和(或)静脉补液。口服标准ORS液时应指导家长让患儿适当补充白开水,预防高钠血症发生;静脉补液时准确调整输液速度,并记录第一次排尿时间及24h出入量,以此作为调整补液方案的依据。

(三) 控制感染

严格按肠道传染病消毒隔离,护理患儿前后需认真洗手,防止交叉感染。对患儿的衣物、尿布、用具及便盆分类消毒。遵医嘱使用抗生素。

(四) 维持皮肤的完整性

1. 评估并记录患儿皮肤状况,观察皮肤的颜色及表皮有无破溃。
2. 指导家长保持患儿臀部清洁干燥,勤换尿布,每次便后用温水清洗臀部及会阴部并吸干,女婴尿道口接近肛门,故会阴部的清洁要特别注意,防止上行性尿路感染。
3. 宜选用柔软、吸水性强的纯棉织品做尿布,避免使用不透气塑料布或橡皮布,防止尿布皮炎的发生。
4. 及时更换卧位并给予良好的皮肤护理,以预防可能因脱水而产生的损伤。如局部皮肤发红,应涂以5%鞣酸软膏或40%氧化锌油并按摩片刻,促进局部血液循环;如局部皮肤发生溃疡可用灯泡局部烘照,每日1~2次,每次20~30min,灯距离臀部患处30~40cm,照射时护士必须坚持守护患儿,以防意外。

(五) 观察病情

1. **监测生命体征** 如神志、体温、脉搏、呼吸、血压等,观察有无全身中毒症状如发热、精神萎靡、嗜睡、烦躁等。体温过高时应给患儿多饮水、擦干汗液、及时更换汗湿的衣服,并予头部冰敷等物理降温。

2. **观察大便情况** 观察并记录大便次数、颜色、气味、性状、量,做好动态比较,为输液方案提供可靠依据。

3. **观察水、电解质和酸碱平衡紊乱症状** 如脱水情况及其程度、代谢性酸中毒表现、低钾血症表现。输液后应注意观察患儿的神志,有无口渴、皮肤、黏膜干燥程度、眼眶及前囟门凹陷情况、尿量多少等,如补液合理,一般于补液后3~4h有尿排出,说明血容量恢复。补液后24h皮肤弹性恢复,眼眶凹陷消失,则表明脱水已纠正。

(六) 健康教育

提倡母乳喂养,避免在夏季断奶,按时逐渐添加辅食,防止过食、偏食及饮食结构突然

变动。注意食物新鲜，食具、奶具及玩具等定期消毒，避免肠道内感染。教育儿童饭前便后洗手，勤剪指甲。避免长期滥用广谱抗生素，指导患儿家长正确配制和使用 ORS 溶液。注意气候变化，防止受凉或过热，冬天注意保暖，夏天多喝水，居室要通风。加强体格锻炼，积极参加户外活动。

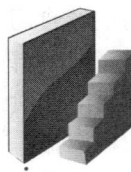

知识拓展

血气分析

血气分析是对血液中的酸碱度（pH）、二氧化碳分压（$PaCO_2$）和氧分压（PO_2）等相关指标进行测定，医学上常用于判断机体是否存在酸碱平衡失调以及缺氧和缺氧程度等的检验手段。最基本的 4 个指标是 pH、$PaCO_2$、PO_2、HCO_3^-，其他都是派生出来的指标。pH 的参考值是 7.35～7.45。PaO_2 的参考值是 10.64～13.3kPa（80～100mmHg）。$PaCO_2$ 的参考值是 4.65～5.98kPa（35～45mmHg），乘 0.03 即为 H_2CO_3 含量。实际碳酸氢根（AB）的参考值 21.4～27.3mmol/L，是体内酸碱失衡的重要指标，此值越高，体内碱性物质越多。

判断酸碱失衡应先了解临床情况，一般根据 pH、$PaCO_2$、AB（或 BE（剩余碱））判断酸碱失衡，根据 PaO_2 及 $PaCO_2$ 判断缺氧及通气情况。pH 超出正常范围提示存在失衡。但 pH 正常仍可能有酸碱失衡。$PaCO_2$ 超出正常提示呼吸性酸碱失衡，BE 超出正常提示有代谢酸失衡。但血气分析有时还要结合其他检查，结合临床动态观察，才能得到正确判断。

第五节 肠 套 叠

肠套叠（intussusception）是指肠管的一部分及其相应的肠系膜套入临近肠腔内的一种肠梗阻。此病是婴儿时期最常见的急腹症。常见于 2 岁以下婴幼儿，尤其是 4～10 个月的婴儿最多见。男孩要比女孩多 2～3 倍。春秋季发病率较高，可能与此时期儿童上呼吸道炎症和腺病毒感染较多有关。

一、病因

肠套叠的病因至今尚未完全明了。近年来的研究普遍认为，饮食习惯的改变，新加食物对肠道的刺激，腺病毒的感染，回肠末段集合淋巴结增殖肥厚，梅克尔憩室，活动盲肠的存在都是可能发病的诱因，但至今尚无一种理论能解释所有病例，真正的病因尚待进一步探讨。

二、发病机制

肠套叠的发病机制至今尚未完全明了。肠套叠可发生于肠管的任何部位，被套入的肠段进入鞘内后，其顶点可继续沿肠管推进，肠系膜也被嵌入，肠系膜血管受压迫，造成局部循环障碍，逐渐发生肠管水肿，肠腔阻塞，套入的肠段被绞窄而坏死，鞘部则扩张呈缺血性坏死，甚至穿孔而导致腹膜炎。

三、临床表现

多突然起病，其主要临床表现如下：

1. **腹痛** 是疾病早期出现的症状，表现为平素健康的婴幼儿，无任何诱因突发剧烈的有规律的阵发性腹痛。
2. **呕吐** 因为肠系膜被牵拉，故起病不久即出现反射性呕吐，呕吐物多为奶块或食物。以后即有胆汁，甚至可为粪便样物，是肠梗阻严重的表现。
3. **血便** 是本病特征之一，常于病后 6～12h 出现，多为暗红色黏液果酱样便，亦可为新鲜血便或血水，一般无臭味，当疑为本病而尚无便血时可做直肠指诊，如指诊染血则有同样诊断意义。便血出现的原因是套入部肠壁血液循环障碍，致使黏膜渗血与肠黏液混合在一起的结果。
4. **腹部肿块** 有重要诊断意义的腹部体征，肿块的部位依套入点和套入程度而定，一般发生在升结肠、横结肠和降结肠位置。在病程早期，肿块多位于右上腹部，呈腊肠样，光滑而不太硬，略带弹性，可稍活动，有压痛。以后随套叠的进展，肿块可沿结肠移至左腹部，严重时可套入直肠内，直肠指诊可触及子宫颈样肿物。
5. **全身情况** 早期患儿一般情况稳定，体温正常，仅有面色苍白，精神欠佳，食欲减退或拒食。随发病时间延长，一般情况逐渐严重，表现精神萎靡、嗜睡、严重脱水、高热、腹胀，甚至休克或腹膜炎征象。

四、辅助检查

1. **腹部 B 超检查** 在套叠部位横断面可见同心圆或靶环状肿块图像，纵断面扫描可见套筒征。
2. **空气灌肠** 由肛门注入气体，在 X 线透视下可见杯口阴影，看见套叠头的块影，并可同时进行复位治疗。

五、治疗原则

急性肠套叠是急症，其复位是紧急的治疗措施，一旦确诊需立即进行。

1. **非手术治疗** 病程不超过 24h，全身情况良好，无明显脱水及电解质紊乱，无明显腹胀和腹膜炎表现者可采用空气灌肠复位治疗。如已超过 24h 而一般情况尚好，腹胀不严重，无高热或中毒症状可酌情考虑。最常用的是空气灌肠复位治疗。
2. **手术疗法** 用于灌肠不能复位的失败病例、肠套叠超过 48～72h，疑有肠坏死或肠穿孔以及小肠型肠套叠的病例。手术方法包括单纯手法复位、肠切除吻合术或肠造瘘术等。

六、护理评估

1. **健康史** 详细询问发病情况，有无腹痛、呕吐、血便等。
2. **身体状况** 评估腹部肿块、压痛，直肠指诊有无染血或肿块等。
3. **心理社会状况** 评估患儿对疾病的心理反应；评估家长对疾病的心理反应及认识程度、文化程度、喂养及护理知识等；评估患儿家庭的居住环境、经济状况、卫生习惯等。

七、常见护理诊断/问题

1. **疼痛** 与肠系膜受牵拉和肠管强烈收缩有关。
2. **知识缺乏** 患儿家长缺乏有关疾病治疗及护理的知识。

八、护理措施

1．密切观察病情 健康婴幼儿突然发生阵发性腹痛、呕吐、便血和腹部扪及腊肠样肿块时可确诊肠套叠，应密切观察腹痛的特点及部位，以助于诊断。

2．非手术疗法 最常用的是空气灌肠复位治疗。可从以下几个方面进行护理。

（1）空气灌肠前准备：遵医嘱给予苯巴比妥钠镇静，阿托品缓解痉挛状态。

（2）治疗效果的观察：密切观察患儿腹痛、呕吐、腹部包块情况。灌肠复位成功的表现：①拔出肛管后排出大量带臭味的黏液血便或黄色粪水。②患儿安静入睡，不再哭闹及呕吐。③腹部平软，触不到原有的包块。④复位后给予口服 0.5～1g 活性炭，6～8h 后可见大便内炭末排出。如患儿仍然烦躁不安，阵发性哭闹，腹部包块仍存在，应怀疑是否套叠还未复位或又重新发生套叠，应立即通知医师作进一步处理。

（3）空气灌肠复位成功后，应向家长交代，注意患儿保暖，防止着凉、腹泻，饮食以稀、少、清淡并富营养为原则，量与质要逐渐增加，有助于肠功能的恢复。此外，在小儿添加辅食时，应遵循由稀到稠、由少到多的原则，季节变化时注意加减衣物，预防感冒。

3．手术疗法 针对空气灌肠复位失败或不适宜作空气灌肠复位的病例。

（1）术前护理

1）心理护理：做好心理疏导与解释工作，使患儿以最佳的心理状态接受手术治疗。

2）一般护理：①禁食。②密切观察病情，根据病情决定是否给氧、心电监护，有脱水或休克者应快速补充扩容，密切观察脱水、休克纠正情况。③病程长，腹胀、呕吐明显者维持有效的胃肠减压。④皮试和完善各项检查：采血项目包括血常规、凝血四项、肝功能、肾功能、电解质、术前免疫全套，必要时配血等。⑤预防呼吸道感染，合理使用抗生素。⑥手术区皮肤准备。

（2）术后护理

1）麻醉苏醒期护理：去枕平卧，头偏向一侧，肩下垫软枕，保持呼吸道通畅。备吸痰器于床旁，及时清理呼吸道分泌物，给氧，心电监护监测生命体征至平稳。

2）保持胃管引流通畅，每班检查标记，观察胃管有无脱出、阻塞，每班用生理盐水或温开水冲洗胃管 1 次，观察引流物的颜色、性质和量，并做好记录；用生理盐水或 1% 小苏打清理口腔，1 次/日。

3）禁食期间给予胃肠外营养支持，维持水、电解质平衡，促进伤口愈合。遵医嘱使用抗生素，防止切口感染。

4）观察伤口敷料渗血渗液情况，使用腹带加压包扎伤口。高热时遵医嘱予物理或药物降温，使体温降至 38℃ 以下。避免患儿哭吵、烦躁，必要时给予镇静剂；如出现切口感染或裂开者，应立即通知医生紧急处理。

5）观察腹部体征，一般术后 24h 候能恢复肠蠕动，待肠蠕动恢复，腹部不胀，肛门有排气排便，肠鸣音及食欲恢复，拔出胃管，遵医嘱开始进水，逐渐过渡到流质饮食、软食和普通饮食，并观察进食后有无腹胀、呕吐、腹痛等情况。如果是肠切除的患儿，在 48h 后，才能恢复肠蠕动，超过 48h，仍有腹胀者，应继续胃肠减压，必要时遵医嘱给予开塞露通便并加强观察。

6）鼓励患儿尽早下床活动，防止发生粘连性肠梗阻。

7）加强基础护理，防止交叉感染。

8）心理护理：因为患儿的年龄小、禁食时间长，会因饥饿而剧烈哭闹，尽量保持环境安静，给予安抚奶嘴等安抚患儿。

（3）健康教育：指导家属观察有无呕吐、腹痛和便血等肠套叠再次发生的症状；婴幼儿暂缓添加辅食，注意饮食卫生和饮食规律，少量多餐进食蔬菜、水果等易消化的高纤维饮食，保持大便通畅；如果是肠切除的患儿，注意观察有无呕吐、便秘、腹痛和腹胀等肠粘连和肠梗阻症状。

小 结

一、小儿消化系统解剖生理特点

小儿的胃酸和消化酶分泌不足，消化酶活性低，对食物质和量变化的耐受性差。另一方面，儿童的生长发育速度快，对营养物质的需求相对较多，消化道负担较重。

二、口炎

可单独发生，亦可继发于全身疾病如急性感染、腹泻、营养不良、久病体弱和维生素B、C缺乏等。治疗和护理要点主要包括保持口腔清洁，局部用药和对症处理等。

三、胃食管反流

是由于食管下括约肌的功能障碍和（或）与其功能有关的组织结构异常，以致其压力低下而出现的反流。临床表现主要有呕吐、灼烧感、咽下疼痛、呕血和便血等。护理过程中要注意保持适宜体位，合理营养和合理用药等。

四、小儿腹泻病

以感染性腹泻最常见，其中又以轮状病毒性腹泻最常见。小儿腹泻的治疗原则主要包括：预防脱水、纠正脱水，继续饮食，合理用药，加强护理，预防并发症。护理重点主要是调整饮食结构，强调继续饮食。注意腹泻引起脱水的观察，包括脱水的程度和脱水的性质等。注意常见病原体引起肠炎的大便性状的观察。注意臀部皮肤的护理等。婴幼儿腹泻的预防提倡母乳喂养、合理断乳和添加辅食，注意饮食卫生，避免着凉，避免抗生素滥用等。

五、肠套叠

是指肠管的一部分及其相应的肠系膜套入临近肠腔内的一种肠梗阻。常见症状包括腹痛、呕吐、血便和腹部肿块等。该病常采取非手术治疗。手术治疗的患儿术后注意维持胃肠减压功能，保持胃肠道通畅，预防感染及吻合口瘘。患儿排气、排便后可拔除胃肠引流管，逐渐恢复经口进食。

思 考 题

1. 什么是抗生素诱发性肠炎？
2. 在护理腹泻患儿时，观察患儿病情变化的内容有哪些？

（陈　慧）

第八章思考题参考答案

第九章　呼吸系统疾病患儿的护理

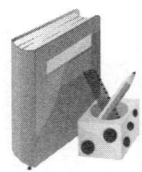

学习目标

通过本章内容的学习，学生应能够：

◎ **识记**
1．列举急性感染性喉炎、支气管炎、肺炎的病因及辅助检查方法。
2．描述急性感染性喉炎、支气管哮喘的临床表现和治疗原则。
3．说出哮喘持续状态的定义；诱发支气管哮喘的危险因素。
4．复述肺炎合并心力衰竭的诊断标准及处理原则。

◎ **理解**
1．解释小儿易患呼吸系统感染性疾病的原因。
2．比较几种特殊病原体所致肺炎的特点。

◎ **运用**
1．评估急性感染性喉炎、肺炎、支气管哮喘患儿并为其制订护理计划。
2．应用所学知识为呼吸系统疾病患儿提供整体护理。

呼吸系统疾病是小儿时期的常见疾病，其中上呼吸道感染、支气管炎、支气管肺炎最为多见。患儿年龄越小，病情越重，病死率越高。门诊患儿以急性上呼吸道感染最多见，约占儿科门诊的 60% 以上，在住院患儿中以上、下呼吸道感染为主，大部分为肺炎，且仍是全国 5 岁以下小儿死亡的主要原因。因此，需积极采取措施，降低小儿呼吸道感染的发病率和死亡率。

第一节　小儿呼吸系统解剖生理特点

呼吸系统以环状软骨为界划分为上、下呼吸道。鼻、鼻窦、咽、咽鼓管、会厌和喉为上呼吸道；下呼吸道由气管、支气管、毛细支气管、呼吸性支气管、肺泡管及肺泡组成。小儿时期呼吸系统感染性疾病发病率高，与小儿呼吸系统解剖生理和免疫特点有关。

一、解剖特点

（一）上呼吸道

1．鼻与鼻窦　婴幼儿鼻及鼻腔相对短小，鼻道狭窄。随着颅骨的发育以及出牙，鼻道逐渐加大加宽。婴幼儿没有鼻毛，鼻黏膜柔弱且富于血管，感染时由于鼻黏膜的肿胀，易发生堵塞，导致呼吸困难或张口呼吸。上颌窦和筛窦出生时已出现，2 岁后逐渐变大，12 岁充分发育。额窦和蝶窦分别在 2 岁和 4 岁才出现，12～13 岁才发育。蝶窦 3 岁时才与鼻腔相通。故婴幼儿很少发生鼻窦炎，6 岁以后才多见。婴幼儿鼻泪管短，开口接近内眦部，且瓣膜发育不全，故上呼吸道感染往往侵入结膜引起炎症。

2．咽、喉　婴儿鼻咽及咽部相对狭窄、垂直。咽鼓管较宽，短而且直，呈水平位，因此，鼻咽部炎症时导致中耳炎。咽后壁有颗粒形的淋巴滤泡，1周岁内最显著，以后逐渐萎缩；而扁桃体则需要到1岁末才逐渐增大，4～10岁时发育达最高峰，14～15岁时又逐渐退化。因此，婴儿易发生咽后壁脓肿，而学龄期儿童则易患扁桃体炎。咽扁桃体又称腺样体，6个月开始发育，位于咽后壁与鼻咽顶部交界，腺样体严重肥大是儿童阻塞性呼吸睡眠暂停综合征的重要原因。小儿的喉部呈漏斗型，黏膜薄弱而富于血管及淋巴组织，轻微炎症时即可引起喉头水肿、狭窄，导致吸气性呼吸困难甚至窒息。

（二）下呼吸道

1．气管和支气管　婴幼儿气管和支气管管腔较成人狭窄且短直，支气管管壁缺乏弹性组织，软骨柔软，支撑作用较弱；黏膜柔嫩富于血管，因黏液腺分泌不足，导致气道干燥，因纤毛运动弱，而清除能力差，因而易发生呼吸道感染并导致呼吸道阻塞。婴幼儿左侧支气管细长，右侧支气管短粗，为气管的直接延续，因此，气管插管较易滑入右侧，支气管异物也以右侧多见。

2．肺　肺泡数量较少，弹力组织发育不良，血管丰富，间质发育旺盛，导致肺的含血量丰富而含气量相对较少，易发生肺部感染，并易引起间质性炎症、肺不张和肺气肿等。

（三）胸廓

婴幼儿胸廓短，呈桶状，肋骨呈水平位，膈肌位置较高，呼吸肌发育差，呼吸时肺不能充分地扩张、通气和换气，当肺部病变时易因缺氧和二氧化碳潴留而出现呼吸困难和青紫。小儿纵隔体积相对大，周围组织松软、富有弹性，在胸腔积液或积气时易导致纵隔移位。

二、生理特点

（一）呼吸频率和节律

小儿呼吸频率较快，且年龄越小，呼吸频率越快（表9-1）。婴幼儿由于呼吸中枢发育不完全成熟，易出现呼吸节律不齐，甚至呼吸暂停。

表9-1　各年龄小儿呼吸、脉搏频率（次/分）

年龄	呼吸	脉搏	呼吸∶脉搏
新生儿	40～45	120～140	1∶3
1岁以内	30～40	110～130	1∶3～1∶4
1～3岁	25～30	100～120	1∶3～1∶4
4～7岁	20～25	80～100	1∶4
8～14岁	18～20	70～90	1∶4

（二）呼吸型态

婴幼儿呼吸肌发育不完善，胸廓活动范围小，呼吸时主要依靠膈肌活动，呈腹式呼吸。随着年龄增长，呼吸肌逐渐发育完善，随着站立、行走腹腔脏器下降，肋骨由水平位逐渐变为倾斜位，逐渐转为胸腹式呼吸。7岁以后接近成人。

（三）呼吸功能

小儿肺活量、潮气量、气体弥散量均小于成人；气道阻力大于成人；肺内氧贮备量相对小于成人，但氧耗量相对较高。在患呼吸道疾病时容易发生缺氧和二氧化碳潴留而导致呼吸功能不全。

（四）血气分析

新生儿和婴幼儿肺功能不易检查，常通过血气分析来了解气体交换和血液酸碱平衡状态。不同年龄小儿动脉血气分析正常值见表9-2。

表9-2 小儿动脉血气分析正常值

项目	新生儿	~2岁	>2岁
pH	7.35~7.45	7.35~7.45	7.35~7.45
PaO_2（kPa）	8~12	10.6~13.3	10.6~13.3
$PaCO_2$（kPa）	4~4.67	4~4.67	4.67~6.0
HCO_3^-（mmol/L）	20~22	20~22	22~24
BE（mmol/L）	-6~+2	-6~+2	-4~+2
SaO_2（%）	90~97	95~97	96~98

三、免疫特点

小儿呼吸道的非特异性和特异性免疫功能均较差。婴幼儿咳嗽反射弱，气道平滑肌收缩功能及纤毛运动较差，难以有效地清除吸入的尘埃和异物颗粒。肺泡吞噬细胞功能不足，婴幼儿体内免疫球蛋白含量低，尤其是 SIgA 含量低。另外，乳铁蛋白、溶菌酶、干扰素、补体等的数量和活性不足，故易患呼吸道感染。

第二节 急性上呼吸道感染

急性上呼吸道感染（acute upper respiratory infection，AURI）简称感冒，是小儿最常见的疾病，主要侵犯鼻、鼻咽和咽部，根据感染部位的不同可诊断为急性鼻咽炎、急性咽炎、急性扁桃体炎等。一年四季均可发病，以冬春季和气候骤变时多见，主要通过飞沫传播。

一、病因

1. 病原体 各种细菌和病毒均可引起急性上呼吸道感染，90% 以上为病毒感染。常见病毒有鼻病毒、呼吸道合胞病毒、冠状病毒、流感病毒、副流感病毒、腺病毒、柯萨奇病毒等。细菌以溶血性链球菌最为常见，其次为肺炎链球菌、流感嗜血杆菌等。肺炎支原体及衣原体也可引起上呼吸道感染。

2. 诱发因素 营养障碍性疾病，如维生素 D 缺乏性佝偻病，维生素 A、锌或铁等缺乏症，容易发生上呼吸道感染。另外，免疫缺陷病、被动吸烟、护理不当、气候改变、环境存在不良因素等，易发生上呼吸道感染或使病程迁延。免疫功能低下的患儿并发上呼吸道感染时，症状加重。

二、临床表现

患儿由于年龄大小、体质强弱、病原体及病变部位的不同，病情轻重、缓急也不相同。一般年长儿以局部症状为主，全身症状较轻，婴幼儿则以全身症状为主，局部症状较轻。

（一）普通型上呼吸道感染

1. 局部症状 流涕、鼻塞、喷嚏等，也可有流泪、干咳或咽痛、咽部不适，一般 3~4 天内自然痊愈。

2. **全身症状** 头痛、全身无力、食欲减退、睡眠不安、腹泻、烦躁，甚至高热惊厥。部分患儿出现脐周阵痛，无压痛，可能为肠痉挛所致，如腹痛持续存在，与发热引起反射性肠蠕动增加或肠系膜淋巴结炎有关。

3. **体征** 体检可见鼻黏膜和咽部充血、水肿及咽部滤泡，扁桃体肿大，颌下和颈部淋巴结肿大、触痛。肺部呼吸音正常。

（二）两种特殊类型的上感

1. **疱疹性咽颊炎（herpangina）** 由柯萨奇病毒 A 组引起，传染性强，可散发或流行，好发于夏秋季。临床特点为急起高热，咽痛、流涎、厌食、呕吐等。体检可见咽部充血，咽腭弓、悬雍垂、软腭等处有 2~4mm 大小的疱疹，周围有红晕，疱疹破后形成小溃疡。病程 1 周左右。

2. **咽结合膜热（pharyngo conjunctival fever）** 由腺病毒 3、7 型引起，可散发或造成小流行，常发生于春夏季。临床特征多呈高热、咽痛、单侧或双侧滤泡性眼结合膜炎，出现少许分泌物，眼睑水肿，流泪、畏光，颈部及耳后淋巴结肿大，有时伴有消化道症状。病程约 1~2 周。

三、辅助检查

病毒感染者白细胞计数偏低或在正常范围内，病毒分离和血清反应可明确病原菌。近年来，免疫荧光、免疫酶及分子生物学技术可对病原体做出早期诊断。细菌感染者白细胞计数及中性粒细胞增高，严重病例白细胞总数也可减低，细菌感染时 C-反应蛋白（CRP）升高。

四、治疗原则

（一）一般治疗

病毒性上呼吸道感染为自限性疾病。应注意休息，保持良好的周围环境，多饮水，补充大量维生素 C，预防并发症发生。

（二）抗感染治疗

1. **抗病毒药物** 多选用利巴韦林（病毒唑），10~15mg/（kg·d），口服。合并结膜炎者，可用 0.1% 阿昔洛韦滴眼液。

2. **抗生素** 细菌性上呼吸道感染或病毒感染合并细菌感染时，可加用抗生素。常用青霉素、头孢菌素及大环内酯类抗生素。咽拭子培养可以指导抗生素治疗。如为链球菌感染或既往有肾炎或风湿热病史者，可用青霉素，疗程 10~14 天。

（三）对症治疗

1. **降温** 高热患儿可口服对乙酰氨基酚或布洛芬类药物降温。

2. **减轻卡他症状** 可口服扑尔敏。鼻塞明显，影响吃奶和呼吸时，可清洁鼻腔后，用 0.5% 麻黄素 1~2 滴滴鼻。但婴幼儿禁用肾上腺素类滴鼻剂。咽痛可含服咽喉片。

3. **镇静** 高热烦躁患儿在给予退热的同时给予镇静止惊等处理。

五、护理评估

1. **健康史** 询问患儿近期有无上呼吸道感染、传染病接触史等。了解患儿的身体素质及营养状况。

2. **身体状况（包括辅助检查）** 评估患儿的生命体征；评估是否有上呼吸道感染症状及精神不振、纳差、呕吐等全身症状；评估是否有咽部充血、扁桃体肿大、淋巴结肿大触痛等体征。检查是否有中耳炎、鼻窦炎等并发症。

3. **心理社会状况** 评估患儿家长对病因、预防及护理知识的了解程度，了解当地流行病学情况。

六、常见护理诊断/问题

1. **体温过高** 与上呼吸道感染有关。
2. **舒适度下降** 与上呼吸道感染咽痛，鼻塞及流涕有关。
3. **潜在并发症**：热性惊厥。
4. **有体液不足的危险** 与高热后呼吸加快及退热时体液丢失过多有关。

七、护理措施

（一）发热的护理

1. **一般护理** 患儿应卧床休息，减少活动；做好呼吸道隔离，保持室内空气清新、流通，维持适宜的温湿度；给予易消化和富含维生素的清淡饮食；保持口腔清洁；患儿衣着、被子不宜过多，新生儿可通过松解包被的方式降温；患儿出汗后及时更换衣服，保持皮肤干爽；注意保暖，避免受凉。

2. **密切监测体温** 体温≥38.5℃时给予降温。降温时首选物理降温，如温水擦浴、头部冷敷、腋下及腹股沟处置冰袋等。物理降温无效者，可给予药物降温。给予降温措施后及时观察降温后的体温变化。

3. **保持水、电解质平衡** 多饮水，保证患儿摄入充足的水分。使用解热剂后应多饮水，以免大量出汗引起虚脱。必要时静脉补充营养和水分。

（二）密切观察病情变化，做好安全防护

密切观察患儿精神及生命体征的变化，观察病情有无加重，警惕热性惊厥的发生。一旦惊厥发生立即进行急救，并注意观察治疗效果及药物不良反应。伴有声嘶、犬吠样咳嗽的应警惕喉炎的发生。

（三）健康教育

1. 讲解预防上呼吸道感染的知识和措施。
2. 指导家长多进行户外活动、多晒太阳，预防佝偻病的发生。
3. 加强体格锻炼，以增强小儿体质。
4. 注意气候变化时及时增减衣服，避免着凉。
5. 合理喂养，营养均衡，纠正偏食，积极预防各种慢性病。
6. 儿童日常居室应经常开窗通风，保持室内空气新鲜。
7. 按时预防接种。
8. 上呼吸道感染高发季节，尽量避免去人多拥挤的场所。

第三节 急性感染性喉炎

急性感染性喉炎（acute infectious laryngitis）又称急性喉炎，是婴幼儿常见的喉部黏膜急性弥漫性炎症。好发于冬春季节，多见于6个月～3岁且体态较胖的婴幼儿。临床上以犬吠样咳嗽、声音嘶哑、喉鸣和吸气性呼吸困难为特征。

一、病因

由病毒或细菌引起，常见的病原有副流感病毒、流感病毒、腺病毒、呼吸道合胞病毒及金黄色葡萄球菌、肺炎链球菌、流感嗜血杆菌、溶血性链球菌等。由于婴幼儿解剖特点，炎症时

局部容易充血水肿，易出现喉部梗阻。

二、临床表现

1．**症状** 多起病急，有不同程度的发热、流涕、鼻塞等上呼吸道感染症状，同时伴有声音嘶哑、犬吠样咳嗽、呼吸急促，夜间症状加重。严重者可迅速发展为喉梗阻，出现烦躁不安、面色苍白、吸气性呼吸困难、吸气性喉鸣、三凹征、心率加快，若不及时抢救，可出现窒息，甚至死亡。

2．**体征** 体检可见咽部充血，间接喉镜检查可见喉部及声带充血、水肿。

3．**分度** 临床上按吸气性呼吸困难的程度，将喉梗阻分为4度（表9-3）。

表9-3 喉梗阻的分度

分度	临床表现	体征
Ⅰ度	仅于活动后出现吸气性喉鸣和呼吸困难	肺呼吸音清晰，心率无改变
Ⅱ度	安静时有吸气性喉鸣和呼吸困难，轻度三凹征，不影响进食和睡眠	肺部可闻喉传导音或管状呼吸音，心率加快
Ⅲ度	喉鸣及吸气性呼吸困难，烦躁不安。口唇及指趾端发绀，双眼圆睁，惊恐万状，头面出汗	呼吸音明显减弱，心音低钝，心率快
Ⅳ度	渐显衰竭，昏睡状态，由于无力呼吸，三凹征可不明显，面色苍白发灰	呼吸音几乎消失，仅有气管传导音，心音低钝，心律不齐

三、治疗原则

1．**一般治疗** 同上呼吸道感染。

2．**对症治疗** 缺氧者及早吸氧，烦躁不安者给予镇静剂；高热者给予降温处理；痰液黏稠者可服用祛痰剂，也可超声雾化吸入；必要时直接喉镜吸痰，不宜使用氯丙嗪和吗啡。

3．**控制感染** 病毒感染，一般不用抗生素。怀疑有细菌感染可用青霉素类、大环内酯类或头孢菌素类等抗生素。

4．**肾上腺皮质激素** 以缓解喉部水肿，减轻症状。病情较轻者口服泼尼松，Ⅱ度以上喉梗阻患儿静脉给予地塞米松、氢化可的松等。

5．**气管切开** 经上述处理仍有严重缺氧征象或有Ⅲ度及以上喉梗阻者，应及时行气管切开术。

四、护理评估

1．**健康史** 了解患儿既往身体及营养状况。询问患儿近期有无上呼吸道感染、传染病接触史、过敏史；有无过度用声、异物及外伤；有无受凉、过度劳累、机体抵抗力下降等诱因。

2．**身体状况** 评估患儿的生命体征、精神状态；有无发热、声音嘶哑、犬吠样咳嗽、吸气性喉鸣和三凹征。有无发绀、烦躁不安、面色苍白、心率加快等缺氧症状。体检有无咽部充血等。

3．**心理社会状况** 评估患儿家长对病因、预防及急救护理知识的了解程度。

五、常见护理诊断／问题

1．**低效性呼吸型态** 与喉头炎症水肿有关。

2．**有窒息的危险** 与喉炎所致的喉梗阻有关。

3. 体温过高　与病毒或细菌感染有关。

六、护理措施

1. 改善呼吸功能，保持呼吸道通畅　室温 20～22℃，湿度 55%～65%，空气新鲜，以减少对喉部的刺激，减轻呼吸困难。保持安静，操作集中进行，减少探视，必要时镇静。雾化吸入，每次 15～20min，每日 2～3 次。以减轻喉头水肿，缓解症状。

2. 密切观察病情变化　观察面色、神志、生命体征情况。准确判断缺氧的程度，及时抢救喉梗阻，随时做好气管切开的准备。

3. 维持正常体温，促进舒适

（1）密切观察体温变化，体温超过 38.5℃时给予降温。

（2）给予易消化和富含维生素的清淡流食、半流食；哺喂时将患儿抱起，防止呛咳加重病情；保持口腔清洁；及时更换衣服，保持皮肤干爽；注意保暖，避免受凉。

4. 心理护理　关心患儿，及时给家长解释病情的发展和可能采取的治疗方案，使家长理解治疗措施的意义，以取得家长的合作。

5. 健康教育

（1）平时加强户外活动，多见阳光，增强体质，提高抗病能力。

（2）注意气候变化，及时增减衣服，避免感寒受热。

（3）急性咽喉炎禁吃虾、蟹。宜吃清淡，具有酸、甘滋阴的食物，如水果、新鲜蔬菜等。

（4）家长若发现孩子有咳嗽、流涕等症状，又出现声音嘶哑、犬吠样咳嗽、呼吸急促，尤其是在夜间出现，应及时带孩子到医院检查、治疗，以免孩子在很短时间内发生喉痉挛和喉梗阻。

第四节　急性支气管炎

急性支气管炎（acute bronchitis）是小儿时期一种常见的呼吸系统疾病，表现为气管-支气管黏膜的急性炎症，常继发于上呼吸道感染及流感、麻疹、百日咳等传染病。临床以咳嗽为主要症状。婴幼儿较多见。

一、病因

病原体是各种病毒、细菌，或为混合感染。以病毒感染最为常见，如鼻病毒、流感病毒、腺病毒及呼吸道合胞病毒等。在病毒感染的基础上，致病性细菌可引起继发感染，较常见的细菌有流感嗜血杆菌和肺炎链球菌。免疫功能低下、营养障碍、佝偻病、特应性体质等皆可为本病的诱因。

二、临床表现

发病可急可缓。大多先有上呼吸道感染症状，如鼻塞、咽痛、流涕，也可伴有发热、乏力、头痛等。咳嗽为急性支气管炎的主要症状，开始为刺激性干咳，3～4 天后可有痰。咳嗽一般延续 7～10 天，有时迁延 2～3 周，或反复发作。体检肺部呼吸音增粗，可闻及不固定的干啰音和中粗湿啰音。婴幼儿可闻及痰鸣音。

三、辅助检查

血象检查白细胞正常或稍低，继发细菌感染者白细胞升高。X 线检查可见肺纹理增粗。

四、治疗原则

1. **对症治疗** 以化痰止咳为主，一般不宜选用镇咳剂，可用急支糖浆、复方甘草合剂等。喘憋严重者可用支气管扩张剂，如沙丁胺醇雾化吸入。喘息严重者短期使用糖皮质激素，如口服泼尼松3～5天。发热超过38.5℃持续不退者可用物理或药物降温。

2. **控制感染** 病毒感染者不宜选用抗生素，可用利巴韦林或阿昔洛韦。并发细菌感染者，可适当使用抗生素，如青霉素类或大环内酯类。

五、护理评估

1. **健康史** 了解患儿既往身体及营养状况。详细询问发病情况，了解是否有上呼吸道感染，是否有家族性过敏史。
2. **身体状况** 评估患儿的生命体征和肺部情况；评估是否有咳嗽、咳痰情况。
3. **心理－社会状况** 评估患儿家长对疾病及相关救护知识的了解程度。

六、常见护理诊断/问题

1. **清理呼吸道无效** 与呼吸道分泌物增多及排痰功能不完善有关。
2. **体温过高** 与感染后机体代谢增加有关。

七、护理措施

（一）一般护理

1. 保持室内空气新鲜，定时开窗通风。根据不同年龄小儿的需求，调节适宜的温湿度。
2. 保证充足的水分及营养供给，鼓励患儿多饮水，必要时由静脉补充。给予易消化、营养丰富的饮食，发热期间进食流质或半流质为宜。
3. 患儿应减少活动，增加休息时间，取舒适体位。
4. 保持口腔清洁，以增加舒适感，增进食欲。婴幼儿可在进食后喂适量开水，以清洁口腔。年长儿应在晨起、餐后、睡前漱洗口腔。

（二）保持呼吸道通畅

1. 痰液黏稠者可适当提高病室湿度，以湿化空气，稀释分泌物，也可采用超声雾化吸入或蒸气吸入；给予雾化吸入时，每次15～20min，每日2～3次，以湿化气道，稀释痰液。必要时用吸引器清除痰液。
2. 患儿取舒适体位，并经常更换体位，拍背，使呼吸道分泌物易于排出，指导并鼓励患儿有效咳嗽。必要时可采用体位引流。

（三）发热护理

密切观察体温变化，体温超过38.5℃时给予物理降温或药物降温，防止发生热性惊厥。观察降温效果。及时更换汗湿的衣服，注意保暖，避免着凉。

（四）密切观察病情变化

注意患儿呼吸变化，有发绀、呼吸困难者应给予吸氧；注意观察患儿用药后的疗效及不良反应。

（五）健康教育

1. 向家长讲解疾病的病因、临床表现和相关的护理知识。
2. 指导家长小儿体格锻炼的方法和原则，同时加强营养，增强体质。
3. 按时接种疫苗，增强机体免疫力。
4. 积极预防营养不良、佝偻病、贫血及各种传染性疾病。

5．避免到人多的公共场所，防止交叉感染。
6．根据天气的变化适时增减衣服，避免受凉和过热。

第五节 支气管哮喘

支气管哮喘（bronchial asthma），简称哮喘，是一种以慢性气道炎症为特征的异质性疾病；具有喘息、气促、胸闷和咳嗽的呼吸道症状病史，伴有可变的呼吸气流受限，呼吸道症状和强度可随时间而变化。临床表现为突然的、反复发作的咳嗽、喘息，呼气性呼吸困难，常在夜间或清晨发作或加剧，可经治疗缓解或自行缓解。早期确诊及规范化治疗对预后至关重要

支气管哮喘是小儿常见的慢性肺部疾病，全球大约有3亿哮喘患者，发达国家高于发展中国家，城市高于农村；第三次中国城市儿童哮喘流行病学调查发现，我国城市城区0～14岁儿童哮喘总患病率为3.02%，典型哮喘患病率为2.72%，咳嗽变异性哮喘患病率为0.29%。全球哮喘防治创议（Global Initiative For Asthma，GINA）委员会自1993年成立以来，一直致力于在全球范围内推广哮喘的防治策略。GINA方案1995年首次出版后不断更新，自2002年起，GINA报告每年更新1次，GINA的出版成为防治哮喘的重要指南。

一、病因及发病机制

（一）病因

支气管哮喘的病因尚未完全清楚。特异反应体质与哮喘发病密切相关。哮喘患者气道炎症的形成和反复发作为各种因素综合作用的结果。与下列危险因素有关。

1．**吸入性变应原** 尘螨、尘土、花粉、动物毛屑及排泄物、真菌等。

2．**食入性变应原** 鱼、虾、蛋、奶、花生等。

3．**呼吸道感染** 最常见的是病毒感染，病毒既是感染原，又是过敏原。另外，肺炎支原体、肺炎衣原体等也可引起哮喘的发作。

4．**刺激性气体** 冷空气、烟雾、废气、杀虫剂、油漆等。

5．**药物因素** 诱发哮喘的常见药物有两类，一类是解热镇痛剂：如阿司匹林、消炎痛等；另一类是β受体阻滞剂：如心得安、心得平等。

6．**运动和过度通气**。

7．**精神因素** 强烈情绪变化。

除上述诱发因素外，还可能与地理因素、内分泌因素、社会家庭因素等有关。

（二）发病机制

哮喘的发病机制极为复杂，尚不完全清楚，多数认为哮喘是一种慢性气道炎症为特征的异质性疾病。另外，神经因素、遗传因素、环境因素、宿主因素也被认为是哮喘发作的重要环节。

二、临床表现

（一）症状和体征

典型症状为咳嗽、胸闷、喘息和呼吸困难，常反复出现，以夜间和清晨更为严重。发作前常有刺激性干咳、流涕、打喷嚏和胸闷，发作时呼气性呼吸困难，呼气相延长伴喘鸣声。重症患儿呈端坐呼吸，烦躁不安，大汗淋漓，面色青灰。

体格检查可见三凹征，桶状胸，颈静脉怒张；叩诊肺部鼓音，心浊音界缩小，提示已发生肺气肿。听诊双肺布满哮鸣音或干湿啰音，呼气音延长。严重气道广泛阻塞，哮鸣音消失，称

"闭锁肺"，是哮喘最危险的体征。发作间歇期多数患儿可无任何症状和体征。

哮喘发作在合理应用常规缓解药物拟交感神经药和茶碱类药物治疗后，仍有严重或进行性呼吸困难者，称为哮喘危重状态（哮喘持续状态，status asthmaticus）。表现为哮喘急性发作，出现咳嗽、喘息、呼吸困难、大汗淋漓和烦躁不安，甚者表现出端坐呼吸、语言不连贯、严重发绀、意识障碍及心肺功能不全的征象。

哮喘反复发作，可能会导致肺气肿，桶状胸，严重者发育受阻，身材瘦弱矮小，常伴有过敏性鼻炎。以上变化在儿童期若能获得有效的治疗，大部分会恢复。本病预后较好，成年后，70%～80%的病例症状、体征可完全消失，部分留有轻度肺功能障碍。

（二）**哮喘的分期和病情评估**

根据患儿临床表现和肺功能，将哮喘全过程划分为急性发作期、慢性持续期及临床缓解期。急性发作期指患儿出现以喘息为主的各种症状，其发作持续时间和程度不尽相同。慢性持续期指许多患儿即使没有急性发作，但在相当长的时间内总是不同频度和/或不同程度地出现症状（喘息、咳嗽和胸闷），因此，需依据就诊前的临床表现、肺功能对其病情进行评价。临床缓解期是指哮喘患儿症状、体征消失，FEV1或PEF≥80%预计值，并维持3个月以上。

哮喘严重程度评估是对已经规律控制治疗数月后的哮喘患者，根据能够有效控制哮喘症状和急性发作的控制治疗水平，进行评估。新版GINA指南对6岁及以上儿童哮喘，根据控制治疗水平，将哮喘严重程度分类如下：①轻度哮喘：第1或第2级治疗可以良好控制的哮喘。②中度哮喘：第3级治疗可以良好控制的哮喘。③重度哮喘：需要第4或第5级治疗的哮喘。

儿童哮喘病情严重程度分级

三、辅助检查

1. **外周血液检查** 嗜酸粒细胞可增多。
2. **胸部X线检查** 哮喘急性发作时肺片可正常，或有肺气肿、肺不张及支气管周围间质浸润。
3. **免疫学检测** 总IgE明显增高。还可通过特异性IgE抗体的检测明确过敏原。
4. **过敏原测定** 可作为发作诱因的参考。
5. **肺功能测定** 主要用1s用力呼气容积/用力肺活量（FEV1/FVC）和呼气峰流速（PEF）两种方法测定气流受限是否存在及其程度，适用于5岁以上的患儿。

四、治疗原则

哮喘的治疗应坚持长期、持续、规范、个体化的原则。发作期以快速缓解症状、抗炎、平喘为主，缓解期则以长期控制症状、抗炎、降低气道高反应性、避免诱发因素和自我保健为原则。常用的药物有：

1. **β_2受体激动剂** 是目前临床应用最广的支气管舒张剂，可舒张气道平滑肌，增加黏液纤毛清除功能。常用药物有沙丁胺醇、特布他林、沙美特罗、盐酸丙卡特罗等。可采用吸入或口服给药。注意正确使用吸入装置，以保证有效地吸入药物。口服β_2受体激动剂用于吸入无效或危重型哮喘患者。
2. **糖皮质激素** 吸入用药具有较强的呼吸道抗炎作用，增强β_2受体激动剂的扩张支气管作用。目前临床上常用的吸入型糖皮质激素有布地奈德、丙酸倍氯米松和丙酸氟替卡松。病情较重的急性患儿给予口服或静脉糖皮质激素。
3. **茶碱类药物** 可舒张支气管平滑肌，并有强心、利尿、扩张冠脉血管作用。可口服或静脉给药，注意监测血药浓度，预防药物不良反应。
4. **其他** 抗生素、抗胆碱药、抗过敏药物、免疫调节剂、中药等。

五、护理评估

1．健康史 了解患儿是否经常有上呼吸道感染,是否有家族性过敏史及哮喘史;评估与哮喘发作相关的危险因素,如是否饲养宠物、患儿卧室的摆设、户外活动的场所等。了解患儿日常的活动情况和生长发育状况及患儿有无咳嗽、胸闷、喘息和呼吸困难。询问目前的用药状况。

2．身体状况 评估患儿生命体征;评估一般状态,有无面色苍白、端坐呼吸,观察口唇、指端有无发绀;评估咳嗽、咳痰情况,有无胸闷、胸痛等情况。胸部检查有无三凹征、桶状胸,呼吸时肋间隙凸出;胸廓饱满,呈吸气状态;肺部鼓音,哮鸣音或干、湿啰音,呼气音延长等异常情况。评估患儿哮喘的严重程度。

3．心理社会状况 评估患儿的心理状态和情绪状况;评估家长对哮喘及其护理知识的了解程度;评估患儿家庭经济状况及社区卫生保健状况。

六、常见护理诊断／问题

1．低效性呼吸型态　与支气管平滑肌痉挛、阻力增大有关。

2．清理呼吸道无效　与呼吸道分泌物增多且黏稠有关。

3．潜在并发症:呼吸衰竭。

4．焦虑　与哮喘反复发作有关。

5．知识缺乏　家长或患儿缺乏疾病预防和护理知识。

七、护理措施

(一)保持呼吸道通畅,缓解呼吸困难

1．患儿取半卧位或头抬高位,以利于呼吸。必要时采取坐位。

2．持续低流量吸氧,氧浓度为30%～40%。定时进行血气分析,及时调整氧流量,保持 PaO_2 在 70～90mmHg。

3．给予支气管扩张剂和糖皮质激素,及时评价药物治疗的效果和副作用。

4．给予雾化吸入,雾化时患儿取坐位或半坐卧位,对意识模糊、呼吸无力患儿采取侧卧位;药物要现配现用;每次15～20min,每日3～4次,以湿化气道,稀释痰液。雾化吸入后及时清洁口腔,用开水漱口,不会漱口的患儿少量饮水,擦净面部药液,以防口腔念珠菌感染。雾化治疗过程中如出现过度换气或咳嗽,应先拿开喷雾器,待不适感消失后再继续吸入。如患儿出现呼吸急促、口唇发绀时应停止雾化治疗,必要时用吸引器清除痰液,保持呼吸道通畅。

5．教会并鼓励患儿进行深而慢的呼吸运动。为患儿定时拍背,指导并鼓励患儿有效咳嗽,促进分泌物的排出。病情许可时可采用体位引流。

6．保证摄入足够的水分,维持足够的体液,以降低分泌物的黏稠度。

7．保持室内空气新鲜,定时开窗通风。根据不同年龄小儿的需求,调节适宜的温湿度。避免诱发哮喘的危险因素,如尘螨、花粉、刺激性气体的吸入等。

(二)密切观察病情变化

监测生命体征,注意呼吸困难的表现及病情变化。观察患儿是否有烦躁不安、大汗淋漓、气喘加剧、心率加快、血压下降、呼吸音减弱等哮喘持续状态表现,如有应立即吸氧并给予半坐卧位,与医师共同抢救。

(三)心理护理

1．了解患儿个性、爱好及习惯,多与患儿交流,对婴幼儿多抚摸及拥抱。

2．哮喘发作时患儿会焦虑不安，护士应陪伴在患儿身边，安慰患儿，减轻其精神紧张。

3．解除患儿及家长对激素治疗副作用的顾虑。

4．允许患儿及家长表达感情。鼓励患儿及时将不适告诉医护人员，尽量满足其合理要求。

（四）健康教育

1．解释诱发哮喘的危险因素、治疗过程及预后，指导家长正确护理患儿。指导患儿学会自我护理，远离或避免接触已知变应原，预防哮喘的复发。

2．教会家长对病情进行监测，讲解哮喘发作先兆、症状，帮助其掌握适当的处理方法。

3．教会家长掌握常用药物的剂量、用法、注意事项和副作用的观察方法。

4．指导年长患儿进行呼吸运动锻炼。

（1）腹部呼吸运动：①平卧，双臂放在身体两侧，屈膝，双脚平放于地板上。②连续用鼻吸气，上腹部放松，胸部不扩张。③缩紧双唇，慢慢吐气直至吐完。④重复上述动作10次。

（2）胸部扩张运动：①患儿取坐位，双腿下垂，将双手掌放在同侧肋弓上。②用鼻慢慢吸气，使肋弓扩张，然后用口呼气，收缩胸部和肋弓。③用手掌下压肋弓，将肺底部的气体排出。④重复上述动作10次。

（3）向前弯曲运动：①坐位，上身伸直，弯腰至头抵膝部，使腹肌收缩。②慢慢抬起上身，用鼻吸气扩张上腹部。③上身保持直立，张口慢慢吐气。

5．生活宜规律，避免过度疲劳，预防呼吸道感染。适当参加体育活动，但运动量应循序渐进。

6．饮食宣教。哮喘患儿忌食海鲜。饮食不宜过饱、过咸、过甜。忌烟酒（二手烟）。哮喘患儿的饮食以清淡、易消化的流质或半流质为原则。

7．强调门诊随访的重要性。

第六节　肺　炎

肺炎（pneumonia）是由多种病原体或其他因素（如吸入、过敏等）所引起的肺部炎症，主要临床表现为发热、咳嗽、气促、呼吸困难和肺部固定中、细湿啰音。目前，肺炎仍是小儿时期最常见的疾病，尤其多见于婴幼儿，也是我国5岁以内小儿第一位死因。因此，肺炎是我国儿童保健重点防治的四病（肺炎、腹泻病、缺铁性贫血、佝偻病）之一。因地区差异，北方发病率高于南方，北方发病季节以冬春季为主，南方则以夏秋季多见。发达国家肺炎病原体以病毒为主，发展中国家肺炎病原体以细菌为主。合并营养不良、佝偻病、先天性心脏病、免疫功能低下的小儿易患肺炎，且病程长、易反复发作。

目前，肺炎的分类尚无统一标准。常用的有以下几种分类法。

1. **按病理改变**　可分为支气管肺炎、大叶性肺炎、间质性肺炎、毛细支气管炎等。

2. **按病因**　分为病毒性肺炎、细菌性肺炎、真菌性肺炎、支原体肺炎、衣原体肺炎、原虫性肺炎、螺旋体立克次体肺炎、吸入性肺炎等。

3. **按病程**　分为急性肺炎（病程1个月之内）、迁延性肺炎（病程1~3个月）及慢性肺炎（病程3个月以上）。

4. **按病情轻重**　可分为轻症肺炎（以呼吸系统症状为主，病情轻）和重症肺炎（有严重并发症和伴发疾病的）。

5. **按肺炎发生地点**　分为社区获得性肺炎（community acquired pneumonia，CAP）和医院获得性肺炎（hospital acquired pneumonia，HAP）。

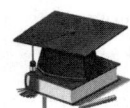

案例 9-1A

患儿，女，8个月。发热咳嗽3天，患儿3天前因受凉出现发热，第2天开始咳嗽，并逐渐喉中有痰，不易咳出，自服感冒药无效。近1天咳嗽加重，发热不退，门诊以"肺炎"收入院。患儿发病以来纳差，二便无异常。查体：T 38.9℃，P 155/次分，R 48次/分，体重9kg。神志清，口周及皮肤黏膜无发绀，咽部充血，前囟平，两肺底部可闻及中细湿啰音，心率150次/分，律齐，心音有力，腹软，肝肋下0.5cm。神经系统无异常。化验检查结果：血红蛋白120g/L，白细胞$21.8×10^9$/L。X线提示：两肺野散在小片状密度增高阴影。

问题与思考：
1．该病的临床诊断及依据是什么？
2．应从哪几方面对患儿进行护理评估？
3．评估后能得出哪些主要的护理诊断？

一、病因及发病机制

（一）病因

引起肺炎的病原体多为细菌和病毒。肺炎链球菌最多见，其他有流感嗜血杆菌、金黄色葡萄球菌、溶血性链球菌、大肠埃希菌和副大肠埃希菌等。病毒以呼吸道合胞病毒最常见，其他有腺病毒、流感病毒和副流感病毒等。近年来，由肺炎支原体、衣原体、军团菌、卡氏肺孢子虫肺部感染也有增多的趋势。

此外，小儿机体内在因素（如SIgA不足）及诱发因素如居室拥挤、通风不良、营养不良、佝偻病、先天性心脏病等也可引起肺炎的发生。

（二）病理生理

病原体侵入支气管、细支气管和肺泡，致使支气管黏膜水肿，管腔狭窄，肺泡壁充血水肿而增厚，肺泡内充满炎性渗出物，从而影响肺的通气和换气功能，导致缺氧和二氧化碳潴留，出现一系列病理生理改变。

1．呼吸功能障碍 病原体侵入支气管、细支气管和肺泡，致使肺泡内充满炎性渗出物，肺泡壁充血水肿而增厚，支气管黏膜水肿，管腔狭窄，从而影响换气和通气功能，导致低氧血症，重症时还可出现高碳酸血症。为增加通气和呼吸深度，出现代偿性的呼吸和心搏增快、鼻翼扇动和三凹征，严重时出现发绀，甚至可产生呼吸衰竭。

2．循环系统 心肌受病原体和毒素侵袭，易出现中毒性心肌炎。缺氧与二氧化碳潴留可引起肺血管反射性痉挛，肺循环压力增高，导致肺动脉高压；肺部病变广泛也使肺循环阻力增加，致右心负荷加重；肺动脉高压和中毒性心肌炎是诱发心力衰竭的主要原因。重症患儿可发生微循环障碍、休克甚至弥漫性血管内凝血。

3．神经系统 严重缺氧和CO_2潴留使血和脑脊液pH降低，高碳酸血症可使毛细血管扩张，血流减慢，血脑屏障通透性增加，严重的缺氧使脑细胞无氧代谢增加、乳酸堆积、ATP生成减少和Na^+-K^+离子泵转运障碍，引起细胞内钠、水潴留，形成脑水肿。严重时可致中枢性呼吸衰竭。病原体毒素作用亦可致中毒性脑病。

4．消化系统 在缺氧和毒素的作用下可出现胃肠道黏膜糜烂、出血、上皮细胞坏死脱落等应激反应，导致黏膜屏障功能破坏，胃肠功能紊乱。严重病例可发生中毒性肠麻痹、胃肠道出血。

5. 水、电解质和酸碱平衡紊乱　缺氧时体内酸性代谢产物堆积，加上高热、饥饿、脱水、吐泻等因素，常引起代谢性酸中毒。而二氧化碳潴留，$PaCO_2$增高及氢离子浓度上升，pH下降，导致呼吸性酸中毒。由于缺氧及二氧化碳潴留，致肾小动脉痉挛而引起水钠潴留，缺氧致ADH分泌增加造成稀释性低钠血症。

二、临床表现

（一）支气管肺炎

支气管肺炎（bronchopneumonia）是小儿时期最常见的肺炎，起病急，多见于2岁以下的婴幼儿。主要症状为发热、咳嗽、气促，肺部固定中、细湿啰音。

1. 主要症状

（1）发热：热型不定，多为不规则热，也可见稽留热、弛张热；新生儿、重度营养不良患儿可表现为体温不升或低于正常体温。

（2）咳嗽、咳痰：为最常见的症状，约90%以上的患儿均有此症状。早期呈刺激性干咳，极期咳嗽反略减轻，以后咳嗽有痰。剧烈咳嗽常引起呕吐。

（3）气促、发绀：一般出现在发热、咳嗽之后。呼吸急促，呼吸频率加快，呼吸困难。重症患儿可出现烦躁、发绀。

2. 体征

（1）呼吸频率增快：40～80次/分，鼻翼扇动，三凹征。

（2）发绀：口周、鼻唇沟、指趾端发绀。

（3）肺部啰音：早期不明显，以后可闻及固定的中、细湿啰音，吸气末更为明显。

3. 重症肺炎　除呼吸系统变化外，可发生循环、神经、消化系统等功能障碍。

（1）循环系统：最易出现心力衰竭和心肌炎。

1）心力衰竭：肺炎合并心力衰竭的诊断标准：①心率突然加快，超过180次/分。②呼吸突然加快，超过60次/分。③突然出现极度烦躁不安，明显发绀，面色发灰，指（趾）甲微循环充盈时间延长。④肝迅速增大。⑤心音低钝，或有奔马律，颈静脉怒张。⑥尿少或无尿，颜面、眼睑或下肢水肿。若出现前5项者即可诊断为心力衰竭。

2）心肌炎：肺炎并发心肌炎时表现为面色苍白，心动过速，心音低钝，心律不齐，心电图表现为ST段下移和T波低平、双向和倒置。此外，重症患儿可发生微循环衰竭、播散性血管内凝血，表现为血压下降，四肢凉，皮肤、黏膜出血等。

（2）神经系统症状：常出现嗜睡、烦躁不安，或两者交替出现。重症者可出现反复惊厥、呼吸不规则、前囟隆起、昏迷惊厥等中毒性脑病的表现。

（3）消化系统症状：轻者出现厌食、呕吐、腹泻、腹胀等。重症肺炎常发生中毒性肠麻痹，出现明显腹胀，以致膈肌升高进一步加重呼吸困难，肠鸣音减弱或消失。消化道出血时可吐出咖啡样物，便潜血阳性或柏油样便。

（二）几种特殊病原肺炎

1. 腺病毒肺炎（adenovirus pneumonia）　多见于6个月～2岁婴幼儿，多起病急骤，病情重，病程迁延，1～2日内突然发热达39℃，为稽留热，热程较长，轻症7～10日开始退热，重症可持续2～3周。神经系统症状明显，早期即有嗜睡、萎靡、烦躁不安，重者可出现昏睡或昏迷，甚至惊厥、颈项强直等中毒性脑病或脑炎的表现。起病时多有频发的阵咳，有白色黏稠痰，不易咳出。发病4～6天后出现呼吸困难逐渐加重，面色苍白或发灰，喘憋、青紫、鼻翼扇动及三凹征。肺部体征早期不明显，一般在发热4～5天后才听到少许湿啰音，逐渐增多。病变融合后可出现肺实变体征。常合并胸膜反应和少量胸腔积液。患儿易发生中毒性心肌炎，心力衰竭。半数以上的病例有腹泻、呕吐、腹胀。X线肺部改变的出现较肺部体征为早，可见大小不等的片状阴影或融合成大病灶，并多见肺气肿；病灶吸收较缓慢，需数周至数月。

2．呼吸道合胞病毒肺炎（respiratory syncytial virus pneumonia） 由呼吸道合胞病毒引起，多见于1岁以内的婴幼儿，尤以2～6个月婴儿发病率为高，发病呈流行性。起病急骤，喘憋发作，很快出现呼气性呼吸困难和缺氧症状，体征以喘鸣为主，肺底部可听到细湿啰音。若病情严重，全身中毒症状和呼吸困难明显亦称喘憋性肺炎。胸部X线改变常见为小片阴影、肺纹理增多和肺气肿。呼吸道合胞病毒可引起婴幼儿呼吸道感染的另一种临床类型即毛细支气管炎（bronchiolitis），有喘憋的临床表现，但中毒症状不严重。胸部X线以肺间质病变为主，常有肺气肿和支气管周围炎。

3．金黄色葡萄球菌肺炎（staphylococcal aureus pneumonia） 多见于新生儿和婴幼儿。金葡菌能产生多种毒素和酶，使肺部以广泛性出血、坏死、多发性小脓肿为其特点。炎症易扩散至其他部位，可引起迁徙化脓性病变。临床起病急，病情重，进展迅速，多呈弛张性高热，婴儿可呈稽留热，中毒症状明显，面色苍白，咳嗽，呻吟。肺部体征出现早，双侧肺有中、细湿啰音，可合并循环、神经及消化功能障碍，皮肤常见猩红热样或荨麻疹样皮疹，容易引起脓胸和脓气胸等并发症，此时呼吸困难加重，并有相应体征。胸部X线表现随病变而不同，可出现小片浸润影、小脓肿、肺大泡或胸腔积液等。血白细胞明显增高，中性粒细胞增高并有核左移，胞质中有中毒颗粒，少数患儿白细胞增高不明显，但中性粒细胞比例增加。

4．流感嗜血杆菌肺炎（hemophilus influenza pneumonia） 是由流感嗜血杆菌引起，此菌可分为非荚膜型和荚膜型，前者一般不致病，以后者b型（Hib）致病力最强。病变可呈大叶性或小叶性，但以前者为多，近年来，发病有上升趋势。临床特点：4岁以下小儿多见，起病较缓，病程呈亚急性，但病情较重。全身中毒症状明显，发热、痉挛性咳嗽、呼吸困难、面色苍白或发绀、鼻翼扇动和三凹征等；肺部有湿啰音或实变体征。易并发脓胸、脑膜炎、败血症、心包炎、化脓性关节炎、中耳炎等。外周血白细胞增多，有时淋巴细胞相对或绝对增多。胸部X线表现多种多样，可为支气管肺炎、大叶性肺炎或肺段实变征象，常有胸腔积液征。

5．肺炎支原体肺炎（mycoplasma pneumoniae pneumonia） 由肺炎支原体引起，多见于年长儿，婴幼儿亦不少见。可散发或流行。发病较缓，潜伏期2～3周，病初可有全身不适、乏力、头痛、低热或中度发热，持续1～3周。以刺激性干咳为突出表现，初为干咳，后转为顽固性剧咳，有时似百日咳样咳嗽，咳出黏液稠痰，甚至带血丝。咳嗽持续时间长，可达1～4周，常伴有胸痛，有些可并发胸膜炎。婴幼儿发病急，病程长，病情较重，呼吸困难，以喘憋症状较突出。部分患儿可出现心肌炎、脑膜炎、肝炎、肾炎等肺外表现。

年长儿肺部体征较轻，有1/3左右病例在整个病程中无任何阳性体征。一般可在肺局部听到少许干湿啰音，呼吸音减弱。婴幼儿双肺可闻及哮鸣音和湿啰音较突出。

X线改变有以下4种：①以肺门阴影增浓较突出。②支气管肺炎改变。③间质性肺炎改变。④均一的肺实变。白细胞计数正常或偏高，中性粒细胞增多。血清冷凝集试验阳性对诊断有帮助。大环内酯类抗生素治疗有效。

三、辅助检查

（一）外周血检查

1．白细胞检查 细菌性肺炎时，白细胞计数和中性粒细胞增高，并有核左移现象，胞质可有中毒颗粒。病毒性肺炎白细胞大多数正常或降低。

2．C反应蛋白（CRP） 细菌感染时，CRP浓度上升，而非细菌感染时则上升不明显，对细菌性肺炎的诊断和鉴别诊断有较高的价值。

3. 前降钙素（PCT） 细菌感染可升高，当抗菌药物治疗有效时迅速下降。

（二）病原学检查

1. 细菌学检查 气管吸取物、胸腔积液、脓液及血标本做细菌培养，有助于病原学诊断。

2. 病毒学检查 取鼻咽拭子或气管分泌物做病毒分离，虽阳性率高，但需时间较长，不能早期诊断。取双份血清做 IgG 抗体测定，若恢复期血清抗体滴度较急性期高 4 倍，则可确诊。

3. 其他微生物病原学检查

（1）肺炎支原体：吸取气管分泌物做肺炎支原体分离，数周后待阳性结果可确诊。血清冷凝集试验滴度 ≥ 1：64 为阳性。

（2）沙眼衣原体：吸取咽部分泌物进行分离和培养，从感染局部的涂片中，用姬姆萨染色法检测 EB（elemeutary body）和 RB（reticulate body），对衣原体感染的诊断有一定意义。

（三）X 线检查

早期肺纹理增强，透光度减低，以后两肺下野、中内带出现大小不等的点状或小斑片状影，或融合成片状阴影，甚至波及节段。可有肺气肿、肺不张。伴发脓胸时，早期患侧肋膈角变钝；积液较多时，可呈反抛物线状阴影，纵隔以及心脏向健侧移位。并发脓气胸时，患侧胸腔可见液平面。肺大泡时则见完整薄壁、无液平面的大泡。

四、治疗原则

肺炎的治疗应以采取综合措施，控制感染，对症治疗，防治并发症为原则。

1. 抗菌药物治疗 抗生素主要用于细菌性肺炎、支原体肺炎、衣原体肺炎及有继发细菌感染的病毒性肺炎。抗生素的使用原则为：根据病原菌选择敏感药物；早期治疗；联合用药；选用渗入下呼吸道浓度高的药物；足量、足疗程。

肺炎链球菌感染首选青霉素或阿莫西林；耐药者首选头孢曲松、头孢噻肟、万古霉素；金黄色葡萄球菌感染首选苯唑西林钠、万古霉素等；流感嗜血杆菌感染选用阿莫西林/克拉维酸、氨苄西林等。支原体、衣原体感染首选红霉素等大环内酯类抗生素。

2. 抗病毒药物治疗 尚无理想的抗病毒药物。国内用病毒唑治疗早期腺病毒肺炎有一定疗效，对呼吸道合胞病毒疗效不明显。干扰素（interferon）可抑制细胞内病毒的复制，治疗病毒性肺炎有一定疗效。

3. 对症治疗 止咳、平喘，以保持呼吸道通畅；退热镇静、给氧，纠正低氧血症、酸碱平衡紊乱。心力衰竭患儿治疗原则为：吸氧、镇静、强心、利尿、改善微循环。对于中毒性肠麻痹者，应禁食，行胃肠减压，肛管排气等，及时纠正休克、脑水肿和呼吸衰竭等。

4. 中毒症状严重者，如伴严重喘憋，出现脑水肿、休克、呼吸衰竭等可用肾上腺皮质激素治疗。

5. 防止和治疗中毒脑病、脓胸、气胸等并发症。

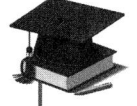

案例 9-1B

患儿肺炎入院 2h 后，突然发生呼吸急促，R 64 次/分，烦躁不安，口周及黏膜发绀，心率 186 次/分，心音低钝，肝肋下 3cm。

问题与思考：

1. 可能出现了何种并发症？治疗原则是什么？
2. 列出主要的护理问题，制订该患儿的主要护理措施。

五、护理评估

1. 健康史 询问既往有无反复上呼吸道感染史;了解患儿生长发育情况。有无营养不良、佝偻病、先天性心脏病、免疫功能低下等病史。询问患儿有无发热、咳嗽、咳痰、气促等症状。

2. 身体状况 评估意识状态、面色、皮肤弹性;检查患儿有无口唇发绀、鼻翼扇动、三凹征、呼吸、心率增快、肺部啰音等体征;注意有无循环、神经、消化等系统受累的表现。了解胸部X线、病原学及外周血检查结果。

3. 心理社会状况 评估患儿和家长可能出现的恐惧和焦虑症状,了解家长对疾病病因和防护知识的掌握情况,评估家庭居住环境和经济状况。

六、常见护理诊断/问题

1. **气体交换受损** 与肺部炎症有关。
2. **清理呼吸道无效** 与呼吸道分泌物增多、黏稠、排痰不利有关。
3. **体温过高** 与感染后机体代谢增高有关。
4. **营养失调:低于机体需要量** 与食欲下降、高热、呕吐、腹泻等有关。
5. **潜在并发症:心力衰竭、中毒性脑病、中毒性肠麻痹**。

七、护理措施

(一)改善呼吸功能

1. **保持呼吸道通畅** 保持室内空气新鲜,定时开窗通风。根据不同年龄小儿的需求,调节适宜的温湿度。及时清除患儿口鼻分泌物,鼓励患儿有效咳嗽,定时为患儿拍背,可五指并拢、稍向内合掌、由下向上、由外向内的轻拍背部,边拍边鼓励患儿咳嗽,促进分泌物的排出,必要时吸痰。雾化吸入,每次15~20min,每日3~4次,以湿化气道,稀释痰液。保证摄入足够的水分,维持足够的体液,以降低分泌物的黏稠度。

2. 评估呼吸频率、节律及呼吸音是否异常。

3. 保持患儿安静,避免哭闹,以减少耗氧量。指导安排恰当的活动和休息。

4. 鼓励患儿采取侧卧、半卧位或头抬高位,以利于减轻不适及减少咳嗽;帮助清除呼吸道分泌物,同时经常更换体位或抱起患儿,以减少肺淤血或防止肺不张。

5. 给予氧气吸入,婴幼儿可用面罩或头罩法,儿童可用鼻塞法。注意观察给氧的效果。

6. 监测生命体征的变化,必要时进行血气分析监测、心肺监护和血氧饱和度监测。

(二)维持正常体温

同本章"第二节急性上呼吸道感染发热的护理"。发热可使机体耗氧量增加,代谢加快,缺氧加重,应监测体温,警惕高热惊厥的发生。

(三)密切观察病情变化

1. 注意心衰的先兆,及时评估患儿精神、面色、呼吸、心率。观察有无烦躁、面色苍白、心率加快(超过180次/分)、呼吸急促(超过60次/分)及肝进行性增大等情况。一旦出现心力衰竭应及时报告医师,并减慢输液速度,准备强心、利尿药物,积极协助医生进行抢救。严格控制输液速度,建议使用输液泵,记录24h出入量,保持液体均衡输入。患儿咳粉红色泡沫痰,提示有肺水肿的表现,可给患儿吸入20%~30%乙醇湿化氧气,每次20min为宜。

2. 观察有无烦躁或嗜睡、惊厥、昏迷、呼吸不规则,有无瞳孔、囟门、肌张力变化等神经系统症状。

3. 评估患儿腹部情况,注意有无腹胀、肠鸣音减弱或消失等情况。如出现中毒性肠麻痹,应禁食,及时给予胃肠减压。

4. 患儿高热不退,呼吸困难加重,一侧呼吸运动受限,胸痛,提示并发脓胸、脓气胸,应配合医师及时进行胸腔穿刺和引流。

(四) 维持适当的营养

1. 给予高热量、高蛋白质、高维生素、易消化饮食,少量多餐。必要时给予静脉营养或鼻饲。
2. 创造良好的进食环境,婴儿哺乳时应耐心喂养,以免发生呛咳或窒息。进食时避免治疗和服药。
3. 每周测量体重1~2次,观察体重的变化。

(五) 健康教育

1. 讲解肺炎有关知识和护理要点。
2. 教会家长呼吸道感染的一般观察、护理方法。
3. 指导合理喂养和适当的体格锻炼,增强小儿机体抵抗力,改善呼吸功能。
4. 在气候变化的时候,尤其是寒冷的季节,应注意保暖,避免着凉。
5. 避免到人多的公共场合,减少交叉感染的机会。
6. 定期健康检查,按时预防接种。

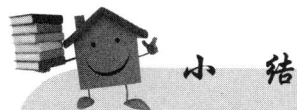

小 结

一、小儿呼吸系统解剖生理特点

呼吸系统包括上呼吸道和下呼吸道,小儿呼吸系统的特点是管腔窄、黏膜嫩、富有血管。小儿咳嗽反射和气道平滑肌收缩功能较差,纤毛的运动功能差,SIgA不足,故小儿易患呼吸道感染而导致清除呼吸道分泌物困难。年龄越小,呼吸频率越快,肺活量、潮气量、气体弥散量均较成人小,各项呼吸功能的储备能力均较低,当患呼吸道疾病时,易发生呼吸功能不全。

二、急性上呼吸道感染

急性上呼吸道感染是小儿最常见的疾病。主要侵犯鼻、鼻咽和咽部。急性上感90%以上由病毒引起,属于自限性疾病。临床表现为年长儿症状较轻,以呼吸系统局部症状为主。治疗主要是加强护理和对症治疗,护理主要是发热的护理和密切观察病情变化,并指导家长掌握上呼吸道感染的预防知识。

三、急性感染性喉炎

急性感染性喉炎系细菌和病毒感染引起,临床以犬吠样咳嗽、声嘶、喉鸣和吸气性呼吸困难为特征。治疗以防止喉阻塞、及时解除呼吸困难为主。主要的护理要点是:①改善呼吸功能,预防窒息。②维持体温正常。③观察病情。④健康教育。

四、急性支气管炎

急性支气管炎病原多为各种病毒与细菌的混合感染。临床表现多先有上呼吸道感染症状,之后出现咳嗽,咳嗽为主要症状,初为干咳,以后有痰。常伴有发热、精神、食欲不佳或吐、泻等症状。肺部呼吸音粗糙,或有散在不固定干、湿啰音。胸部X线检查多无异常改变。治疗要点主要是控制感染和对症治疗。主要的护理要点是:①保持呼吸道通畅。②观察病情。③维持体温正常。④健康教育。

五、支气管哮喘

支气管哮喘是一种以慢性气道炎症为特征的异质性疾病。临床表现以咳嗽、胸闷、喘息和呼吸困难为典型症状，常反复出现，尤以夜间和清晨更为严重。治疗应长期、合理、规范，哮喘控制药物主要有糖皮质激素、β2受体激动剂，吸入疗法是目前治疗哮喘的最好方法。主要的护理措施是保持呼吸道通畅，缓解呼吸困难，病情观察和健康教育。

六、肺炎

肺炎常见病原体为细菌和病毒。细菌中以肺炎链球菌多见，病毒中以呼吸道合胞病毒常见，其次为腺病毒。临床表现以发热、咳嗽、气促、呼吸困难和肺部固定湿啰音为特征。治疗原则以控制感染和对症治疗、防治并发症。主要的护理要点是：①改善呼吸功能。②保持呼吸道通畅。③观察病情。④维持体温正常。⑤健康教育。

思 考 题

1. 从儿童呼吸系统解剖生理特点分析儿童易患呼吸道感染的原因。
2. 诱发小儿哮喘发作的危险因素有哪些？
3. 简述肺炎合并心力衰竭的诊断标准及治疗原则。
4. 如何维持肺炎患儿最佳的呼吸功能？

（李志峰）

第十章　循环系统疾病患儿的护理

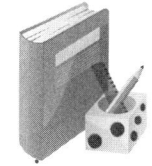

学习目标

通过本章内容的学习，学生应能够：

◎ **识记**
1. 叙述小儿循环系统的解剖特点和一些重要的生理常数。
2. 复述法洛四联症，差异性发绀，缺氧发作，蹲踞，杵状指（趾），周围血管征的概念。
3. 识记先天性心脏病的病因、预防及临床表现。
4. 叙述小儿病毒性心肌炎的定义、病因及临床表现。
5. 叙述充血性心力衰竭的病因及临床表现。

◎ **理解**
1. 解释胎儿血液循环的特点和出生后的改变。
2. 说明常见先心病的血液动力学改变及治疗原则。
3. 解释小儿病毒性心肌炎的发病机制和病理生理。

◎ **运用**
1. 应用小儿循环系统的解剖生理特点说明小儿易患先天性心脏病的类型。
2. 制订常见先天性心脏病患儿的护理计划。
3. 结合病例，提出病毒性心肌炎患儿常见的护理诊断，并能按照护理程序对病毒性心肌炎患儿实施整体护理。
4. 知道充血性心力衰竭的治疗要点和护理措施。

小儿循环系统疾病主要是指心脏和与其相连的大血管的病变。其中，以先天性心脏病占多数，是我国婴幼儿死亡的主要原因之一。另外，病毒性心肌炎的发病率呈现逐年增多的趋势。充血性心力衰竭是儿童时期常见的危重急症之一，1岁以内心衰的发病率最高，其中先心病引起者多见。

第一节　小儿循环系统解剖生理特点

小儿循环系统的解剖生理特点要追溯到心脏的胚胎发育，胎儿出生后的循环与胎儿期有所不同，在解剖和生理上会发生很大的变化。

一、正常各年龄小儿心脏、心率、血压的特点

（一）心脏大小和位置

1. 心脏的大小　小儿心脏体积相对比成人大，随着年龄的增长，心脏重量与体重的比值下降，且左、右心室增长不平衡，胎儿的右心室负荷较左心室大，出生时两侧心室壁厚度几乎

相等，随着小儿的生长发育，体循环量日趋扩大，左心室负荷明显增加，而肺循环的阻力在生后明显下降，故左心室壁较右心室壁增厚更快。

2．心脏的位置 小儿心脏在胸腔的位置随年龄而改变。新生儿和＜2岁婴幼儿的心脏多呈横位，心尖搏动位于左侧第4肋间、锁骨中线外侧，心尖部主要为右心室。以后心脏逐渐由横位转为斜位，3～7岁心尖搏动已位于左第5肋间、锁骨中线处，左心室形成心尖部。7岁以后心尖位置逐渐移到锁骨中线以内0.5～1cm。

（二）心率

由于小儿新陈代谢旺盛和交感神经兴奋性较高，故心率较快。随年龄增长而逐渐减慢（表10-1）。

表10-1　不同年龄正常小儿的心率、血压参考值

年龄	心率（次/分）	收缩压（mmHg）	舒张压（mmHg）
新生儿	120～140	60～70	40左右
＜1岁	110～130	70～80	50左右
2～3岁	100～120	80～90	50
4～7岁	80～100	85～95	50～60
8～14岁	70～90	90～130	60～90

进食、活动、哭闹和发热可影响小儿心率，因此，应在小儿安静或睡眠时测量心率和脉搏。一般体温每升高1℃，心率增加10～15次/分。凡脉搏显著增快，而且在睡眠时不见减慢者，应怀疑有器质性心脏病。

（三）血压

小儿由于心排出量较小，动脉壁的弹性较好，血管口径相对较大，故血压偏低，但随着年龄的增长而逐渐升高（表10-1）。新生儿收缩压平均60～70mmHg（8.0～9.3kPa），1岁70～80mmHg（9.3～10.7kPa），2岁以后收缩压可按以下公式计算：收缩压＝（年龄×2＋80）mmHg＝（年龄×0.26＋10.7）kPa。收缩压的2/3为舒张压。收缩压高于此标准20mmHg（2.6kPa）为高血压，低于此标准20mmHg（2.6kPa）为低血压。正常情况下，下肢的血压比上肢约高20mmHg（2.6kPa）。

二、心脏的胚胎发育

胚胎第2周开始形成原始心脏，原始心脏是一个纵直管道，由外表收缩环把它分为心房、心室、心球三部分。由于遗传基因的作用，心管逐渐扭曲生长，从上到下构成静脉窦（以后发育成上、下腔静脉及冠状窦）、共同心房、共同心室、心球（以后形成心室的流出道）和动脉总干（以后分隔为主动脉和肺动脉）。由于心室的扩展和伸张较快，心室渐向腹面突出，使心球、静脉窦和动脉总干都位于心脏的前端，心脏流入和流出孔道并列在一端四组瓣膜环连在一起，组成纤维支架。

房和室的划分最早是在房室交界处的背、腹面各长出一心内膜垫，最后两垫相连接。心房隔形成于胚胎第3周末，先是心房腔的背部向心内膜垫长出第一房间隔，尚未愈合前，其间留下第一房间孔。第一房间孔闭合前，其上部组织吸收而形成第二房间孔。至胚胎第5、6周，第一房间隔右侧长出第二房间隔。此隔向心内膜垫延伸过程中，留下一孔道为卵圆孔。随着生长两个房间隔渐接近粘合，房间孔被掩盖闭合，而第一房间隔成为卵圆孔的帘膜，阻止血液从左房流向右房。在此过程中，可能形成房间隔第一孔缺损（即原发孔缺损）或第二孔缺损（即

继发孔缺损），临床上以后者多见。在原始心室底壁向上生长的肌隔，心内膜垫向下生长的膜隔和心球隔的融合，共同构成心室隔。若肌隔或膜隔发育不良，会形成室间隔的低位或高位缺损，临床以后者多见。心脏在胚胎第4周开始有循环作用，胚胎第8周房室中隔完全形成，即成为具有四腔的心脏。动脉总干以后被其分支处呈螺旋形向心室生长的纵隔分开，形成主动脉和肺动脉，主动脉向左后旋转并与左心室相连，肺动脉向右前旋转并与右心室相连。胚胎发育过程中，若该纵隔发育障碍、分隔不均或扭转不全，则可造成主动脉骑跨、肺动脉狭窄或大血管错位等畸形。

心脏胚胎的关键时期是胚胎2～8周，在此期间如受到某些物理、化学和生物因素的影响，则易引起心血管发育畸形。

三、胎儿血液循环和出生后的改变

（一）胎儿血液循环

胎儿的营养代谢和气体交换以弥散的方式通过胎盘和脐血管与母体之间进行。血液在胎盘进行营养和气体交换后，含氧量较高的动脉血经脐静脉进入胎儿体内。在肝下缘分流为两支：一支入肝与门静脉汇合后经肝静脉进入下腔静脉；另一支经静脉导管直接进入下腔静脉，与来自下半身的静脉血混合，流入右心房。来自下腔静脉的血液（以动脉血为主）进入右心房后，小部分经卵圆孔流入左心房，再经左心室流入升主动脉，主要供应心脏、头部和上肢（上半身）；大部分流入右心室。从上腔静脉回流的来自上半身的静脉血进入右心房后，由于胎儿肺无呼吸功能，肺血管阻力高，流入右心室后，只有小部分经肺动脉进入肺；大部分经动脉导管流入降主动脉，与来自升主动脉的血汇合，供应腹腔器官和下肢（下半身）。最后血液经脐动脉回至胎盘，再次进行营养和气体交换。由此可见，胎儿期供应脑、心、肝和上肢的血液的氧含量远比下半身高（图10-1）。

（二）出生后血液循环的改变

出生后血液循环的主要改变是胎盘血液循环的停止和肺循环的建立：脐带结扎，呼吸建立，在肺开始进行气体交换，由于肺泡扩张，动脉管壁肌层逐渐退化、管壁变薄、扩张，肺循环压力降低，从右心室流入肺内的血液增多，以致经肺循环回流到左心房的血液增多，左心房压力因而也增高。当左心房压力超过右心房时，卵圆孔的瓣膜则发生功能上的关闭。生后5～7个月时，卵圆孔解剖上大多闭合，15%～20%的人可保留卵圆孔，但无左向右分流。脐血管在血流停止后6～8周完全闭锁，形成韧带。由于肺循环压力降低，体循环压力升高，使流经动脉导管内的血流逐渐减少，生后3～4个月80%的婴儿、1岁时95%的婴儿形成解剖上的闭合。

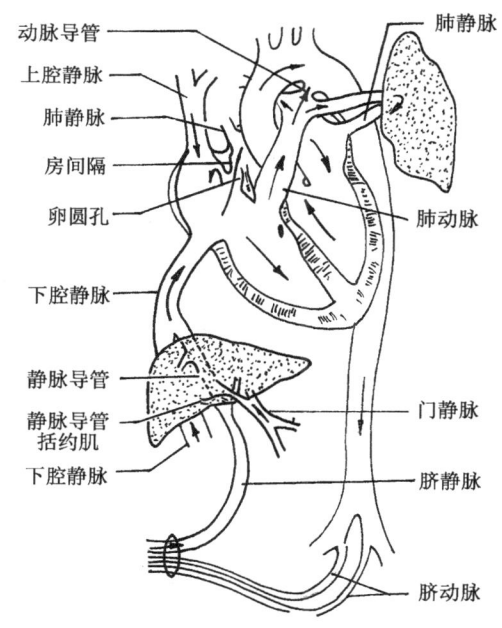

图10-1　胎儿血循环示意图

第二节　先天性心脏病

先天性心脏病是小儿最常见的心脏病，发生率为活产婴儿的7‰～8‰，而在早产儿中的发生率为成熟儿的 2～3 倍，在死胎中的发生率为活产儿的 10 倍。近年来，由于心导管检查、心血管造影和超声心动图、心脏核素检查、心脏 CT 和心脏磁共振成像等技术的应用和发展，在低温麻醉和体外循环下心脏直视手术以及介入性治疗的应用和发展，使临床上对先天性心脏病的诊断、治疗和预后都有了显著的进步。小儿先天性心脏病中最常见的是室间隔缺损、房间隔缺损、动脉导管未闭、法洛四联症和大动脉错位。先天性心脏病患儿症状轻重不一，轻者可无症状，重者可有乏力、活动后呼吸困难、发绀、晕厥等。

一、先天性心脏病概述

先天性心脏病（congenital heart disease，CHD），简称先心病，是胎儿时期心脏及大血管发育异常导致的先天性心血管畸形，是小儿最常见的心脏病。

（一）病因

任何影响胎儿心脏发育的因素，都可能使心脏某阶段发育停滞，出现某部分的畸形。虽然先天性心脏病的病因尚未完全明确，但现已了解主要受两类因素的影响，即遗传和环境因素。遗传因素主要包括染色体易位与畸变、单一基因突变、多基因病变。18-三体综合征、唐氏综合征和马方综合征等遗传病的患儿大多合并有先天性心脏病。5% 的先天性心脏病患儿出于同一家族，并且病种相同或相近。

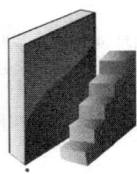

知识拓展

CHD 的遗传性

若母亲患有 CHD，孩子患 CHD 的概率为 2.5%～18%；若父亲患有 CHD，孩子患 CHD 的概率为 1.5%～3%；既往有一个孩子患有 CHD，第二个孩子患病的可能性为 1.5%～5%；既往有两个孩子患有 CHD，第三个孩子患病的可能性为 5%～10%。

环境因素中较为主要的是宫内感染，孕母感染风疹、流行性感冒、流行性腮腺炎和柯萨奇病毒感染等，尤其在妊娠前 3 个月；孕母患代谢病，如糖尿病、高钙血症等；孕母吸烟、饮酒，接触过量放射线或服用某些药物，如抗癌药、甲糖宁、苯丙胺和抗癫痫药等。另外，孕母在氧气浓度低的环境生活也容易引起先天性心脏病的发生。对孕妇加强保健工作，在妊娠早期和孕期，积极预防风疹、流感等病毒性疾病和避免与其他有关的致病因素接触，对预防先天性心脏病是很重要的。同时可以在怀孕早、中期通过超声心动图及染色体、基因诊断等手段对先天性心脏病进行早期诊断和早期干预。

（二）分类

根据左、右两侧心腔及大血管之间有无直接分流和临床有无青紫，可分为 3 类：

1. 左向右分流型（潜伏发绀型） 在正常情况下，由于体循环压力高于肺循环，所以血液从左向右分流，不出现青紫。当屏气、剧烈哭闹或任何病理情况致肺动脉高压和右心室压力增高并超过左心压力时，则可使氧含量低的血液自右向左分流而出现暂时性青紫，故此型又称潜伏发绀型。常见的有室间隔缺损、房间隔缺损和动脉导管未闭等。

2. 右向左分流型（发绀型） 由于某些畸形（如右心室流出道狭窄等）的存在，致右心压力增高并超过左心而血液从右向左分流，或大动脉起源异常时，使大量氧含量低的静脉血流入体循环，引起全身出现持续青紫。常见的有法洛四联症和大动脉错位等。

3. 无分流型（非发绀型） 在心脏左、右两侧或动、静脉之间无异常通路或分流存在，临床上也无发绀出现。常见的有主动脉缩窄和肺动脉狭窄等。

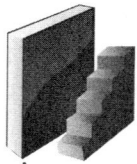

Silber 分类法

先天性心脏病的 Silber 分类法主要以病理变化为基础，同时结合临床表现和心电图表现对先天性心脏病进行分组。

（1）单纯心血管间交通：包括心房水平分流（如房间隔缺损、Lutembacher 综合征、部分性肺静脉异位引流、完全性肺静脉异位引流及单心房、三心房），室间隔缺损，动脉导管未闭及主肺动脉隔缺损。

（2）心脏瓣膜畸形：包括主动脉瓣狭窄，主动脉瓣二瓣化畸形，肺动脉瓣狭窄，肺动脉瓣关闭不全，埃勃斯坦（Ebstein）畸形及二尖瓣关闭不全。

（3）血管畸形：包括主动脉缩窄，假性主动脉缩窄，主动脉弓畸形，永存动脉干，主动脉窦瘤，冠状动-静脉瘘，肺动脉畸形起源于主动脉，原发性肺动脉扩张，肺动-静脉瘘，肺动脉狭窄及永存左上腔静脉。

（4）复合畸形：包括法洛四联症，完全性心内膜垫缺损，大血管转位，单心室，三尖瓣闭锁及肺动脉瓣闭锁合并完整室间隔。

（5）立体构相异常（spatial abnormalities）：包括右位心合并内脏转位（dextrocardia withsinus inversus），单纯右位心（isolateddextrocardia），中位心（mesocardia）及左位心（levocardia）。

（6）心律失常：包括先天性房室传导阻滞，先天性束支传导阻滞，致命性家族性心律失常及预激综合征。

（7）心内膜弹力纤维增生症。

（8）家族性心肌病。

（9）心包缺失（pericardial defects）。

（10）心脏异位（ectopia cordis）和左心室憩室。

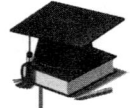

案例 10-1A

患儿，女，15个月，生后口唇青紫，之后青紫渐明显，喂养困难。体格检查：生长发育明显落后，口唇、鼻尖、耳垂、指趾青紫明显，伴杵状指（趾），双肺呼吸音清，听诊在胸骨左缘第 3 肋间可闻及Ⅲ级收缩期杂音，肺动脉第二音减弱。

辅助检查：血常规示血红蛋白 200g/L；胸部 X 线显示心影呈"靴形"，双肺纹理减少；心电图提示右心室肥大。T 36.3℃，P 120 次/分，R 30 次/分，BP 70/50mmHg。

问题与思考：

1. 该患儿可诊断为哪种先心病？依据是什么？
2. 病史中还应询问家长哪些资料？

二、室间隔缺损

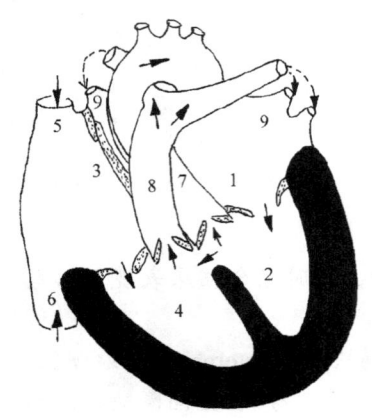

图 10-2 室间隔缺损血液循环示意图
1. 左心房，2. 左心室，3. 右心房，4. 右心室，5. 上腔静脉，6. 下腔静脉，7. 主动脉，8. 肺动脉，9. 肺静脉

室间隔缺损（ventricular septal defect，VSD）是最常见的先天性心脏病，在我国占小儿先天性心脏病的 30%～50%（图 10-2）。它可单独存在，也可与其他心脏畸形同时存在。根据室间隔缺损的位置不同，可分为以下三种类型：①膜部缺损：占室间隔缺损 78%。②漏斗部缺损：占室间隔缺损 20%。③肌部缺损：占室间隔缺损 20%。缺损可以只有一个，也可几个缺损同时存在。

（一）病理生理

由于左心室压力高于右心室，室间隔缺损引起的分流是自左向右，所以一般无青紫。分流致肺循环血量增加，使左心房和左心室的负荷加重。随着病情的发展或分流量大时，可产生肺动脉高压。此时自左向右分流量减少，最后出现双向分流或反向分流而呈现青紫。当肺动脉高压显著，产生自右向左分流时，临床出现持久性青紫，即艾森曼格（Eisenmenger）综合征。

（二）临床表现

临床表现决定于缺损的大小（表 10-2）。小型缺损多发生于室间隔肌部，因分流量较小，可无明显症状，生长发育不受影响。体检于胸骨左缘第 3、4 肋间听到响亮粗糙的全收缩期杂音，肺动脉第二音稍增强。中型缺损时左向右分流多，影响生长发育，消瘦、乏力、气短，易患肺部感染。体检可见心界扩大，胸骨左缘第 3、4 肋间可闻及Ⅲ～Ⅳ级粗糙的全收缩期杂音，向心前区广泛传导，并可在杂音最响处触及收缩期震颤，肺动脉第二音增强至亢进。大型缺损伴有肺动脉高压者，右心室压力亦可增高，除杂音外，还有肺动脉第二音亢进，此时右心室肥大较明显，左向右分流减少，肺动脉压力持续升高可造成动脉中层损伤，血管内膜硬化，形成梗阻性肺动脉高压，当右心室压力接近或超过左心室压力时，可出现双向分流；最后形成右向左分流时，患儿呈现青紫，此时称为艾森曼格综合征（Eisenmenger syndrome），临床出现发绀及右心衰竭，此时的肺血管病变不可逆。

表10-2 室间隔缺损的分类

	小型室缺（Roger 病）	中型室缺	大型室缺
缺损直径（mm）	< 5	5～15	> 15
症状	无或轻微	有	明显
肺血管	可无影响	有影响	肺高压、Eisenmenger综合征

室间隔缺损易并发支气管炎、支气管肺炎、充血性心力衰竭、肺水肿和亚急性细菌性心内膜炎。

（三）辅助检查

1．**胸部 X 线检查**　小型缺损者无明显改变；中、大型缺损者心外形增大，以左心室增大为主，左心房也常增大，可出现右心室增大，肺动脉段突出，肺血管影增粗。艾森曼格综合征时，肺部血管影宛如枯萎的秃枝。

2．**心电图**　小型缺损者正常或有轻度左心室肥大；中型缺损者以左心室肥大为主；大型缺损为双心室肥厚或右心室肥厚。

3．**超声心动图** 可解剖定位和测量缺损大小。二维超声心动图可显示室间隔回声中断，并可提示缺损的位置、大小和数目等。多普勒彩色血流显像可直接见到分流的位置、方向和速度，估测肺动脉压，还能推算肺循环血流量（Qp）和体循环血流量（Qs）。

4．**心导管检查** 右心室血氧含量明显高于右心房，右心室和肺动脉压力升高。少有心导管可通过缺损进入左心室。

（四）治疗原则

建立合理的生活制度，防治并发症。保护其安全到达适宜的手术年龄。缺损小者不一定需要治疗，膜部和肌部的室间隔缺损有自然闭合的可能（20%～50%），一般发生在5岁以下，尤其是1岁以内，但应定期随访。中型缺损临床上有症状者宜于学龄前期在体外循环心内直视下做修补术。大型缺损在6个月以内发生难以控制的充血性心力衰竭和反复罹患肺炎、生长缓慢者应手术治疗；6个月～2岁的婴儿，虽然心力衰竭能控制，但肺动脉压力持续升高，大于体循环的1/2，或2岁以后肺循环血量与体循环血量之比＞2∶1，亦应手术修补缺损。内科治疗主要是防治感染性心内膜炎、肺部感染和心力衰竭。

近年来，随着心脏病介入治疗的发展，通过介入性心导管术封堵肌部室间隔缺损也可行，用介入性心导管放置双面蘑菇伞（Amplatzer装置）等关闭肌部和膜周部室间隔缺损。国内有二十多家医院采用心导管介入性治疗技术治疗关闭膜周部室间隔缺损达到较高的成功率；但目前国内室间隔缺损心导管介入性治疗技术尚不普遍，尚有发生术后残余分流和关闭器位移、脱落等合并症，所以要严格选好手术适应证。

三、房间隔缺损

房间隔缺损（atrial septal defect，ASD）占先天性心脏病发病总数的7%～15%，女性较多见，它可单独存在，也可与其他心脏畸形同时存在（图10-3）。由于小儿时期症状较轻，不少患者到成年后才被发现。根据解剖病变的不同可分为原发孔型缺损、继发孔型缺损（最常见）、静脉窦型缺损和冠状静脉窦型缺损。卵圆孔未闭不引起血液动力学改变，无临床意义。

（一）病理生理

出生后随着肺循环血量的增加，左心房压力高于右心房压力，分流自左向右，分流量的大小取决于缺损大小、左右心房的压力差和左右心室的顺应性。随着年龄增长，肺血管阻力及右心室压力下降，分流量增加。分流造成右心房和右心室负荷过重而增大、肺循环血量增多和体循环血量减少。分流量大时可产生肺动脉压力升高，晚期当右心房压力高于左心房时，可产生右向左分流，出现持续性青紫。原发孔型缺损伴有二尖瓣关闭不全时，左室也增大。

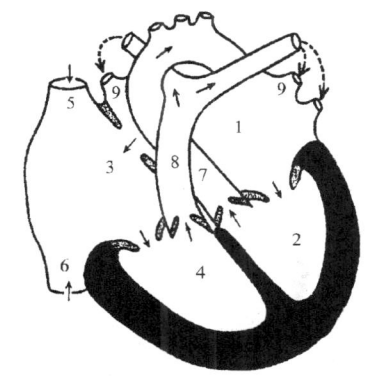

图10-3 房间隔缺损血液循环示意图

1. 左心房，2. 左心室，3. 右心房，4. 右心室，5. 上腔静脉，6. 下腔静脉，7. 主动脉 8. 肺动脉，9. 肺静脉

（二）临床表现

缺损小者可无症状。缺损大者由于肺循环充血，易患肺炎，并因体循环血量减少而表现为气促、乏力和影响生长发育。体检可见心前区隆起，心尖搏动弥散，心浊音界扩大，胸骨左缘2～3肋间可闻及Ⅱ～Ⅲ级收缩期喷射性杂音，肺动脉瓣区第二音增强或亢进并呈固定分裂。

（三）辅助检查

1．**胸部X线检查** 心脏外形呈轻～中度扩大，以右心房、右心室增大为主，肺动脉段突出，肺门血管影增粗，胸透可见肺门"舞蹈"征，肺野充血，主动脉影缩小。

2. 心电图 典型心电图表现为电轴右偏和不完全性右束支传导阻滞,部分病例尚有右心房和右心室肥大。原发孔型缺损伴二尖瓣关闭不全者,则左心室也增大。

3. 超声心动图 M型超声心动图显示右心房和右心室内径增大。二维超声心动图可见房间隔回声中断,并可显示缺损的位置和大小。多普勒彩色血流显像可观察到分流的位置、方向,还能估测分流的大小。

4. 心导管检查 可发现右心房血氧含量高于上、下腔静脉平均血氧含量,心导管可由右心房通过缺损进入左心房。

(四)治疗原则

缺损较大影响生长发育者,宜于学龄前在体外循环下做房间隔缺损修补术。条件合适的亦可采用介入治疗,通过导管用Sideris纽扣式补片装置、Rashkin双面伞房缺闭合器或Amplazer蘑菇伞堵塞装置关闭房缺。

四、动脉导管未闭

动脉导管未闭(patent ductus arteriosus,PDA)占先天性心脏病发病总数的15%~20%,女性较多见。动脉导管位于主动脉和左肺动脉根部之间,通常粗5~10mm,长4~10mm。小儿出生后,随着呼吸的开始,肺循环阻力降低,动脉导管于10~15h内在功能上关闭。80%婴儿于生后3个月左右解剖上亦完全关闭。若持续开放并出现左向右分流者即为动脉导管未闭。根据未闭的动脉导管大小、长短和形态不一,一般分为管型、漏斗型和窗型。

(一)病理生理

血液自主动脉向肺动脉分流,肺循环血量增加。回流到左心房和左心室的血量增多,出现左心房和左心室扩大,室壁肥厚。分流量大者,长期高压冲击造成肺动脉压力增高,可致右心室肥大和衰竭,当肺动脉压力超过主动脉时,即产生右向左分流,造成下半身青紫,左上肢轻度青紫,右上肢正常,称差异性发绀(图10-4)。

(二)临床表现

症状取决于动脉导管的粗细。导管口径较细者,分流量小,临床可无症状,仅在体检时发现心脏杂音。导管粗大者,分流量大,表现为气急、咳嗽、乏力多汗、生长发育落后等。偶见扩大的肺动脉压迫喉返神经而引起声音嘶哑。体检可见患儿多消瘦,轻度胸廓畸形,胸骨左缘第2肋间可闻有粗糙响亮的连续性机器样杂音,占据整个收缩期和舒张期,向左上和腋下传导,可伴有震颤。肺动脉高压或心力衰竭时,主动脉与肺动脉舒张期压力差很小,可仅有收缩期杂音。肺动脉瓣区第二心音增强或亢进。脉压多大于5.3kPa(40mmHg),周围血管征阳性,包括水冲脉、毛细血管搏动和股动脉枪击音等。有显著肺动脉高压者可出现下半身发绀,称差异性发绀(differential cyanosis)。

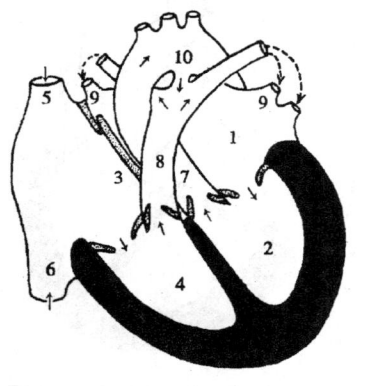

10-4 动脉导管未闭血液循环示意图
1.左心房, 2.左心室, 3.右心房, 4.右心室, 5.上腔静脉, 6.下腔静脉, 7.主动脉, 8.肺动脉, 9.肺静脉

(三)辅助检查

1. 胸部X线检查 导管口径较细、分流量小者可无异常发现。导管粗、分流量大者有左心室和左心房增大,肺动脉段突出,肺门血管影增粗,肺野充血。有肺动脉高压时,右心室也增大,主动脉弓往往有所增大。

2. 心电图 导管细的心电图正常。导管粗和分流量大的可有左心室肥大和左心房肥大,合并肺动脉高压时右心室肥大。

3. 超声心动图 M 型超声心动图显示左心房和左心室内径增宽，主动脉内径增宽，左心房内径 / 主动脉内径 > 1.2。二维超声心动图有时可显示肺动脉与降主动脉之间有导管的存在并显示其长度和管径。多普勒彩色血流显像可直接见到分流的方向和大小。

4. 心导管检查 肺动脉血氧含量高于右心室，说明肺动脉部位有左向右的分流。肺动脉和右心室的压力可正常或不同程度升高。部分患者导管可通过未闭的动脉导管，由肺动脉进入降主动脉。多数患儿不需此项检查，早产儿禁忌。

（四）治疗原则

近年来介入治疗已成为首选，可应用 Porsmann 法、双面伞和 Amplatzer 微型伞堵塞动脉导管以达到堵塞动脉导管的目的。手术结扎或切断缝扎导管用于较粗导管或合并其他心内畸形，宜于 1～6 岁实施，必要时任何年龄均可手术，采用非体外循环下手术。早产儿动脉导管未闭可给予口服吲哚美辛以抑制前列腺素合成。但对足月儿无效，不应使用。

五、法洛四联症

法洛四联症（tetralogy of Fallot，TOF）是存活婴儿中最常见的青紫型先天性心脏病，其发病率占各类先天性心脏病的 10%～15%。男女发病比例接近。法洛四联症是由以下 4 种畸形组成：①肺动脉狭窄：以漏斗部狭窄多见，可合并肺动脉瓣和分支狭窄。②室间隔缺损：缺损往往较大。③主动脉骑跨：主动脉骑跨于室间隔之上。④右心室肥厚：为肺动脉狭窄后右心室负荷增加的结果，但它又加重右室流出道梗阻。

以上 4 种畸形中以肺动脉狭窄为最主要因素，对患儿的病理生理、临床表现及预后有重要影响。

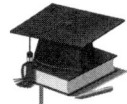

案例 10-1B

患儿喜竖抱时将双膝屈曲，大腿贴腹部。哭闹时突然发生阵发性呼吸困难、烦躁和青紫加重，出现晕厥。

问题与思考：
1. 为什么竖抱患儿时其常将双膝屈曲？
2. 该患儿哭闹时发生了什么？如何处理？
3. 该患儿易合并哪些并发症？
4. 对该患儿的护理诊断有哪些？应该采取哪些护理措施？

（一）病理生理

由于肺动脉狭窄，血液进入肺循环受阻，引起右心室代偿性肥厚，右心室压力增高，狭窄严重时，右心室压力超过左心室，此时为右向左分流，血液大部分进入骑跨的主动脉，由于主动脉骑跨于两心室之上，主动脉除接受左心室的血液外，还直接接受一部分来自右心室的静脉血，因而出现发绀。另外由于肺动脉狭窄，肺循环进行气体交换的血流减少，更加重了发绀的程度。随着动脉导管的关闭和肺动脉狭窄的逐渐加重，发绀逐渐明显，并出现杵状指（趾）。由于慢性低氧血症，可刺激机体代偿性建立肺部侧支循环，以加强血氧交换。红细胞代偿增生，血红蛋白增加，血液黏稠度

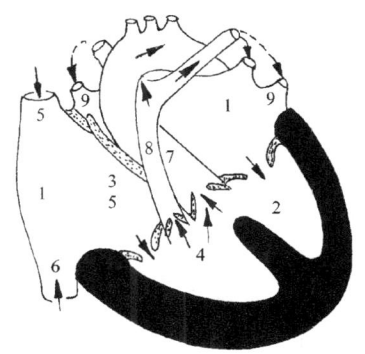

10-5 法洛四联症血液循环示意图
1. 左心房，2. 左心室，3. 右心房，
4. 右心室，5. 上腔静脉，6. 下腔静脉，
7. 主动脉，8. 肺动脉，9. 肺静脉

升高，在液体量不足时容易发生血栓栓塞。

（二）临床表现

1．发绀　主要表现为发绀，严重程度与肺动脉狭窄程度呈正比，有些在生后不久即有发绀，随年龄增长逐渐加重，发绀常于唇、眼球结合膜、口腔黏膜、耳垂、指（趾）等毛细血管丰富的部位明显。由于血氧含量下降，稍有活动，如吃奶、哭闹、活动等，即可出现气急和青紫加重。

2．蹲踞　患儿多有蹲踞症状，每于行走、活动或站立过久时因气急而主动下蹲片刻。小婴儿常喜欢大人抱起时，双下肢屈曲状，大腿贴腹部；侧卧时双膝屈曲。下肢屈曲，使静脉回心血量减少，从而减轻了心脏负担；同时，下肢屈曲血管受压，体循环阻力增加，使右向左分流减少，肺血流量增加，从而暂时缓解缺氧症状。

3．杵状指（趾）　由于患儿长期缺氧，致使指、趾端毛细血管扩张增生，局部软组织和骨组织也增生肥大，随后指（趾）末端膨大如鼓槌状，称杵状指（趾）。

4．阵发性缺氧发作　少数患儿由于脑缺氧可有头晕、头痛。婴儿有时在吃奶或哭闹后出现阵发性呼吸困难，严重者可引起突然昏厥、抽搐，甚至死亡。这是由于在肺动脉漏斗部狭窄的基础上，突然发生该处肌部痉挛，引起一时性肺动脉梗阻，使脑缺氧加重所致，称缺氧发作。

5．常见并发症　由于长期缺氧，红细胞增加，血液黏稠度高，血流变慢可引起脑血栓，若为细菌性血栓，则易形成脑脓肿，还有亚急性细菌性心内膜炎等。

6．体格检查　可见患儿发育落后，重者智能亦落后。心前区可稍隆起，胸骨左缘第2～4肋间可闻及Ⅱ～Ⅲ级喷射性收缩期杂音，一般以第3肋间最响，其响度取决于肺动脉狭窄程度。狭窄重，流经肺动脉的血液少，杂音则轻而短；狭窄极严重者或在阵发性呼吸困难发作时，可听不到杂音。肺动脉第二音减弱或消失。

（三）辅助检查

1．实验室检查　周围血红细胞增多，血红蛋白和红细胞压积增高。

2．胸部X线检查　心脏大小正常或稍增大。典型者心影呈"靴形"，系由右心室肥大使心尖上翘和漏斗部狭窄使心腰凹陷所致。肺门血管影缩小，肺纹理减少，透亮度增加。年长儿可因侧支循环形成，可见呈网状纹理的肺野。

3．心电图　心电轴右偏，右心室肥大，狭窄严重者也可右心房肥大。

4．超声心动图　二维超声心动图可显示主动脉径宽并向右移位。右心室内径增大，流出道狭窄，左心室内径缩小。多普勒彩色血流显像可见右心室直接将血液注入骑跨的主动脉内。

5．心导管检查　导管较易从右心室进入主动脉，有时能从右心室进入左心室，心导管从肺动脉向右心室退出时，可记录到肺动脉和右心室之间的压力阶差。根据压力曲线还可判断肺动脉狭窄的类型。股动脉血氧饱和度降低，证明有右向左的分流存在。

6．心血管造影　造影剂注入右心室，可见主动脉和肺动脉几乎同时显影。主动脉影增粗且位置偏前、稍偏右。此外，尚可显示肺动脉狭窄的部位、程度和肺血管的情况。

（四）治疗原则

以根治手术治疗为主。手术年龄一般在2～3岁以上。在体外循环下做心内直视手术，切除流出道肥厚部分，修补室间隔缺损，纠正主动脉右跨。如肺血管发育较差不宜做根治术，则以姑息分流手术为主，以增加肺血流量；待年长后一般情况改善时再做根治术。

缺氧发作时的紧急处理：发作轻者，置患儿于膝胸位即可缓解；重者须立即吸氧，皮下注射吗啡0.1～0.2mg/kg，静脉应用碳酸氢钠纠正酸中毒等，此外可口服心得安预防其发作。

六、肺动脉狭窄

肺动脉狭窄（pulmonary stenosis，PS）是右心室流出道梗阻的先天性心脏病，发病率占先天性心脏病总数的8%～10%。按狭窄部位的不同，可将其分为肺动脉瓣狭窄、漏斗部狭窄和肺动脉分支狭窄，其中以肺动脉瓣狭窄最常见。

（一）病理生理

由于肺动脉瓣狭窄，右心室排出受阻，收缩期负荷加重，压力升高，导致右心室肥厚。当右心室失代偿时，右心房压力也升高，可出现右心衰竭（图10-6）。

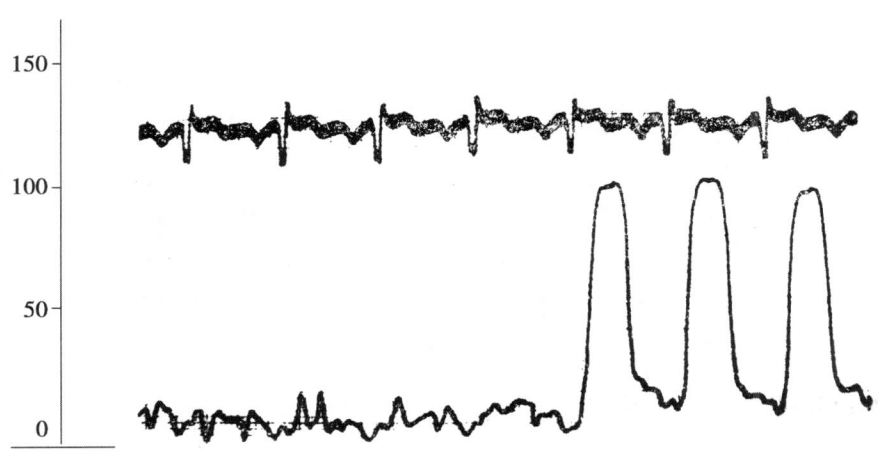

图10-6 肺动脉狭窄心导管压力曲线图
（此图为从肺动脉向右心室连续测压，压差达70mmHg，为中度PS）

（二）临床表现

早期或轻者可无症状。狭窄程度越重，症状越明显，主要为劳累后有乏力、心悸和气促。少数可发生水肿、昏厥，甚至心力衰竭。生长发育尚可，半数患儿面容硕圆，大多无青紫，面颊和指端可能暗红。狭窄严重者颈静脉有明显的搏动。查体可见心前区隆起，胸骨左缘搏动较强。肺动脉瓣区可触及收缩期震颤，并可在胸骨左缘2、3肋间闻及响亮的喷射性全收缩期杂音，向颈部传导。轻、中度狭窄杂音为Ⅱ～Ⅳ级，重度狭窄可达Ⅴ级，但极重度狭窄时杂音反而减轻。

（三）辅助检查

1. **胸部X线检查** 肺野清晰，肺纹理减少。轻、中度狭窄时心脏大小正常；重度狭窄时右心室扩大，有时右心房亦扩大，肺动脉段明显凸出，肺野清晰。

2. **心电图** 显示右心房扩大，P波高耸。中度以上狭窄者，显示不同程度的电轴右偏，右心室肥大，部分患者有右心房肥大。

3. **超声心动图** 右心室和右心房内径增宽，右心室前壁和室间隔增厚。扇形切面显像可见肺动脉瓣增厚和活动受限。漏斗部狭窄可见右心室流出道狭小。多普勒超声检查可估测跨瓣压差，能较可靠地估测肺动脉狭窄的严重程度。

4. **心导管检查** 右心室收缩压增高，而肺动脉收缩压降低。导管从肺动脉拉到右心室的同时进行连续测压，可记录到肺动脉和右心室之间的压力阶差，一般大于1.3～2kPa（10～15mmHg）。根据连续压力曲线变化可判断狭窄类型和程度。如右心室收缩压高于4.0kPa（30mmHg），且右室与肺动脉收缩压阶差超过1.3kPa（10mmHg）即提示可能存在肺动脉口狭窄，跨瓣压力阶差的大小可反映肺动脉口狭窄的程度，如跨瓣压力阶差在5.3kPa

（40mmHg）以下为轻度狭窄，肺动脉瓣孔在1.5～2.0cm；如压力阶差为5.3～13.3kPa（40～100mmHg）为中度狭窄，瓣孔在1.0～1.5cm；压力阶差在13.3kPa（100mmHg）以上为重度狭窄，估计瓣孔为0.5～1.0cm。

5．心血管造影　右室造影可见明显"射流征"。

（四）治疗原则

轻度狭窄者不需治疗。如右心室肥厚逐渐加重，右心室收缩压达到9.3kPa（70mmHg）以上或右心室与肺动脉压力阶差大于5.3kPa（40mmHg）时，宜及早手术。瓣膜狭窄型通过介入治疗，可用经皮球囊导管成型术，这是治疗肺动脉狭窄的首选。对不适于经皮球囊导管成型术的，可采取手术治疗，在体外循环下直视行肺动脉瓣切开术。

七、先天性心脏病患儿的护理

（一）护理评估

1．健康史　了解母亲妊娠史，尤其妊娠初期2～3个月内有无感染史、接触放射线和用药史；母亲是否患有代谢性疾病，家族中是否有先天性心脏病患者。患儿出生时有无缺氧、心脏杂音，出生后各阶段的生长发育状况，详细询问家长患儿有无喂养困难、声音嘶哑、反复呼吸道感染，有无青紫、出现青紫的时间，是否喜欢蹲踞、有无阵发性呼吸困难或突然昏厥发作。

2．身体状况　①患儿有无生长发育落后的情况。②皮肤黏膜有无发绀及其程度。③胸廓有无畸形。④有无杵状指（趾）。⑤听诊心脏杂音位置、时间、性质和程度。⑥有无呼吸急促、心率加快、鼻翼扇动。⑦有无以肺部啰音及肝大等合并肺炎和心力衰竭的表现。⑧了解X线、心电图、超声心动图、血液检查的结果和临床意义，较复杂的畸形还应取得心导管检查和心血管造影的诊断资料。

3．心理社会状况　评估患儿是否因患先心病生长发育落后、活动受限而影响其按时入托、入学，是否因此而造成情绪的低落或紧张；患儿是否因面容发绀而自卑，甚至性情孤僻。因大多数先心病患儿需住院接受复杂的术前检查和准备接受手术治疗，这使患儿处于一个陌生的环境，并且会造成一定的组织损伤和生命安全的威胁，对患儿的生长发育和情绪都会有影响，细致评估患儿住院后的心理情绪变化。了解家长是否因本病的检查和治疗过程比较复杂、风险较大，预后难于预测，费用高而出现焦虑和恐惧等。

（二）常见护理诊断/问题

1．活动无耐力　与先心病体循环血量减少或血氧饱和度下降有关。

2．营养失调：低于机体需要量　与喂养困难及体循环血量减少、组织缺氧有关。

3．成长发展改变　与先心病体循环血量减少或血氧下降影响生长发育有关。

4．有感染的危险　与肺血增多及心内缺损易致心内膜损伤有关。

5．潜在并发症：脑血栓、心力衰竭、感染性心内膜炎、肺部感染。

6．焦虑　与疾病的威胁和对手术担忧有关。

（三）护理措施

1．建立合理生活制度，安排好患儿作息，减少心脏负担，保证睡眠和休息，根据病情安排适当活动量。若患儿活动时出现面色苍白、精神恍惚、发绀、眩晕、心悸等，要立即停止活动，卧床休息，抬高床头。集中护理，避免情绪激动和大哭大闹。严重患儿应卧床休息。

2．注意营养搭配，供给充足热量、蛋白质和维生素，保证营养需要，增强体质，以提高对手术的耐受力。对喂养困难的小儿要耐心喂养，可少量多餐，避免呛咳和呼吸困难；重型小儿喂养困难，可先吸氧再喂食，斜抱位间歇喂乳，必要时从静脉补充营养；年长儿可鼓励集体进餐，以提高食欲。心功能不全时有水钠潴留，应根据病情采用无盐饮食或低盐饮食。

3．预防感染，注意体温变化，按气温改变及时加减衣服，避免受凉引起呼吸系统感染。注意保护性隔离，避免与感染性疾病患者接触，不去公共场所，病室分室居住，保持空气新鲜，温湿度适宜，以免交叉感染。做小手术时如拔牙等，应给予足量抗生素预防感染，防止感染性心内膜炎发生。一旦发生感染应积极治疗。及时预防接种。

4．观察病情变化，防止并发症发生 ①注意观察和防止法洛四联症患儿因活动、哭闹、便秘等引起的缺氧发作，如发生应将小儿立即置于膝胸卧位，给予吸氧，并与医生合作，按医嘱给予吗啡及心得安等抢救治疗。②对右向左分流的先心病青紫病例，要注意供给充足液体，防止因血液浓缩，增加血液黏稠度导致血栓栓塞。发热、出汗、吐泻时应多饮水，必要时可静脉输液。③观察有无心率增快、呼吸困难、端坐呼吸、吐泡沫样痰、水肿、肝大等心力衰竭的表现，如出现及时与医生取得联系；使用强心药洋地黄类的患儿，注意洋地黄的毒副作用（详见本章第五节）。④合并贫血者，可加重缺氧，易导致心力衰竭，须及时纠正，饮食中宜补充含铁丰富的食物。⑤监测体液平衡，记录生命体征和出入量。

5．做好心理护理，对患儿关心爱护、态度和蔼，建立良好的护患关系，消除患儿的紧张。对家长和患儿解释病情和检查治疗经过，消除患儿和家长的紧张，取得他们的理解和配合。帮助家长正视患儿的智能发育、情绪和行为问题，促进健康、良好的亲子关系的建立。

6．进行健康教育，使家长掌握先心病的日常护理，建立合理的生活制度；给予足够的营养支持；预防感染和其他并发症；定期复查；调整心功能至最佳状态，使之能安全到达手术年龄。

（四）心导管检查和介入治疗患儿的护理

1．术前护理

（1）做好家长和孩子的心理护理，消除对手术的恐惧感，保证术前的睡眠质量。

（2）皮肤准备：术前一天应清洁手术区皮肤，如青春期少年准备做股静脉或股动脉穿刺，应备皮，剃除阴毛。

（3）过敏试验：①做青霉素皮试，以备术后使用，如青霉素过敏，必要时可做先锋霉素皮试。②准备做心血管造影者术前应做泛影葡胺碘过敏试验，如过敏者应报告医生，改用低渗透压非离子碘造影剂。

（4）建立静脉通道，行外周静脉留置术，术前遵医嘱给予静脉输入抗生素。

（5）术前应禁食6h，以免术中呕吐引起窒息。对青紫型先心病，容易出现血浓缩的患儿，必要时可静脉补液。

（6）如术中进行附加药物试验时，应准备好药品。

（7）对年幼小儿，体重较低，又需做左、右心导管检查和造影，估计用血和失血量总和，超过身体血容量的10%者，应查血型，备血，以防必需时用。

2．术后护理

（1）患儿回病房后应让其平卧床上，在敷料外点式压迫2h，检查伤口有无渗血，如有应请医生重新止血、包扎，可在敷料外放置铁砂袋以压迫止血。股静脉穿刺者应卧床12h，股动脉穿刺者需卧床24h以上，以防局部形成血肿。

（2）术后观察患儿心率、心律、血压、呼吸及经皮血氧饱和度；观察足背动脉搏动情况，并注意与对侧比是否减弱和肢体温度的变化。严密观察患儿出入量。

（3）遵医嘱静脉输液给药，尤其青紫型先天性心脏病患儿应补足液量，防止血液浓缩。

（4）婴幼儿用氯胺酮麻醉者，需完全清醒后才能进食。进食前先少喂些温开水，无呛咳及呕吐方可进食。尽可能延续母乳喂养。

（5）主要观察有无封堵器脱落、心律失常、血栓形成等并发症。

（6）放置封堵器者，嘱家长坚持给患儿口服小剂量阿司匹林6个月至封堵器完全皮化。

(7) 出院后预防交叉感染，半年内避免剧烈活动；如有发热、咳嗽等须及时就诊；手术部位伤口有红肿、脓性分泌物要及时就诊；定期门诊复查。

第三节 病毒性心肌炎

病毒性心肌炎（viral myocarditis）是病毒侵犯心脏所致的炎性过程，炎症可累及心肌细胞、间质细胞、血管成分及心包。近年来，实验发现某些肠道病毒不但引起动物的病毒性心肌炎，而且导致动物的扩张性心肌病，病毒性心肌炎与扩张性心肌病的关系受到关注。病毒性心肌炎的临床表现轻重不一，轻者预后大多良好，重者可发生心力衰竭、心源性休克、甚至猝死。近年统计，小儿病毒性心肌炎的发病率在上升，但重症患儿仍占少数。

一、病因及发病机制

引起心肌炎的病毒主要是肠道和呼吸道病毒。柯萨奇病毒、埃可病毒、脊髓灰质炎病毒、流感和副流感病毒、腺病毒、单纯疱疹病毒等均可引起心肌炎，其他如麻疹、风疹、水痘、腮腺炎、肝炎等也偶见并发心肌炎。但以柯萨奇病毒乙组（1～6型）最常见，其次为埃可病毒。轮状病毒是婴幼儿秋季腹泻的病原体，也可引起心肌损伤。本病发病机制尚不完全清楚，一般认为与病毒及其毒素早期直接侵犯心肌细胞有关，另外，病毒感染后的变态反应和自身免疫也与发病有关，还有人认为与遗传有一定关系。

二、病理变化

病变分布可为局灶性、散在性或弥漫性，多以心肌间质组织和附近血管周围单核细胞、淋巴细胞和中性粒细胞浸润为主，少数为心肌变性，包括肿胀、断裂、溶解和坏死等变化。慢性病例多有心脏扩大、心肌间质炎症浸润和心肌纤维化形成的瘢痕组织。心包可有浆液渗出，个别发生粘连。病变可波及传导系统，甚至导致终生心律失常。

三、临床表现

轻症患儿可无自觉症状。典型病例在起病前数日或1～3周有呼吸道或肠道的病毒感染史，常伴有发热、周身不适、咽痛、肌痛、腹泻和皮疹等前驱症状，心肌受累时患儿常诉疲乏、气促、心悸和心前区不适或腹痛。体检发现心脏扩大、心搏异常、安静时心动过速，第一心音低钝，有时出现奔马律和第三、四心音，心尖部可闻轻度收缩期杂音及心律失常（以期前收缩多见），伴心包炎者可听到心包摩擦音。严重病例起病急，常有严重心律失常，血压下降，可发展为充血性心力衰竭或心源性休克，甚至猝死。

四、辅助检查

（一）实验室检查

1. 病毒学诊断 可通过咽拭子、粪便、血液、心包积液或心肌分离病毒和从恢复期血清中检测相应抗体，阳性率不高。

2. 血清心肌酶谱测定 包括血清肌酸激酶（CK）及其同功酶（CK-MB），在病之早期增高，且较敏感。乳酸脱氢酶（LDH）及其同功酶（LDH$_1$），从病之早期即增高，而且持续较久。血清谷草转氨酶（SGOT）亦相应增高。病程中多有抗心肌抗体增高。

3. 心肌肌钙蛋白（cTn） 是非酶标志物，心肌收缩过程的一种调节蛋白，心肌受损时被释放出来，对评价心肌损伤敏感。心肌肌钙蛋白T（cTnT）升高，具有高度特异性。

4．血常规及红细胞沉降率 急性期白细胞总数多增高，以中性粒细胞为主；部分病例红细胞沉降率轻度或中度增快。

（二）X线检查

心影正常或增大，合并心包积液时心影显著增大、心脏搏动减弱。心功能不全时两肺呈淤血表现。

（三）心电图检查

呈持续性心动过速，多导联ST段偏移和T波低平、双相或倒置、QT间期延长、QRS波群低电压。心律失常以期前收缩多见，尚可见到部分或完全性窦房、房室或室内传导阻滞。

此外，核素心肌核素显影可显示心肌炎特征改变，可帮助诊断；心肌活检和心肌组织病毒分离可提供可靠依据，但创伤性检查不作为常规；双份血清抗体滴度升高4倍有参考意义。

五、治疗原则

本病为自限性疾病，目前尚无特效治疗，应结合病情采取综合措施，主要是减轻心脏负担，改善心肌代谢和心功能，促进心肌修复。

1．休息 减轻心脏负担（详见护理措施）。

2．改善心肌代谢

（1）大剂量维生素C：有清除自由基的作用，可改善心肌代谢及促进心肌恢复，对心肌炎有一定疗效。剂量为每日100～200mg/kg，以葡萄糖稀释成10%溶液静脉注射，每日1次，1个月为1疗程。

（2）1、6-二磷酸果糖：可改善心肌代谢，增加心肌能量，抑制中性粒细胞氧自由基形成。每日单剂100～250mg/kg，配成7.5%的溶液，按10ml/min的速度静脉注射，疗程1～3周。

（3）辅酶Q_{10}：剂量为1mg/（kg·d）。分两次口服，疗程在3个月以上。

（4）能量合剂：常用三磷酸腺苷20mg、辅酶A 50U、胰岛素4～6U及10%氯化钾8ml溶于10%葡萄糖液250ml中静脉滴注，每日或隔日1次。

（5）中药：丹参、黄芪等。

3．免疫抑制剂 肾上腺皮质激素有改善心肌功能，减轻心肌炎性反应和抗休克作用，主要用于心力衰竭、心源性休克和高度房室传导阻滞的患儿，常用口服泼尼松或泼尼松龙，每日1～1.5mg/kg，共2～3周，症状缓解后逐渐减量停药。危重病例可采取地塞米松每日或氢化可的松静脉滴注。

4．免疫调解剂 静脉注射免疫球蛋白对心肌炎有良好疗效；干扰素能调节免疫和抑制病毒复制。胸腺素能增强免疫，增加血中干扰素浓度，有一定疗效。

5．控制心力衰竭 由于心肌炎时对洋地黄制剂比较敏感，容易中毒，故剂量应偏小，一般用地高辛口服，用常规剂量的2/3即可，重症也可静脉用药。患儿如加用利尿剂，尤应注意电解质平衡，以免引起心律失常。

6．救治心源性休克 静脉大剂量滴注肾上腺皮质激素或静脉推注大剂量维生素C常可取得较好的效果，如效果不满意可应用调节血管紧张度的药物，如多巴胺、多巴酚丁胺等加强心肌收缩、维持血压和改善微循环。

7．心律紊乱的治疗 对快速心律失常可用抗心律失常药，对心率缓慢和Ⅲ度房室传导阻滞或出现阿-斯综合征者需安装临时人工心脏起搏器。

六、护理评估

1．健康史 询问近期有无呼吸道、消化道病毒感染的病史，传染病接触史。注意有无发热、乏力、头晕、心悸、心前区不适等症状，以及饮食、睡眠、活动耐力的状况。

2. 身体状况 注意精神状态，有无面色苍白、青紫、多汗、皮肤花纹、四肢厥冷和气急等表现；体检注意血压、脉搏、心音强弱、心率和心律，有无心界扩大、呼吸困难及水肿等。了解X线胸片心脏大小、心电图、心肌酶谱及其他辅助检查的结果及其临床意义。

3. 心理社会状况 评估患儿及家长的心理状态，对本病病因、发展和预后的了解程度，能否配合医院的治疗和护理，家庭的基本情况及经济状况，家庭和亲属有无特殊要求等。

七、常见护理诊断/问题

1. 活动无耐力 与心肌收缩力下降，组织供氧不足有关。
2. 潜在并发症：心律失常、心力衰竭、心源性休克。

八、护理措施

1. 休息 减轻心脏负担，急性期卧床休息，至热退后3～4周基本恢复正常时再逐渐增加活动量。一般3个月后，X线心影恢复正常，可轻微活动；恢复期至少半日卧床6个月；半年至一年后，可恢复全日学习。重症患儿心脏扩大、有心力衰竭者，应延长卧床时间，待心衰控制、心脏情况好转后再逐渐开始活动。

2. 严密观察病情，及时发现和处理并发症 密切观察和记录患儿精神状态、面色、心率、心律、呼吸、体温和血压的变化。有明显心律紊乱者应进行连续心电监护，发现多源性期前收缩、频发室性期前收缩、高度或完全性房室传导阻滞、心动过速、心动过缓时应立即报告医生，采取紧急处理措施。

3. 对症处理和观察药物作用

（1）胸闷、气促、心悸应休息，因心力衰竭或心律失常者要遵医嘱使用强心药和抗心律失常药，必要时可给予吸氧。

（2）烦躁不安者可根据医嘱给予镇静剂。

（3）有心力衰竭时，静脉给药应注意点滴的速度不要过快，以免加重心脏负担。心源性休克使用血管活性药物和扩张血管药时，要准确控制滴速，最好能使用输液泵，以避免血压过大的波动。

（4）心肌炎时，心肌敏感性增高，使用洋地黄时剂量应偏小，注意观察有无心率过慢，出现新的心律失常和恶心、呕吐等消化系统症状，应暂停用药，与医生联系处理，避免洋地黄中毒。对使用的抗心律失常药要了解其作用机制、副作用和注意事项。

4. 健康教育 向患儿及家长介绍本病的治疗过程和预后。减少患儿和家长的焦虑和恐惧心理。强调休息对心肌炎恢复的重要性，使其能自觉配合治疗。告知他们预防呼吸道感染和消化道感染的常识，流行疾病期间尽量避免去公共场所。带抗心律失常药物出院的患儿，应让患儿和家长了解药物的名称、剂量、用药方法及其副作用。嘱咐患儿出院后定期到门诊复查。

第四节 充血性心力衰竭

充血性心力衰竭（congestive heart failure）简称心衰，是指心脏在充足的回心血量的前提下，心排出量不能满足周身循环和组织代谢的需要，而出现的一种病理生理状态。充血性心力衰竭是小儿时期常见的危重急症之一。

一、病因及发病机制

（一）病因

1. 心血管因素 包括容量负荷过重，如左向右分流先心病；心肌收缩力减弱，如心肌炎、心内膜弹力纤维增生症、心糖原累积症；梗阻性病变，如心瓣膜狭窄、主动脉狭窄、肥厚性心肌病等。

2. 非心血管因素 ①呼吸系统疾病：小儿时期常见支气管肺炎、毛细支气管炎、支气管哮喘等。②泌尿系统疾病：多见于急性肾小球肾炎急性期严重循环充血。③其他：严重贫血、脓毒败血症、婴儿期严重电解质紊乱和酸中毒、甲状腺功能亢进、维生素 B_1 缺乏、低血糖等。

（二）发病机制

心脏的主要功能是向全身组织输送足够的血液，来满足机体的正常代谢活动和生长发育的需要。当心肌发生病损或心脏长期负荷加重，心肌收缩逐渐减退。早期机体通过加快心率、心肌肥厚和心脏扩大进行代偿，调整心排出量来满足机体需要，这个阶段临床上无症状，为心功能代偿期。心功能进一步减退后，以上代偿机制不能维持足够的心排出量，而出现静脉回流受阻、体内水分潴留、脏器淤血等，即为充血性心力衰竭。

二、临床表现

年长儿与成人相似，主要表现为乏力、劳累后气急、食欲缺乏、多汗、腹痛、咳嗽、尿少和水肿。体检可见肤色苍白，颈静脉怒张，心脏扩大，心率过速，心音减低、奔马律。呼吸急促，重者端坐呼吸，肺底部可闻及湿啰音、心尖部第一心音减低和奔马律。肝大有压痛，肝颈反流试验阳性。婴幼儿还可有喂养困难、烦躁多汗、哭声低弱，而颈静脉怒张、水肿和肺部湿啰音等体征不常见。

心力衰竭的临床诊断指标：①安静时心率增快，婴儿 > 180 次 / 分，幼儿 > 160 次 / 分，不能用发热或缺氧解释者。②呼吸困难，青紫突然加重，安静时呼吸 > 60 次 / 分。③肝大，超过肋缘下 3cm 以上，或在短时间内较前增大，而不能以横隔下移等原因解释者。④心音明显低钝或出现奔马律。⑤突然烦躁不安，面色苍白或发灰，而不能用原有疾病解释者。⑥尿少和下肢水肿，已除外营养不良、肾炎、维生素 B_1 缺乏等原因造成者。以 1～4 项为主要临床依据，尚可根据其他表现和 1～2 项辅助检查综合分析。小儿心功能分级，Ⅰ级：仅有心脏病体征，无症状，活动不受限，心功能代偿；Ⅱ级：活动量大时出现症状，活动轻度受限；Ⅲ级：活动稍多即出现症状，活动明显受限；Ⅳ级：安静休息也有症状，活动完全受限。

三、辅助检查

1. 胸部 X 线检查 心影多呈普遍性扩大，搏动减弱，肺纹理增多，肺部淤血。

2. 心电图检查 心动过速，不能表明有无心力衰竭，但可有助于病因诊断和指导洋地黄的应用。

3. 超声心动图检查 可见心房和心室腔扩大，M 型超声显示心室收缩时间间期延长，射血分数降低。

心衰诊断的主要依据是上述临床表现前 4 项，并结合其他各项和以上检查进行综合分析。

四、治疗原则

治疗除对病因或原发病进行积极的治疗外，还要改善心功能，去除过量潴留的钠和水，降低氧耗和纠正代谢紊乱。

1．一般治疗 卧床休息，对烦躁、哭闹患儿可适当给予镇静剂，如苯巴比妥、吗啡等。对呼吸困难和发绀的患儿应及时给予吸氧。限制钠盐和液体入量，给予易消化、营养丰富的饮食。

2．洋地黄制剂 洋地黄能增强心肌的收缩力、减慢心率，从而增加心排出量，改善体、肺循环。地高辛为小儿时期最常用的洋地黄制剂（表10-3），口服、肌内注射、静脉注射均可，作用时间与排泄速度均较快，可监测血药浓度，剂量容易调节。小儿心力衰竭多急而重，故多采用首先达到洋地黄化的方法，然后根据病情需要继续用维持量。

（1）洋地黄化：①病情较重或不能口服者可选择地高辛静脉注射，首次给洋地黄负荷量的1/2，余量分2～3次，每隔6～8h静脉注射1次，多数患儿可于12～24h内达到洋地黄化。能口服的患儿，开始给予口服地高辛，首次给洋地黄化负荷量的1/3或1/2，余量分为2次，每隔6～8h给予。②对轻度慢性心衰者，也可地高辛维持量5～7天，进行缓慢洋地黄化。

表10-3 洋地黄制剂的临床应用

制剂	年龄	给药法	洋地黄化总量（mg/kg）	效始时间	效力最强时间
地高辛	新生儿	静脉	0.02～0.03	10min	1～2h
	2个月～2岁	口服	0.05～0.06	2h	4～8h
		静脉	0.03～0.04	10min	1～2h
	2～8岁	口服	0.03～0.05	2h	4～8h
		静脉	0.02～0.03	10min	1～2h
西地兰	≤2岁	静脉	0.03～0.04	15～30min	1～2h
	>2岁	静脉	0.02～0.03	15～30min	1～2h

（2）维持量：洋地黄化后12h开始给维持量，维持量为负荷量的1/5，分2次，每12h给予，疗程视病情而定。

3．利尿剂 能促使水、钠排出，减轻心脏负荷。对心力衰竭急重病例或肺水肿患儿，可选用快速强力利尿剂，一般应用呋塞米（速尿）；慢性心力衰竭一般联合应用噻嗪类和保钾利尿剂，如双氢克尿噻和安体舒通，并间歇用药，防止电解质紊乱。

4．血管扩张剂 小动脉和小静脉的扩张可使心脏前后负荷降低，从而增加心排出量，心室充盈量下降，肺部充血的症状得到缓解。常用的药物有疏甲丙脯酸（卡托普利）、硝普钠等。

五、护理评估

1．健康史 了解患儿的病史，发病过程，原发疾病的情况。有无咳嗽、气喘、呼吸困难、心悸、胸闷、水肿、尿少等。询问发现心脏杂音、青紫的时间，发病后饮食、睡眠及活动的情况以及就医的情况。

2．身体状况 观察患儿的精神状态、面色，检查患儿的心音、心率、心律、血压、呼吸，肝大小，有无水肿和腹水。评估患儿的心功能状态。了解辅助检查X线胸片、心电图、超声心动图的结果及其临床意义。

3．心理社会状况 评估患儿和家长对本病的常识、预后及治疗、护理的了解情况。家庭对患儿住院的反应和要求，家庭的经济情况和承受能力。

六、常见护理诊断/问题

1. **心排出量减少** 与心肌收缩力降低、心室负荷过重或心室充盈障碍有关。
2. **体液过多** 与心功能下降微循环淤血、肾灌注不足、排尿减少有关。
3. **气体交换受损** 与肺循环淤血有关。
4. **潜在并发症**：药物副作用、肺水肿。
5. **焦虑** 与疾病的痛苦、危重程度及住院环境改变有关。

七、护理措施

1. **休息** 降低代谢、减少氧耗，减轻心脏负担。
(1) 集中护理，避免引起婴幼儿哭闹，鼓励年长患儿保持稳定情绪。
(2) 衣服要宽松，被子要松软，以利呼吸。
(3) 患儿可取半卧位，青紫型先天性心脏病患儿取膝胸卧位，以减少静脉回流。
(4) 根据不同程度的心功能，安排不同的休息，心功能不全Ⅰ度，应增加休息时间，但可起床在室内做轻微体力活动；Ⅱ度心功能不全应限制活动，增加卧床时间；Ⅲ度心功能不全应绝对卧床休息。随着心功能的恢复，逐步增加活动量。

2. **饮食管理** 一般给予低盐饮食，钠盐每日 0.5～1g，重症患儿有时给无盐饮食。无盐饮食影响食欲，可适当加调味品，如糖、醋或无盐酱油等，并可更换烹调方法，使患儿易于接受。要少食多餐，防止过饱。婴儿喂奶也要少量多次，所用奶头孔宜稍大，但需注意呛咳。吸吮困难者采用滴管，必要时可用鼻饲。水肿严重时应限制入量。静脉补液时滴速不可过快，以防加重心衰。

3. **对症处理**
(1) 呼吸困难和有青紫时，应给患儿氧气吸入，有急性肺水肿如吐粉红色泡沫痰时，可将氧气湿化瓶中放置 30% 乙醇，间歇吸入，每次 10～20min，间隔 15～30min，重复 1～2 次，吸入后可使泡沫表面张力减低而破裂，增加气体与肺泡壁的接触，改善气体交换。
(2) 保持大便通畅，避免排便用力。鼓励患儿食用纤维较多的蔬菜、水果等。必要时或给予甘油栓或开塞露通便，或每晚睡前服用少量食用油。

4. **密切观察病情** 注意观察生命体征，脉搏必须数满 1min，必要时监测心率，详细记录出入量，定时测量体重，了解水肿增减情况。

5. **注意观察药物疗效和毒副作用**
(1) 洋地黄制剂：应用时要注意给药方法，仔细核对剂量，密切观察洋地黄的中毒症状。①每次应用洋地黄前应测量脉搏，必要时听心率。婴儿脉率＜90次/分，年长儿＜70次/分时需暂停用药，与医生联系考虑是否继续用药。② 注意按时按量服药，为了保证洋地黄剂量准确，应单独服用，勿与其他药物混合。如患儿服药后呕吐，要与医生联系，决定补服或用其他途径给药。③如出现心率过慢、心律失常、恶心呕吐、食欲缺乏、色视、视物模糊、嗜睡、头晕等。如出现应先停服洋地黄，报告医生处理。
(2) 利尿剂：应用时注意速尿或利尿酸静注后，10～20min 开始显效，可维持 6～8h。双氢克尿噻口服 1h 后开始出现利尿作用，可维持 12h。利尿药宜于清晨或上午给予，以免夜间多次排尿影响睡眠。同时应鼓励患儿进食含钾丰富的食物，如牛奶、柑橘、菠菜、苋菜、豆类等，避免低钾血症，以免增加洋地黄的毒性反应，还应观察低钾的表现，如四肢无力、腹胀、心音低钝、心律紊乱等，一经发现，应及时与医生联系。
(3) 血管扩张剂：给药时避免药液外渗，密切观察心率和血压的变化。硝普钠遇光可降解，故使用或保存时应避光（滴瓶和管道要遮光），药物随用随配，变色的溶液应废弃。

6. 健康教育 根据具体情况向患儿及家长介绍其心力衰竭的病因、诱因及防治措施，根据病情制订合理的生活作息制度和饮食方案，避免不良刺激，使其情绪稳定并配合治疗。教会年长儿自我监测脉搏的方法，教会家长掌握出院后的一般用药和家庭护理的方法。加强营养，适当运动，提高小儿免疫力。

小 结

一、小儿循环系统解剖生理特点

正常小儿各年龄的心脏、心率、血压的特点不同；心脏胚胎发育的关键时期是胚胎2～8周，胎儿的血液循环与出生后不同，出生后小儿的血液循环的改变有：①胎盘血液循环终止。②循环肺阻力下降。③卵圆孔闭合。④动脉导管闭合。

二、先天性心脏病

先天性心脏病简称先心病，是胎儿时期心脏及大血管发育异常导致的先天性心血管畸形，是小儿最常见的心脏病。其发病主要受遗传和环境因素的影响。根据左、右心腔及大血管间有无直接分流和临床有无青紫，可分为三大类：左向右分流型（潜伏发绀型）、右向左分流型（发绀型）、无分流型（非发绀型）。临床常见的先天性心脏病有室间隔缺损、房间隔缺损、动脉导管未闭、法洛四联症、肺动脉狭窄等。护理措施有：①建立合理生活制度，安排好患儿作息。②饮食护理。③预防感染。④观察病情变化，防止并发症发生。⑤心理护理。⑥健康教育。

三、病毒性心肌炎

病毒性心肌炎是病毒侵犯心脏所致，引起心肌细胞变性、坏死为主要病理特征的疾病，病变也可累及心包或心内膜。引起小儿心肌炎的病毒主要是肠道和呼吸道病毒。临床表现轻重不一。本病为自限性疾病，目前尚无特效治疗，主要是休息，对症治疗。护理措施有：①合理休息。②严密观察病情，及时发现并处理并发症。③对症处理和观察药物作用。④健康教育。

四、充血性心力衰竭

充血性心力衰竭简称心衰，是指心脏在充足的回心血量的前提下，心排出量不能满足周身循环和组织代谢的需要，而出现的一种病理生理状态。充血性心力衰竭是小儿时期常见的危重急症之一。病因包括心血管因素和非心血管因素。诊断心衰的主要临床依据有：①安静时心率增快，婴儿>180次/分，幼儿>160次/分，不能用发热或缺氧解释者。②呼吸困难，青紫突然加重，安静时呼吸>60次/分。③肝大，超过肋缘下3cm以上，或在短时间内较前增大，而不能以横膈下移等原因解释者。④心音明显低钝或出现奔马律。护理措施有：①休息。②饮食管理。③对症处理。④密切观察病情。⑤注意观察药物疗效和毒副作用。⑥健康教育。

思 考 题

1. 简述不同年龄组小儿的正常心率、血压参考值。
2. 法洛四联症患儿为什么会有蹲踞现象？

3. 对先心病患儿病情的观察内容有哪些？怎样应对病情变化？
4. 病毒性心肌炎患儿该如何休息？
5. 诊断心衰的主要临床依据有哪些？

（吴心琦）

第十一章 泌尿系统疾病患儿的护理

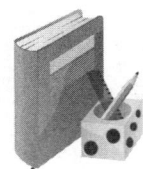

学习目标

通过本章内容的学习，学生应能够：

◎ 识记
1．描述小儿泌尿系统解剖生理特点。
2．说出急性肾小球肾炎和肾病综合征的概念。
3．列举急性肾小球肾炎、肾病综合征、泌尿道感染的病因、辅助检查方法。
4．描述急性肾小球肾炎、肾病综合征、泌尿道感染的临床表现和治疗原则。

◎ 理解
比较急性肾小球肾炎与肾病综合征的异同点。

◎ 运用
1．评估急性肾小球肾炎、肾病综合征、泌尿道感染患儿，并为其制订护理计划。
2．为肾病综合征患儿进行用药及饮食指导。

泌尿系统疾病是小儿的常见病，包括各种原因引起的肾小球、肾小管、肾间质和肾血管疾病，其中以肾小球疾病最为多见，其次为泌尿系统感染。

第一节 小儿泌尿系统解剖生理特点

一、解剖特点

（一）肾

小儿年龄越小，肾相对越大，新生儿两肾重约为体重的1/125，而成人两肾重量为体重的1/220。婴儿期肾位置较低，其肾下端可低至髂嵴以下第4腰椎水平，2岁后才达髂嵴以上，且右肾位置低于左肾。由于婴儿期肾位置偏低，加之腹壁肌肉薄而松弛，2岁以内健康小儿腹部触诊时容易扪及肾。婴儿肾表面呈分叶状，2~4岁时分叶消失。

（二）输尿管

婴幼儿输尿管较长而弯曲，管壁肌肉及弹力纤维发育不良，容易扩张、受压及扭曲而导致梗阻，易发生尿潴留而诱发感染。

（三）膀胱

婴儿膀胱位置较年长儿高，膀胱充盈时，其顶部常在耻骨联合以上，触诊时容易扪到，随年龄增长逐渐降至盆腔内。

(四)尿道

女婴尿道较短,其长度仅为1cm,性成熟期为3～5cm,外口暴露且接近肛门,易受细菌污染,故上行性感染比男婴多见。男婴尿道较长,但常有包茎,积垢时也可引起细菌上行性感染。

二、生理特点

胎龄9～12周时,胎儿已开始形成尿液。胎龄36周时,胎儿肾单位数量已达成人水平。出生后,新生儿已具备大部分肾功能,但不够成熟,调节能力较弱,储备能力较差。一般至1～1岁半时达成人水平。

(一)肾功能

1. 肾小球滤过率 新生儿出生时肾小球滤过率(GFR)平均每分约20ml/1.73m^2,早产儿更低,生后1周为成人的1/4,3～6个月为成人的1/2,6～12个月为成人的3/4,过量的水分和溶质不能有效地排出。

2. 浓缩和稀释功能 初生婴儿对尿的浓缩能力不及年长儿与成人,尿最高渗透压仅达700mmol/L(成人可达1400mmol/L),因此,排出相同溶质所需液量较多,故入量不足时易发生脱水,甚至诱发急性肾功能不全。新生儿的尿稀释功能接近成人,但因肾小球滤过率较低,大量水负荷或输液过快时易出现水肿。

3. 肾小管重吸收和排泄功能 新生儿及婴幼儿对钠的调节能力有限,在应激状态下,往往不能做出相应的反应,容易发生钠潴留和水肿。新生儿葡萄糖肾阈较成人低,静脉输入或大量口服易出现糖尿。生后10天内的新生儿,排泄钾的能力较差,故有高钾血症倾向。

4. 酸碱平衡功能 因肾保留HCO_3^-能力差,泌NH_3和H^+的能力低,新生儿及婴幼儿易发生酸中毒。

5. 肾的内分泌功能 新生儿肾已具有内分泌功能,肾可以产生和分泌肾素、前列腺素、促红细胞生成素和1,25-二羟骨化醇等激素和生物活性物质,对血压、红细胞生成和钙、磷代谢均有重要作用。新生儿促红细胞生成素因生后血氧含量的增高其合成减少。

(二)排尿与尿液特点

1. 排尿特点

(1)排尿次数:93%的新生儿在生后24h以内开始排尿,99%在生后48h内排尿。出生后最初几天每日排尿数次;1周后每日增至20～25次;1岁时每日排尿15～16次;3岁后减至每日6～7次。

(2)每日尿量:小儿尿量个体差异较大,与液体入量、气温、食物的种类、活动量和精神因素等有关。正常婴儿每日排尿量为400～500ml,幼儿500～600ml,学龄前儿童为600～800ml,学龄儿童800～1400ml。当学龄儿童每日排尿量少于400ml,学龄前儿童少于300ml,婴幼儿少于200ml时,即为少尿。每日尿量少于50ml为无尿。正常每日尿量(ml)约为(年龄-1)×100+400。

(3)排尿控制:婴儿期排尿由脊髓反射完成,以后建立脑干—大脑皮质控制,一般至3岁能控制排尿。在1.5～3岁,小儿主要通过控制尿道外括约肌和会阴肌控制排尿。若3岁后仍保留这种排尿机制,不能控制膀胱括约肌的收缩,则出现不稳定膀胱表现,即白天尿频、尿急、偶尔尿失禁、夜间遗尿等。

2. 尿液特点

(1)尿色:生后头几天尿色较深,稍浑浊,放置后有红褐色沉淀,为尿酸盐结晶。正常婴幼儿尿液淡黄透明,但在寒冷季节放置后可出现乳白色沉淀,此为盐类结晶。

(2)尿细胞和管型:清洁新鲜尿液离心后沉渣镜检:红细胞<3/HP,白细胞<5/HP,管

型一般不出现。可疑者做12h尿细胞计数（Addis count）：红细胞＜50万，白细胞＜100万，管型＜5000个为正常。

(3) 尿蛋白：正常小儿尿中可有微量蛋白，通常≤100mg/（m^2·24h），定性为阴性；随意尿蛋白（mg/dl）/肌酐（mg/dl）≤0.2。24h尿蛋白定量超过150mg或＞4mg/（m^2·h）定性为阳性则为异常。

(4) 酸碱度：生后头几天尿酸盐多且呈强酸性，以后接近中性或弱碱性，pH多为5～7。

(5) 尿渗透压和尿比重：新生儿尿渗透压平均为240mmol/L，尿比重为1.006～1.008，随年龄增长逐渐提高，婴儿尿渗透压为50～600mmol/L，1岁后接近成人水平。儿童为500～800mmol/L，尿比重范围为1.003～1.030，通常为1.011～1.025。

第二节　急性肾小球肾炎

急性肾小球肾炎（acute glomerulonephritis，AGN）简称急性肾炎，是一组不同原因所致的感染后免疫反应引起的急性弥漫性肾小球病变。临床以水肿、尿少、血尿、高血压为主要表现。绝大多数是溶血性链球菌感染后所致，称为链球菌感染后肾炎。急性肾炎是儿科的一种常见病，占小儿泌尿系统疾病的第1位。以5～14岁多见，2岁以下少见，男女之比为2:1。本病呈良性自限过程，一般预后良好。

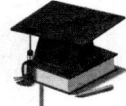

案例 11-1A

患儿，男，9岁。2天前出现颜面水肿，以双眼睑最为明显，无躯干及四肢水肿，伴有尿少，尿色呈浓茶色。询问患儿病史，其母亲诉一周前患儿受凉后出现发热，最高体温37.8℃，当时查体可见咽部充血，扁桃体肿大，肺部呼吸音正常，当地社区医院常规给予感冒药治疗，5天后好转。

患儿被收入院后，进行体检：T 36.5℃，R 20次/分，P 83次/分，BP 16.0/8.7kPa（120/65mmHg），身高135cm，体重23kg。发育正常，营养中等。双眼睑水肿，结膜无黄染，咽部无充血。颈软，双肺呼吸音清。心率83次/分，心音有力，未闻及杂音。腹平软，无压痛，未触及包块，肝脾未及，移动性浊音阴性。双下肢未见水肿。余未见异常。

入院后完善检查：血常规：Hb 115g/L；RBC $4.5×10^{12}$/L；WBC $10.0×10^9$/L；N 60%；L 40%。尿常规：蛋白（+），白细胞3～5/HP，红细胞满视野。肾功能：BUN 30.9mmol/L，Scr 265umol/L。血清补体：补体 C_3 0.08g/L。抗"O" 850U/L。血生化：血钾5.0mmol/L，血钠138mmol/L，二氧化碳结合力20.47mmol/L。红细胞沉降率：55mm/h。

问题与思考：
1. 该患儿可能的临床诊断是什么？
2. 请写出该病的临床诊断依据。

一、病因

本病最常见的病因是由A组β溶血性链球菌引起的上呼吸道或皮肤感染后的一种免疫反

应。其他致病菌有葡萄球菌、肺炎链球菌、流感杆菌等；病毒有流感病毒、柯萨奇病毒、埃柯病毒等。

二、发病机制

目前认为是具有特殊 M 蛋白的某些菌株感染后方能发生免疫反应而致病。病原体作为抗原，刺激机体产生相应抗体，形成循环免疫复合物，沉积于肾小球，并激活补体，引起一系列免疫损伤和炎症。炎症损伤使肾小球毛细血管管腔变窄，甚至闭塞，导致肾小球血流量减少，肾小球滤过率降低，体内钠、水潴留。临床上出现少尿、水肿、高血压、急性循环充血。又由于免疫损伤使肾小球基膜断裂，血浆蛋白、红细胞和白细胞通过肾小球毛细血管壁渗出到肾小球囊内，临床上出现血尿、蛋白尿、白细胞尿及管型尿。此外，某些链球菌可通过神经氨酸苷酶的作用或其产物如某些菌株产生的唾液酸酶，与机体的免疫球蛋白结合，改变其免疫原性，产生自身抗体和免疫复合物而致病。也有人认为链球菌抗原与肾小球基膜糖蛋白间有交叉抗原性，而引起免疫损伤（图 11-1）。

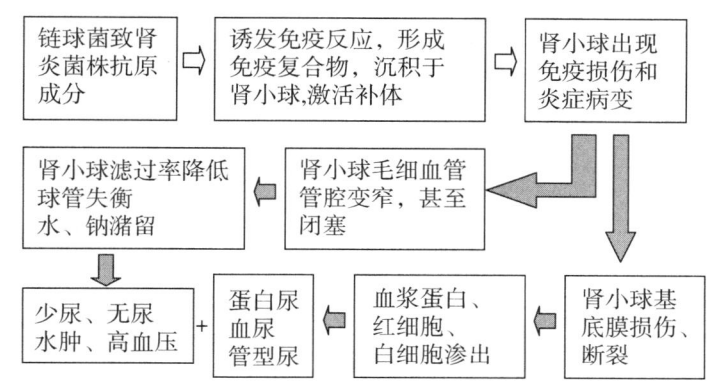

图 11-1　链球菌感染后肾炎的发病机制图

三、临床表现

急性肾小球肾炎临床表现轻重不一，轻者无临床症状，仅有镜下血尿，重者在两周内出现循环充血、高血压脑病、急性肾功能不全而危及生命。

（一）前驱感染

90% 的病例存在链球菌的前期感染。秋、冬季以上呼吸道感染者多见，尤其是咽扁桃体炎。夏、秋季以皮肤感染多见。上呼吸道感染后 1～3 周发病，平均 10 天，皮肤感染后一般 2～4 周发病。

（二）典型表现

起病时常有全身不适、乏力、厌食、发热、头痛等一般表现。

1. 水肿、少尿　水肿是最常见及最早出现的症状。70% 的患儿有水肿，先有眼睑及颜面水肿，重者 2～3 天遍及全身，水肿呈非凹陷性。早期均有尿色深、尿量少，甚至无尿。一般 2～3 周内随尿量的增多水肿消退。

2. 血尿、蛋白尿　起病时几乎都有血尿，轻者仅有镜下血尿，镜下血尿可持续数月；30%～50% 有肉眼血尿，酸性尿呈浓茶色或烟灰水样，中性或弱碱性尿呈鲜红色或洗肉水样。肉眼血尿一般在 1～2 周内消失。蛋白尿程度不等，多数 < 3g/d，约 20% 的病例可达肾病水平。

3. 高血压　在发病初期即出现轻度至中度血压增高，常为 16.0～20.0/10.7～14.4kPa（120～150/80～110mmHg），于病程 1～2 周后随尿量增多而降至正常。

（三）严重表现

少数病例在疾病早期（2 周内）可出现下列严重症状，如不及时治疗，将危及生命。

1．严重循环充血　由于水钠潴留、血浆容量增加而出现循环充血。轻者仅有轻度呼吸增快、颈静脉略充盈、肝大等；严重者明显气急、发绀、频咳、端坐呼吸、吐粉红色泡沫痰、两肺底湿啰音；心率增快，有时呈奔马律；肝大，颈静脉怒张，外周静脉压增高。

2．高血压脑病　血压急剧增高，可出现高血压脑病。是由于脑血管痉挛或脑血管高度充血扩张而致脑水肿。表现为头痛、烦躁、恶心、呕吐、复视或一过性失明、意识模糊，严重者出现惊厥、昏迷。为急性肾炎的危重症状，若能及时控制血压，上述症状可迅速缓解。

3．急性肾功能不全　病程早期可有少尿或无尿，暂时性氮质血症，3～5 日后尿量增加。若持续少尿或无尿则出现急性肾衰竭症状，如代谢性酸中毒和电解质紊乱及尿毒症症状等。

（四）非典型表现

1．无症状性急性肾炎　患儿仅有镜下血尿而无其他临床表现，但有前驱感染史。实验室检查可见血清链球菌抗体增高，一过性血清补体降低。

2．肾外症状性急性肾炎　部分患儿存在明显水肿和（或）高血压，甚至出现严重循环充血及高血压脑病，但尿液改变轻微或尿常规检查正常。

3．以肾病综合征表现的急性肾炎　少数患儿以急性肾炎起病，但水肿和蛋白尿突出，呈现类似肾病综合征的表现。这类患儿常预后较差。

四、辅助检查

1．尿液检查　尿沉渣镜检有红细胞增多，尿蛋白＋～＋＋＋，可见透明、颗粒或红细胞管型。

2．血液检查　红细胞计数及血红蛋白因血液稀释而轻度降低。白细胞计数正常或增高。红细胞沉降率多数轻度增快。免疫学检查可见抗链球菌溶血素"O"（ASO）滴度多数升高，血清总补体测定（CH_{50}）和补体 C_3 在早期下降，多数于病后 6～8 周恢复正常。重症患儿可有暂时性氮质血症。

五、治疗原则

本病为自限性疾病，无特异疗法，以休息和对症治疗为主。

1．休息　急性期应卧床休息至水肿消退，血压正常、肉眼血尿消失。

2．饮食　水肿、高血压者限制钠盐摄入，氮质血症者限制蛋白质摄入，尿少、循环充血者限制水的摄入。

3．治疗感染灶　如有感染应给予青霉素肌内注射 10～14 天。青霉素过敏者可改用红霉素，应避免使用肾毒性药物。

4．对症治疗

（1）利尿：一般病例可口服氢氯噻嗪，每次 1～2mg/kg，每日 1～2 次，口服。重症可用高效利尿剂，如呋塞米静脉注射，每次 1～2mg/kg，根据病情可每 4～8h 重复给予。一般忌用保钾利尿剂及渗透性利尿剂。

（2）降压：血压持续升高时应给予降压药。口服硝苯地平，每天 0.25～0.5mg/kg，分 3 次口服。若出现高血压脑病征象应给予镇静剂和快速降压药。镇静剂可用地西泮或苯巴比妥肌内注射；降压药可用硝普钠，5～10mg 加入 10% 葡萄糖液 100ml，开始以每分钟 1μg/kg 速度静脉滴注（每分钟不超过 8μg/kg），防止发生低血压。同时给予利尿脱水剂呋塞米等。

（3）严重循环充血治疗：首先是卧床休息，严格限制水钠入量，尽快降压、利尿。有肺水肿表现者应给予硝普钠，扩张血管，降低血压。利尿剂常采用呋塞米。难治病例可行腹膜透析或血液滤过治疗。

六、护理评估

1. 健康史 询问患儿病前1～3周有无上呼吸道或皮肤感染史。若主要症状为水肿或血尿，应了解水肿开始的时间、持续时间、发生部位、发展顺序及程度。了解患儿24h排尿次数及尿量，观察尿的颜色。询问目前药物治疗情况，用药的种类、剂量、次数、副作用等。

2. 身体状况 评估患儿目前的体症，包括血压、呼吸、脉搏、神志等。测量体重、腹围。检查水肿的部位及程度，按压皮肤，注意有无凹陷痕迹。有否颈静脉怒张。肺部有无湿啰音及胸腔积液征。心率是否增快，有无奔马律等。

了解各种辅助检查，及时采集标本进行有关检查，注意评估尿常规检查结果，有无血尿、蛋白尿；有无低补体血症；血浆尿素氮、肌酐升高提示肾功能不全。

3. 心理社会状况 由于患儿年龄较小，往往对卧床休息难于配合，年龄较大患儿由于需要休学、中断与伙伴的交流，同时担心自己的学习成绩等原因会产生焦虑、恐惧、悲观等情绪，从而进一步影响健康。护理人员应评估患儿及家长对本病的了解程度，目前的心理状态及对护理的要求，为健康指导做准备。

七、常见护理诊断/问题

1. **体液过多** 与肾小球滤过率下降，水钠潴留有关。
2. **活动无耐力** 与水肿、血压增高有关。
3. **潜在并发症**：高血压脑病、急性循环充血、急性肾衰竭。
4. **知识缺乏** 患儿及家长缺乏本病相关的护理知识。

案例 11-1B

患儿于入院第3天晨起，突然出现头痛难忍，喷射性呕吐1次，当时测量血压为21.3/13.3kPa（160/100mmHg）。

问题与思考：

1. 患儿出现了什么问题？
2. 应如何给予治疗和护理？

八、护理措施

（一）休息

疾病早期应卧床休息，以减轻心脏负担，改善心功能，增加心排出量，使肾血流量增加，提高肾小球滤过率，减少水钠潴留，减少并发症的发生；同时又由于静脉压下降，降低了毛细血管血压，而使水肿减轻。一般卧床休息2周，待水肿消退，血压降至正常，肉眼血尿消失，可下床轻微活动；病后2～3个月若离心尿每高倍视野红细胞在10个以下，红细胞沉降率正常可上学，仍需避免剧烈活动；Addis计数正常后恢复正常生活。

（二）饮食管理

有水肿及高血压的患儿，应限制水、钠盐的摄入，每日食盐量＜1g；严重水肿、尿少者限制水的摄入；有氮质血症时，限制蛋白质的入量，每日0.5g/kg；由于液体潴留，患儿消化功能减退，有的患儿还会出现恶心、呕吐，故应给予清淡、易消化、富含维生素的高糖饮食，少量多餐，以满足小儿热量并减轻水肿的胃肠道负担。尿量增加、水肿消退、血压正常后，可恢复正常饮食，以保证儿童生长发育的需要。

（三）病情观察

1. **评估患儿水肿的情况**　每日或隔日测体重1次，必要时可每日测腹围。
2. **观察血压的变化**　每日定时测量血压或进行血压监测。若突然出现血压升高、剧烈头痛、呕吐、眼花、一过性失明、惊厥等，提示高血压脑病的发生，应立即配合医生救治。
3. **详细记录24h出入量**　观察尿量、尿色，定期送检尿常规；尿量增加，肉眼血尿消失则提示病情好转。持续少尿，伴头疼、恶心、呕吐等提示可能有急性肾功能不全。
4. **密切观察患儿呼吸、心率、脉搏的变化**　若有呼吸困难、青紫、颈静脉怒张、心率增快的表现，警惕循环充血状态的发生。

（四）用药护理

1. **应用利尿药物的护理**　护理人员除应观察药物的作用外，还应对药物发挥作用的时间和不良反应详细观察，以便及时反馈给医生调整用药。①口服氢氯噻嗪1~2h后开始利尿，作用可维持10~12h。②静脉注射呋塞米5min即可产生利尿作用，持续2~4h。注意观察利尿过程中水、电解质紊乱的症状，常见的有低血容量、低钾血症、低钠血症等。
2. **应用降压药物的护理**　使用降压药物后应定时测量血压，检查降压效果，并观察有无副作用。如利血平可有鼻塞、面红、嗜睡等副作用。避免患儿突然起立，以防止直立性低血压的发生。静脉滴注硝普钠降压药应新鲜配制，避光使用。静脉输液要准确地控制液体速度及浓度。

（五）健康教育

向患儿及家长宣教本病是一种自限性疾病，无特异疗法，主要是休息及对症治疗，尤其是起病前2周最为关键。出院后1~2个月适当限制活动，定期查尿常规，随访时间一般为半年，大多数预后良好。锻炼身体，增强体质，避免或减少上呼吸道感染是预防本病的主要措施。一旦发生上呼吸道感染或皮肤感染，应规范使用抗生素治疗，彻底清除感染灶。

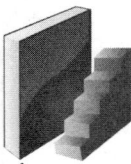

知识拓展

彩超引导下行小儿肾组织穿刺活检术的护理

小儿经皮肾穿刺活检术对儿童肾脏疾病的诊断、指导治疗以及判断预后具有重要意义。肾穿刺活检的围术期护理措施主要为：

1. **术前护理**　①术前3天停用抗凝及活血化瘀类的药物。②护士指导患儿在俯卧位下进行吸气-屏气动作训练（在腹下垫1个枕头），保持屏气动作15~30s，练习卧床排大小便。③术前监测生命体征，观察尿量、尿色等。④术前晚清洁灌肠1次。⑤术日准备心电监护仪、尿垫等，术前半小时备好凉开水2000~5000ml。⑥术前半小时肌内注射维生素K_1针、止血敏针。⑦做好患儿及家长的心理护理与健康教育。

2. **术后护理**　①患儿应采取去枕平卧位，制动24h。②监测生命体征，血压高时口服硝苯地平片降压。③密切观察尿量、尿色，嘱患儿短时间内大量饮水，尽早排尿，以利于出血的观察及尿路的冲洗，以防血凝块阻塞所致的肾绞痛。④做好皮肤护理，防止出现压疮。⑤腹带加压包扎术区，注意观察敷料有无渗血、渗液，并及时更换。⑥遵医嘱给予肌内注射维生素K_1针、止血敏，静脉注射白眉蛇毒血凝酶针，防止出血。⑦术后应进食清淡、易消化饮食，少量多餐，不宜过饱。⑧做好心理护理，减少患儿恐惧。⑨加强健康教育，嘱患儿出院后1个月内避免剧烈活动，嘱家长注意观察患儿的尿量、尿色，定期复查。

第三节 肾病综合征

肾病综合征（nephrotic syndrome，NS）简称肾病，是由多种病因引起的肾小球基底膜通透性增加，导致大量蛋白质自尿中丢失的一种临床综合征。临床表现为四大特征，即大量蛋白尿、低蛋白血症、高脂血症和不同程度的水肿。肾病综合征约占同期泌尿系统住院患儿的20%，发病率仅次于急性肾炎，且男性患儿多见。发病年龄多为学龄前儿童，以3～5岁为发病高峰。

NS按病因可分为原发性、继发性和先天性三种类型。①原发性NS：小儿时期的肾病综合征约90%为原发性肾病综合征，病因不明。可分为单纯性和肾炎性肾病，其中以单纯性肾病多见。②继发性NS：是指在诊断明确的原发病基础上出现肾病表现，病因广泛而复杂，如过敏性紫癜、红斑狼疮、乙型肝炎、糖尿病等。③先天性NS：属常染色体隐性遗传，一般3个月内起病，3岁内多见，预后差。本节主要介绍原发性肾病综合征。

案例 11-2A

患儿，男，5岁，7天前出现水肿，先是双眼睑部位，渐发展至面部和全身，伴尿少，无血尿、尿急、尿痛、尿频等表现，无发热、咳嗽、腹泻、呕吐。予"青霉素"治疗3天，水肿无明显消退。2天前水肿加重，出现腹胀，尿量明显减少，精神不如病前，有时出现轻微腹痛，食欲缺乏。患儿既往无水肿病史。无肾脏疾病病史及家族史，无结核接触史和药物过敏史。查体T 36.7℃，P 98次/分，R 39次/分，BP 92/62mmHg，身高105cm，体重20kg。神志清楚，精神尚可，全身皮肤黏膜无出血点及皮疹，浅表淋巴结无肿大。头颅正常，双眼睑高度水肿，双眼不能睁开，颜面水肿明显。颈软，双肺呼吸音清。心律齐，心音有力，未闻及杂音。腹膨隆，移动性浊音（+），皮肤发亮，无压痛及反跳痛，肝脾肋下未及，肾区叩痛（-），双下肢水肿明显，指压凹陷，阴囊及包皮明显水肿，巴氏征（-）。实验室检查提示：血清总蛋白42g/L，白蛋白18g/L，球蛋白24g/L，血清胆固醇较高，红细胞沉降率快，血ASO正常，补体C_3正常。尿液色黄，蛋白（++++）。

问题与思考：
1．患儿最可能的医疗诊断是什么？
2．请写出该病的诊断依据。

一、病因及病理生理

肾小球滤过膜对血浆蛋白通透性增加，导致蛋白尿是肾病综合征的病理生理特点。水肿、低蛋白血症、高脂血症均是蛋白尿的结果。

1．蛋白尿 正常情况下，肾小球滤过膜静电屏障作用和分子屏障作用阻碍血浆蛋白从肾小球毛细血管管腔排出。蛋白尿的形成是肾小球毛细血管滤过膜的电荷屏障作用减弱，大量分子较小、带阴电荷的白蛋白由尿中丢失，形成高选择性蛋白尿。由于分子屏障作用减弱，使其他蛋白成分，如免疫球蛋白、载体蛋白、各种凝血因子、维生素D结合蛋白等亦从尿中丢失，形成低选择性蛋白尿。

2. **低蛋白血症** 大量白蛋白经尿丢失及肾小管对重吸收的白蛋白分解，是导致低蛋白血症的主要原因。同时蛋白的丢失超过肝合成蛋白的速度也使血浆蛋白减低。

3. **高脂血症** 低蛋白血症促进肝合成脂蛋白增加，以及其中大分子脂蛋白难以从肾排出而导致患儿血清总胆固醇、三酰甘油、低密度脂蛋白、极低密度脂蛋白增高，形成高脂血症，持续高脂血症可促进肾小球硬化和间质纤维化。

4. **水肿** 是由于血浆白蛋白的降低，使血浆胶体渗透压下降，水和电解质由血管内向组织间隙外渗，使间质水肿，有效循环血量减少，激活肾素-血管紧张素-醛固酮系统，造成水钠潴留，进一步加重水肿。

二、临床表现

（一）单纯性肾病

3~7岁男孩多见。起病缓慢，常无明显诱因。水肿最常见，为凹陷性水肿，开始于眼睑、面部，逐渐发展至四肢全身。水肿部位随着重力作用而移动，久卧或清晨以眼睑、头枕部或骶部水肿为著，男孩阴囊水肿明显。严重者可出现胸腔积液、心包积液、腹水等，出现皮肤发亮、白纹。尿量减少、颜色变深。由于大量蛋白质的丢失，患儿可出现精神萎靡、乏力、面色苍白、皮肤干燥、食欲缺乏，有时伴有腹泻、腹胀、腹痛等，一般无明显血尿和高血压。

（二）肾炎性肾病

发病年龄多在学龄期。水肿一般不严重，除具备肾病的四大特征外，还伴有血尿、高血压、血清补体下降、不同程度的氮质血症。

（三）并发症

1. **感染** 是本病最常见的并发症。由于肾病患儿免疫功能低下，蛋白质营养不良，水肿致使局部循环障碍，以及患儿多用皮质激素及免疫抑制剂治疗等原因，使患儿容易发生感染，而感染又可促使病情反复而加重。常见呼吸道感染、皮肤感染、泌尿道感染和原发性腹膜炎等，其中以上呼吸道感染为多见，且以病毒感染为最常见。

2. **低血容量及电解质失衡** 因胶体渗透压的降低，使有效循环血量减少，易出现低血容量性休克。长期应用利尿剂，肾上腺皮质激素以及低盐饮食或吐、泻等原因，易引起低钠血症、低钾血症。同时患儿也容易出现低钙血症，主要是由于：①钙在血液中与白蛋白结合，可随白蛋白自尿中丢失。②维生素D结合蛋白由尿中丢失，维生素D水平降低。③患儿肠钙吸收不良及服用激素的影响。

3. **高凝状态及血栓形成** 由于肝合成凝血因子增加，且有高纤维蛋白原血症；血浆抗凝物质减少；高脂血症时血液黏滞度增高；血流缓慢以及血小板聚集增加等原因，易导致患儿动、静脉血栓形成，其中以肾静脉血栓最常见。

4. **急性肾衰竭** 5%微小病变型肾病可并发急性肾衰竭。多数为低血容量所致的肾前性肾衰竭，部分与原因未明的滤过系数降低有关，少数为肾组织严重的增生性病变。

5. **生长延迟** 多见于频繁复发和接受长期大剂量糖皮质激素治疗的患儿，与蛋白质营养不良、糖皮质激素及肾病本身对患儿生长发育的影响有关。

三、辅助检查

（一）尿液检查

尿蛋白定性多为+++以上，大多数可见透明管型和颗粒管型。24h尿蛋白定量超过40mg/($h \cdot m^2$)，或 >50 mg/($kg \cdot d$)为肾病范围的蛋白尿，正常儿童尿蛋白上限为4 mg/($h \cdot m^2$)。肾炎性肾病患儿可见镜下血尿。

（二）血液检查

1. 血清总蛋白及白蛋白 两项均降低，尤其是白蛋白下降明显，可呈现 A/G（白蛋白/球蛋白）倒置。血清白蛋白浓度＜25g/L 可诊断为肾病综合征的低蛋白血症。

2. 血胆固醇 升高＞5.7mmol/L。

3. 高凝状态和血栓形成的检查 血小板增多，血浆纤维蛋白原增加，凝血因子增加，尿纤维蛋白裂解产物（FDP）增多。疑有血栓形成者可作 B 型超声或数字减影血管造影。

4. 血清补体测定 单纯性肾病血清补体正常，肾炎性肾病补体下降。

5. 肾功能检查 单纯性肾病肾功能一般正常，肾炎性肾病有轻重不等的肾功能障碍及氮质血症。

四、治疗原则

（一）一般治疗

注意休息与饮食，根据病情需要适当限制水钠摄入，适量蛋白摄入，并在激素治疗期间适当补充维生素 D 及钙剂；可使用抗生素治疗感染，但不作为预防性用药；水肿严重伴尿少的患儿，可适当使用利尿剂，但需密切观察出入量、体重变化及电解质紊乱。

（二）激素治疗

肾上腺皮质激素是目前治疗小儿原发性肾病综合征的首选药物。

1. 初始患者应尽早选用泼尼松治疗

（1）服药方法：①短程疗法：泼尼松 2mg/（kg·d），最大量 60mg/d，分 3～4 次口服，4 周后减量，共用 8 周，此法易复发，国内少用。②中、长程疗法：泼尼松 2mg/（kg·d），最大量 60mg/d，分次服用，若 4 周内尿蛋白转阴，转阴后巩固 2 周开始减量，改成隔日 2mg/kg，早餐后顿服，用 4 周，以后每 2～4 周减总量的 2.5～5 mg，直至停药。若初始治疗 4 周内尿蛋白未转阴，可继续服至尿蛋白转阴后 2 周，但一般不超过 8 周，改为隔日 2mg/kg 早餐后顿服，继续用 4 周，以后每隔 2～4 周减量一次，至最后停药。疗程 6 个月为中程疗法，9 个月长疗程法。目前我国最常用的方案为中、长程疗法。

（2）疗效判断：①激素敏感：激素治疗后 8 周内尿蛋白转阴，水肿消退。②激素部分敏感：治疗 8 周内水肿消退，但尿蛋白仍 +～++。③激素耐药：治疗满 8 周，尿蛋白仍在 ++ 以上。④激素依赖：激素治疗后尿蛋白转阴，但停药或减量 2 周内复发，再次用药或恢复用量后尿蛋白又转阴，并重复 2 次以上者（除外感染及其他因素）。⑤复发或反复：尿蛋白已转阴，停用激素 4 周以上，又出现尿蛋白 ++ 以上为复发；如在激素用药过程中出现上述变化为反复。⑥频复发和频反复：指半年内复发或反复 2 次以上或 1 年内 3 次以上者。

2. 频繁复发和糖皮质激素依赖性肾病的其他激素治疗

（1）调整激素的剂量及疗程：在疗程结束后，继续用泼尼松 2.5～5mg 隔日口服来预防复发，用药可达 1.5～2 年。

（2）更换激素制剂：对于泼尼松疗效较差的病例，可换用地塞米松、阿赛松等其他激素制剂。

（3）甲基泼尼松龙冲击治疗每次 15～30mg/kg，每次最大＜1g，溶于 10% 葡萄糖 100～250ml 中，静滴 1～2h，每日或隔日 1 次，3 次为 1 疗程，可重复 1～2 疗程。

（三）免疫抑制剂治疗

免疫抑制剂治疗适用于激素部分敏感、耐药、依赖及复发的病例，常用药物为环磷酰胺。一般为每日 2～2.5mg/kg，每日晨 1 次顿服，8～12 周为 1 个疗程。或使用冲击疗法，环磷酰胺 8～12mg/（kg·d），加入 5% 葡萄糖盐水 100～200ml 静脉点滴 1～2h，连用 2 天为 1 疗程，间隔 2～4 周 1 次，共 6 次，总量＜150mg/kg。用药时嘱患儿多饮水，以减少出血性膀胱炎等副作用。

(四) 抗凝治疗

可口服双嘧达莫，或使用肝素钠、尿激酶静脉点滴。

(五) 其他药物治疗

可使用免疫调节剂，如左旋咪唑。对于伴有高血压的 NS，可使用血管紧张素转换酶抑制剂（ACEI），如卡托普利。也可采用中医中药治疗。

五、护理评估

1. **健康史** 应注意评估患儿起病的情况，有无诱因，如感染或劳累，病情急缓，病程长短，是首次发病还是复发等。了解饮食情况，水肿的部位及程度，尿量多少，尿中有无泡沫等。曾做过哪些检查，是否明确诊断，治疗情况，是否应用激素治疗及治疗效果等。

2. **身体状况** 体检应注意血压、腹围、体重、皮肤等。确定凹陷性水肿的范围与程度。有无感染的征象，如呼吸道、皮肤等。

了解辅助检查，及时采集标本进行尿常规检查，尿蛋白定性是否明显增高，尿沉渣镜检有否红细胞。分析血清白蛋白、胆固醇结果。血液高凝指标有无异常。

3. **心理社会状况** 由于本病病程长、易复发，对首次发病的患儿及家长应了解其对本病的认识程度。对复发患儿应评估其对治疗是否有信心。注意评估家长对长期应用皮质激素所造成形象的改变有否焦虑情绪及其对治疗的依从性。

六、常见护理诊断/问题

1. 体液过多　与低蛋白血症导致水钠潴留有关。
2. 营养失调：低于机体需要量　与大量蛋白尿、摄入量减少及肠道吸收减少有关。
3. 有感染的危险　与抵抗力下降、激素等的应用有关。
4. 潜在并发症：电解质紊乱、血栓形成、药物的副作用。
5. 自我形象紊乱　与皮质激素副作用有关。
6. 焦虑　与病情反复及病程长有关。

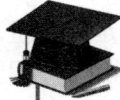

案例 11-2B

患儿阴囊水肿呈球形，触之有波动感，皮肤透明发亮。患儿自觉肿胀、疼痛、下坠不适、活动受限。

问题与思考：
1. 患儿出现水肿的原因有哪些？
2. 应如何对患儿进行皮肤护理？

七、护理措施

(一) 休息

严重水肿和高血压患儿需卧床休息，休息可减轻心脏和肾的负担。腹水严重时，患儿呼吸困难，应采取半卧位。卧位时要经常变换体位，以防血管栓塞等并发症。由于高度水肿，患儿不能维持正常生活，护理人员应协助患儿进食或排便等。病情缓解后可逐渐增加活动量，但不可过累。

(二) 饮食

1．水盐摄入 明显水肿或高血压时，短期内低盐饮食，每日盐＜1g，水肿消退、尿量正常后则不应长期限盐，以防患儿食欲低下，发生低钠血症。

2．蛋白质摄入 控制在每日2g/kg为宜，食入高生物效价的优质蛋白质，如乳类、鱼、蛋等。尿蛋白消失后，长期使用激素治疗期间，因激素可使体内蛋白质分解增加，易出现负氮平衡，应适当多补充一些蛋白质。

3．注意补充碳水化合物、各种维生素和微量元素 应给予易消化、富含维生素的软食，应含少量脂肪，足量的碳水化合物。同时应适当补充维生素D、钙、铁、锌等。

(三) 预防感染

1．向患儿及家长解释预防感染的重要性，肾病患儿由于免疫力低下易继发感染，而感染又可导致病情加重或复发，严重感染甚至可危及患儿生命。

2．保持病室清洁卫生及室温恒定，不可与有感染性疾病的患儿同住一室，要定期进行病室内消毒，以防交叉感染。

3．加强口腔、皮肤护理

（1）每天早晚刷牙，饭后用温开水或苏打水漱口。

（2）由于高度水肿皮肤张力增加，皮下血循环不良，加之营养不良及使用激素等，皮肤对冷、热、痛等刺激不敏感，易受损及继发感染。因此，要保持皮肤清洁、干燥，每日温水擦浴，尤其腋窝及腹股沟等处，及时更换内衣，勤剪指甲；被褥松软，经常翻身，每次翻身后轻轻按摩骨突部位；臀部和四肢水肿严重时，可垫橡皮气垫或用气垫床，防止压疮；阴囊水肿用棉垫或吊带托起，皮肤破损用2%甲紫溶液或聚维酮碘外用。

（3）每日用3%硼酸坐浴1～2次，预防尿路感染。

（4）严重水肿者应尽量避免肌内注射药物，因为水肿严重，药物不易吸收而外渗，导致局部潮湿、糜烂或感染等。

（4）严格执行各种无菌操作。

4．注意监测体温、血象等指标，及时发现感染迹象，及时给予抗生素治疗。

5．肾病患儿预防接种要避免使用活疫苗，在大量使用激素和免疫抑制剂时可相应延长接种时间，一般应在症状缓解半年后进行。

(四) 观察药物疗效及副作用

1．激素类药物 应用激素治疗期间，应严格遵医嘱给药，同时补充维生素D及钙剂。保证患儿服药。观察激素的副作用：①代谢紊乱：出现明显库欣综合征（满月脸、水牛背、蛙型腹等）、肌肉萎缩无力、伤口愈合不良、蛋白质营养不良、高血糖、水钠潴留、高血压、尿中失钾、高尿钙和骨质疏松。②消化性溃疡和精神欣快感、兴奋、失眠甚至呈精神病、癫痫发作等；还可发生白内障、无菌性股骨头坏死，高凝状态，生长停滞等。③易发生感染或诱发结核灶的活动。④急性肾上腺皮质功能不全，戒断综合征。

2．免疫抑制剂（环磷酰胺）主要是胃肠道反应、出血性膀胱炎、脱发、肝功能损害、骨髓抑制及远期性腺损害等，尽量避免青春期前和青春期用药。注意用药当日给以水化，监测血压、白细胞计数的变化，注意有否胃肠道反应及出血性膀胱炎。

3．利尿剂 应用利尿剂后的尿量、体重、电解质的改变。尿量过多，可加重血容量不足，有出现低血容量性休克或静脉血栓形成的危险，应及时与医生联系。在静脉滴注利尿剂呋塞米时输液速度要慢，每分钟＜4mg，以防脱水。

4．抗凝和溶栓药物 这些药物能改善肾病的临床症状，改变患儿对激素的效应，从而达到理想的治疗效果。在使用肝素过程中注意监测凝血时间及凝血酶原时间。

（五）心理护理与健康教育

1. 向患儿及家长讲解患儿出院不意味着病愈，应在家进行激素巩固治疗的重要性。明确医师制订的激素减量方案及减量过程中的注意事项，不可骤然停药。解释药物引起的体态改变在停药后可自行恢复，使其能按时按量服药，出院后定期来院随访、复查，避免复发。

2. 重点强调预防感染的重要性，使患儿及家长能采取有效措施避免感染，不去公共场所。加强患儿的生活护理。

3. 教会家长或较大儿童学会用试纸监测尿蛋白的方法。

4. 让患儿及家长了解肾病的预后常取决于对皮质激素的最初反应及病理类型。激素无效，应争取肾穿刺活检，评价预后和调整治疗方案。

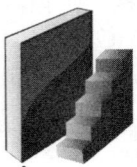

应用"快乐护理"提高肾病综合征患儿激素服药依从性

肾病综合征患儿住院时间长、娱乐活动少、激素治疗时间久、遵医行为较差、服药不依从现象较普遍，影响了疾病的治疗效果。

"快乐护理"是一种新的护理理念，是以护理为手段、人性化服务为内容，体现快乐、关爱，是护患双方共同寻找、创造快乐并达成共识，完成治疗的快乐过程。主要措施包括：开展以"整理好心情，准备好快乐"为主题的讨论会、以"快乐课堂"为平台开展健康教育、建立从入院到出院的护理"快乐链"，营造在"自己动手，当家作主"的快乐服药氛围，寻求促进患儿服药的"快乐方法"，树立"旗帜效应"，增加"集体服药"乐趣等。

研究证实，"快乐护理"能够提高肾病综合征患儿激素服药的依从性和治疗效果，达到了护患双赢，为患儿出院后的家庭管理奠定了良好的基础。

第四节　泌尿道感染

泌尿道感染（urinary tract infection，UTI）是指病原体直接侵入尿路，在尿液中生长繁殖，并侵犯尿路黏膜或组织而引起的损伤。按病原体侵袭的部位，可分为肾盂肾炎、膀胱炎、尿道炎。若感染局限于膀胱、尿道称为下尿路感染，肾盂肾炎称为上尿路感染。由于小儿时期感染局限于泌尿系统某一部位者较少，且临床难于定位，故统称泌尿道感染。根据患儿有无临床症状，分为症状性泌尿道感染（symptomatic UTI）、无症状性菌尿（asymptomatic bacteriuria）。

泌尿道感染为小儿泌尿系统常见疾病之一，总体发病率女孩高于男孩，但新生儿及婴幼儿时期，男孩发病率高于女孩。

一、病因及发病机制

（一）致病菌

尿路感染的致病菌多数为革兰阴性菌，其中60%~80%由大肠埃希菌所致，其次为变形杆菌、克雷伯杆菌，少数为粪链球菌和金黄色葡萄球菌。

（二）感染途径

1. **上行感染** 是泌尿道感染最主要感染途径。致病菌从尿道口上行并进入膀胱、输尿管而达肾引起肾盂肾炎。
2. **血行感染** 病原菌从局部病灶或全身感染通过血液到达肾。多见于新生儿及婴幼儿。致病菌以毒力强的金黄色葡萄球菌为主。
3. **淋巴感染** 肠道有淋巴管与肾相通，肠道感染可引起尿路感染。
4. **直接感染** 由肾邻近器官和组织感染直接蔓延而成。

（三）易感因素

1. **小儿泌尿道解剖生理特点** 小儿输尿管道长而弯曲，管壁肌肉及弹力纤维发育不全，易扭曲而发生尿潴留和感染。女孩尿道短，尿道黏膜皱襞柔嫩，尿道口接近肛门；男孩由于阴茎的包皮过长，可积聚污垢，故易引起上行感染。
2. **先天畸形** 常见有肾盂、输尿管连接处狭窄，后尿道瓣膜、多囊肾、膀胱憩室、脊柱裂（损害脊髓马尾神经，致膀胱括约肌功能失常）等，均可造成尿液流出不畅，滞留的尿液使细菌得以在尿路长时间停留，导致感染。
3. **膀胱输尿管尿液反流** 由于膀胱三角区和输尿管终末段肌肉发育缺陷，出现膀胱输尿管尿液反流。此与尿路感染关系密切，常使尿路感染迁延不愈或多次复发，是导致肾实质损害的重要因素。
4. **泌尿道抵抗感染能力差** 由于分泌型IgA生成不足、黏膜局部缺血缺氧等，均可使细菌入侵。

二、临床表现

（一）急性泌尿道感染

1. **新生儿** 临床症状不典型，以全身症状为主，可有发热或体温不升、面色苍白、吃奶差、呕吐、嗜睡或惊厥等。
2. **婴幼儿期** 临床特点是全身症状重，而泌尿系统局部症状轻微或缺如，可出现高热、拒食、呕吐、面色苍白、腹胀、腹泻等，甚至出现精神萎靡和惊厥。局部症状仅有排尿时哭闹，尿布有臭味和顽固性尿布疹。尿路刺激症状如尿频、尿急、尿痛随年龄增长而逐渐明显。
3. **儿童期** 年长儿的症状常与成人相似，上尿路感染常有发热、寒战、腹痛、遗尿、腰区叩痛、肋脊角压痛等。下尿路感染有尿频、尿急、尿道烧灼感。

（二）慢性泌尿道感染

病程迁延或反复发作持续6个月以上，间断出现尿路刺激症状，脓尿或细菌尿。全身症状有乏力、腰痛、间歇性低热、贫血、体重减轻等，严重者可出现肾实质损害、肾功能减退等。

（三）无症状性菌尿

在常规的尿过筛检查中，可发现健康儿童存在着有意义的菌尿，但无临床感染症状。这种现象可见于各年龄组小儿，以学龄女孩多见。无症状型菌尿患儿常同时伴有尿路畸形或既往有症状尿路感染史。病原体多数是大肠埃希菌。

三、辅助检查

（一）尿常规

清晨中段尿离心后镜检，沉渣中白细胞 ≥ 5/HP 为可疑。如出现白细胞管型，有助于肾盂肾炎的诊断。肾盏乳头炎及膀胱炎时可出现血尿。

（二）尿培养及菌落计数

诊断尿路感染的主要依据。中段尿培养尿内细菌数 ≥ 10^5/ml 可确诊；$10^4 \sim 10^5$/ml 为可疑；<10⁴/ml 为污染。但菌落少于10⁵而症状明显，两次培养出同一细菌者，有诊断价值。通过耻骨上膀胱穿刺获取的尿培养，只要发现有细菌生长，即有诊断意义。

（三）影像学检查

1. **X线检查** 如排泄性膀胱尿道造影，用以检查膀胱输尿管反流情况。静脉肾盂造影，观察肾的轮廓，输尿管和膀胱的外形。静脉肾盂造影加断层摄片，主要用于检测肾瘢痕性损伤。

2. **超声波检查** 检查肾大小、形态方面变化及尿路梗阻情况。

3. **其他** 肾核素造影和CT扫描等。

四、治疗原则

（一）一般治疗

急性期应卧床休息，鼓励多饮水，勤排尿，注意会阴部的清洁卫生。给予丰富蛋白质和维生素、含足够热量的饮食。同时给予对症治疗：①尿路刺激症状明显的患儿：给予阿托品、山莨菪碱等抗胆碱药物，或口服碳酸氢钠碱化尿液。②高热、头痛、腰痛患儿：给予解热镇痛剂治疗。

（二）抗菌治疗

应根据尿培养和药敏试验结果选用抗生素。对于上行性感染者，首选磺胺类药物治疗。如发热等全身症状明显或属血源性感染者，多选用青霉素类、氨基糖苷类或头孢菌素类单独或联合治疗。对于初治者，首选磺胺类药物治疗，一般连服7～10天，待尿细菌培养结果出来后依据药敏试验结果选用合适的抗菌药物。对于上尿路感染患儿，在进行尿细菌培养后，一般选用两种抗菌药物，疗程共10～14天。治疗开始后，应连续3天送尿培养，若24h后尿培养阴转，表示所用药物有效，否则按尿培养药敏试验结果调整用药。单纯无症状菌尿一般无需治疗。如果合并尿路梗阻、膀胱输尿管反流或存在其他尿路畸形者，则应积极选用抗生素进行治疗，疗程7～14天，然后给予小剂量抗菌药物预防，直至尿路畸形被矫治为止。再发泌尿道感染的患儿，应在进行尿细菌培养后选用2种抗菌药物治疗，疗程10～14天为宜，然后给予小剂量药物维持，以防再发。

五、护理评估

1. **健康史** 评估患儿有无发热、腹胀、排尿哭闹、腰痛、食欲缺乏等表现，男孩有无包皮过长、皮肤感染等。

2. **身体状况** 查体时注意体温改变，肾区叩痛等。女孩注意有无蛲虫病等。辅助检查，分析尿常规结果及中段尿培养细菌计数情况，以及X线检查结果等。

3. **心理社会状况** 注意评估家长及患儿对本病的认识程度。

六、常见护理诊断/问题

1. **体温过高** 与细菌感染有关。
2. **排尿异常** 与膀胱、尿道炎症有关。

七、护理措施

（一）休息

急性期需卧床休息，鼓励患儿大量饮水使尿量增多，促进细菌和细菌毒素排出。多饮水还可降低肾髓质及乳头部组织的渗透压，减少细菌生长繁殖。

（二）饮食

给患儿易于消化，含足够热量、丰富的蛋白质和维生素的饮食，以增强机体抵抗力。发热患儿宜给予流质或半流质饮食。

（三）体温监测与药物护理

注意监测患儿体温，发热患儿首选物理降温，体温超过38.5℃及以上者，可适当使用退热药。头痛、腰痛的患儿遵医嘱应用解热镇痛剂缓解症状。对尿道刺激症状明显者，酌情应用抗胆碱药或口服碳酸氢钠碱化尿液，以减轻尿路刺激症状。使用抗菌药物时，可能出现恶心、食欲缺乏等副作用，应饭后服用，减少消化道刺激。

（四）定期复查

患儿应定期复查尿常规和进行尿培养，以了解病情的变化和治疗效果。在送检尿标本时避免污染，常规清洁消毒外阴，取中段尿，婴幼儿用无菌尿袋收集尿标本。

（五）健康教育

向家长及患儿解释本病的特点及预防知识，指导家长为婴儿勤换尿布，便后清洗外阴，保持外阴清洁。幼儿不穿开裆裤，保持臀部清洁。女婴清洗外阴时从前向后擦洗，单独使用洁具。男孩注意包茎的污垢积存。根治蛲虫病，减少感染因素。认真完成抗生素的疗程，防止复发与再感染。在停用抗菌药物后第2、第6周，应做清洁中段尿培养，如果无复发可以认为治愈；反复发作者每3～6个月复查1次，共需2年或更长时间。如为先天性泌尿系统畸形引起的感染，应指导家长带患儿去泌尿外科就诊。

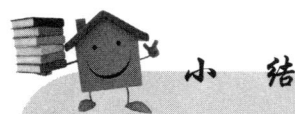

小 结

一、小儿泌尿系统解剖生理特点

小儿肾的位置相对较低，膀胱位置相对较高；输尿管较长而弯曲，易发生梗阻和尿潴留；女婴尿道较短，男婴尿道较长但常有包茎，易积垢，均易发生泌尿道感染；小儿肾功能于1～1岁半时可达成人水平，一般至3岁能控制排尿；正常婴幼儿尿液淡黄透明，接近中性或弱碱性，尿渗透压和尿比重于1岁后接近成人水平。

二、急性肾小球肾炎

急性肾小球肾炎是一组不同原因所致的感染后免疫反应引起的急性弥漫性肾小球病变，以水肿、尿少、血尿、高血压为主要表现；多数是溶血性链球菌感染后所致，呈良性自限过程，一般预后良好；无特异疗法，以休息和对症治疗（利尿、降压等）为主；主要护理措施为休息、饮食管理、病情观察、药物护理及健康教育等。

二、肾病综合征

肾病综合征是由多种病因引起的肾小球基底膜通透性增加，导致大量蛋白质自尿中丢失的一种临床综合征，以大量蛋白尿、低蛋白血症、高脂血症和不同程度的水肿为特征性表现，可出现感染、低血容量、电解质失衡、高凝状态及血栓形成、急性肾衰竭、生长延迟等并发症；男孩多见，3～5岁为发病高峰，以原发性肾病综合征为主要类型；以肾上腺皮质激素治疗为主，必要时使用免疫抑制剂、抗凝药物治疗；主要护理措施为休息、饮食管理、预防感染、药物副作用的观察与护理、心理护理与健康教育等。

三、泌尿道感染

泌尿道感染是指病原体直接侵入尿路，在尿液中生长繁殖，并侵犯尿路黏膜或组织而引起的损伤。总体发病率女孩高于男孩，但新生儿及婴幼儿时期，男孩发病率高于女孩；致病菌多数为革兰阴性菌（大肠埃希菌为主）所致，感染途径主要为上行感染、血行感染、淋巴感染及直接感染；患儿年龄越小，越以全身症状为主，泌尿系统局部症状越不典型；以休息、多饮水、对症治疗及抗菌治疗为主；主要护理措施为休息、饮食管理、体温监测、药物护理、定期复查与健康教育等。

思考题

1．如何为急性肾小球肾炎患儿安排休息与活动？
2．肾病综合征患儿典型的临床表现有哪些？容易出现哪些并发症？
3．从小儿泌尿系统解剖生理特点分析小儿易患泌尿道感染的原因。

（肖 倩）

第十二章 血液系统疾病患儿的护理

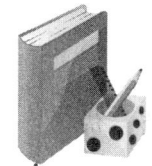

学习目标

通过本章内容的学习,学生应能够:
◎ **识记**
1. 描述儿童造血及血液特点。
2. 列举儿童贫血分度及分类标准,描述贫血的临床表现。
3. 描述缺铁性贫血、营养性巨幼细胞性贫血的病因、辅助检查、主要治疗措施及临床表现。
4. 描述免疫性血小板减少症的辅助检查、主要治疗措施及临床表现。
5. 列举急性白血病的病因、分类与分型、主要的辅助检查结果。

◎ **理解**
1. 解释儿童出现缺铁性贫血的主要原因及预防措施。
2. 解释白血病典型临床表现的特点及可能的原因。

◎ **运用**
1. 评估缺铁性贫血、营养性巨幼细胞性贫血、免疫性血小板减少症、急性白血病患儿,提出主要护理问题,合理制订护理计划并实施。
2. 对化疗期急性白血病患儿进行用药指导。

第一节 儿童造血及血象特点

一、造血特点

儿童造血可分为胚胎期造血和生后造血两个阶段。

(一)胚胎期造血

胚胎期造血分成三个不同的造血期:

1. 中胚叶造血期 约于胚胎第 3 周起即开始出现卵黄囊造血,卵黄囊壁的中胚层间质细胞分化聚集成细胞团,称为血岛,血岛中间的细胞主要分化成原始有核红细胞。中胚叶造血在胚胎第 6 周后开始减退。

2. 肝(脾)造血期 自胚胎第 6～8 周起,肝出现造血功能,至第 4～5 个月时达顶峰,6 个月后逐渐减退。肝是胎儿中期的主要造血场所,主要产生有核红细胞。脾约于胚胎第 8 周开始参与造血,主要产生红细胞,之后也产生粒细胞、淋巴细胞和单核细胞,至胚胎 5 个月后,造红细胞和粒细胞的功能逐渐减退至消失,而造淋巴细胞功能可保持终生。胸腺自胚胎第 8 周开始产生淋巴细胞;淋巴结自胚胎第 11 周开始产生淋巴细胞,并从此成为终生造淋巴细胞和浆细胞的器官。

3. **骨髓造血** 胚胎第6周开始出现骨髓，至胚胎5个月开始造血，并迅速成为主要造血器官，直至出生2~5周后成为正常情况下唯一的造血场所。

（二）生后造血

1. **骨髓造血** 出生后主要是骨髓造血。婴儿期骨髓均为红骨髓，全部参与造血，以满足生长发育的需要。5~7岁始，长骨中的红骨髓逐渐被脂肪组织（黄髓）替代，至成人时红髓仅限于脊椎、胸骨、肋骨、颅骨、锁骨、肩胛骨、骨盆等扁平骨或肱骨、股骨的近端。黄髓是潜在的造血组织，当造血需要增加时，它可转变为红髓而恢复造血功能。婴幼儿由于缺少黄髓，造血的代偿能力低，如果造血需要增加时，容易出现骨髓外造血。

2. **骨髓外造血** 正常情况下，骨髓外造血极少。当婴幼儿发生严重感染、急性失血或溶血等需要增加造血时，肝、脾和淋巴结可恢复到胎儿时期的造血状态，而出现肝、脾、淋巴结增大，同时外周血中可出现有核红细胞或/和幼稚中性粒细胞。这是儿童造血器官的一种特殊反应现象，称"骨髓外造血"。

二、血象特点

儿童各年龄期的血象不同。

（一）红细胞计数与血红蛋白量

胎儿期处于相对缺氧状态，故红细胞计数和血红蛋白均较高，出生时红细胞计数为 $(5.0 \sim 7.0) \times 10^{12}/L$，血红蛋白量为150~220g/L，未成熟儿可稍低。生后随着自主呼吸的建立，血氧含量增加，红细胞生成素减少，骨髓造血功能暂时性下降；胎儿红细胞寿限较短，且破坏较多（生理性溶血）；婴儿生长发育迅速，循环量迅速增加等因素，红细胞数和血红蛋白量逐渐降低，至生后2~3个月时（早产儿较早）红细胞数降至 $3.0 \times 10^{12}/L$，血红蛋白降至110g/L左右，出现轻度贫血，称为"生理性贫血"。"生理性贫血"呈自限性，一般不需治疗。3个月后，红细胞数和血红蛋白量又缓慢增加，至12岁时达成人水平。

网织红细胞数在初生3天内为0.04~0.06，于生后第7天迅速下降至0.02以下，以后随生理性贫血恢复而缓慢上升，婴儿期以后约与成人相同。

（二）白细胞数与分类

初生时白细胞总数为 $(15 \sim 20) \times 10^9/L$，生后6~12h达 $(21 \sim 28) \times 10^9/L$，随后逐渐下降，1周时平均为 $12 \times 10^9/L$。婴儿期白细胞数维持在 $10 \times 10^9/L$ 左右，8岁后接近成人水平。

白细胞分类主要是中性粒细胞与淋巴细胞比例的变化。出生时中性粒细胞约占65%，淋巴细胞约占35%。随着白细胞总数的下降，中性粒细胞亦相应下降，生后4~6天两者比例相等；随后淋巴细胞比例逐渐增加，约占60%，中性粒细胞占35%，至4~6岁时两者又相等；以后白细胞分类与成人相似。此外，初生儿外周血中可出现少量幼稚中性粒细胞，但数天内即消失。

（三）血小板计数

血小板计数与成人相似，为 $(150 \sim 300) \times 10^9/L$。

（四）血容量

儿童血容量相对较成人多，新生儿血容量约占体重的10%，平均300ml。儿童占体重的8%~10%。成人血容量占体重的6%~8%。

第二节 小儿贫血

一、小儿贫血概述

（一）贫血的概念

贫血是指外周血中单位容积内红细胞数或血红蛋白量低于正常。婴儿和儿童红细胞数和血红蛋白量随年龄不同而有差异。根据世界卫生组织（WHO）的资料，血红蛋白（Hb）的低限值在6个月～<6岁儿童为110g/L，6～14岁儿童为120g/L，海拔每升高1000米，血红蛋白上升4%，低于此值为贫血。6个月以下婴儿因生理性贫血等因素，血红蛋白值变化较大，目前尚无统一标准。我国小儿贫血的诊断标准：血红蛋白在新生儿期<145 g/L，1～4个月<90 g/L，4～6个月<100 g/L者为贫血；6个月以上按WHO标准：6个月～6岁Hb<110 g/L，6～14岁<120 g/L者为贫血。

（二）贫血的分类

1. 贫血的程度分类 根据外周血血红蛋白含量或红细胞数可分为4度（表12-1）。

表12-1 贫血的分度（Hb，g/L）

	轻度	中度	重度	极重度
新生儿	144～120	～90	～60	<60
>1个月儿童	120～90	～60	～30	<30

2. 病因分类 根据造成贫血的原因可分三类：

（1）红细胞和血红蛋白生成不足：① 缺乏造血物质：如缺铁性贫血（铁缺乏）、巨幼红细胞性贫血（维生素B_{12}、叶酸缺乏）、维生素B_6缺乏性贫血、维生素C缺乏、蛋白质缺乏等所致贫血等。② 骨髓造血功能障碍：如再生障碍性贫血、单纯红细胞再生障碍性贫血。③ 其他：感染性及炎症性贫血、慢性肾病所致贫血，铅中毒，癌症性贫血等。

（2）溶血性贫血：可由于红细胞内在异常或红细胞外在因素引起。①红细胞内在异常：如红细胞膜结构缺陷所致遗传性球形细胞增多症、阵发性睡眠性血红蛋白尿等；红细胞酶缺乏所致葡萄糖-6-磷酸脱氢酶（G-6-PD）缺乏；血红蛋白合成或结构异常所致地中海贫血、血红蛋白病等。②红细胞外在因素：可因免疫因素所致，体内存在有破坏红细胞的抗体，如新生儿溶血症、自身免疫性溶血性贫血、药物所致免疫性溶血性贫血等；也可因非免疫因素所致，如物理化学因素、毒素、脾功能亢进、弥散性血管内凝血等。

（3）失血性贫血：包括急性失血和慢性失血引起的贫血。

3. 按形态分类 根据红细胞平均容积（MCV）、红细胞平均血红蛋白量（MCH）和红细胞平均血红蛋白浓度（MCHC）将贫血分为4类（表12-2）：

表12-2 贫血的细胞形态分类

	MCV（fl）	MCH（pg）	MCHC（%）
正常值	80～94	28～32	32～38
大细胞性	>94	>32	32～38
正细胞性	80～94	28～32	32～38
单纯小细胞性	<80	<28	32～38
小细胞低色素性	<80	<28	<32

二、缺铁性贫血

缺铁性贫血（iron deficiency anemia, IDA）是由于体内铁缺乏导致血红蛋白合成减少所致。临床以小细胞低色素性贫血、血清铁蛋白减少和铁剂治疗有效为特点。本病是儿童最常见的贫血类型，婴幼儿的发病率最高，是我国重点防治的儿童常见病之一。

（一）铁的来源和需要量

1. 铁的来源 铁的来源主要有两部分：

（1）红细胞释放的铁：衰老的红细胞破坏后所释放的铁几乎全部被再利用。

（2）从食物中摄取的铁：食物中的铁分为血红素铁和非血红素铁，前者吸收率高而后者吸收率低。一般食物中所含的铁仅 1.7%～25% 能被吸收。动物性食物尤其肉类中含铁高且为血红素铁，铁吸收率高；植物性食物中大豆、黑木耳、发菜、海带等虽然含铁较高，但属于非血红素铁，故铁盐吸收率低。二价铁比三价铁容易吸收。同时食入维生素C、果糖、氨基酸以及胃液中的盐酸均有利于铁的吸收，而食物中的磷酸、草酸则有碍于铁的吸收。铁的吸收主要在十二指肠及空肠上段进行。

2. 铁的需要量 小儿时期由于不断生长发育，故每日需自饮食中补充的铁量较成人多，每日需铁 0.5～15mg，各年龄小儿每天摄入总铁量不宜超过 15mg。

（二）病因与发病机制

1. 病因

（1）先天储铁不足：妊娠最后三个月，胎儿从母体所获得的铁最多，故早产、双胎或多胎、胎儿失血和孕母严重缺铁等均可使胎儿储铁减少。

（2）铁的摄入量不足：是导致缺铁性贫血的主要原因。人乳、牛乳、谷物的含铁量均低，如不及时添加含铁较多的过渡期食物，则易发生缺铁性贫血。

（3）生长发育因素：婴儿期生长发育较快，体重及血容量均快速增加，1岁体重为初生时的3倍，早产儿可增至5～6倍。生长速度越快，铁的需要量相对越大，如不及时补充，易发生缺铁性贫血。

（4）铁的丢失过多：正常婴儿每日铁的排泄量相对比成人多。某些疾病，如慢性腹泻不仅铁的吸收不良，而且铁的排泄也增加。1ml血含铁约0.5mg，长期慢性失血可致缺铁性贫血。

（5）铁的吸收障碍：食物搭配不合理、慢性腹泻等可影响铁的吸收。

2. 发病机制 铁是合成血红蛋白的原料，缺铁导致血红素合成不足，血红蛋白合成减少，新生的红细胞中血红蛋白量不足。明显缺铁对幼红细胞分裂增殖的影响远不如对血红蛋白合成的影响明显，故新生的红细胞胞体变小，胞质中血红蛋白量减少，为小细胞低色素性贫血。缺铁通常经过铁减少期（iron depletion, ID）、红细胞生成缺铁期（iron deficient erythropoiesis, IDE）及缺铁性贫血期（iron deficiency anemia, IDA）3个阶段才出现临床贫血症状。

严重缺铁时不仅发生贫血，也可引起体内含铁的酶类缺乏，造成细胞功能紊乱，影响组织器官的功能，可发生消化、神经、循环等系统的功能障碍。缺铁还可导致机体免疫功能降低，易发生感染性疾病。

（三）临床表现

任何年龄均可发病，以6个月至2岁最多见。发病缓慢，临床表现因病情轻重而有所不同。

1. 一般表现 皮肤、黏膜逐渐苍白或苍黄，以口唇、口腔黏膜及甲床最明显。易疲劳，不爱活动。年长儿可诉头晕、眼前发黑、耳鸣等。

2. 髓外造血的表现 肝、脾、淋巴结常轻度肿大。年龄越小，病程越久，贫血越重，肝脾大越明显；淋巴结肿大程度较轻，质韧不硬。

3．非造血系统症状

（1）消化系统症状：食欲缺乏，可有呕吐、腹泻；可出现口腔炎、舌炎或舌乳头萎缩；重者可出现萎缩性胃炎或吸收不良综合征；少数有异食癖（如嗜食泥土、墙皮、煤渣等）。

（2）神经系统症状：表现为烦躁不安或萎靡不振，精神不集中、记忆力减退、智力多低于同龄儿。

（3）循环系统症状：明显贫血时心率增快，严重者心脏扩大甚至发生心力衰竭。

（4）其他：皮肤干燥、毛发枯黄易脱落、反甲，常合并感染。

（四）辅助检查

1．**外周血象** 以血红蛋白量降低为主，呈小细胞低色素性贫血。外周血涂片可见红细胞大小不等，以小细胞为多，中央淡染区扩大。网织红细胞数正常或轻度减少。白细胞、血小板一般无明显异常。

2．**骨髓象** 增生活跃，以中、晚幼红细胞增生为主。各期红细胞胞体均较小，胞质量少，染色偏蓝，胞质成熟度落后于胞核。粒细胞、巨核细胞系一般无明显异常。

3．**铁代谢相关检查** 血清铁蛋白（SF）是诊断缺铁铁减少期（ID期）的敏感指标，<12μg/L提示缺铁；红细胞游离原卟啉（FEP）>0.9μmol/L（500μg/dl）提示细胞内缺铁；血清铁（SI）、总铁结合力（TIBC）和转铁蛋白饱和度（TS）3项指标反映血浆铁的含量，一般在缺铁性贫血期（IDA期）才出现异常，表现为SI和TS降低，TIBC升高。

（五）治疗原则

主要原则为去除病因和补充铁剂。

1．**去除病因** 合理喂养，及时添加含铁丰富的食物，纠正不合理的饮食习惯。有慢性失血性疾病者，如钩虫病、肠道畸形等，应及时治疗。

2．**铁剂治疗** 可采用口服或注射途径补充铁剂，如无特殊原因，应采用口服法给药。临床选用容易吸收的二价铁盐制剂，如硫酸亚铁（含元素铁20%）、富马酸亚铁（含元素铁33%）、葡萄糖酸亚铁（含元素铁12%）、琥珀酸亚铁（含元素铁35%）等。口服剂量为元素铁每日4～6mg/kg，分3次服用。近年有研究显示，蛋白琥珀酸铁采用日剂量1次口服的疗效与传统每日分3次口服疗效相当，但患儿服药依从性更高。注射铁剂易发生不良反应，只有在口服铁剂无效或不能耐受，胃肠道手术后不能口服或吸收不良者才采用，其中山梨醇枸橼酸铁复合物专供肌内注射，右旋糖酐铁复合物可供肌内注射或静脉注射，葡萄糖氧化铁供静脉注射。血红蛋白恢复正常后继续服用铁剂6～8周，以增加贮存铁。

3．**输血治疗** 一般不需输血，仅适用于严重贫血、合并感染或急需行手术者。贫血越严重，每次输注量应越少。

（六）护理评估

1．**健康史** 了解患儿的喂养方法及饮食习惯，是否按时添加过渡期食物，有无偏食、挑食等；小婴儿贫血询问母亲孕期有无严重贫血，是否有早产、多胎等引起先天储铁不足的因素；有无生长发育过快；有无慢性疾病，如慢性腹泻、肠道寄生虫、反复感染及青春期少女是否月经量过多导致铁丢失过多。

2．**身体状况** 了解患儿贫血程度，皮肤、毛发、指甲等表现，贫血较重者要注意有无心率增快、心脏扩大、心力衰竭体征。

监测红细胞、血红蛋白降低的程度，红细胞形态是否呈小细胞、低色素性，注意血清铁、血清铁蛋白下降及骨髓增生情况等。

3．**心理社会状况** 评估家长是否认识本病的危害性及对本病防治注意事项的了解程度，患儿及家长的心理状态等。

（七）常见护理诊断/问题

1. **活动无耐力** 与贫血致组织缺氧有关。
2. **营养失调：低于机体需要量** 与铁供应不足、吸收不良、丢失过多或消耗增加有关。
3. **知识缺乏** 家长及年长患儿缺乏本病防治的相关知识。
4. **有感染的危险** 与机体免疫功能下降有关。

（八）护理措施

1. **注意休息，适量活动** 贫血患儿注意生活规律，适当运动。其中轻度贫血患儿可进行正常的日常活动，但应避免剧烈运动；重度贫血患儿，应根据其活动耐力情况制订相应的运动计划，包括活动方式、强度及时间等。

2. **合理安排饮食**

（1）向家长及年长患儿解释不良饮食习惯（如偏食）会导致本病，帮助其纠正。

（2）指导家长合理搭配患儿的饮食，其中动物血、肝、鱼类、肉类等含铁较丰富，是防治缺铁的理想食品；维生素C、氨基酸、果糖等能促进铁的吸收，可与铁剂或含铁食物同服；茶、咖啡、植物纤维、草酸、抗酸药物等可抑制铁的吸收，应避免与铁剂或含铁食物同服。

（3）提倡母乳喂养：人乳含铁虽少，但吸收率高达50%，而牛奶中铁的吸收率仅10%～25%，一般食物铁的吸收率仅有1.7%～25%。

（4）指导家长6个月后逐渐减少婴儿奶类摄入量，按时添加含铁丰富的过渡期食物，或补充铁强化食品，如铁强化牛奶、铁强化食盐。

（5）指导家长对早产儿及低体重儿宜自2个月左右给予铁剂预防。

（6）鲜牛奶必须加热处理后才能喂养婴儿，以减少因过敏而致的肠道出血。

3. **应用铁剂的护理要点**

（1）告知家长铁剂的剂量以元素铁计算，口服量为4～6mg/（kg·d），分3次口服，掌握正确剂量及疗程，强调坚持按时服药对治疗本病的重要性。

（2）由于铁剂对胃肠道的刺激，可引起胃肠不适及疼痛、恶心、呕吐、便秘或腹泻，两餐之间口服以减少胃肠道反应，可从小剂量开始，如无不良反应，可在1～2日内加至足量。

（3）口服铁剂后，牙往往黑染，大便呈黑色，停药后恢复正常，服药前应向家长说明其原因，消除顾虑。

（4）观察疗效：补给铁剂12～24h后，含铁酶开始恢复，表现为烦躁减轻，食欲增加。网织红细胞于服药2～3天开始上升，5～7天达高峰，2～3周后降至正常。血红蛋白于治疗1～2周后上升，3～4周达正常水平，如3周内上升不足20g/L，应查找原因。如疗效满意，血红蛋白恢复正常后需再继续服用铁剂6～8周，向家长解释其原因。

（5）注射铁剂应精确计算剂量，分次深部肌内注射，每次更换注射部位，以免引起组织坏死。偶见注射右旋糖酐铁致过敏性休克，故首次注射后应观察1h。

4. **健康教育** 做好喂养指导，提倡母乳喂养，及时添加含铁丰富的过渡期食物，说明合理饮食对预防该病的重要性。指导贫血患儿及家长正确用药，说明坚持合理安排儿童饮食、培养良好饮食习惯是防止复发的关键。因缺铁贫血而诱发的智力减低、学习成绩下降者，应加强教育和训练。

三、营养性巨幼细胞贫血

营养性巨幼细胞贫血（nutritional megaloblastic anemia，NMA）是由于维生素B_{12}和（或）叶酸缺乏所致的一种大细胞性贫血。主要临床特点是贫血、神经精神症状、红细胞的胞体变大、骨髓中出现巨幼红细胞，维生素B_{12}和（或）叶酸治疗有效。

(一)病因

1. **摄入量不足** 孕妇严重缺乏维生素 B_{12},纯母乳喂养未及时添加过渡期食物,人工喂养不当或严重偏食,如食物中长期缺乏肉类、肝等可致维生素 B_{12} 和叶酸缺乏。羊乳叶酸含量很低,单纯羊乳喂养而未及时添加过渡期食物的婴儿可致叶酸缺乏。

2. **吸收或代谢障碍** 食物中维生素 B_{12} 与胃底部壁细胞分泌的糖蛋白结合成维生素 B_{12}-糖蛋白复合物后才能在回肠末端黏膜吸收,进入血循环后先与转钴胺素蛋白(transcobalamin)结合,运送到肝贮存。慢性腹泻、小肠切除等病变可影响维生素 B_{12}、叶酸吸收,先天性叶酸代谢障碍也可致叶酸缺乏。

3. **需要量增加** 婴儿生长发育快,对维生素 B_{12}、叶酸的需要量相对较多,严重感染者维生素 B_{12} 的消耗量增加,如摄入不足可致缺乏。

(二)发病机制

叶酸经叶酸还原酶的还原作用和维生素 B_{12} 的催化作用后变成四氢叶酸,后者是 DNA 合成过程中必需的辅酶。维生素 B_{12} 或叶酸缺乏,可致四氢叶酸减少,进而 DNA 合成减少,幼稚红细胞分裂和增殖时间延长,导致细胞核的发育落后于胞质(血红蛋白的合成不受影响)的发育,红细胞的胞体变大,形成巨幼红细胞。红细胞生成速度减慢,巨幼红细胞在骨髓易被破坏,进入血循环的红细胞寿命也较短,从而造成贫血。

DNA 合成不足致粒细胞成熟障碍,其胞体增大,出现巨大幼稚粒细胞和中性粒细胞分叶过多的现象,同时巨核细胞的核发育障碍而致巨大血小板。

维生素 B_{12} 能促使甲基丙二酸转变成琥珀酸而参与三羧酸循环,该作用与神经髓鞘中脂蛋白形成有关,从而能保持中枢及外周髓鞘神经纤维的功能完整性;维生素 B_{12} 缺乏可导致神经髓鞘受损,从而出现神经精神症状。叶酸缺乏主要引起情感变化。

(三)临床表现

以 6 个月~2 岁多见,起病缓慢。

1. **一般表现** 多呈虚胖或颜面轻度水肿,毛发发黄、纤细稀疏,严重者皮肤有出血点或瘀斑。

2. **贫血表现** 皮肤常呈现蜡黄色,睑结膜、口唇、指甲等处苍白,偶有轻度黄疸;疲乏无力,常伴有肝、脾大。

3. **神经精神症状** 可出现烦躁不安、易怒等症状。维生素 B_{12} 缺乏者表现为表情呆滞、目光发直、反应迟钝,嗜睡、少哭不笑,智力、动作发育落后甚至退步。重症病例可出现不规则性震颤,手足无意识运动,甚至抽搐、感觉异常、共济失调、踝阵挛和巴宾斯基征阳性等。叶酸缺乏不出现神经系统症状,但可发生精神异常。

4. **消化系统症状** 常出现较早,如厌食、恶心、呕吐、腹泻和舌炎等。

(四)辅助检查

1. **外周血象** 呈大细胞性贫血,红细胞体积较大,中心淡染区不明显,可见巨幼变的有核红细胞和中性粒细胞分叶过多现象。网织红细胞、白细胞、血小板计数常减少。

2. **骨髓象** 增生活跃,以红系增生为主,粒系、红系均呈巨幼变,胞体变大,核质发育不均,中性粒细胞和巨核细胞分叶过多,巨大血小板。

(五)治疗

1. **一般治疗** 注意营养,及时添加过渡期食物,防止感染。

2. **去除病因** 针对引起维生素 B_{12} 和叶酸缺乏的原因进行治疗。

3. **维生素 B_{12} 和叶酸治疗** 有神经精神症状者,以维生素 B_{12} 治疗为主,维生素 B_{12} 500~1000μg 一次肌内注射,或每次肌内注射 100μg,2~3 次/周,用药至血象恢复正常。有神经系统受累症状者,每日肌内注射维生素 B_{12} 1mg,连续 2 周以上;因维生素 B_{12} 吸收障碍所致者，需长期每月肌内注射维生素 B_{12} 1mg。

叶酸口服，每次 5mg，每日 3 次，连用数周至症状明显好转，血象恢复正常。先天性叶酸吸收障碍者，需增加剂量。维生素 C 有助于叶酸吸收。因使用抗叶酸代谢药物致病者，可用亚叶酸钙治疗。

（六）护理评估

1．健康史 了解母亲孕期有无维生素 B_{12} 的缺乏；患儿的喂养方法及饮食习惯，是否羊乳喂养、是否长期素食等；有无及时添加过渡期食物；患儿有无慢性腹泻、小肠切除等消化道疾病史；有无生长发育过快等。

2．身体状况 评估患儿体重、身高/身长、贫血程度、神经精神症状、有无厌食、恶心、呕吐等消化道症状及血常规、骨髓象检查结果等。

3．心理社会状况 了解患儿及家长对小儿喂养知识的掌握情况，评估对该病病因、主要治疗、护理措施的理解和配合程度。

（七）常见护理诊断/问题

1．活动无耐力　与贫血致组织、器官缺氧有关。
2．营养失调：低于机体需要量　与维生素 B_{12} 和（或）叶酸摄入不足、吸收不良等有关。
3．知识缺乏　患儿及家长缺乏本病防治自我护理的相关知识。

（八）护理措施

1．注意休息 根据患儿情况合理安排休息与活动，严重贫血者限制活动。

2．指导喂养 指导均衡、合理饮食，纠正偏食、挑食等，及时添加过渡期食物，改善哺乳母亲的营养。

3．指导家长及时治疗患儿的肠道疾病，注意根据医嘱合理应用抗叶酸代谢药物。
4．有震颤的患儿应注意保护，防止跌伤。有舌系带溃疡及口炎者，加强口腔护理。
5．及时准确评估患儿的生长发育情况，发现问题及早干预。

第三节　免疫性血小板减少症

免疫性血小板减少症（immune thrombocytopenia，ITP），既往称为特发性血小板减少性紫癜，是儿童最常见的出血性疾病。其主要临床特点是皮肤、黏膜自发性出血和束臂试验阳性，血小板减少、出血时间延长和血块收缩不良。

一、病因及发病机制

病因及发病机制尚未完全清楚。患儿在发病前常有病毒感染史。病毒感染后机体产生相应的抗体，这类抗体可与血小板膜发生交叉反应，使血小板受到损伤而被单核-巨噬细胞系统所清除。此外，在病毒感染后形成的抗原-抗体复合物可附着于血小板表面，使血小板易被单核-巨噬细胞系统吞噬和破坏，导致血小板减少。患者血清中血小板相关抗体（PAIgG）含量多增高，抗血小板抗体作用于骨髓中的巨核细胞，严重影响巨核细胞的生成和释放，导致血小板进一步减少。

二、临床表现

本病见于各年龄期小儿，1～5 岁小儿多见，男女发病率无明显差异，冬春季发病较高。急性型患儿于发病前 1～3 周常有急性病毒感染史，如上呼吸道感染、流行性腮腺炎、水痘、风疹、麻疹、传染性单核细胞增多症等，偶亦发生于免疫接种后。大多数患儿发疹前无任何症状,部分可有发热。自发性皮肤和黏膜出血为突出表现,多为针尖大小的皮内或皮下出血点,或为瘀斑、紫癜。分布不均,通常以四肢为多,易碰撞的部位更多见。常有鼻出血、齿龈出血,青春期少女可有月经过多。颅内出血较少,一旦发生,预后不良。出血严重者可致贫血,肝脾偶见轻度大,淋巴结不肿大。

80%～90%的患儿于发病后1～6个月内痊愈,10%～20%的患儿呈慢性病程。病死率为0.5%～1%,主要致死原因为颅内出血。

三、辅助检查

1. **外周血象** 血小板计数<100×10^9/L。出血轻重与血小板数量有关,血小板<50×10^9/L时可见自发性出血,<20×10^9/L时出血明显,<10×10^9/L时出血严重。慢性型者血小板大小不等,染色较浅。失血较多时可致贫血。

2. **骨髓象** 骨髓巨核细胞数增多或正常。慢性者巨核细胞显著增多,幼稚巨核细胞增多,核分叶减少,核浆发育不平衡,产生血小板的巨核细胞明显减少,且胞质中有空泡形成、颗粒减少等现象。

3. **血小板抗体** PAIgG增高。

4. **其他** 束臂试验阳性,出血时间延长,凝血时间正常,血块收缩不良,血清凝血酶原消耗不良。

四、治疗原则

1. **一般治疗** 急性出血期住院治疗,尽量减少活动,避免外伤,明显出血应卧床休息。积极预防及控制感染,忌用抑制血小板功能的药物,如阿司匹林等。

2. **糖皮质激素治疗** 常用泼尼松,1.5～2mg/(kg·d),分3次口服,或4mg/(kg·d),连用4天。严重出血者可用冲击疗法:地塞米松0.5～2mg/(kg·d)或甲泼尼龙20～30mg/(kg·d),静脉滴注,连用3天,症状缓解后改为口服泼尼松,血小板数接近正常可逐渐减量,疗程一般不超过4周。若复发可再用泼尼松治疗。

3. **大剂量丙种球蛋白** 常用剂量为0.4～0.5g/(kg·d),连续5天静脉滴注;或1g/kg静脉滴注,必要时次日再用1次,此后每3～4周1次。

4. **输注血小板** 通常不主张输血小板,只有在严重出血危及生命时才输注血小板,并同时予以大剂量肾上腺皮质激素,以减少血小板被破坏。

5. **抗-D免疫球蛋白** 又称抗Rh球蛋白,常用剂量为25～50μg/(kg·d),静脉滴注,连用5天为1疗程。其升血小板的作用较慢,但持续时间长。

6. **免疫抑制剂** 主要用于治疗慢性ITP。环孢素3～5mg/(kg·d),分2～3次口服,根据血药浓度调整剂量,疗程3～4个月,主要副作用为肝肾功能损害。也可用长春新碱、环磷酰胺、硫唑嘌呤等。因细胞毒药物副作用明显,对儿童慢性ITP患者需慎用。

7. **脾切除** 目前对ITP患儿是否行脾切除术仍有争议。慢性型病程超过1年,内科治疗效果不佳,出血严重者可考虑行脾切除,但宜6岁以后手术。

此外,利妥昔单抗、血小板生成素(TPO)和TPO受体激动剂、达那唑等也用于治疗部分慢性或难治性ITP。

五、护理评估

1. **健康史** 了解患儿发病前有无病毒感染史,如上呼吸道感染、流行性腮腺炎、水痘、风疹、麻疹等,近期有无进行免疫接种,既往病史及本次发病情况。

2. **身体状况** 评估患儿生命体征,出血情况,肝、脾、淋巴结有无肿大等。了解血常规、血小板抗体测定结果等。

3．**心理社会状况**　了解患儿及家长对本病病因、临床表现、护理知识的认识程度，评估有无恐惧及其程度。

六、常见护理诊断／问题

1．**皮肤黏膜完整性受损**　与血小板减少，皮肤黏膜出血有关。
2．**有感染的危险**　与免疫功能低下有关。
3．**潜在并发症**：内脏出血。

七、护理措施

（一）止血

皮肤、口、鼻黏膜出血可用浸有 1% 麻黄素或 0.1% 肾上腺素的棉球、纱条或明胶海绵局部压迫止血。无效者，可请耳鼻喉医生以油纱条填塞，2～3 天后更换。肌肉关节出血早期可用弹力绷带加压包扎，冷敷、抬高患肢、制动并保持其功能位。遵医嘱给予药物治疗。

（二）避免损伤

1．急性期减少活动，出血明显时卧床休息，避免受伤。
2．尽量避免肌内注射或深静脉穿刺，穿刺后延长压迫时间，以免形成深部血肿。
3．禁食生冷、坚硬、多刺的食物，防止损伤口腔黏膜及牙龈引起出血。
4．保持大便通畅，防止因用力排便致腹压增高而诱发颅内出血。
5．提供安全的环境：床头、床栏及家具的尖角用软垫子包裹，忌玩锐利玩具，限制剧烈运动，如篮球、足球、爬树等，以免受伤出血。

（三）预防感染

应与感染患儿分室居住，保持出血部位清洁，注意个人卫生，防止受凉。

（四）密切观察病情，及时发现出血征象

1．观察皮肤淤点（斑）变化，监测血小板数量变化。当外周血血小板 $< 20 \times 10^9$/L 时需警惕自发性出血，血小板极低者应严密观察有无出血征象。
2．监测生命体征，观察神志、面色，记录出血量。如患儿面色苍白，呼吸、脉搏增快，出汗，血压下降提示可能为失血性休克；若患儿烦躁、嗜睡、头痛、呕吐，甚至惊厥、昏迷、颈抵抗等提示可能有颅内出血；若呼吸变慢或不规则，双侧瞳孔不等大，光反射迟钝或消失提示可能合并脑疝；如有消化道出血常伴腹痛、便血；肾出血伴血尿、腰痛。

（五）消除恐惧心理

患儿不合作、烦躁、哭闹等均可能加重病情，应关心、安慰患儿，向患儿及家长解释病情及各项治疗措施，以取得配合。

（六）健康教育

1．指导预防损伤的知识，如不玩尖利的玩具和使用锐利工具，不进行剧烈、对抗性的运动，常剪指甲，选用软毛牙刷等。
2．指导进行自我保护，如忌服阿司匹林类或含阿司匹林的药物，应用激素治疗期间不与感染患儿接触，去公共场所时戴口罩，衣着适度，尽量避免感冒等。
3．指导家长识别出血征象并掌握压迫止血的方法，一旦发生出血，立即到医院就诊。
4．脾切除的患儿易患呼吸道和皮肤化脓性感染，且易发展为败血症。在术后 2 年内，患儿应定期随诊，并遵医嘱用药。

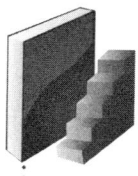

> **知识拓展**
>
> **免疫性血小板减少症治疗时机的选择**
>
> 儿童ITP多为自限性，但不同程度的出血常造成家长的紧张和恐惧，严重者可能并发颅内出血也使医生在决定是否给患儿进行治疗时产生"举棋不定"的困惑，护士在对ITP患儿及家长进行健康教育时，也会对患儿是否要接受治疗、是否需住院治疗等问题产生疑问。ITP患儿是否需要治疗？何时需要治疗呢？
>
> 关于儿童ITP需要进行治疗的临床标准，美国血液学会（ASH）和英国血液学会（BSH）的治疗指南以临床症状及PLT计数结合确定。主要参考指标包括：① PLT ≥ 30×10^9/L，无需住院及药物治疗，观察等待。② PLT ≤ 20×10^9/L伴明显出血或 ≤ 10×10^9/L不伴或有轻度出血者建议给予治疗。大多数慢性ITP者一般无需特殊治疗，只有需要手术或拔牙及身体损伤出血时，考虑通过治疗提高血小板数。PLT < 20×10^9/L持续时间 > 12个月者的治疗时机，目前没有统一标准，主要参考以下原则：① 强调治疗的有效性给患者带来更大安全。② 通过治疗，患者的生活状态会更好。③ 尽量减少长期用药的副作用。

第四节　急性白血病

白血病（leukemia）是造血组织中某一血细胞系统过度增生、浸润到各组织和器官，引起一系列临床表现的恶性血液病，是我国最常见的儿童恶性肿瘤。我国 < 10 岁儿童白血病的发病率为3/10万～4/10万，其中急性白血病占90%～95%。

案例 12-1A

> 患儿，女，5岁，因发热、面色苍白、精神不振10余天就诊。
>
> 患儿两周前无明显诱因出现发热，体温37.4～38.2℃，无咳嗽、流涕、腹泻等。在外院以"急性上呼吸道感染"予抗生素治疗3天，体温无明显下降。起病以来患儿面色进行性苍白，精神较差，食欲欠佳，大小便正常。家长诉平时刷牙牙龈易出血。G_3P_3，足月顺产，按时完成免疫接种，既往生长发育正常，家族史无特殊。
>
> 体格检查：T 38.2℃，P 116次/分，R 26次/分，BP 78/46 mmHg。
>
> 神志清，面色苍白，浅表多处淋巴结肿大，双下肢多处淤点、瘀斑，胸骨压痛明显。心肺（-），腹软，肝肋下3cm，质软，脾肋下4 cm，质软，神经系统检查未见异常。
>
> 辅助检查：血常规示 Hb 73g/L，WBC 35×10^9/L，PLT 52×10^9/L，血中可见幼稚淋巴细胞；骨髓的原始和幼稚淋巴细胞占83%。
>
> 问题与思考：
> 1. 该患儿最可能的临床诊断是什么？
> 2. 依据病史写出该病的临床诊断依据。

一、病因及发病机制

尚未完全明了，可能与以下因素有关。

1. **病毒因素** 属于 RNA 病毒的逆转录病毒（retrovirus），又称人类 T 细胞白血病病毒（HTLV），可引起人类 T 淋巴细胞白血病。

2. **物理和化学因素** 儿童对电离辐射较为敏感，在曾经放射治疗胸腺肥大的儿童中，白血病发生率较正常儿童高 10 倍；妊娠妇女 X 线照射腹部后，其新生儿的白血病发病率比未经照射者高 17.4 倍。苯及其衍生物、重金属、氯霉素、保泰松和细胞毒性药物均可诱发急性白血病。

3. **遗传或体质因素** 本病不属于遗传性疾病，但与遗传有关。如患儿家族中可有多发性恶性肿瘤情况；患有其他遗传性疾病或严重联合免疫缺陷病的患儿，其白血病的发病率较普通儿童明显增高；同卵孪生儿中一个患白血病，另一个患病率约为 20%。

二、分类与分型

根据增生的白细胞种类不同，可分为急性淋巴细胞白血病（acute lymphoid leukemia，ALL；简称急淋）和急性非淋巴细胞白血病（acute non-lymphocytic leukemia，ANLL；简称急非淋）两大类。前者占儿童白血病的 70%～85%。

目前，常采用形态学（M）、免疫学（I）、细胞遗传学（C）和分子生物学（M），即 MICM 综合分型，指导治疗和提示预后。如形态学分型（FAB 分型）将急性淋巴细胞白血病分为 L_1、L_2、L_3 三型，将急性非淋巴细胞白血病分为 M_1、M_2、M_3、M_4、M_5、M_6、M_7 七型；德国柏林-法兰克福-蒙斯特（BFM）的临床分型将急性淋巴细胞白血病分为标危型（SR-ALL）、中危型（IR-ALL）和高危型（HR-ALL），急性非淋巴细胞白血病分为标危和高危。

三、临床表现

各型急性白血病的临床表现大致相同。主要表现为发热、贫血、出血和白血病细胞浸润所致的肝、脾、淋巴结肿大和骨、关节疼痛。

1. **起病** 大多较急。早期症状有面色苍白、精神不振、乏力、食欲缺乏、鼻衄、齿龈出血等，少数以发热和类似风湿热的骨关节疼痛为首发症状。

2. **发热** 多数患儿起病时即有发热，热型不定，一般不伴寒战。发热原因之一可能是白血病性发热，多为低热且抗生素治疗无效；另一原因是感染，多为高热，并可发现感染灶。

3. **贫血** 出现较早，随病情的发展而加重，表现为苍白、虚弱无力、活动后气促等。贫血主要是由于骨髓造血干细胞受抑制所致。

4. **出血** 以皮肤、黏膜出血多见，表现为紫癜、瘀斑、鼻衄、齿龈出血、消化道出血和血尿。偶见颅内出血，是引起死亡的重要原因之一。

5. **白血病细胞浸润的症状和体征** 肝、脾、淋巴结肿大，可有压痛，纵隔淋巴结肿大时可致压迫症状而发生呛咳、呼吸困难和静脉回流受阻；骨、关节疼痛主要与骨髓腔内白血病细胞大量增生、压迫和破坏邻近骨质及浸润骨膜有关；白血病细胞侵犯脑实质和（或）脑膜时可导致中枢神经系统白血病（CNSL），出现头痛、呕吐、嗜睡、视盘水肿、惊厥甚至昏迷，脑膜刺激征等颅内压增高的表现，脑脊液中可发现白血病细胞；白血病细胞也可浸润皮肤、睾丸、心脏等组织器官而出现相应的症状、体征。

四、辅助检查

1. **外周血象** 红细胞及血红蛋白均减少，呈正细胞正色素性贫血。网织红细胞数大多较低。血小板减少。白细胞计数高低不一，增高者约占50%以上，以原始和幼稚细胞为主。

2. 骨髓象 骨髓检查是确立诊断和判定疗效的重要依据。典型的骨髓象为该类型白血病的原始和幼稚细胞极度增生，幼红细胞及巨核细胞减少。少数患儿表现为骨髓增生低下。

3. 组织化学染色和溶菌酶检查 用于协助鉴别细胞类型。

五、治疗原则

采用以化疗为主的综合疗法。其原则是早诊断、早治疗，严格分型，按照类型选择不同的化疗方案及相应的药物剂量；采用早期连续适度化疗和分阶段长期规范治疗的方针。同时，早期预防中枢神经系统白血病和睾丸白血病，重视支持疗法。持续完全缓解2～3年者方可停止治疗。可采用造血干细胞移植联合化疗等。

1. 支持治疗 包括防治感染，明显贫血者进行成分输血，骨髓抑制时应用集落刺激因子，防治高尿酸血症等对症治疗；加强营养，注意休息，保持良好的个人卫生等。

2. 化学药物治疗（化疗） 目的是杀灭白血病细胞，解除白血病细胞浸润引起的症状，使病情缓解，巩固治疗效果以至治愈。

ALL的化疗均需经历下列阶段的治疗：

（1）诱导治疗：联合数种化疗药物，最大限度杀灭白血病细胞，从而尽快达到完全缓解。不同治疗协作组的方案略有不同，但基本方案大致相同。此期常用药物包括：长春新碱（VCR）、柔红霉素（DNR）、门冬酰胺酶（L-ASP）、泼尼松或地塞米松等。

（2）巩固治疗：在缓解状态下最大限度杀灭微小残留病变而采用较强的巩固治疗。CAM方案包括联合用环磷酰胺（CTX）、阿糖胞苷（Ara-C）和6-巯基嘌呤（6-MP）。

（3）预防髓外白血病：有效预防髓外白血病是白血病患儿获得长期生存的关键之一。预防治疗的常用方法包括：MTX、Ara-C、Dex 3种药物联合鞘内注射（三联鞘内注射法，IT），大剂量甲氨蝶呤-四氢叶酸钙（HDMTX-CF）疗法，颅脑放射治疗等，中枢神经系统白血病、睾丸白血病均有规范的治疗方案。

3. 急性非淋巴细胞白血病的治疗 包括诱导治疗和缓解后治疗两个阶段，其中ANLL的诱导化疗难度更大，并发症较多，基本诱导方案有DA方案、DEA方案（以上两种方案适用于除M_3型的其他各型ANLL），全反式维A酸（ATRA）、DNR、Ara-C联合用药，ATRA、三氧化二砷联合用药（后两种方案适用于M_3型）。缓解后治疗包括采用原有效的诱导方案治疗1～2疗程的巩固治疗；采用含中、大剂量Ara-C的化疗方案治疗或造血干细胞移植的根治性强化治疗。

4. 造血干细胞移植（hematological stem cell transplantation，HSCT） 联合化疗是目前根治大部分ALL和部分ANLL的首选方法。因该治疗手段的高风险、高投入，需严格掌握移植时机和适应证。

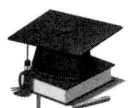

案例 12-1B

患儿家长均为农民，父、母均35岁，家庭经济情况欠佳。家长对病情不了解，表示极为担心患儿的病情，咨询能否用乙醇擦浴降温，希望了解有关治疗的注意事项。

问题与思考：

1. 能否采用乙醇擦浴降温？请解释原因。
2. 列举主要的护理问题，并为该患儿制订护理措施。

六、护理评估

1. 健康史 了解母亲孕期有无接受X线检查史;患儿有无辐射、重金属等有害物质的接触史,如居住环境中有无辐射、过量的苯、重金属等造成污染;患儿服药史,如有无服用细胞毒性药物等;患儿的家族史及本次发病情况。

2. 身体状况 评估患儿生命体征,贫血程度,有无出血倾向,肝、脾、淋巴结肿大,有无骨痛、关节痛等。了解血常规、骨髓检查结果等。

3. 心理社会状况 了解患儿及家长对本病病因、临床表现、治疗及护理配合知识的认识程度,评估有无焦虑及其程度,评估家庭经济条件及其能获得的支持系统。

七、常见护理诊断/问题

1. 体温过高 与大量白血病细胞浸润、坏死及感染有关。
2. 活动无耐力 与贫血及疾病本身消耗有关。
3. 营养失调:低于机体需要量 与疾病过程中消耗增加,抗肿瘤治疗致恶心、呕吐、食欲下降,摄入不足有关。
4. 有感染的危险 与免疫功能下降有关。
5. 潜在并发症:出血、药物副作用。
6. 疼痛 与白血病细胞浸润有关。
7. 知识缺乏 患儿和家长对白血病相关知识不了解。
8. 口腔黏膜改变 与化疗药物副作用有关。
9. 预感性悲哀 与白血病久治不愈有关。
10. 有执行治疗方案无效的危险 与治疗方案复杂、疗程长、易复发、患儿和(或)家长难以坚持等有关。

八、护理措施

(一)维持正常体温

监测体温,观察热型及热度;发热者遵医嘱用药,忌用安乃近和乙醇擦浴以免降低白细胞和增加出血倾向;观察降温效果。

(二)休息

卧床休息,但一般不需绝对卧床,可在床上进行轻微活动。长期卧床者应常更换体位,预防压疮。

(三)加强营养

尽量按患儿喜好制作食物,给高蛋白质、高维生素、高热量的饮食。不能进食者可静脉补充营养。食物保持清洁、卫生,食具常规消毒。指导患儿避免食用酸、辣、硬、咸、脆的食物。避免食用过冷过热的食物。

(四)防治感染

感染是导致白血病死亡的重要原因之一,因此,防止感染尤为重要。

1. 保护性隔离 白血病患儿应与其他病种患儿分室居住,以免交叉感染。粒细胞数极低和免疫功能明显低下者应住单间,有条件者住空气层流室或无菌层流床。房间每日消毒,限制探视人数和次数,感染者禁止探视。接触患儿前以消毒液洗手。

2. 注意个人卫生 教会家长及年长儿正确的洗手方法,勤洗手;保持口腔清洁,进食前后用温开水或漱口液漱口;早晚用软毛刷或海绵刷牙,避免损伤口腔黏膜及牙龈,导致出血和继发感染;有黏膜真菌感染者,可遵医嘱用氟康唑或依曲康唑涂擦患处。勤换衣裤,每日沐浴或擦浴，保持皮肤清洁。保持大便通畅，便后用温开水或盐水清洁肛周，以防肛周脓肿；肛周溃烂者，每日坐浴并加强皮肤护理。

3. 严格执行无菌操作技术，遵守操作规程，尽量减少穿刺次数，护理操作集中进行。

4. **避免预防接种** 免疫功能低下者（如化疗期间），避免用麻疹、风疹、水痘、流行性腮腺炎等减毒活疫苗和脊髓灰质炎糖丸预防接种，以防发病。

5. **观察感染早期征象** 密切监测生命体征，观察有无牙龈肿痛，咽红、咽痛、皮肤破损、红肿，肛周、外阴有无异常。发现感染先兆，及时报告并处理。监测血象结果，中性粒细胞很低者遵医嘱皮下注射粒细胞集落刺激因子（G-CSF）。

（五）防治出血

防治出血的护理，参见本章"免疫性血小板减少症的护理措施"。

（六）正确输血

严格输血制度，观察疗效及有无输血反应。

（七）疼痛护理

提高诊疗技术，尽量减少因治疗、护理而带来的痛苦。运用适当的非药物性止痛技术，必要时可遵医嘱给予止痛药。观察患儿表现，及时进行疼痛评估，必要时采取相应护理措施并进行效果评价。

（八）应用化疗药物的护理

1. 熟悉各种化疗药物的药理作用和特性，了解化疗方案及给药途径，正确给药。

（1）化疗药物多为静脉给药，且具有较强的刺激性；药液渗漏可致局部疼痛、红、肿，甚至坏死。注射前应确认静脉通畅方可注入，发现渗漏立即停止注射，并做局部处理。

（2）某些药（如ASP）可致过敏反应，用药前询问用药史及过敏史，用药过程中观察有无过敏反应。

（3）光照可使某些药，如依托泊苷（VP16）、替尼泊苷（VP26）分解，药物保存及静脉滴注时应避光。

（4）鞘内注射时浓度不宜过大，药量不宜过多，缓慢推入，术后应平卧4~6h。

（5）操作中护士要注意自我保护。

2. **观察及处理药物毒性反应**

（1）绝大多数化疗药物均可致骨髓抑制而使患儿易感染，应监测血象，及时防治感染；观察有无出血倾向和贫血表现。

（2）恶心、呕吐严重者，用药前半小时遵医嘱给止吐药。

（3）加强口腔护理。有溃疡者，宜给清淡、易消化的流质或半流质饮食；疼痛明显者，进食前遵医嘱给予局麻药或敷以溃疡膜、溃疡糊剂。

（4）CTX可致出血性膀胱炎，应保证液量摄入，并尽量在白天完成，以免影响休息。可能致脱发者应先告知家长及年长儿，脱发后可戴假发、帽子。

（5）糖皮质激素可致满月脸及情绪改变等，应告知家长及年长儿停药后会消失，多关心患儿并理解其情绪变化。

（6）心脏毒性反应：蒽环类化疗药如阿霉素、柔红霉素，以及三尖杉酯碱等可引起心脏损害，用药前后检测心功能；用药前或化疗期间遵医嘱使用营养心脏的药物，如维生素C、辅酶Q_{10}等；输液速度适中；若患儿有不适症状应对症处理。

（7）过敏反应：左旋门冬酰胺酶（L-ASP）、Ara-C等化疗药可出现过敏反应。L-ASP使用前按规定做皮试，用药过程中若出现心悸、胸闷、气短、寒战、皮疹等症状，及时通知医生采取措施。

（8）神经系统毒性：部分患者使用VCR后，可出现指、趾端麻木，足下垂，腕下垂，声音嘶哑，面肌麻痹，停药后逐渐恢复，用药前告知患儿及家长相关情况。

（九）健康教育

向患儿及家长讲解白血病的有关知识、化疗药的作用和毒副作用等。教会家长如何预防、观察感染及出血征象，出现异常及时就诊。教会家长了解主要的实验室检查结果，并掌握如何根据实验室结果调整患儿的家庭护理措施。化疗间歇期可出院，酌情参加学校学习，以利其生长发育。鼓励患儿适当参与体格锻炼，增强抗病能力。定期随访，监测治疗方案执行情况。指导家长重视患儿的心理情况，正确引导，使患儿在治疗疾病的同时，心理社会适应力也得以正常发展。

（十）提供情感支持和心理疏导，消除心理障碍

1. 热情帮助、关心患儿，让年长儿和家长认识本病及了解国内外的治疗进展，帮助他们树立战胜疾病的信心。

2. 进行各项诊疗、护理操作前，告知家长及年长儿其意义、操作过程、如何配合及可能出现的不适，以减轻或消除其恐惧心理。明确定期检查（血象、骨髓、肝功能、肾功能、脑脊液等）的必要性，告知患儿所处的治疗阶段。详细记录每次治疗情况，使治疗方案具有连续性。

3. 为新老患儿家长提供相互交流的机会，如定期召开家长座谈会或病友联谊会，让患儿、家长相互交流成功护理经验和教训，如何采取积极的应对措施等，从而提高自护和应对能力，增强治愈的信心。

附：造血干细胞移植的护理

1. 移植前备无菌病房，完善各项检查，建立中心静脉导管，预处理前一周左右进行肠道准备，清洁皮肤等。

2. 患儿入住层流病房期间安排24h陪护，每天进行层流室的清洁消毒，所有进入室内物品均需严格消毒灭菌。患儿每天口腔护理2次，进食前后、睡前用漱口液含漱。严格无菌操作，保持中心静脉导管的通畅。护士熟悉预处理药物并做好病情观察和护理。

3. 预处理结束后48～72h输注造血干细胞。输注前30min碱化尿液，15～20min应用抗过敏药物，冻存造血干细胞要求在1min内融化，融化后10min内输至患儿体内，输注速度为5～10ml/min，输完用生理盐水冲洗空袋2次。输注过程嘱患者张口呼吸，以便尽快排出干细胞保养液中的二甲基亚砜，呼出气体可闻到大蒜样气味；输注第一次后，尿呈粉红色，为保养液自肾排出所致，可自行消失。输注后密切观察患者生命体征、神志、尿量、尿色的变化，出现体温降低者，予饮温开水并加强保暖；血压升高者遵医嘱予以利尿，必要时使用降压药；尿色出现洗肉水样为急性溶血反应所致，及时处理以防急性肾衰竭。

4. 严密监测病情，记录出入量及饮食量，监测各项实验室检查结果变化，预防并及时发现移植后并发症的发生。

5. 健康教育。移植前向患儿及家长介绍治疗过程及注意事项。说明预防感染的重要性及主要措施；解释中心静脉导管的重要作用及保持导管通畅的重要意义，教育患儿保护导管；说明治疗过程可能出现的问题及处理措施，以取得合作。

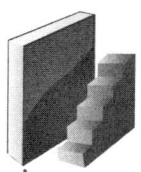
知识拓展

急性淋巴细胞白血病（ALL）复发的预后风险因子

复发 ALL 的预后较差。很多因素，包括血液中白细胞计数、年龄、染色体、基因分型、免疫分型等都与患儿的预后有关，目前确定 ALL 复发的预后风险因子主要有：

（1）复发时间：目前国际公认 ALL"出现复发的时间"是最重要的预后提示因子之一。美国儿童肿瘤协作组（COG）将 ALL 按复发时间分为：①"早期髓内复发"，指初诊后 36 个月内复发，这一期间按复发时间再分为"超早期复发"（复发时间 < 18 个月）和"中早期复发"（复发时间为 18～36 个月）。②"晚期髓内复发"，指初诊后 > 36 个月复发。复发出现越早，预后越差。

（2）复发部位与免疫表型：孤立髓外复发者的预后比髓内复发者好，复发的 T-ALL 患者预后比 B-ALL 复发者差，且复发时间早。

（3）耐药基因与基因突变：患儿在初诊时即存在某些耐药的基因克隆，治疗过程中未被杀灭，而导致复发。儿童 ALL 患者复发时通常存在一定的基因突变。

（4）白血病的微小残留（MRD）水平：MRD 是指白血病经过治疗达到完全缓解后，体内残留的微量白血病细胞。MRD 是导致白血病复发的重要原因，其水平可反映早期治疗效果，是评估复发急淋预后的重要因子之一。

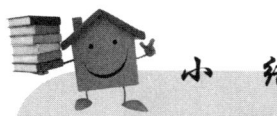
小 结

一、儿童造血及血象特点

儿童造血可分为胚胎期造血和生后造血两个阶段，各阶段主要的造血部位不同，其中出生后主要是骨髓造血，婴幼儿在某些情况需要增加造血时，可出现骨髓外造血。儿童各年龄期有各自的血象特点，其中胎儿期红细胞计数和血红蛋白均较高，出生后可出现生理性贫血。不同年龄段，儿童的中性粒细胞与淋巴细胞的比例有所变化，生后 4～6 天、4～6 岁时两次出现两者比例相等。

二、小儿贫血

由于儿童红细胞数和血红蛋白量随年龄不同而有变化，各年龄段儿童贫血的诊断标准有差异，根据外周血血红蛋白含量或红细胞数可将儿童贫血分为轻度、中度、重度和极重度 4 度。缺铁性贫血主要由于先天储铁不足、铁的摄入不足、生长发育过快、铁的排泄丢失过多或吸收障碍引起，6 个月至 2 岁是缺铁性贫血的高发年龄段，主要治疗原则为去除病因及补充铁剂。护理措施包括休息活动指导，注意休息，适当活动；铁剂的使用包括指导家长及患儿正确服用铁剂，及时评价铁剂的治疗效果，护士掌握注射铁剂的注意事项。营养性巨幼细胞贫血是由于维生素 B_{12} 或（和）叶酸缺乏所致的一种大细胞性贫血，临床特点是贫血、神经精神症状、红细胞胞体变大及用维生素 B_{12} 或（和）叶酸治疗有效。

三、免疫性血小板减少症

免疫性血小板减少症是儿童最常见的出血性疾病，1～5 岁小儿多见，急性型患儿常有急性病毒感染史，其主要临床特点是皮肤、黏膜自发性出血和束臂试验阳性，血小板减少、出血时间延长和血块收缩不良。主要的治疗措施包括积极预防及控制感染，急性期多休息，减少活动；糖皮质激素为临床常用的治疗药物。有出血征象者及时给予止血，指导患儿急性期减少活动，尽量避免皮肤、消化道等损伤出血，预防感染并密切观察病情，指导患儿及家长了解预防出血的相关知识，识别出血征象并掌握正确的压迫止血方法等。

四、急性白血病

白血病是我国最常见的儿童恶性肿瘤。急性白血病的临床表现主要为发热、贫血、出血和白血病细胞浸润所致的肝大、脾大、淋巴结肿大和骨、关节疼痛。骨髓检查是确立诊断和判定疗效的重要依据。治疗采用以化疗为主的综合疗法，其原则是早诊断、早治疗、严格分型、按照类型选择不同的化疗方案及相应的药物剂量；采用早期连续适度化疗和分阶段长期规范治疗的方针。同时早期预防中枢神经系统白血病和睾丸白血病，重视支持疗法。主要护理措施包括监测并维持正常体温，指导患儿适当卧床休息，加强营养支持，采取各项措施防治感染，注意出血的防治及疼痛护理。护士需熟悉患儿的治疗方案，了解各化疗药物的作用及特点，正确给药，有效预防、密切观察并积极处理药物毒性反应，操作过程注意自我保护。

思 考 题

1. 结合小儿造血特点，分析 6 个月至 2 岁小儿易患缺铁性贫血的原因。
2. 简述缺铁性贫血患儿应用铁剂的护理要点。
3. 简述白血病患儿化疗期间预防感染的主要护理措施。

（张利峰）

第十三章 小儿神经系统疾病的护理

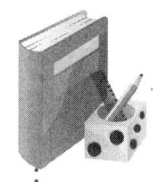

学习目标

通过本章内容的学习，学生应能够：
◎ **识记**
1．描述小儿神经系统解剖生理特点。
2．列举小儿化脓性脑炎、病毒性脑炎、癫痫、吉兰-巴雷综合征脑性瘫痪、多动症的病因及典型临床表现。
3．说出癫痫持续状态的定义。
4．描述小儿化脓性脑膜炎和吉兰-巴雷综合征患儿脑脊液的特点。
◎ **理解**
　　举例说明吉兰-巴雷综合征、注意力缺陷多动障碍和脑性瘫痪的临床特点。
◎ **运用**
1．根据护理程序为化脓性脑膜炎患儿制订护理计划。
2．阐述癫痫发作及癫痫持续状态的急救及护理原则。
3．为吉兰-巴雷综合征患儿实施相应的护理措施。

第一节　小儿神经系统解剖生理特点

中枢神经系统是人体各种活动的最高调节部位，主要由脑和脊髓组成，借兴奋和抑制两种活动过程来实现机体内部的各个器官和组织之间的生理功能相互协调和统一，以保证人体生理功能的正常进行。儿童神经系统发育尚未成熟，各年龄阶段具有不同的特征，且小儿在体格检查时不能配合，因此，对儿童神经系统进行检查与评估时，应考虑其特殊性并结合儿童相应年龄阶段的正常生理特征。

一、小儿脑和脊髓发育特点

神经系统的发育在胎儿期最早开始。在婴儿期，甚至整个小儿时期，神经精神发育一直十分活跃。小儿出生时大脑的重量约370g，为成人脑重（约1500g）的25%左右，6个月婴儿脑重600～700g，1岁时达900g，2岁达1000g左右，4～6岁脑重达到成人脑重的85%～90%。出生时大脑的外观已与成人十分相似，脑表面有主要沟回，但较浅且发育不完善，皮质较薄，细胞分化较差，髓鞘形成不全，对外来刺激反应缓慢且易泛化。大脑皮质下中枢发育已较为成熟，而大脑的皮质及新纹状体发育尚不成熟，灰、白质分界不清，故出生时的各种活动主要靠皮质下中枢调节。出生后脑重的增加主要由于神经细胞体积增大和树突的增多、加长，以及神经髓鞘的形成和发育；3岁时神经细胞分化已基本完成；神经纤维到4岁完成髓鞘化。小儿由于大脑皮质发育较差，而皮质下中枢兴奋性较高，动作不自主，肌张力较高。随着大脑皮质的发育成熟，运动逐渐转为由大脑皮质中枢调节，对皮质下中枢的抑制作用也趋明显。

小儿脊髓的发育，在出生时功能已较为成熟，重2～6g，是成人脊髓的1/4～1/5。脊髓的发育与运动发展的功能相平行，随着年龄的增长，脊髓加长增重。胎儿时，脊髓的末端在第二腰椎下缘，新生儿时达第3腰椎水平，随年龄增长，4岁时上移达第1腰椎上缘，所以婴幼儿腰椎穿刺时应注意。脊髓的髓鞘由上而下逐渐形成，约在3岁时完成髓鞘化。

二、脑脊液的正常值

脑脊液的压力，儿童0.69～1.96kPa（70～200mm H_2O），新生儿0.29～0.78kPa（30～80mm H_2O），外观清亮，潘氏试验阴性，白细胞数（0～10）（新生儿或小婴儿0～20）$\times 10^6$/L，蛋白0.2～0.4（新生儿0.2～1.2）g/L，糖2.8～4.5mol/L（婴儿3.9～5.0mmol/L）。

三、神经反射

小儿神经系统发育不成熟，神经反射具有相应的特点。

1．出生时存在而以后逐渐消失的反射，如觅食反射、握持反射、拥抱反射等，生后3～4个月消失，颈肢反射生后5～6个月消失，吸吮反射1岁左右完全消失。这些反射如持续存在则影响动作发育，属异常现象。

2．出生时存在以后永不消失的反射，如角膜反射、瞳孔对光反射、咽反射、吞咽反射等，如这些反射减弱或消失，表示神经系统出现异常。

3．出生时并不存在、以后渐出现且永不消失的反射，如腹壁反射、提睾反射等，在新生儿期不易引出，到1岁时才稳定。

4．病理反射　3～4个月前小儿肌张力较高，Kernig征可为阳性；2岁以下小儿Babinski征阳性（对称）亦为生理现象，若单侧出现或2岁后出现为病理现象。

四、小儿神经系统检查

小儿神经系统的检查方法基本同成人，但由于小儿神经系统处于生长发育阶段，因此，通常需要按照小儿不同的年龄、不同病种及患儿的特点选做必要的检查，检查时还需要重视儿童的心理和生理特征，在比较中判断正常与异常，对婴幼儿宜通过游戏来完成。

1．一般情况检查　小儿发育和营养状况、精神发育和行为、意识状态；并根据小儿对外界刺激的反应来判断其意识障碍的程度；皮肤的色素是否异常；身体有无特殊气味等。意识障碍可分为嗜睡、意识模糊、浅昏迷和深昏迷；观察行为状态时，应注意小儿有无烦躁不安、激惹、谵妄、迟钝、定向力障碍和抑郁等。

2．头颅和脊柱检查　检查头颅大小（头围可粗略反应颅内组织容量）、形状、前囟是否闭合等；检查脑神经功能；注意检查脊柱有无畸形、叩击痛、异常弯曲、强直等。

3．运动检查　检查头、躯干及四肢的随意运动，如坐、卧、走、跑等运动；检查肌张力、肌力、共济运动、姿势和步态等。

4．反射检查　深反射，如肱二头肌腱反射、肱三头肌腱反射、膝腱反射、跟腱反射等；浅反射，如角膜反射、咽反射、腹壁反射、提睾反射等；病理反射，如Babinski征、霍夫曼征等；检查脑膜刺激征，如颈强直、Kernig征、布鲁辛斯基（Brudzinski）征等。

5．感觉检查　检查深感觉，如位置觉、震动觉；浅感觉，如痛觉、触觉、温度觉；皮质感觉，如闭目状态下测试两点辨别宽、闭目时用手辨别常用物体的大小、形态或轻重等。

第二节 化脓性脑膜炎

化脓性脑膜炎（purulent meningitis），简称化脑，是由各种化脓性的细菌感染引起的中枢神经系统急性感染性疾病，是小儿时期严重感染性疾病之一，尤以婴幼儿感染常见，其临床表现以发热、呕吐、头痛、烦躁、嗜睡、惊厥、颅内压增高、脑膜刺激征及脑脊液改变为主要特征。本病婴幼儿死亡率为10%，幸存者10%~20%遗留各种神经系统后遗症，如听力丧失、视力障碍、智力倒退、反复惊厥、语言能力发展延迟、行为异常等。

一、病因

任何年龄均可发病。90%以上的病例在生后1个月~5岁发生。化脓性脑膜炎常见的致病菌有脑膜炎双球菌、流感嗜血杆菌和肺炎链球菌，占小儿化脓性脑膜炎的2/3。不同年龄阶段常见致病菌有所不同，新生儿及出生2个月内的婴儿及免疫缺陷者主要为B组溶血性链球菌，肠杆菌（大肠埃希菌，克雷伯杆菌），李氏单胞菌和金黄色葡萄球菌感染；出生2个月至4岁时，以流感嗜血杆菌、脑膜炎双球菌和肺炎链球菌为主，大于4岁者常见脑膜炎双球菌和肺炎链球菌的感染。

二、发病机制

多数化脓性脑膜炎的致病菌是由血行波散而来的，其常见入侵途径有上呼吸道感染、胃肠道感染、皮肤黏膜、新生儿脐部感染等。细菌由感染灶入血后产生菌血症或败血症，随着血液循环到达脉络丛与脑膜，进入脑脊液。少数化脓性脑膜炎由邻近组织感染，如面部软组织感染、中耳炎、乳突炎、鼻窦炎等，直接到脑膜。部分由鼻漏、脑脊膜膨出和贯通性脑外伤等继发感染所致。有本病密切接触史、非母乳喂养的婴幼儿营养不良、原发性免疫功能缺陷、长期应用皮质激素或免疫功能抑制剂者易患本病。

三、临床表现

化脓性脑膜炎呈急性起病，常经过1~3天的非特异性感染过程后，出现典型的中枢神经系统感染的症状和体征。

脑膜炎双球菌引起的爆发型流行性脑脊髓膜炎发病急骤，患儿很快出现休克、皮肤瘀斑、紫癜、弥漫性血管内凝血和中枢神经系统受累的症状，如不及时治疗可在24h内死亡。

典型的化脓性脑膜炎主要临床表现为感染表现、脑膜刺激征和颅内压增高。

1. 感染中毒及急性脑功能障碍表现 高热、烦躁不安、意识障碍进行性加重。疲倦、关节肌肉疼痛，厌食，喂养困难，皮疹，血压下降，皮肤出血点、瘀斑等。随着病情的加重，患儿逐渐出现精神萎靡、嗜睡、昏睡、昏迷、深度昏迷。部分患儿出现反复全身或局限性惊厥。婴幼儿仅表现为易激惹、凝视、面色发灰、呼吸节律异常。

2. 中枢神经系统表现

（1）脑膜刺激征：颈强直、Kernig征和Brudzinski征阳性是脑膜炎的重要体征。但在小婴儿可为阴性。

（2）颅内压增高：头痛、呕吐，血压增高，心率减慢，婴幼儿可有前囟饱满、颅缝增宽、双侧瞳孔反射不对称，严重病例甚至出现脑疝。

（3）其他：意识障碍较常见，表现为谵妄、嗜睡、昏迷；部分患儿可出现肢体瘫痪；脑神经受累等限局性神经系统症状；20%~30%可出现部分性或全身性惊厥发作。

3. 新生儿化脓性脑膜炎 新生儿化脓性脑膜炎缺乏典型的症状和体征。起病时与新生儿败血症相似，有发热或体温不升、呼吸暂停、面色青灰、拒乳、凝视、哭声调高而尖、心率慢、惊厥等表现。神经系统表现为嗜睡、前囟紧张膨隆，但脑膜刺激征不明显，极易误诊。

四、并发症

1. 硬脑膜下积液 常发生于1岁以内的婴儿，颅骨透照试验阳性加诊断性穿刺可明确诊断。化脓性脑膜炎正规治疗48h后脑脊液好转，但体温不退或体温下降后再度升高；或临床症状好转后又出现意识障碍、惊厥、颅内压增高等症状，首先应该怀疑硬膜下积液的可能性。

2. 脑积水 常见于治疗不当或治疗过晚的患儿，尤其是新生儿和婴幼儿。由于炎性渗出物引起脑脊液循环系统发生粘连阻塞，引起脑积水。患儿表现为烦躁不安或嗜睡、呕吐，头围增大，前囟膨隆，颅缝裂开，落日眼。疾病晚期，大脑皮质由于持续性颅内压增高而发生退行性萎缩，表现为患儿智力持续性减退和其他神经功能减退等症状。

3. 脑室管膜炎 多见于病程初期未及时治疗的婴儿脑膜炎患者，是造成预后不良及严重合并症的重要原因。临床特点为治疗效果不理想，发热不退，惊厥频繁，前囟饱满，CT检查可见脑室稍扩大，脑室穿刺检查脑脊液或进行细菌培养可确诊。

4. 抗利尿激素异常分泌综合征 患儿表现为昏睡、肌张力低下等，严重者出现昏迷或惊厥。由于炎症累及下丘脑及神经垂体，导致抗利尿激素异常分泌，引起水潴留，产生稀释性低钠，血浆低渗透压，脑水肿加剧，又称脑性低钠血症。

5. 其他 脑神经受累可产生神经性耳聋（10%～30%）、失明等。脑实质受累可产生脑性瘫痪、智力低下、继发性癫痫、行为异常等。

五、辅助检查

1. 血象 白细胞总数明显增高，可高达 $(20～40)×10^9/L$；分类以中性粒细胞增加为主，占80%以上；严重感染时，白细胞可不增高。

2. 脑脊液 压力升高，外观混浊或呈脓性，白细胞数明显增多达 $1000×10^6/L$ 以上，以中性粒细胞为主；蛋白升高，糖和氯化物下降；涂片革兰氏染色找菌，阳性率70%～90%；脑脊液细菌培养加药敏，应在使用抗生素前进行，阳性率高；脑脊液检测细菌抗原，有利于辅助病原诊断（表13-1）。

表13-1 几种脑膜炎的脑脊液改变比较

情况	压力（kPa）	外观	潘氏试验	白细胞数（×10⁶/L）	蛋白（g/L）	糖（mmol/L）	其他
正常	0.69～1.96（新生儿0.29～0.78）	清	-	0～5（小婴儿0～20）	0.2～0.4（新生儿0.2～1.2）	2.2～4.4	
化脓性（细菌性）脑膜炎	高	混浊	++～+++	数百至数万，常数千，偶尔<100，多形核为主	1～5，偶尔>10	明显减低（<2.2）	涂片、培养可发现细菌
结核性脑膜炎	常升高，阻塞时低	不太清	+～+++	数十～数百△，淋巴为主*	增高，阻塞时显着升高	减低	涂片可发现抗酸杆菌，培养结核菌阳性

续表

情况	压力（kPa）	外观	潘氏试验	白细胞数（×10⁶/L）	蛋白（g/L）	糖（mmol/L）	其他
病毒性脑炎、脑膜炎	正常或升高	多数清	± ～ ++	正常～数百△，淋巴为主*	正常或稍高（<1）	正常	病毒抗体阳性，病毒培养时可阳性
真菌性脑膜炎	高	不太清	+ ～ +++	数十～数百△，淋巴为主*	增高（常>2）	减低	加墨汁涂片可见发芽酵母菌，真菌培养阳性

△偶可上千；*疾病早期多形核较多

3．血培养　在抗生素应用之前进行，阳性率高。

4．皮肤瘀斑涂片　将皮肤瘀点部位挑破，渗出液涂片找菌，阳性率可达50%。

六、治疗原则

治疗原则：早期用药、急性期静脉给药、联合用药、坚持用药、对症处理。

1．抗生素治疗　对可疑患儿，在病原菌尚未明确前及早采用对常见致病菌敏感的，可通过血脑屏障的，毒性较低抗生素进行治疗，力求用药24h内杀灭脑脊液中的致病菌。目前常用的有头孢三嗪，每日100mg/kg；或头孢噻肟，每日200mg/kg，6h 1次。若对头孢类抗生素过敏，可选用氯霉素每天100mg/kg，6h 1次。病原菌明确后，治疗应参照细菌药物敏感实验的结果，选用病原菌敏感的抗生素。

治疗疗程至临床症状消失，退热1周以上，脑脊液细胞数<20×10⁶/L，以单核细胞为主，蛋白、糖恢复正常为止。通常抗生素疗程，脑膜炎球菌为7天；肺炎链球菌和流感嗜血杆菌为10～14天；金黄色葡萄球菌和革兰阴性杆菌为21天；以上若有并发症或经过不规则治疗的患者，还应适当延长疗程。

2．对症及支持治疗
（1）保持水电质的平衡，维持内环境稳定。
（2）治疗脑水肿，高颅压：应用脱水剂、利尿剂。
（3）对症处理：降温、止惊及纠正休克。

3．并发症的治疗
（1）硬膜下积液：少量液体不必穿刺，积液多时应反复穿刺，根据病情需要注入对病原菌敏感的抗生素。
（2）脑室管膜炎：可做侧脑室引流，以减轻脑室压力。
（3）脑性低钠血症：适当限制液体入量，逐渐补充钠盐，纠正低钠血症。

七、护理评估

1．健康史　评估患儿病前有无呼吸道、消化道或皮肤感染史，新生儿应评估出生史、脐带感染史。

2．身体评估　监测生命体征；询问患儿有无头痛、恶心、呕吐等情况，注意患儿的意识状况、精神状况、面色、皮肤有无瘀斑、婴儿注意囟门是否紧张等。掌握患儿的血象和脑脊液检查结果。

3．心理社会状况　评估患儿家长的紧张、焦虑、内疚情绪；了解家长对疾病的了解程度、对护理知识的掌握程度；评估患儿家庭对疾病治疗的经济承受能力和社会支持水平等。

八、常见护理诊断/问题

1. 体温过高/体温过低　与细菌感染有关。
2. 疼痛（头痛）　与颅内压增高或腰椎穿刺有关。
3. 潜在并发症：颅内高压、脑疝等。
4. 营养失调：低于机体需要量　与摄入不足、机体消耗增多有关。
5. 有体液不足的危险　与颅压增高恶心、呕吐有关。
6. 有误吸的危险　与呕吐及意识不清有关。
7. 躯体移动障碍　与部分患儿出现肢体瘫痪有关。
8. 有皮肤完整性受损的危险　与长期卧床及意识障碍有关。
9. 有外伤的危险　与惊厥发作有关。

九、护理措施

1. 一般护理及饮食管理

（1）绝对卧床休息，保持病室空气新鲜、舒适、安静；温度在18～22℃，湿度50%～60%；减少探视的人员及探视次数，治疗及护理工作应相对集中，减少不必要的干扰。

（2）维持正常体温：鼓励患儿多饮水，每4h测体温一次并记录。体温大于38.5℃时，应及时采取措施使体温降至正常水平，以减少大脑氧的消耗，减轻脑积水，预防惊厥发生。降温的方法可用物理降温或药物降温（百服宁、泰诺、阿司匹林等）。降温后30min测体温一次，并用降温曲线标明。鼓励患儿多饮水，遵医嘱定时给予抗生素治疗。

（3）协助患儿生活护理，保持皮肤（尤其注意臀部）清洁、干燥，大小便不能控制者应及时更换衣物并冲洗肛周；及时更换潮湿的衣服，注意保暖；保持肢体在功能位上，防止足下垂的发生；昏迷患儿每1～2h翻身1次，并按摩骨隆突处，翻身时避免拖、拉、推等动作防止擦伤；协助或给予口腔护理，每日2～3次。

（4）饮食管理：给以高蛋白质、高热量、高维生素、清淡易消化的饮食，少量多餐，每日4～6次，鼓励家长带患儿爱吃的食物，增加患儿的食欲，以保证足够的热量供应；协助患儿进餐，防止呕吐发生；不能进食者，给予鼻饲或静脉营养。

2. 观察病情及对症处理

（1）监测生命体征：15～30min巡视病房一次，每4小时测体温、脉搏、呼吸、血压一次并记录，发现问题及时通知医生，并做好抢救准备工作。准确记录24h出入量。

（2）严密观察病情变化，尤其注意患儿意识状况、瞳孔、囟门、生命体征等的变化，如患儿出现烦躁不安、脉搏减慢、呼吸节律不规则、瞳孔忽大忽小或两侧不等大、对光反射减弱或消失等情况，说明可能有脑疝等并发症出现，应及时通知医生并做好急救准备。

3. 防止并发症

（1）防止颅内压增高：患儿头肩抬高15°～30°，侧卧位休息，以利于头部血液回流降低颅内压力，已出现颅压高时应平卧，避免发生脑疝。同时避免呕吐造成窒息；避免患儿哭闹，因哭闹可使颅内压进一步升高；按医嘱应用降低颅内压的药物（如甘露醇），输入药液时应在1h内输完。严密观察患儿生命体征、眼球运动、瞳孔变化、呼吸节律、肌张力变化等，如有异常及时通知医生并做好抢救准备。

（2）维持体液平衡的护理：观察并记录患儿皮肤、黏膜的情况，记录24小时出入量，记录呕吐物的量及性质；对发热的患儿要及时降温，鼓励患儿多饮水（尤其药物降温后）；观察有无体液不足的表现，如前囟、眼窝凹陷、皮肤弹性差、尿量减少及血压下降等，脑膜炎双球菌引起的暴发型流行性脑脊髓膜炎，患儿可出现休克，应按医嘱静脉补充液体，扩充有效血容量，维持血压；另一方面还要注意患儿颅压高时要适当脱水。

（3）预防惊厥的护理：保持安静，各种护理操作集中进行，避免各种对患儿的刺激，密切观察有无惊厥的先兆。惊厥发生时注意保证患儿安全，防止发生坠床，防止舌咬伤。

4．健康指导

（1）向家长介绍疾病的知识及治疗和护理情况，减轻家长的紧张焦虑情绪，以积极配合治疗和护理工作。

（2）指导患儿家长如何观察病情，讲解并示范帮助患儿翻身、清洁皮肤并保持干燥等护理患儿的方法。

（3）恢复期患儿应积极进行功能锻炼。

（4）加强社区护理，做好预防化脓性脑膜炎的卫生宣教并采取相应的预防措施；积极锻炼身体，预防上呼吸道感染，按时接种各种疫苗。

第三节　病毒性脑炎

病毒性脑炎（viral encephalitis）是多种病毒感染引起的颅内急性炎症。若病变主要累及脑实质则称为病毒性脑炎，若病变主要累及脑膜则称为病毒性脑膜炎（viral meningitis），由于解剖上两者邻近，若脑膜和脑实质同时受累，称为病毒性脑膜脑炎。大多数患儿病程呈自限性。

一、病因

多种病毒感染均可引起脑炎、脑膜炎，但80%为肠道病毒（柯萨奇病毒、埃柯病毒）感染，其次为单纯疱疹病毒、腮腺炎病毒和虫媒病毒等。

二、发病机制

病毒经呼吸道、肠道等途径侵入人体后，先于淋巴细胞内繁殖，随血流到达各脏器，形成病毒血症，患儿可出现发热等全身症状，若病毒进一步繁殖，通过血-脑屏障侵犯脑实质和脑膜，出现中枢神经系统症状。此外，少数病毒还可直接侵犯中枢神经系统，如单纯疱疹病毒经嗅神经入侵脑部，破坏脑组织，导致脑组织和脑膜弥漫性充血、水肿，血管周围有淋巴细胞浸润，胶质细胞增生及局部出血性软化坏死灶。另外，强烈的免疫反应可导致神经脱髓鞘病变、血管与血管周围脑组织的损害。

三、病理

脑膜和（或）脑实质广泛性充血、水肿，伴淋巴细胞和浆细胞浸润。可见炎症细胞在小血管周围呈袖套样分布，血管周围组织神经细胞变性、坏死和髓鞘崩解。病理改变大多弥漫分布，但也可在某些脑叶突出，呈相对局限倾向。单纯疱疹病毒常引起颞叶为主的脑部病变。

有的脑炎患者见到明显脱髓鞘病理表现，但相关神经元和轴突却相对完好。此种改变是由于病毒感染激发的机体免疫应答，产生"感染后"或"过敏性"脑炎。

四、临床表现

多呈急性起病，病情的轻重程度取决于病变受累的部位。一般情况下，病毒性脑炎的临床症状较脑膜炎严重，重症脑炎易在急性期死亡或发生后遗症。

1．病毒性脑膜炎　起病急，多先有上呼吸道或消化道感染病史，表现为发热、恶心、呕吐。继而婴儿出现烦躁不安，易被激惹；年长儿表现为头痛、颈背疼痛，脑膜刺激征阳性。很少发生严重意识障碍和惊厥，无局限性神经系统体征。病程大多为1～2周。

2. 病毒性脑炎 急性起病，其临床表现因脑实质受损部位的病理改变，范围和严重程度而有所不同。

（1）前驱症状：急性全身感染症状，如发热、头痛、呕吐、腹泻等。

（2）中枢神经系统症状：①惊厥：多数表现为全身性发作，严重者可呈惊厥持续状态。②意识障碍：轻者反应淡漠、迟钝、嗜睡或烦躁，严重患儿可有昏睡、昏迷，深度昏迷，甚至去皮质状态等不同程度的意识改变。③颅内压增高：头痛、呕吐，婴儿前囟饱满，严重患儿出现呼吸节律不规则或瞳孔不等大的脑疝症状。④运动功能障碍：根据受损部位不同，可出现偏瘫、不自主运动、面瘫、吞咽障碍等。⑤精神情绪异常：病变累及额叶底部、颞叶边缘系统，可出现躁狂、幻觉、失语，以及定向力、计算力与记忆力障碍等症状。

（3）病程：一般2～3周，多数患儿可完全恢复，但少数遗留癫痫、肢体瘫痪、智力倒退等后遗症。

五、辅助检查

1. 脑脊液检查 压力正常或增高，外观清亮，白细胞总数轻度增多，多在 $(10 \sim 300) \times 10^6/L$，分类早期以中性粒细胞为主，后期以淋巴细胞为主；蛋白质轻度升高，糖和氯化物一般在正常范围内。

2. 病毒学检查 部分患儿病程早期取脑脊液、大小便、咽部分泌物可分离到病毒。恢复期患儿血清特异性抗体滴度高于急性期4倍以上时具有诊断意义。可通过PCR检查脑脊液病毒DNA或RNA，帮助明确病原。

3. 脑电图 发病早期即出现以弥漫性或局限性异常慢波背景活动，提示脑功能异常。合并癫痫或癫痫发作者，其表现为癫痫特有波形。

4. CT/MRI 患儿头部CT及MRI可有正常或局灶性病变，有强化。不同的中枢神经系统感染性疾病的影像学检查，可提高其诊断价值。

六、治疗原则

本病无特异性治疗，由于病程呈自限性，急性期正确的支持与对症治疗是保证病情顺利恢复、降低病死率和致残率的关键所在。

1. 控制脑水肿，降低颅内压 严格限制液体入量，静脉注射脱水剂，如甘露醇、呋塞米等。

2. 控制惊厥发作 可给予止痉剂，如地西泮、苯巴比妥、水合氯醛等，如止痉剂无效，可在控制性机械通气下给予肌肉松弛剂。

3. 抗病毒治疗 单纯疱疹病毒、水痘-带状疱疹病毒引起的脑炎，首选药物是阿昔洛韦；其他病毒感染可酌情选用干扰素、更昔洛韦、利巴韦林或静脉注射免疫球蛋白等。

4. 支持治疗 患儿卧床休息，维持体温正常；保持水和电解质平衡；合理供给营养，昏迷者可用鼻饲补充营养，对营养状况不良者给予静脉营养剂或白蛋白。

5. 抗生素应用 对于重症婴幼儿或继发细菌感染者，适当给予抗生素。

七、护理评估

1. 健康史 评估患儿近1～3周有无呼吸道或胃肠道感染史，有无动物接触史或蚊虫叮咬史，了解预防接种史和流行病学史。

2. 身体状况 评估患儿生命体征，精神状态、神志；有无头痛、呕吐、惊厥等表现；患儿有无肢体瘫痪;囟门是否紧张、隆起、有无脑膜刺激征等;分析辅助检查中脑积液结果的改变情况。

3. **心理社会状况** 评估家长及患儿对本病相关知识的了解程度,是否产生焦虑或恐惧的心理,能否积极配合治疗及护理。

八、常见护理诊断/问题

1. 体温过高 与病毒血症有关。
2. 有受伤的危险 与惊厥有关。
3. 急性意识障碍 与脑实质炎症有关。
4. 躯体活动障碍 与昏迷、瘫痪有关。
5. 营养失调:低于机体需要量 与呕吐、摄入不足有关。
6. 潜在并发症:颅内压增高。

九、护理措施

1. **维持体温正常** 详见第二节化脓性脑膜炎,同时给予抗病毒治疗以控制感染。
2. **注意患儿安全** 专人守护,惊厥发作时立即取侧卧位,解开衣领,保持呼吸道通畅。
3. **促进脑功能恢复** 去除影响患儿情绪的不良因素;针对患儿存在的幻觉、定向力错误的现象采取适当措施,提供保护性照顾。
4. **促进肢体功能恢复** 保持肢体呈功能位置,病情稳定后及早帮助患儿逐渐进行肢体的被动或主动功能锻炼。
5. **昏迷的护理** 保持昏迷患儿侧卧位,或去枕平卧,头偏向一侧;吸氧,每2h定时翻身及按摩受压部位皮肤,以促进血液循环,防止出现压疮;轻拍患儿背部,促进其排出痰液,避免坠积性肺炎的发生。
6. **密切观察病情变化** 观察瞳孔及呼吸变化,如发现呼吸节律不规则、两侧瞳孔不等大、对光反射迟钝,多提示有脑疝及呼吸衰竭发生;观察意识变化,如患儿出现烦躁不安、意识障碍,应警惕是否存在脑水肿。
7. **健康教育** 根据情况向患儿和家长介绍病情、用药指导及护理方法,做好心理护理,为家长提供日常生活护理及保护性看护知识,指导并鼓励家长坚持智力训练和瘫痪肢体的功能锻炼。

第四节 惊厥性疾病

一、癫痫

癫痫(epilepsy)是以持续存在的反复癫痫发作的易感性和由此引起的神经生物、认知、心理及社会方面后果的脑部疾病。癫痫发作(seizures)是指大脑神经元过度异常放电引起的突然的、短暂的症状和体征,表现为意识、运动、感觉、情感或认知等方面的短暂异常。癫痫和癫痫发作是两个不同的概念,前者是指临床长期反复性发作的疾病过程;后者是指发作性皮质功能异常引起的一组临床症状。据大样本调查,我国人群癫痫患病率为3.3‰~5.8‰,其中半数以上在10岁以内起病。

(一)病因

1. **原发性癫痫** 即未能找到任何获得性致病因素,病因与遗传因素密切相关。近年来,有关癫痫的研究已获得进展，几种家族性癫痫综合征的遗传基因已定位在不同的染色体上，如少年肌阵挛、良性家族性新生儿惊厥。

2．继发性或症状性癫痫 常见的继发性病因有先天性脑发育异常，如脑回畸形、胼胝体缺如、灰质异位等；后天获得性脑损伤，如围产期损伤、缺氧、中枢神经系统感染、中毒、颅脑外伤或占位性病变等。

3．隐原性癫痫 高度怀疑为症状性，但尚未找到确切病因。

（二）分类

1．癫痫发作的分类 由国际抗癫痫联盟（ILAE）于1981年制定。主要基于癫痫发作的临床表现及脑电图改变，分为部分性发作和全身性发作两大类。部分性发作又称为限局性或局灶性发作，异常放电起源于脑的某一部分，发作时意识存在。全身性发作又称全面性发作，异常放电起始于双侧大脑半球，发作时意识丧失。

2．癫痫和癫痫综合征的分类 ILAE于1989年提出这一分类方法。1995年全国第7届小儿神经年会参考其分类原则，结合我国实际进行简化，提出相应的分类方案（表13-2）。

表13-2 癫痫与癫痫综合征分类

一、表现为部分性（限局性）发作的癫痫	
1．原发性（特发性）	（1）伴中央颞部棘波的小儿良性癫痫
	（2）伴枕区放电的小儿癫痫
	（3）原发性阅读性癫痫
2．继发性（症状性）或隐原性	（1）慢性进行性部分性持续性癫痫（Kojewnikow syndrome）
	（2）额、颞、顶或枕叶癫痫
二、表现为全身性发作的癫痫	
1．原发性（特发性）	（1）良性家族性新生儿惊厥
	（2）良性新生儿惊厥
	（3）良性婴儿肌阵挛癫痫
	（4）儿童失神癫痫
	（5）少年失神癫痫
	（6）少年肌阵挛癫痫
	（7）觉醒时大发作性癫痫
2．继发性（症状性）或隐原性	（1）小婴儿癫痫性脑病伴爆发抑制（Ohtahara syndrome）
	（2）婴儿痉挛（West syndrome）
	（3）早发婴儿肌阵挛性脑病
	（4）Lennox-Gastaut syndrome
	（5）肌阵挛起立不能性癫痫
	（6）肌阵挛失身癫痫
三、不能确定部分性或全身性发作的癫痫	（1）新生儿惊厥
	（2）婴儿严重性肌阵挛癫痫
	（3）癫痫伴慢波睡眠期持续棘慢波
	（4）获得性失语性癫痫（Landan-Kleffner syndrome）
四、特殊综合征	（1）热性惊厥
	（2）单次惊厥发作或单次癫痫持续状态
	（3）各种诱发因素促发的癫痫

(三)临床表现

1. 常见癫痫发作的临床表现

(1) 全身性强直-阵挛发作(tonic-clonic seizures):又称大发作(grand mal),是小儿癫痫中最常见的发作类型。表现为意识突然丧失,可突然跌倒或尖叫,肌肉呈强直性收缩,屏气发绀,咬舌及尿失禁也时有发生;随即出现节律性肢体阵挛抽动,口吐白沫;逐渐呼吸恢复,抽动减少,肌肉松弛。发作后嗜睡,醒后一般情况良好。婴幼儿期典型大发作少见。发作期间脑电图有全导散在痫样放电,发作时脑电图出现快波,继而出现全导广泛高幅棘波,杂有慢波发放。

(2) 简单部分运动性发作(simple partial seizures):发作开始意识不丧失,最初的发作表现可反映癫痫起源的脑区。小儿时期以部分运动性发作多见,表现为癫痫灶对侧肢或面部抽搐,口、唇、拇指、示指最常受累。部分性发作后,受累部位可能出现一过性麻痹,持续几分钟至几小时,称为Todd麻痹。

(3) 复杂部分性发作(complex partial seizures):即精神运动性发作,发作时伴有意识障碍如突然凝视、产生幻觉等,同时伴有反复刻板的自动症如咀嚼、吞咽、自言自语等行为。脑电图在发作时可有双侧颞、额区痫样放电。

(4) 部分性发作泛化成全身性发作:部分性癫痫灶的异常放电由一侧扩散到对侧大脑半球,则局限性抽搐变为全身性,并伴有意识丧失,部分性发作泛化成为全身性发作。

2. 常见癫痫综合征

(1) 儿童失神癫痫:有遗传倾向,多在5~7岁起病,发作频繁,但智力正常。典型的失神发作时,突然中止正在进行的活动而凝视,一般持续5~15s恢复,可继续发作前的活动,对发作过程不能回忆。发作时脑电图呈典型的弥漫性对称、同步的每秒3次棘慢综合波。过度换气或耀眼强光可诱发,可伴有全身性强直阵挛发作。

(2) 婴儿痉挛:又称West综合征。多在3~8个月龄起病,发作时突然头与躯干前屈,似点头状,可连续出现数次至几十次痉挛发作;少数可突然头与躯干背屈;发作时可有尖叫或微笑,双臂前举,呈拥抱状。绝大多数病例智力显著迟滞。脑电图背景波正常节律完全消失,有持续高幅不同步不对称的慢波,杂以尖波、棘波或多棘波,称高度失律。

(3) Lennox-Gastaut综合征:起病多在2~5岁,常见肌阵挛、强直、失张力及非典型失神等多种发作,也可有大发作。发作频繁,并常因跌倒而受伤。智力发育落后或倒退。半数以上有脑损伤史,部分可由婴儿痉挛演变而来。本型多数治疗困难,预后不良。

3. 癫痫持续状态 癫痫发作持续30min以上,或反复发作、发作间期意识不恢复者,称为癫痫持续状态(status epilepticus)。常见于癫痫治疗过程中突然停用抗癫痫药物、药物中毒或其他诱发因素(如高热)等。癫痫持续状态是儿科急症之一,需要及时给予治疗。

(四)辅助检查

1. 脑电图 如发作期间脑电图记录到痫样放电是诊断癫痫最常用的依据。常用的检查方法有常规脑电图、剥夺睡眠脑电图、24小时脑电图、遥测和录像脑电图等。

2. 影像学检查 常用MRI或CT检查。对明确癫痫的器质性病因具有重要意义。尤其对部分性发作、神经系统检查有局灶体征的病因诊断意义更大。

(五)治疗原则

1. 治疗原则 彻底祛除病因,避免诱发因素,坚持长期规律治疗。

2. 抗癫痫药物的使用原则

(1) 诊断明确后尽早给予抗癫痫药物。

(2) 按照癫痫及癫痫综合征的类型选择用药,见表13-3、表13-4。

(3) 以单种药物治疗为主,注意观测药物的毒副作用和个体差异,见表13-5。

（4）药物开始使用时，从总量的 1/2 ~ 2/3 剂量用起，逐渐增加至全量，在医生指导下服用。

（5）坚持服药至癫痫病末次发作后 2 ~ 4 年，不可过早停药。

（6）定期监测药物血浓度，根据药物的血浓度调节药物，避免自行调整药量或突然停药。

表13-3　不同癫痫发作类型选药

发作类型	可选用的抗癫痫药物
全身性	
典型失神	丙戊酸，乙琥胺，氯硝西泮，托吡酯
肌阵挛或失张力	丙戊酸，苯巴比妥，氯硝西泮，托吡酯
大发作	丙戊酸，苯巴比妥，卡马西平，苯妥英钠
部分性发作	卡马西平，苯巴比妥，丙戊酸，拉莫三嗪，托吡酯

表13-4　不同癫痫综合征选药

癫痫综合征	可选用的抗癫痫药物
婴儿痉挛	ACTH 或泼尼松，吡哆醇，托吡酯，丙戊酸，氯硝西泮
Lennox-Gastaut	丙戊酸，托吡酯，苯巴比妥
Landau-Kleffner	泼尼松，甲基泼尼松龙，氯硝西泮，丙戊酸
热性惊厥预防	苯巴比妥，丙戊酸

表13-5　常用抗癫痫药的毒副作用

药名	主要毒副作用
苯巴比妥	多动、兴奋、过敏
苯妥英钠	牙龈肿胀、面容粗陋、过量可发生小脑受累征（共济失调、眼震、反应迟钝），并可使惊厥发作加重
卡马西平	嗜睡，步态不稳，过敏，白细胞下降，肝功能受累，皮疹
丙戊酸钠	嗜睡，食欲增加，联合用药时，＜2 岁小儿应注意不可逆的特异质肝中毒
氯硝西泮	嗜睡，肌张力减低，呼吸道分泌物增多
ACTH	血压增高，激惹，面色苍白

3．外科治疗　多种抗癫痫药物正规治疗无效的难治性癫痫，可考虑手术治疗。

4．癫痫持续状态的治疗　首选地西泮 0.25 ~ 0.5mg/kg 静脉注射，必要时 30min 重复一次，一次总量不超过 10mg（婴幼儿 ≤ 2mg）；或选用劳拉西泮止惊，0.05 ~ 0.1mg/kg 静脉注射，总量 ＜ 4mg；或氯硝西泮 0.01 ~ 0.06mg/kg 静脉注射。大多 1 ~ 2min 内止惊。静脉推注时要密切观察有无呼吸抑制。保持呼吸道通畅，吸氧；保护脑和其他重要脏器功能，防止脑水肿；纠正内环境紊乱。

（六）常见护理诊断/问题

1．有窒息的危险　与抽搐时呼吸道分泌物增多有关。

2．有外伤的危险　与抽搐、惊厥发作、意识突然丧失有关。

3．潜在并发症：脑水肿、酸中毒等。

4．知识缺乏　患儿父母缺乏癫痫发作的急救知识及正确服用抗癫痫药物的知识等。

（七）护理措施

1．一般护理及饮食管理

（1）避免诱发因素：培养良好的生活习惯，保证充足的睡眠和休息；积极参加各种集体活动，保证精神愉快，情绪稳定；避免单独进行有危险的活动，如登高、游泳等需要有人陪同；避免过度的兴奋和疲劳；避免长时间看电视和玩电子游戏等。

（2）预防感染：积极参加体育锻炼，增强自身机体的抵抗力；预防上呼吸道感染，防止交叉感染；保持口腔清洁；如体温超过38℃，应及时采取降温措施，防止诱发癫痫发作。

（3）饮食管理：合理安排饮食，给以高营养、高热量、高维生素、清淡饮食。多食新鲜蔬菜或水果；忌暴饮暴食，忌过饥过饱，不饮咖啡、浓茶等含兴奋物质的饮料。

2．药物治疗的护理

（1）向家长及患儿介绍用药的原则。

（2）在医生指导下开始使用药物后，不得中途自行增减药量、换药或停药。

（3）坚持服药至癫痫病末次发作后2～4年，不可过早停药。

（4）在服药期间，要定期检查血象、肝肾功能、药物血浓度等，监测药物的副作用，以便医生及时调整药量，以达到最佳的治疗效果。

3．癫痫发作的护理

（1）保持呼吸道通畅：患儿出现前驱症状时，应立即下蹲或平卧，防止摔伤；如在床上发作时，可拉起床档防止坠床。癫痫发作时，应立即解开衣领，去枕平卧，头偏向一侧，清除口腔分泌物，保持呼吸道通畅，防止误吸或窒息。

（2）安全防护：癫痫发作时要注意患儿的安全，移开患儿周围可能导致受伤的物品。在上下牙齿之间可放置牙垫等物品，防止咬伤舌头。如患儿牙关紧闭，不要强行撬开，以免损伤牙齿。保护患儿肢体，发作时不可强行按压肢体以免引起骨折，可用手护住患儿头部或在头下垫衣物等柔软物体保护患儿头部；患儿未彻底清醒前应有专人陪护，防止患儿因精神恍惚而发生意外。

4．严密观察病情　如有呼吸困难者应立即吸氧并备好人工呼吸机。如遇高热时，应给予物理和药物降温。密切观察患儿发作形式、神志、瞳孔、呼吸、脉搏及面色变化，并给予记录。

5．心理护理　由于癫痫疾病的特殊性，癫痫患儿及家长多有不同程度的心理压力，应向患儿及家长讲解疾病的知识，多给予鼓励和心理疏导，解除他们的精神负担，避免患儿心理行为问题的发生，积极配合治疗。

6．健康教育　做好婚期检查，防止近亲结婚；做好围产期保健，产前注意保护母体身体健康，避免各种可能导致癫痫的致病因素，如产伤、窒息、感染等因素的发生。对癫痫患儿应给予更多的关心爱护，避免社会歧视。根据患儿及家属的需求和认知水平介绍癫痫疾病相关知识；患儿癫痫发作时如医务人员不在场，可指导家属自己观察并记录其发作过程，便于医生了解癫痫发作的临床特点；注意强调抗癫痫药物使用时的注意事项、长期规则服药的重要性，观察疗效和药物不良反应，定期复查。

二、热性惊厥

热性惊厥（febrile seizures，FS）是指发病年龄为6个月～5岁，体温在38℃以上时突然出现惊厥，排除颅内感染和其他导致惊厥的器质性和代谢性疾病，既往无热惊厥史，多由上呼吸道感染引起。热性惊厥是小儿时期最常见的惊厥性疾病，根据发作特点和预后情况，可以分为单纯性热性惊厥和复杂性热性惊厥。

(一)病因

年幼儿的任何突发高热的颅外感染均可能引起惊厥,其发病率为2%~8%,是小儿惊厥最常见的原因。其发病机制至今尚未完全明确,可能因为6个月~3岁小儿的大脑发育不够完善,抑制能力较差,以至弱的刺激也能在大脑引起强烈的兴奋与扩散,导致神经细胞突然异常放电而发生惊厥。

(二)临床特点

1. 单纯性热性惊厥具有以下特点 ①多见于6个月~3岁小儿,偶可见于4~5岁,5岁后极少发生。②各种颅外的急性感染均可引起,常见于上呼吸道感染。③惊厥多发生在发病早期体温骤升时。④惊厥呈全身性发作、时间短、恢复快、通常病程中只发作一次。⑤无异常神经系统体征,脑脊液检查正常,热退一周后查脑电图正常。该症一般预后好。30%~50%患儿以后发热时亦易惊厥,一般到学龄期不再发生。

2. 复杂性热性惊厥的特点 ①发病年龄不定,任何年龄段均可发生,常在6个月以前或6岁以后发生。②发病早期为高热惊厥,发作数次后低热甚至无热惊厥时也发生惊厥。③反复发作多次。④一次惊厥时间较长,超过15min。⑤惊厥发作2周后脑电图仍显示异常,预后较差(表13-6)。

表13-6 单纯性热性惊厥与复杂性热性惊厥鉴别要点

	单纯性热性惊厥	复杂性热性惊厥
发病年龄	6个月至3岁	年龄不定
发作形式	全面性发作	局灶性或全面性发作
惊厥持续时间	短暂,少于15min	长,超过15min
一次热程发病次数	1次,偶发2次	24h内反复多次
神经系统阳性体征	无	可阳性
惊厥持续状态	少有	较常见
预后	良好	较差
占热性惊厥的比例	70%	30%

(三)护理评估

1. 健康史 详细询问病史,了解患儿生长发育史,既往有无惊厥发作史,病前有无呼吸道感染病史尤其高热等;询问出生时是否顺产,有无窒息史,生后是否按时接种疫苗。了解有无中枢神经系统外感染史,但应注意非感染性惊厥有时亦可发热,如持续性癫痫、白果中毒、胆红素脑病等。有发热时应详细询问传染病接触史。

2. 身体状况 在惊厥停止后必须进行全面体检,神经系统应重点检查:要反复观察患儿的神志变化,应检查有无颅内压增高征(前囟是否紧张、饱满,骨缝有无增宽)及眼部异常;有发热者应仔细寻找有无淤点、皮疹,有无脑膜刺激征或阳性神经征。眼底检查不能遗漏,视盘水肿提示颅内占位性病变。

3. 辅助检查 根据病史、体格检查等,选择性进行其他实验室检查,根据需要可行血、尿、便常规、血生化、脑脊液、脑电图、脑CT、磁共振成像(MRI)等检查。

4. 心理社会状况 了解患儿既往有无惊厥发作史,家长对疾病的病因和防护知识的了解程度;患儿居住环境及家庭经济状况如何,家长家属是否有恐惧、焦虑等不良心理反应。

(四)常见护理诊断/问题

1. **急性意识障碍** 与惊厥发作有关。

2．有窒息的危险　与惊厥发作、咳嗽及呕吐反射减弱、呼吸道堵塞有关。

3．体温过高　与感染及惊厥持续状态有关。

4．有外伤的危险　与抽搐、意识障碍有关。

（五）护理措施

治疗原则：控制惊厥发作，积极寻找和治疗原发病因，预防惊厥复发及发生其他并发症。

1．**惊厥发作时的护理**

（1）保持呼吸道畅通，预防窒息。及时清理咽喉部分泌物；头侧向一侧，以免将呕吐物、分泌物等吸入引起窒息或吸入性肺炎。备好急救用品，如开口器、吸痰器、气管插管用物等。

（2）有效给氧，以减少缺氧性脑损伤。

（3）预防外伤：在已长牙患儿上下臼齿之间放置牙垫，防止舌咬伤。牙关紧闭时，不要用力撬开，以避免损伤牙齿。床边放置床档，防止坠床。

（4）保持安静，减少一切不必要的刺激，可指压或针刺人中、合谷等穴位，有帮助止惊作用。

2．**抗惊厥治疗用药及护理**

（1）地西泮（安定）：可作为儿童抗惊厥的首选用药，每次剂量 0.1～0.3 mg/kg 肌注或静注，作用短暂，必要时 15min～半小时重复一次。但地西泮静注时要注意缓慢，防止呼吸抑制、血压降低，在静脉推注过程中要密切观察呼吸及血压的变化，有无呼吸抑制。

（2）苯巴比妥钠（鲁米那）：新生儿惊厥的首选药，首剂负荷剂量 10 mg/kg，缓慢静脉注射，必要时 30min 后再用 1 次。惊厥控制后，用维持量 5mg/（kg·d）。

（3）惊厥预防药：对有热性惊厥病史的儿童，在发热初期应给予预防惊厥药物，如羚羊角粉或羚羊角口服液、羚黄宝儿丸等。

3．**密切观察病情变化，预防脑水肿的发生**　各种刺激均可使惊厥加剧或时间延长，应保持患儿安静，避免刺激患儿。密切观察生命体征、意识及瞳孔变化，高热时及时采取物理或药物降温，出现脑水肿早期症状应及时通知医生。

4．**高热护理**　高热者宜物理降温，也可用对乙酰氨基酚或布洛芬口服。

5．**健康教育**　根据患儿及家长的认知情况，选择适当的方式向其详细交待患儿病情，解释惊厥的病因和诱因，指导家长掌握预防惊厥的措施。因高热惊厥患儿在以后发热时还可能发生惊厥，应告诉家长及时控制体温是预防惊厥的关键，教给家长物理降温、药物降温的方法及惊厥发作时的处理措施。经常与患儿及家长交流，解除其焦虑和自卑心理，建立战胜疾病的信心。

（崔文香）

第五节 吉兰-巴雷综合征

案例 13-1A

患儿,男,10 岁,3 天前无明显诱因感到四肢乏力,手足端麻木,行走不便。今晨起发现四肢无力加重,行走需家人扶持,并出现吞咽困难而入院就诊。发病以来患儿无发热、头痛,无二便异常。半月前患儿有上呼吸道感染时,经治疗后好转。查体:患儿神志清楚,查体合作,颅神经(一),呼吸表浅,四肢肌张力偏低,腱反射未引出,无明显肌萎缩。

问题与思考:
1. 该患儿最可能的疾病诊断是什么?
2. 该患儿应做哪些检查?

吉兰-巴雷综合征(Guillain-Barre syndrome,GBS)又称急性炎症性脱髓鞘性多神经根病,是目前我国儿童最常见的急性周围神经病。该病易发于夏、秋季节,学龄前期、学龄期儿童多见,发病率农村高于城市。本病是由体液免疫和细胞免疫共同介导的神经系统单向性自身免疫性疾病,主要侵犯脊神经根、脊神经和脑神经,使周围神经发生广泛的炎症节段性脱髓鞘改变。主要临床特征为急性进行性、对称性、弛缓性肢体瘫痪,伴有周围感觉障碍。病程呈自限性,大多数在数周内恢复,但病情严重者可引起呼吸肌麻痹而危及生命。

一、病因及发病机制

病因尚未完全明确。多数学者认为本病是急性、免疫性周围神经病,是免疫介导的迟发型超敏反应,导致淋巴细胞对髓鞘敏感,出现髓鞘损伤和神经脱髓鞘的现象,运动、感觉神经冲动传导速度减慢甚至停滞。多种因素均能诱发本病,我国最主要的感染因子为空肠弯曲菌感染。

1. **感染因素** 约 2/3 的患者在发病前有明确的前驱感染病史。在我国最主要的病原体是空肠弯曲杆菌。欧洲和北美地区多见的巨细胞病毒。其他感染病原体还包括 EB 病毒、带状疱疹病毒以及肺炎支原体等。

2. **疫苗接种** 少数吉兰-巴雷综合征的发病与某种疫苗注射有关,主要是狂犬病毒疫苗,其他可能有麻疹疫苗、破伤风疫苗等。

3. **免疫遗传因素** 推测存在遗传背景的易感因素,如特异的 HLA 表型携带者受到外来刺激后可引起异常免疫反应。

二、病理

由于前驱感染病原体种类的差异和宿主免疫遗传因素的影响,吉兰-巴雷综合征患者周围神经主要表现为髓鞘脱失或轴索变性,或两者皆有。主要损伤周围神经的运动纤维或同时损伤运动纤维和感觉纤维,从而形成不同特征的临床和病理类型。目前,主要分为以下四种:急性炎症性脱髓鞘多神经病(AIDP)、急性运动轴索型神经病(AMAN)、急性运动感觉轴索型神经病(AMSAN)、Miller-Fisher 综合征(MFS)。

三、临床表现

多数在起病前1~4周有上呼吸道感染或消化道感染病史，或有受凉、劳累等诱发，少数有预防接种史。多数为急性起病，出现全身不适或伴低热。

1．**运动障碍** 是本病的主要临床表现。起病初期，先有肌肉不适或疼痛，常从下肢开始，行走无力、麻木、疼痛，尤其在大腿前后侧，疼痛感觉尤为明显，易摔倒，肌肉无力基本呈对称性，2~3天内发展到上肢、腰背、躯干，或近端、远端同时受累。瘫痪在数天内由下而上发展，一般一周左右达到高峰，但绝大多数进行性加重不超过3~4周。少数进展迅速者可在24h内出现严重肢体瘫痪。

2．**呼吸障碍** 重症患儿可累及颈部肌肉、肋间肌和膈肌，表现为不能抬头、呼吸浅表、咳嗽无力、声音微弱、呼吸困难。单纯的肋间肌麻痹，吸气时胸廓下陷，上腹隆起。如单纯的膈肌麻痹，则吸气时上腹部下陷呈现出矛盾样呼吸。个别病例病情进展极快，在数小时至数十小时即达到高峰，可因呼吸肌麻痹来不及救治而死亡。

3．**脑神经障碍** 面神经最常受累，其次为舌咽神经、迷走神经运动支，其他脑神经亦可受累，表现为吞咽困难、进食时有呛咳，患侧眼裂增大，鼻唇沟变浅或消失，口角向健侧歪斜。

4．**感觉障碍** 在疾病初期可发生感觉障碍。年长儿可诉手足麻木、疼痛或其他异常感觉，体检可发现手套或袜套样分布的感觉障碍。

5．**自主神经障碍** 如出汗异常、面色潮红、腹痛、心律紊乱或心率增快；也可表现为直立性低血压或血压增高。括约肌功能一般无异常，极少数患儿出现一过性尿潴留。

本病病程呈自限性，患儿病情多在起病数日至1~2周内进行性发展，肌肉瘫痪停止进展后数周内，大多数患儿肌力逐渐恢复，3~6个月内完全恢复。但有10%~20%的患儿遗留不同程度的肌无力，凡是疾病高峰3周后仍无恢复迹象者一般预后不良。

四、辅助检查

1．**脑脊液检查** 发病初期多无明显异常，发病后第2周蛋白含量逐渐增高，4~6周最明显，可达1~2g/L，而白细胞计数和其他均正常，称蛋白-细胞分离现象，乃本病特征。

2．**神经传导功能测试** 以髓鞘脱失为病理改变者，如AIDP患者，主要表现为运动和感觉神经传导速度减慢。以轴索变性为主要病变者，如AMAN患者，主要表现为运动神经反应电位波幅显著减低；而AMSAN则同时有运动和感觉神经电位波幅减低，传导速度基本正常。

3．**血液** 外周血白细胞轻度增多，中性粒细胞增高，血清免疫球蛋白IgM、IgA、IgG均有增高。IgM增高最为显著。肌酸激酶可轻度升高。

4．**脊髓磁共振** 典型患者脊髓MRI可见神经根强化，也有助于帮助神经电生理检查未见异常的患儿建立诊断。

五、治疗原则

1．**呼吸肌麻痹的抢救** 呼吸肌麻痹是本病死亡的主要原因。对出现呼吸肌麻痹或呼吸道分泌物积聚的患者，应及时进行气管切开或插管，必要时使用机械通气以保证有效的通气和换气。

2．**免疫调节治疗** 疾病初期（1周内）大剂量应用人血免疫球蛋白可明显延缓本病进展速度，减轻极期症状的严重程度，降低气管切开及机械通气的概率。剂量400mg/（kg·d），静脉注射，连用5~7天。目前多数专家认为肾上腺皮质激素对本病治疗无效。

案例 13-1B

患儿入院后症状加重,出现吞咽困难、呼吸急促的症状。脑脊液检查:压力 150mmH$_2$O,WBC 3×10^6/L,蛋白 55mmol/L,糖 3.8 mmol/L,氯化物 126mmol/L。肌电图基本正常,神经传导速度减慢。

问题与思考:
1. 分析患儿可能出现的严重并发症。
2. 列出主要的护理问题及制订该患儿的护理措施。

六、常见护理诊断/问题

1. **躯体移动障碍** 与肢体运动障碍、瘫痪、感觉障碍有关。
2. **清理呼吸道无效** 与呼吸肌麻痹有关。
3. **低效性呼吸型态** 与呼吸机麻痹,不能维持正常呼吸有关。
4. **有感染的危险** 与抵抗力下降、咳嗽无力有关。
5. **有皮肤完整性受损** 与长期卧床、肢体瘫痪、感觉异常有关。

七、护理措施

1. **一般护理** 急性期应卧床休息,保持病室空气新鲜、温湿适宜。病室温度 18~22℃,湿度 55%~60%。病室每日空气消毒 2 次,缩短探视的时间与次数。严格执行无菌操作技术。与感染的患儿分室居住,尽量避免接触。根据天气变化增减衣服,防止受凉。协助生活护理,完成日常生活。

2. **营养维持** 评估患儿的营养状况。监测患儿的营养摄入情况,给予高蛋白质、高热量、高维生素、易消化的饮食,少量多餐,根据患儿的咀嚼和吞咽能力,给予流食或半流食,并添加患儿喜爱的食品,促进食欲。协助患儿进食,预防呛咳或误吸发生。不能进食者,遵医嘱留置胃管,必要时,静脉给予高营养支持疗法。

3. **运动障碍的护理**
(1) 评估躯体障碍的损伤程度,制订护理计划。
(2) 急性期:①每日定时按摩肌肉并进行肢体被动锻炼,保持肢体的功能位,防止足下垂。②评估皮肤受压的程度,预防压疮发生:保持床单位的干净、整洁、无渣屑。衣服无皱褶,可将衣服反穿于身上,便于进行操作。骨隆突处给予棉垫或气垫圈保护,定时翻身,减轻局部皮肤压力,防止压力性溃疡发生。③每日用温水擦浴一次,并做全身按摩,每日评估运动障碍的程度及皮肤的完整程度。
(3) 恢复期:指导患儿进行功能锻炼,鼓励患儿自主活动,如吹气球、手握笔、持物、抬腿等,恢复肢体活动功能,活动应循序渐进,强度适宜。活动时应有专人陪护,防止受伤。

4. **呼吸功能维持**
(1) 评估患儿呼吸功能:每 2h 观察患儿的神志、面色、心律、心率、血压,尤其是呼吸频率、节律及胸廓起伏的深度,了解患儿呼吸肌及膈肌麻痹的情况,并做好抢救准备。
(2) 抬高床头,保持呼吸道通畅,鼓励患儿深呼吸、咳嗽、有咳嗽动作时应双手挤压膈肌,协助排痰。及时清理口鼻腔分泌物,每日口腔护理 2~3 次。

(3) 使用机械通气的患儿,协助患儿保持最佳卧位及安静状态,严密监测呼吸机的各项指标及患儿生命体征,每1～2h给予翻身、拍背、雾化吸入一次,严格无菌操作,预防感染。

5．健康教育 向家长介绍疾病相关知识,使家长树立战胜疾病的信心,积极配合治疗;指导患儿及家长进行康复锻炼的方法;指导出院患儿合理用药,定期复查;患儿应加强体育锻炼,增强机体抵抗力。

第六节 注意缺陷多动障碍

注意缺陷多动障碍(attention-deficit hyperactivity disorder,ADHD)是儿童时期较为常见的心理行为异常,在学龄儿童中的发病率高达3%～5%。主要表现为与年龄不相称的注意力不集中、过度活动,情绪冲动等,常伴有学习困难,但智力基本正常或接近正常。男孩比女孩发病率高,为2～9∶1。

一、病因及发病机制

本病的病因和发病机制不清,目前认为是多种因素相互作用所致。

1．遗传 家系研究、双生子研究等支持遗传因素是ADHD的重要发病因素,平均遗传度约为76%。

2．神经递质 有学者提出ADHD的多巴胺、去甲肾上腺素及5-羟色胺假说,但尚没有哪一种假说能完全解释ADHD病因和发病机制。

3．神经解剖和神经生理 MRI发现部分患者额叶发育异常;功能MRI还发现患者存在前额叶、基底节区、前扣带回皮质、小脑等部位功能异常。

4．环境因素 包括产前、围生期和出生后因素。与妊娠分娩有关的危险因素包括患儿母亲吸烟、饮酒、患儿早产、缺血缺氧脑病等。出生后因素包括病毒感染、脑膜炎、头部损伤、药物等。

5．家庭和心理社会因素 父母关系不和、教养方式不当、母亲患有抑郁症、经济困难、童年与父母分离、受虐待等不良因素均可能成为发病诱因或症状持续存在的原因。

二、临床表现

1．注意障碍 是诊断本症的必备症状。表现为患儿注意力短暂,并频繁转移注意力,生活或学习分不清主次,听课不专心,做事虎头蛇尾。

2．多动 是本症另一重要症状。多数患儿自婴幼儿时期即出现兴奋、易哭闹、睡眠差、喂食困难等症状。学龄儿童表现为上课不能遵守纪律,无目的动作多,坐立不稳,容易激动,行为常显得冲动、唐突、过分。

3．情绪冲动 情绪易波动,易激惹,过度兴奋,不耐挫折,是本症较常见的症状。患儿缺乏克制能力,常对一些刺激做出过分的反应,以致经常做出伤人或破坏东西的行为。部分患儿还会出现品行障碍、焦虑症等精神障碍疾病。

4．学习障碍 持续或明显的多动症患儿常伴有学习障碍。患儿语言表达能力差,学习能力低,但智力正常,可能与患儿注意力缺陷和缺少毅力有关。

5．其他 部分多动症儿童存在知觉障碍,表现为不能分析图形的组合,也不能将图形各部分综合成一整体。少数患儿还同时伴有头面部、躯干或四肢的不自主活动;还可出现头痛、胃痛、腹泻、呕吐等症状。

三、诊断

本病缺乏特异性实验室诊断指标，诊断标准为症状起始于学龄前；病程超过 6 个月；必须具备下表两项中各 4 种表现或其中一项的 8 种表现，方能诊断（表 13-7）。2006 年中华医学会儿科学分会建议诊断主要依据病史和对特殊行为症状的观察、描述和追踪。按照美国 DSM-IV 经学组、儿童保健学组及精神病分会儿童精神医学学组联合发布了《儿童注意缺陷多动障碍诊疗建议》，规范了 ADHD 的临床诊疗。

2013 年出版的 DSM-V 对 ADHD 的诊断做了一些修改，起病年龄改为 12 岁以前，但 DSM-IV 中的注意力缺陷 / 多动 - 冲动的 18 条症状仍作为诊断依据，但每条症状标准同时都有成人表现的描述，因此，新标准不仅适用于儿童，也适用于成人 ADHD 的诊断依据。这主要是因为自 DSM-IV 应用 20 年来，大量研究表明许多儿童时期确诊为多动症的患儿至成年后症状仍然存在。

表13-7 多动症的诊断项目

注意力缺陷	多动
易受外来影响而激动	在教室经常离开座位
无监督时难于有始有终地完成任务	常未加思考即开始行动
难于持久性集中注意力（作业、游戏）	集体活动中常不按次序
听不进别人在说什么	常在问题尚未说完时即抢答
经常丢失生活和学习用品	难于安静地玩耍
在学校课堂注意力分散、成绩不佳	做出过分的行动如爬高、乱跑
不能组织达到一定目的的活动	参与危险活动
一事未完又做另一事	坐立不安，动手动脚
	常干预别人
	说话过多

四、治疗原则

ADHD 的治疗需要针对患儿的不同发育时期，采用多学科、长期、多模式个体化的综合治疗，以达到缓解和改善临床症状，提高患儿自信心、学习能力和社会适应能力的效果。

本病以教育和心理治疗为主，药物治疗为辅。心理行为治疗包括强化、塑造、消退、惩罚等。药物治疗的首选药物为中枢神经兴奋剂，常用的药物包括短效的盐酸哌甲酯和长效盐酸哌甲酯控释片。盐酸哌甲酯可能出现的不良反应有头痛、腹痛、眩晕等，可能影响食欲、睡眠。服药从小剂量开始，逐渐增加剂量，白天早餐后顿服，6 岁以下和青春期以后原则上不用药。

五、常见护理诊断 / 问题

1. 思维过程紊乱　与注意力不集中、活动过度有关。
2. 焦虑（家长）　与患儿常有攻击破坏行为和学习成绩落后有关。
3. 社交障碍　与患儿任性、冲动、行为过激有关。
4. 有外伤的危险　与患儿多动、冲动、行为过激有关。

六、护理措施

1. 心理护理 根据患儿临床表现寻找病因,驱除致病因素。对患儿要有耐心,避免打骂、呵斥等不良刺激,要善于发现患儿的优点,给予表扬,以提高患儿的自信心;引导患儿开展正当的文体活动,克服冲动破坏行为;培养良好的生活习惯,引导患儿遵守公共秩序和道德准则,循序渐进地培养注意力,提高办事效率;对于攻击行为应制止,不可忽视;提供适宜环境,减少感知刺激。针对患儿的行为特点,制订行为疗法,指导患儿不做危险动作,防止受伤等。家长应与学校取得联系,不要歧视患儿,共同教育,共同管理,使患儿的行为得到控制。

2. 药物治疗的护理 对需要药物治疗的患儿,应指导用药方法、疗效及副作用的监测。神经兴奋剂仅能改善患儿的注意力,而对多动、冲动等无多大作用。服药过程中应注意监测药物副作用。抗精神障碍药、安眠药对本症无效,有时还会使症状恶化,不宜应用。

第七节 脑性瘫痪

脑性瘫痪(cerebral palsy)是由于各种原因造成的发育期胎儿或婴儿的非进行性脑损伤,主要表现为中枢性运动障碍及姿势异常。患儿常伴有智力低下、感觉和行为异常等。脑瘫的发病率在我国约为2‰。

一、病因及发病机制

引起脑瘫的病因有多种,有时为多种因素所造成。约有1/3病例未能找出病因。缺氧和出血在发病因素中占重要地位。脑组织对缺氧甚为敏感,脑缺氧对早产儿的影响远较足月儿为大。脑供血的局部距离心脏越远,越容易出现缺氧缺血性病变。一般将致病因素分为出生前、出生时和出生后三类:

1. 出生前因素 主要是胎儿期的感染、出血、缺氧、发育畸形,以及母亲妊娠时有高血压、糖尿病、腹部外伤、接触放射线等。

2. 出生时因素 由于羊水或胎粪吸入、脐带绕颈等所致的窒息,或由于难产、产钳夹伤、颅内出血及缺氧等。

3. 出生后因素 新生儿发生脑缺氧、严重感染(如化脓性脑膜炎)、外伤、颅内出血、胆红素脑病等。

近年对脑性瘫痪的病因有了更深入的研究。目前认为胚胎早期的发育异常,很可能是导致婴儿早产、低出生体重和已有围生期缺氧等事件的重要原因。胚胎早期的发育异常主要来自受孕前后母亲体内外环境影响、遗传因素以及孕期疾病引起妊娠早期胎盘羊膜炎症等。

二、临床表现

脑性瘫痪以出生后非进行性运动发育异常为特征,主要包括以下临床表现:运动发育落后和瘫痪肢体主动运动减少;肌张力异常;姿势异常;反射异常等。此外常合并其他功能异常,约52%患儿合并智力低下,45%患儿伴有癫痫,38%患儿伴有语言功能障碍,28%患儿伴有视力障碍等。根据脑性瘫痪运动障碍的性质,临床上将脑性瘫痪分为以下类型:

1. 痉挛型 是最常见的类型,占全部病例的50%~60%。病变主要在锥体束,多为双侧性,表现为肌张力增高,上肢屈肌张力增高,肩关节内收,肘关节屈曲,拇指内收,手指呈紧握拳状。下肢大腿内收肌张力增高,髋关节内旋,大腿外展困难,踝关节跖屈。抱起时,两腿交叉成剪刀样足跟悬空、足尖着地。走路时踮足、剪刀样步态。患儿肢体活动受限,腱反射亢进或活跃，踝阵挛阳性，2岁后巴氏征仍阳性。瘫痪形式可有四肢瘫、偏瘫、截瘫和单瘫。

2．**手足徐动型** 约占脑瘫的20%。病变主要在锥体外系，表现为难以用意志控制的不自主运动，当进行有意识运动时，不自主、不协调及无效运动增多。紧张时不自主运动增多，安静时减少，睡眠时消失。由于颜面肌肉、舌肌及发音器官肌肉运动受累，常伴有语言障碍。本型智力障碍不严重，腱反射不亢进，巴氏征阴性，临床表现有肌张力增高和肌张力减低两型。

3．**共济失调型** 占脑瘫1%~2%。病变主要在小脑，表现为步态不稳，走路时两足间距加宽，四肢动作不协调，快变轮换动作差，上肢常有意向性震颤，肌张力低下，腱反射减弱。

4．**强直型** 此型少见。病变主要在锥体外系。表现为全身肌张力显著增高，身体异常僵硬。被动运动时，主动肌和拮抗肌有持续阻力，肌张力增高呈铅管样或齿轮状，常伴有严重的智力低下。

5．**震颤型** 此型罕见，以锥体外系病变为主。婴儿期肌张力减低，腱反射减弱；2岁后出现震颤和步态不协调，无眼球震颤，伴有轻度智力低下。

6．**肌张力低下型** 表现为肌张力低下，四肢呈软瘫状，自主运动很少。本型常为婴幼儿脑瘫的暂时阶段，以后大多转为痉挛型或手足徐动型。

7．**混合型** 以痉挛型和手足徐动型混合并存多见。此型常见智力低下、运动障碍，严重者可伴有癫痫发作、语言障碍、视觉和听觉障碍等。

三、辅助检查

1．**影像学检查** CT和MRI能了解颅脑结构有无异常，对探讨脑瘫病因及判断预后有帮助。

2．**脑电图** 协助诊断是否合并癫痫，对指导治疗有参考价值。

3．视觉、听觉功能检查。

四、治疗原则

1．**治疗原则** 早发现、早治疗；促进正常运动发育，抑制异常运动和姿势；综合治疗；家庭训练和医生指导相结合。

2．**功能训练** 包括体能运动训练、技能训练和语言训练，也可采用矫形器辅助训练，通过训练，可抑制不正常的姿势反射，诱导正常的运动发育，提高日常生活能力并为以后培养工作能力。

3．**手术治疗** 对痉挛型患儿，必要时可选择性进行肌腱延长术、脊神经后根切断手术和骨关节手术等，纠正畸形，改善功能。

五、常见护理诊断/问题

1．**成长发育改变** 与脑损伤有关。
2．**进食自理缺陷** 与动作不协调、吞咽咀嚼能力差有关。
3．**营养失调：低于机体需要量** 与动作不协调、进食困难有关。
4．**躯体移动障碍** 与肌张力增高或肌张力低下，动作不协调等有关。
5．**有外伤的危险** 与运动不协调、共济失调有关。
6．**有皮肤完整性受损的危险** 与不能自主运动、长期卧床、营养缺乏有关。

六、护理措施

1．**饮食管理**
（1）评估进食自理的程度，评估患儿的营养状况。

（2）每周测体重一次。给予高蛋白质、高热量、易消化的饮食，少量多餐；补充维生素和矿物质；保持口腔卫生，每次进餐前后做好口腔护理。

（3）提供舒适的进餐环境和适当的用物，尽可能鼓励患儿自己进食。挑选容易咽下的食品，将食物切成小块，便于患儿取用和吞咽。协助进餐时，态度要和蔼，进食不可过快，保证患儿有充分的咀嚼时间。进食中，嘱患儿不要说话，以免发生误吸。如有疲劳感时，可适当休息，疲劳缓解后继续用餐。吞咽有困难者遵医嘱给予鼻饲。

2．功能训练

（1）评估躯体障碍的程度，加强健康教育指导，说明活动及锻炼的重要性。

（2）鼓励患儿每天活动各个关节，保持肢体功能位；指导并协助患儿移动，锻炼肌肉的力量和耐力，协助肢体功能恢复。运动应循序渐进，并注意保护患儿的安全。可以配合按摩、推拿、针灸、理疗等方法，纠正异常姿势。

（3）严重的脑瘫患儿还应尽早开始语言训练、听力训练等。

3．防止外伤与意外

（1）评估可能发生受伤的程度。

（2）患儿的床应加床档保护，防止坠床发生。患儿房间应宽敞、开阔，避免放置大量物品，尤其是可能对患儿有危险的物品。游戏种类须温和，减少刺激；玩具也要考虑其安全性。

（3）锻炼活动时注意周围环境，移开阻挡物体，并加以保护。

4．皮肤护理　患儿皮肤受压的程度。保持床单位的干净、整洁、无渣屑、无皱褶；对患侧肢体加以保护，防止不自主运动时损伤；及时更换尿布，防止臀红的发生；帮助患儿更换体位，减轻局部皮肤的压力。

5．预防　认真做好产前保健，怀孕前三个月避免子宫内感染，避免乱服药；预防各种细菌和病毒的感染，避免接触猫、狗，防止感染弓形虫病；避免外伤；预防早产；血型不合者应及早给予预防措施，高胆红素血症的患儿应及时治疗，防止发生核黄疸；预防并及时治疗新生儿的低血糖血症、窒息、缺血缺氧性脑病的发生。

（陈　华）

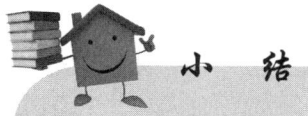

小　结

一、化脓性脑膜炎

化脓性脑膜炎是由各种化脓性细菌感染引起的急性脑膜炎症，是儿童、尤其婴幼儿时期常见的中枢神经系统感染性疾病。典型临床表现包括感染中毒及急性脑功能障碍症状、颅内压增高表现及脑膜刺激征等。治疗原则主要为：抗生素治疗、肾上腺素皮质激素治疗、对症及支持治疗及以硬脑膜下积液、脑室管膜炎及脑积水等为主要并发症的治疗。

二、病毒性脑炎

病毒性脑炎是多种病毒感染引起的颅内急性炎症。若病变主要累及脑实质则称为病毒性脑炎，若病变主要累及脑膜则称为病毒性脑膜炎。大多数患儿病程呈自限性。起病急，其临床表现因脑实质受损部位的病理改变、范围和严重程度而有所不同，主要表现为急性全身感染症状等前驱症状、中枢神经系统症状如惊厥、意识障碍、颅内压增高、运动功能障碍及神经情绪异常等，一般病程2～3周，多数患儿可完全恢复。病毒性脑炎的治疗原则为急性期应及时给予支持与对症治疗，控制脑水肿和颅内高压及控制惊厥发作，同时，配合抗病毒、抗生素应用等治疗。护理措施主要为维持正常体温，促进脑功能及肢体功能的恢复，注意病情观察、保证营养供应。

三、癫痫

癫痫是多种原因引起的脑部慢性疾患，是脑内神经元反复发作性异常放电导致突发性、暂时性脑功能失常，临床出现意识、运动、感觉、精神或自主神经运动障碍。多数癫痫在儿童期发病。临床分类主要为癫痫发作（局灶性发作及全部性发作）、癫痫综合征（良性癫痫、失神癫痫、婴儿痉挛）、癫痫持续状态等。治疗原则主要为抗癫痫药物和手术治疗。护理措施主要为避免诱发因素，预防感染，饮食管理，药物治疗的护理和癫痫发作时的护理。

四、小儿惊厥

热性惊厥是小儿时期最常见的惊厥性疾病，根据发作特点和预后情况，可以分为单纯性热性惊厥和复杂性热性惊厥。治疗以使用镇静剂积极控制惊厥发作，对症治疗及病因治疗。主要护理措施有：惊厥发作的护理；抗惊厥治疗用药及护理；高热的护理；密切观察病情变化、预防脑水肿的发生等。

五、吉兰-巴雷综合征

吉兰-巴雷综合征，是儿童最常见的急性周围神经病。疾病进展期的临床表现主要以运动障碍、进行性肌无力为最突出的表现，其次为脑神经麻痹、感觉障碍、自主神经功能障碍等。治疗原则为支持治疗、保持呼吸功能及药物应用。

六、注意缺陷多动障碍

注意缺陷多动障碍是以与年龄不相称的多动、注意力不集中、任性、易冲动为主要特征的行为障碍，是一种常见的儿童行为异常问题。临床表现为注意缺陷、活动过多、行为冲动、学习困难、神经系统发育异常及品行障碍等。治疗原则为心理护理与药物治疗配合进行。

七、脑性瘫痪

脑性瘫痪是由于各种原因造成的发育期胎儿或婴儿的非进行性脑损伤，主要表现为中枢性运动障碍及姿势异常。治疗原则是早发现、早治疗；促进正常运动发育，抑制异常运动和姿势；综合治疗；家庭训练和医生指导相结合。

思考题

1. 列举小儿神经反射特点。
2. 列举单纯性热性惊厥与复杂性热性惊厥鉴别要点。
3. 简述吉兰-巴雷综合征脑脊液的特点。
4. 简述注意缺陷多动障碍的药物治疗注意事项。

（崔文香　陈　华）

第十四章　免疫性和风湿性疾病患儿的护理

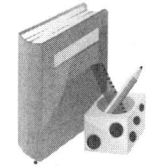

学习目标

通过本章内容的学习，学生应能够：

◎ 识记
1. 列举免疫缺陷病、风湿热、幼年特发性关节病、过敏性紫癜、皮肤黏膜淋巴结综合征的辅助检查。
2. 描述免疫缺陷病、风湿热、幼年特发性关节病、过敏性紫癜、皮肤黏膜淋巴结综合征的临床表现和治疗原则。

◎ 理解
1. 解释免疫缺陷病、风湿热、幼年特发性关节病、过敏性紫癜、皮肤黏膜淋巴结综合征病因。
2. 解释免疫缺陷病、风湿热、幼年特发性关节病、过敏性紫癜、皮肤黏膜淋巴结综合征的护理措施。

◎ 运用

评估免疫缺陷病、风湿热、幼年特发性关节病、过敏性紫癜、皮肤黏膜淋巴结综合征患儿并为其制订护理计划。

第一节　概　述

免疫（immunity）是机体的生理性保护反应，其功能包括免疫防御、免疫稳定和免疫监视。免疫功能失调可致异常免疫反应，表现为变态反应、自身免疫性疾病、免疫缺陷病或恶性肿瘤。研究表明新生儿的免疫器官和免疫系统均已成熟，免疫功能低下可能的原因是未接触抗原，未建立免疫记忆。

一、非特异性免疫

非特异性免疫是新生儿具有的天然免疫力，是机体在种族进化过程中不断与病原体接触而建立的一系列防御功能。

（一）屏障防御

主要由物理屏障和生化屏障构成，物理屏障包括皮肤-黏膜屏障、血-脑脊液屏障、血-胎盘屏障等；生化屏障包括唾液、胃酸等。小儿皮肤薄嫩，抵抗力弱；新生儿皮肤偏碱性，细菌或真菌易繁殖其上；肠道黏膜薄、通透性好；胃酸分泌少，杀菌力弱；淋巴结、呼吸道纤毛细胞未发育完善等；小儿物理屏障和生化屏障作用差，因此，非特异性免疫功能差，随年龄增长会逐步发育健全。

(二) 细胞吞噬

胎龄第 9 周开始出现中性粒细胞,胎龄第 34 周中性粒细胞的趋化、吞噬和杀菌功能逐渐成熟。新生儿由于缺乏补体、趋化因子等,吞噬细胞的功能呈暂时性低下。

(三) 补体

孕母的补体不能传递给胎儿,故新生儿补体经典途径成分(CH50、C3、C4、C5)活性是其母亲的 50%~60%。3~6 个月的婴儿补体含量及活性接近成人水平,补体旁路途径的各种成分的发育亦落后,早产儿的补体及旁路途径均落后于足月儿。

二、特异性免疫

特异性免疫是在非特异性免疫的基础上,后天与抗原接触过程中产生的,由免疫活性细胞和免疫器官完成。

(一) 细胞免疫

胚胎的肝和骨髓的淋巴样干细胞在胸腺内继续发育,形成 T 细胞,新生儿 T 细胞数量虽达到成人水平,但分类比例和功能低于成人。T 细胞需在较强抗原刺激下,与多种抗原接触才会趋于完善。新生儿 $CD4^+/CD8^+$ 比值为 3~4,2 岁时达到成人水平为 2;新生儿 $CD4^+$ 辅助功能较低,6 个月时达到成人水平;新生儿 T 细胞产生的 γ-干扰素和白细胞介素 -4 为成人的 10%~20%,3 岁时达到成人水平。

(二) 体液免疫

B 细胞发育较为迟缓,在抗原刺激下,可产生 IgM 类抗体;有效的 IgG 类抗体,3 个月时出现。足月儿 B 细胞数量略高于成人,小于胎龄儿低于成人。B 细胞最终分化为浆细胞的产物是免疫球蛋白(Ig),主要功能是参与体液免疫。胚胎 12 周已能合成 IgM,但 IgM 不能通过胎盘,因此含量较低,3~4 个月时为成人的 50%,1 岁时为成人的 75%。胚胎 12 周开始合成 IgG,也是唯一可以通过胎盘的免疫球蛋白,6 个月时来自母体的 IgG 消失,3 个月时自身合成的 IgG 逐渐增加,6~7 岁时接近成人水平。胎儿期不产生 IgA,血清中含量极少,青春后期时达成人水平。婴儿可从母乳中获得 SIgA,但含量较低,2~4 岁时达成人水平。新生儿期 IgD 含量极少,5 岁时达成人水平 20%,IgE 含量最低,7 岁时达成人水平。

第二节 免疫缺陷病

原发性免疫缺陷病

原发性免疫缺陷病(primary immunodeficiency diseases,PID),是指免疫系统先天发育不全,免疫应答障碍,导致一种或多种免疫功能缺陷的疾病。主要特征是反复、严重的感染,伴有免疫监视和免疫稳定功能异常,出现自身免疫性疾病、过敏性疾病和恶性肿瘤。本病有遗传倾向。

一、病因

可能与遗传和宫内因素有关,由于基因突变或基因复制过程中出现异常;研究表明风疹病毒、巨细胞病毒、疱疹病毒等可引起胎儿免疫系统发育障碍。

二、分类

2009 年 WHO 和国际免疫学会召开的会议将 PID 分为八大类,T 细胞核 B 细胞联合免疫缺陷、以抗体为主的免疫缺陷、其他已明确临床（基因表型）的免疫缺陷综合征、免疫调节失衡性疾病、先天性吞噬细胞数量和（或）功能缺陷、天然免疫缺陷、自身炎症反应性疾病和补体缺陷。迄今发现 200 余种，其中 150 余种已明确致病基因。

三、临床表现

（一）共同表现

免疫缺损的不同，临床表现差异较大，共同表现为：

1．**反复和慢性感染** 最常见的症状是感染，表现为反复、持久、严重的感染，病原体为少见、致病力低的细菌，患儿常持续使用抗菌药物。

年龄：＜1 岁占 40%，1～5 岁占 40%，6～16 岁占 15%。

病原体：化脓性细菌、病毒、结核杆菌、沙门菌属、真菌和原虫等。

部位：最常见的是呼吸道，其次为胃肠道和皮肤。

过程：反复发作或迁延不愈，治疗效果欠佳。

2．**自身免疫性疾病和恶性肿瘤** 严重感染未死亡的患儿，随年龄增长易发生自身免疫性疾病和恶性肿瘤，淋巴系统肿瘤多见。

3．**伴随症状** 先天性心脏病、特殊面容、难控制的惊厥等。

4．**遗传** 常染色体隐性遗传、X-连锁遗传多见。

（二）特殊表现

1．**X-连锁无丙种球蛋白血症**（X-linked agammaglobulinaemia，XLA） 仅男孩发病，半数有家族史。出生后 6 个月发病，淋巴结和扁桃体缺如或很小，常表现为中耳炎、眼部感染、皮肤感染、肺炎、脑膜炎、败血症等，常见的病原菌是肺炎链球菌、流感嗜血杆菌等，常伴有恶性淋巴瘤、类风湿关节炎等。如不积极治疗，50% 的患儿 10 岁前死亡。

2．**婴儿暂时性低丙种球蛋白血症** 属自限性疾病，偶有家族史，免疫球蛋白总量＜4g/L，IgG＜2.5g/L。患儿产生免疫球蛋白的时间推迟到生后 9～18 个月，IgG 低下期间，易患细菌感染，但病情较轻。

3．**胸腺发育不全**（DiGeorge anomaly，DA） 多为非遗传性，表现为胸腺和甲状腺发育不良，伴有心血管等其他组织结构的异常。临床表现为下颌骨发育不全，眼睛下拉等特殊面容、心血管畸形等。

四、辅助检查

1．**实验室检查** 细胞免疫功能测定皮肤迟发型超敏反应和淋巴母细胞转化试验，体液免疫功能测定免疫球蛋白含量，基因突变分析可提高诊断准确率，提供遗传咨询及产前诊断。

2．**影像学检查** X 线缺少胸腺影，提示 T 细胞功能缺陷。

五、治疗原则

1．控制感染的同时，积极纠正免疫缺陷，可使用抗生素，静脉注射丙种球蛋白等替代治疗。通过骨髓移植、胎肝或胸腺移植、脐血干细胞移植等免疫重建与基因治疗。

2．尽量避免与病原体的接触，对患儿进行保护性隔离，注意有无自身免疫性疾病和肿瘤的发生。

3．免疫缺陷患儿不能接种活疫苗或活菌苗，防止发生严重的疫苗或菌苗性感染。T 细胞免疫缺陷的患儿不宜输入新鲜血制品，以免发生抗宿主反应。慎用免疫抑制类药物，一般不做扁桃体、淋巴结切除术，禁忌脾切除术。

六、常见护理诊断/问题

1. 有感染的危险　与免疫功能缺陷有关。
2. 焦虑　与反复感染、预后较差有关。

七、护理措施

护理的重点是预防感染。

1. **预防感染**　病室定期消毒，定时通风，避免受凉和感冒。与患儿接触的所有用物均做好消毒，禁止患有感染性疾病的人员接触患儿，给予保护性隔离。
2. **病情观察及用药**　密切观察患儿的病情变化，定时监测患儿体温，观察有无感染征象。抗体缺陷的患儿，需终生应用免疫球蛋白治疗，用药过程中注意患儿有无发生过敏反应。免疫缺陷患儿禁忌接种活疫苗或活菌苗。
3. **充足营养**　指导患儿进食易消化饮食，必需的能量、蛋白质和其他营养素，增强机体的免疫力。
4. **生活及心理护理**　指导患儿做好口腔护理、皮肤护理。患儿自幼多病、反复感染，易出现孤独、恐惧的心理，护士应认真倾听患儿及家长的心声，鼓励其诉说内心的不安、恐惧等情绪，帮助其克服困难，减轻负性情绪，促进患儿的康复。
5. **健康教育**　向患儿及家长讲解本病的病因、临床表现、主要的治疗方法及护理措施，帮助其树立战胜疾病的信心。曾生育过免疫缺陷病患儿的孕妇应做好羊水检查，产前遗传咨询，检出致病基因携带者。

继发性免疫缺陷病

继发性免疫缺陷病（secondary immunodeficiency diseases，SID）是某些不利因素导致的出生后暂时的免疫功能障碍，不利因素纠正后，免疫功能可恢复正常。机体在某一特定时期或环境下可能发生一过性 SID，其发病率远高于 PID。

一、病因

感染引起暂时性免疫损伤，是导致 SID 的原因。SID 最常见的原因是营养紊乱，如微量营养素的缺乏、蛋白质 - 热能营养不良等。

二、临床表现

共同表现是反复感染，多为机会性感染。包括上呼吸道感染、支气管炎和肺炎、胃肠道感染等，症状较轻，但反复发作。胃肠道的反复感染可加重营养不良，感染亦可直接引起免疫功能恶化，形成"营养不良 - 免疫功能降低 - 感染 - 加重营养不良"的恶性循环。

三、治疗原则

积极治疗原发性疾病，去除诱发因素。体液免疫缺陷患儿可给予肌内注射丙种球蛋白。

获得性免疫缺陷综合征

获得性免疫缺陷综合征（acquired immunodeficiency syndrome，AIDS）是由人类免疫缺陷病毒（human immunodeficiency virus，HIV）所引起的一种传播迅速、病死率极高的感染疾病。

WHO 2003 年估计全球有 63 万儿童感染 HIV，如感染率持续下去，未来的 10 年全球将有 500 万～1000 万 HIV 儿童，1995 年我国首个 HIV 患儿为母婴传播。1/4 的 HIV 患儿 1 岁内死亡，2/3 在 2 岁内死亡，绝大多数患儿 5 岁内死亡。

患者和无症状病毒携带者是本病的传染源；病毒主要存在于血液、精子、子宫和阴道分泌物，唾液、眼泪和乳汁等体液中亦含有病毒，且均具有传染性。儿童感染的主要途径是母婴传播，孕妇可通过胎盘、产程、产后分泌物和乳汁等传播给婴儿；其次是血源传播（输血、注射、器官移植等）；尚未证实空气、水、食物、昆虫等或一般接触（握手、游泳、衣物等）会造成传播。

一、病因

HIV 属 RNA 反转录病毒，直径 100～200nm；56℃ 30min 灭活；50% 乙醇、0.3% 过氧化氢、0.2% 次氯酸钠和 10% 漂白粉，10min 灭活；对热敏感，但对甲醛溶液、紫外线和 γ 射线不敏感。

二、发病机制

HIV 产生的逆向转录酶以病毒 RNA 为模板，产生 cDNA，整入宿主细胞 DNA 链中，随 DNA 复制而繁殖。病毒感染靶细胞后 1～2 周内芽生脱落侵入新靶细胞，$CD4^+T$ 淋巴细胞被破坏。研究表明 HIV 侵入 $CD4^+T$ 淋巴细胞，借助融合素，使 $CD4^+T$ 淋巴细胞融合，未受 HIV 侵犯的 $CD4^+T$ 淋巴细胞与被破坏的 $CD4^+T$ 淋巴细胞融合直接被破坏。$CD4^+T$ 淋巴细胞大量被破坏，丧失辅助 B 淋巴细胞分化的能力，体液免疫功能异常，出现高免疫球蛋白血症、自身抗体，同时对新抗原反应性降低。由于抗体反应缺陷，患儿易患严重化脓性病变，细胞免疫功能低或衰竭，引起各种机会性感染，如结核菌、卡氏肺囊虫、李斯特菌、巨细胞病毒等常是致死的原因。

三、临床表现

1. **潜伏期** 2～10 年，平均 5 年。胎儿期感染 1 岁内发病，可无临床表现。
2. **发病后的临床表现**
（1）一般表现：如发热、多汗、体重下降、疲乏无力等；口腔真菌感染、中耳炎、上呼吸道感染等；全身浅表淋巴结肿大；生长发育障碍。
（2）突出表现：主要是反复或持续的感染，尤其是机会性感染。最常见的机会性感染是卡氏肺囊虫肺炎，主要表现为发热、缺氧、呼吸困难、肺部 X 线示间质浸润、弥漫性肺泡结节或大叶浸润等，可导致患儿死亡。
3. **先天性 HIV 感染** 通常为足月小样儿，可有淋巴结肿大，患儿 9 个月左右才能确诊。
4. **其他表现**
（1）HIV 脑病较为常见的是：主要表现为生长发育停滞，语言或运动功能障碍，智力低下、痴呆、昏迷等。
（2）淋巴细胞间质性肺炎：是气管、支气管上皮结节性淋巴结增殖，慢性间质过程，肺泡破裂，主要表现是发作性呼吸困难、缺氧、肺部可闻及啰音。
（3）肿瘤：约 2% 的患儿合并恶性病变，如非霍奇金淋巴瘤、多发性软组织瘤等。

四、实验室检查

1. 病原学初筛试验是血清或尿的酶联免疫吸附试验；蛋白印迹试验或免疫荧光检测试验为确认试验；18 个月内儿童不适宜采用病毒抗体检查；感染后 1～2 周可检出病毒核心抗原

P24，PCR或连接酶链反应（LCR）技术，可检出微量病毒核酸。

2．免疫缺陷血淋巴细胞亚群显示 $CD4^+/CD8^+$ 倒置，自然杀伤细胞活性降低，皮肤迟发型变态反应减退或消失，抗淋巴细胞抗体和抗精子抗体、抗核抗体阳性。$β_2$微球蛋白增高，尿中新蝶呤升高。

五、治疗

已确诊的 AIDS 患儿应转入指定医院接受治疗，提倡两种药物联合使用，药物最佳搭配仍待研究。

1．抗反转录病毒

（1）核苷类反转录酶抑制剂，包括齐多夫定（zidovudine，AZT）、二脱氧肌苷（DDI）、拉米夫定（1amivudine，STC）和司他夫定（stavudius，d4T），选择性与 HIV 反转录酶结合，渗入 DNA 链中，使 DNA 链中止，抑制 HIV 的复制和转录。

（2）非核苷类反转录酶抑制剂，包括奈韦拉平（nevirapine，NVP），地拉韦啶（delavirdine，DLR），作用于 HIV 反转录酶的位点，使其失去活性，抑制 HIV 复制。

（3）蛋白酶抑制剂，包括沙奎那韦（saquinavir）、茚地那韦（indinavir，IDV）、奈非那韦（nelfinavir）和利托那韦（ritonavir），抑制蛋白酶，阻断 HIV 复制和成熟过程中必须的蛋白质合成，抑制 HIV 的复制。

2．免疫学基因重组 IL-2 与抗病毒药物联合可改善患儿的免疫功能，IL-12 可增强免疫细胞杀伤被 HIV 感染的细胞。

3．支持及对症 抗感染、抗肿瘤、输血、营养支持，补充维生素 B_{12}、叶酸等。

六、常见护理诊断/问题

1．有感染的危险　与机体免疫功能缺陷有关。
2．营养失调：低于机体需要量　与疾病消耗和感染有关。
3．恐惧　与 AIDS 病情重、治疗效果差、预后不良及担心受歧视有关。
4．社交孤立　与 AIDS 不易被社会接受有关。

七、护理措施

1．预防和控制感染 预防和控制感染是缓解患儿病情，减轻患儿痛苦，延长患儿生命的重要措施。

（1）保护性隔离，减少接触病原机会，观察有无真菌或继发病毒感染。

（2）静脉滴注丙种球蛋白，2次/月。

（3）卡氏肺囊虫感染的患儿，密切观察患儿呼吸频率、深度的变化，保持呼吸道通畅，给予吸氧、排痰，指导患儿放松，减少氧消耗。遵医嘱给予抗感染药。

（4）观察腹泻患儿肛周情况，有无表皮脱落或发炎。便后温水清洗肛周皮肤，软布擦干，防止皮肤破裂，涂凡士林防止糜烂。遵医嘱给予止泻剂。

2．密切观察病情

（1）观察患儿一般情况，包括精神状态、营养状况等。测量体重1~2次/周，生命体征2~4次/天。

（2）观察患儿皮肤、口腔和生殖道黏膜的情况，如皮肤斑丘疹、疱疹、口腔黏膜白斑、溃疡等。

（3）观察患儿呼吸道症状和痰液的情况，如咳嗽、咳痰、胸痛等。

（4）观察患儿神经系统症状，如头痛、呕吐、意识障碍等。

(5) 观察患儿有无感染、腹泻等。

3．用药护理 齐多夫定等抗病毒药物的毒副作用较强，30%的患儿不能耐受骨髓抑制、头痛、恶心等；IL-2、干扰素、胸腺刺激素等虽可改善免疫功能，但需观察药物副作用。

4．生活护理 给予患儿富含维生素和锌的清淡、易消化饮食，不能进食的患儿可给予肠外营养，做好口腔护理，保持患儿口腔清洁舒适。保持皮肤清洁干燥，及时翻身、按摩，避免压疮。病情轻的患儿可户外活动，病情重的患儿需限制活动或卧床休息。保持呼吸道通畅，指导患儿深呼吸、咳嗽，必要时吸痰。患儿如有意识障碍，应注意安全，防止坠床等意外伤害。

5．心理护理 给予患儿及家长更多的帮助和同情，满足其合理要求，鼓励其面对现实，解除其孤独、恐惧和压抑的不良情绪，使其配合治疗。

6．健康教育 开展AIDS的宣传教育和综合治理，了解其病因、感染途径、自我防护措施等，加强性教育，严禁嫖娼、卖淫、吸毒等。防止医源性感染，避免血液传播，严格管理血源，安全合理使用血制品，注意无菌操作原则，如手术、精液等提供者筛查，慎用血制品及生物制品。建立AIDS监测网络，加强高危人群监测、检疫等。

HIV感染者的管理包括：①访视及医学观察。②限制活动范围，保证生活、工作的权利，避免歧视。③严禁献血、器官、精液等，性生活使用安全套。④出现感染等临床症状或恶性肿瘤的患儿，住院治疗。指导患儿及家长感染的表现，减少和预防感染的措施，必要时紧急救治。

患儿家长应正确对待患儿，尊重其人格，给予其关怀、温暖，注意沟通交流，不可歧视患儿，为其提供和谐的家庭环境。

积极宣传艾滋病知识，减少育龄期妇女HIV的发生率；HIV感染或AIDS妇女应避免妊娠，如已妊娠尽量终止妊娠或行剖宫产；严格禁止高危人群献血，献血者应筛查HIV抗体，严格筛查血液及各种血制品；HIV抗体阳性母亲及其新生儿应服用齐多夫定，降低母婴传播；目前美国公司利用基因重组技术研制的AIDS VAX疫苗正在进行三期临床试验。

15%~25%围生期感染的患儿数月内发病，迅速发展为AIDS，死于1~5岁，少数存活>9岁，出现症状的年龄和CD_4细胞数是影响预后的主要因素，1岁内淋巴细胞减少的患儿预后差。有效的抗病毒治疗、预防机会性感染和积极的护理可延长患儿生命，提高生命质量。

第三节 风 湿 热

风湿热（rheumatic fever）是常见的风湿性疾病，主要累及心脏和关节，皮肤、血管、神经系统等亦可累及，主要表现为心脏炎、游走性关节炎、发热、皮疹、皮下结节、舞蹈病等，心脏损害最为严重。急性期可危及患儿生命，反复发作可致永久性心瓣膜病变。3岁以下少见，好发年龄为6~15岁，冬春季节多见，无性别差异。

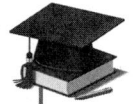

案例 14-1

患儿，女，6岁，因"低热2周，游走性关节炎2周"入院，4周前曾患扁桃体炎。查体：神清，精神可，T 38.0℃，皮肤苍白，躯干部可见环形红斑，咽部充血，两肺呼吸音清，心率120次/分，主动脉瓣可闻及舒张期杂音，肝脾未及，神经系统无异常。辅助检查：WBC 18×10^9/L，ASO 900U，红细胞沉降率32mm/h，CRP（+）。心电图示：P-R间期延长。

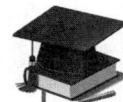

案例 14-1

问题与思考:
1. 该患儿最可能的临床诊断是什么?
2. 该患儿主要的护理诊断是什么?
3. 该患儿主要的护理措施有哪些?

一、病因及发病机制

风湿热与 A 组乙型溶血性链球菌咽峡炎感染密切相关,0.3%～3% 罹患链球菌性咽炎后的患儿于 2～4 周后发生风湿热。风湿热发病的主要机制是机体的抗链球菌免疫反应与人体组织发生免疫交叉反应,导致组织器官损害。机体与链球菌的分子模拟形成的循环免疫复合物沉积于心肌、心瓣膜、关节滑膜等产生炎性病变。

患儿淋巴细胞对链球菌抗原的增殖反应增强、T 淋巴细胞对心肌细胞的损害、淋巴细胞母细胞化和增殖反应降低、扁桃体单核细胞对链球菌抗原的免疫反应异常、遗传等均与本病有关。

二、临床表现

多数患儿发病前 1～5 周有链球菌咽峡炎病史,多呈急性起病,亦可为隐匿性进程。未经治疗的急性风湿热发作患儿病程 < 6 个月,未进行防治的患儿常反复发作。

1. **一般表现** 急性起病患儿发热在 38～40℃,无一定热型,隐匿性起病患儿仅为低热或无发热,伴有面色苍白、多汗、厌食、精神萎靡、关节疼痛等。

2. **心脏损害** 发生于 40%～50% 的患儿,是小儿风湿热最重要的表现。

(1) 心肌炎患儿可无症状,重者可伴心力衰竭;心动过速与体温升高不成比例;可心律失常;心尖部可闻及轻度收缩期吹风样杂音,主动脉瓣区可闻及舒张中期杂音。

(2) 心内膜炎主要累及二尖瓣、主动脉瓣,造成关闭不全;急性期多为瓣膜充血水肿,恢复期可渐消失,多次复发可导致心瓣膜形成永久性瘢痕,导致风湿性心瓣膜病。

(3) 心包炎不易发现积液量很少的心包炎,可有心前区疼痛,心底部可闻及心包摩擦音。积液量多时可出现心包填塞的表现。患儿出现心包炎提示心脏炎严重,易发生心力衰竭。5%～10% 的初次发作风湿性心脏炎患儿发生充血性心力衰竭。

3. **关节炎** 发生于 50%～60% 的患儿,典型病例为游走性多关节炎,主要累及膝、踝、肘、腕等大关节,表现为红、肿、热、痛和功能障碍。受累关节持续数日后自行消退,无畸形。

4. **舞蹈病** 发生于 3%～10% 的患儿,表现为部分或全身肌肉无目的、不自主、不协调的快速运动,如做挤眉弄眼、耸肩缩颈、语言障碍、细微动作不协调等,兴奋或注意力集中时症状加剧,入睡后消失。常在其他症状出现后数周至数月出现。少数患儿遗留神经精神后遗症,如性格改变、偏头痛等。

5. **皮肤症状** 5% 的患儿于肘、腕、踝、膝等关节伸侧出现坚硬无痛皮下结节,直径 0.1～1cm,与皮肤不粘连,2～4 周消退。四肢近端和躯干常见一过性边界明显、大小不等、中心苍白的环形或半环形淡红色红斑,时隐时现,可持续数周。

三、辅助检查

1. **血液检查** 白细胞增多，红细胞沉降率增快、C反应蛋白增高、黏蛋白增高为疾病活动的重要标志。

2. **血清抗链球菌溶血素O（ASO）测定** 链球菌感染1周后80%患儿ASO滴度上升，2个月后逐渐下降。抗脱氧核糖核酸酶B（Anti-Dnase B）、抗链球菌激酶（ASK）、抗透明质酸酶（AH）测定阳性率可达95%。

四、治疗原则

1. **卧床休息** 根据患儿心脏受累程度和心功能状态决定卧床休息的时间。

2. **清除链球菌** 青霉素60万～80万U肌内注射，2次/天，持续2周。青霉素过敏者可用红霉素。

3. **抗风湿热治疗** 心肌炎早期使用糖皮质激素，疗程8～12周。无心肌炎者宜用阿司匹林，疗程4～8周。

4. **其他治疗** 对症治疗，充血性心力衰竭患儿给予大剂量静脉注射糖皮质激素，慎用或不用洋地黄制剂，以免洋地黄中毒。舞蹈病可用苯巴比妥等镇静剂。

五、常见护理诊断/问题

1. **心排出量减少** 与心脏受损有关。
2. **疼痛** 与关节受累有关。
3. **体温过高** 与感染的病原体毒素有关。
4. **焦虑** 与疾病反复发作有关。

六、护理措施

1. **活动与休息** 急性期卧床休息2周，活动量根据患儿心率、心音、呼吸等调节；轻度心肌炎的患儿绝对卧床4周，重症心肌炎的患儿绝对卧床6～12周，至急性症状消失，红细胞沉降率接近正常可下床活动；心力衰竭患儿待心功能恢复仍需卧床3～4周；患儿若无心脏受累需1个月，轻度心脏受累需2～3个月，严重心肌炎伴心力衰竭需6个月恢复至日常正常活动量。密切观察患儿病情变化，如出现呼吸急促、面色苍白、多汗、烦躁不安等心力衰竭的表现，立即处理。

2. **减轻关节疼痛局部** 热敷可缓解关节疼痛，避免寒冷潮湿，注意保暖。避免关节受压，移动时动作轻柔，保持舒适体位。

3. **降低体温** 密切观察体温变化，高热时可给予物理降温。

4. **用药护理** 遵医嘱给予抗风湿药物，有心力衰竭的患儿给予洋地黄制剂，对症治疗。注意观察阿司匹林、肾上腺糖皮质激素、洋地黄等药物的副作用。

5. **饮食护理** 给予营养丰富、易消化的食物，心力衰竭患者限制水、盐，详细记录液体出入量，保持大便通畅。

6. **健康教育** 告知患儿及家长疾病的知识和护理措施；指导其观察病情、预防感染及防止复发；预防上呼吸道感染，锻炼身体，避免寒冷潮湿；疾病流行期间，避免公共场所活动。关爱患儿，争取患儿及家长的合作，积极调整负性情绪，增强其战胜疾病的信心。预防首选长效青霉素120万U肌内注射，1次/月，持续5年，有条件到25岁，风湿性心脏病的患儿宜终生药物预防。

第四节 幼年特发性关节炎

幼年特发性节炎（juvenile idiopathic arthritis，JIA）是以慢性关节滑膜炎为特征的、全身性自身免疫性疾病，主要表现为长期不规则发热及关节肿痛，伴皮疹、肝脾大、淋巴结肿大，发病年龄多小于16岁，男孩多见于女孩。

一、病因及发病机制

病因不明，可能与感染（细菌、病毒、支原体和衣原体感染与本病有关，但不能证实是直接原因）、免疫（部分患儿血清和关节滑液中存在类风湿因子和抗核抗体）、遗传（有报道单卵双胎及同胞兄妹共患的病例）等因素有关。

二、临床表现

1. **全身型** 约占20%的患儿，幼年期多见。发热呈弛张热，持续数周至数月，高达40℃以上。约95%的患儿出现一过性淡红色斑点或环形红斑皮疹，分布于躯干及四肢近侧，可有瘙痒。多数患儿出现一过性关节炎，约25%的病儿最终转变为慢性多关节炎，导致关节畸形。约85%的患儿有肝、脾大及淋巴结肿大。偶有中枢神经系统症状，长期反复发作可致发育延迟。

2. **多关节型** 占30%～40%，≥5个关节受累，女孩多见，先累及膝、踝、肘、腕等大关节，呈对称性，表现为关节肿、痛。随病情进展逐渐累及指、趾等小关节，表现为晨僵及梭形肿胀；疾病晚期最终发生关节强直变形，影响关节运动功能。

3. **少关节型** 占40%～50%，≤4个受累关节，主要累及膝、踝、肘、腕等大关节，呈非对称性。Ⅰ型以幼年女孩多见，虽有反复慢性关节炎，较少发生后遗症。约半数发生单侧或双侧慢性虹膜睫状体炎，后期可致永久性视力障碍甚至失明。Ⅱ型男孩居多，好发年龄一般在8岁以后，累及膝、踝等下肢大关节。部分患儿发生自限性虹膜睫状体炎，少有永久性视力损害。

三、辅助检查

1. **血液检查** 轻度或中度贫血，多数患儿白细胞和中性粒细胞增高，红细胞沉降率加快，C反应蛋白增高。
2. **免疫检查** 免疫球蛋白IgG、IgM、IgA均增高，部分患儿类风湿因子和抗核抗体阳性。
3. **X线检查** 早期可见关节附近软组织肿胀，晚期可见骨质疏松，关节腔狭窄，关节面融合，关节半脱位。

四、治疗原则

1. **一般治疗** 治疗原则为控制病变活动度，减轻或消除关节疼痛和肿胀，预防感染和关节炎症，预防关节功能不全和残疾，恢复关节功能和生活与劳动能力。可采用理疗保持关节活动、肌力强度。病情好转后鼓励患儿功能锻炼，减轻关节强直和软组织挛缩，根据病情选择功能锻炼的方式或夹板固定等手段防止或校正残疾。
2. **药物治疗** 应用非甾体类抗炎药、免疫抑制剂、肾上腺糖皮质激素等。

五、常见护理诊断/问题

1. **体温过高** 与非化脓性炎症有关。
2. **疼痛** 与关节炎症和肿胀有关。
3. **躯体活动障碍** 与关节疼痛、畸形有关。
4. **焦虑** 与发生关节强直畸形有关。
5. **潜在并发症**：药物副作用。

六、护理措施

1. **降低体温** 密切观察体温变化，高热时给予物理降温（如有皮疹忌用乙醇擦浴），保持皮肤清洁，更换衣服，保持皮肤干燥，及时擦干汗液，防止受凉。观察有无脱水征，有无皮疹、眼部受损及心功能不全的表现。给予补充水分，给予高蛋白质、高热量、高维生素、易消化的饮食。

2. **减轻关节疼痛** 急性期卧床休息，维持关节功能体位，注意观察关节症状。夹板、沙袋固定患肢取舒适位置。

3. **用药护理** 非甾体类抗炎药常见副作用有胃肠道反应和凝血功能异常，以及对肝、肾、神经系统的损害，长期用药应于2～3个月随访血常规、肝肾功能。

4. **康复锻炼** 急性期热敷能减轻关节的炎症和疼痛，指导患儿放松、分散注意力的方法控制疼痛，促进舒适和运动。急性期过后应尽早康复锻炼，帮助患儿被动训练和按摩，指导患儿治疗性运动，如游泳、踢球等，鼓励患儿适宜的日常活动，恢复关节功能，防止畸形。

5. **健康教育** 按正常儿童的要求对待患儿，确保患儿正确用药，给患儿安排活动，维持关节的强度和灵活性，提供与其他儿童接触的机会，促进社会交往。

6. **心理护理** 肢体的限制影响了活动的参与，增加社会隔离，会出现很多心理问题，如易激动、敌视、不沟通等。关心患儿，多与患儿及其家长沟通，了解病情，给予精神和情感支持，增强其战胜疾病的信心，帮助患儿克服因疾病造成的自卑心理。鼓励患儿参加正常的活动和学习，促进其身心健康发展。

第五节 过敏性紫癜

过敏性紫癜（anaphylactoidpurpura）是以全身小血管炎为主要病变的血管炎综合征，主要表现为非血小板减少性紫癜，伴关节肿痛、腹痛、消化道出血、血尿和蛋白尿等，以学龄期儿童多见，男孩多于女孩，四季均有发病，春秋季多见。

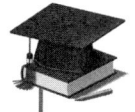

案例 14-2A

患儿，女，8岁，因"双下肢皮疹2周"入院，1周前有上呼吸道感染病史。查体：神清，双下肢可见紫红色斑丘疹，高出皮肤，压之不褪色，伸侧较多，口唇红，两肺呼吸音清，心音有力，腹软，肝脾未及，四肢肌张力正常。辅助检查：WBC 20×10^9/L，N 75%，PLT 250×10^9/L，尿常规（－），关节无肿胀。

问题与思考：
1. 该患儿的主要护理诊断是什么？
2. 该患儿的主要护理措施有哪些？

一、病因及发病机制

本病的病因尚不清楚,少数患儿与食物(鱼虾、蛋、乳类等)、药物(磺胺类、抗生素等)、感染(细菌、病毒、寄生虫等)、花粉、预防接种、虫咬等过敏原导致机体产生的变态反应有关,大多数患儿查不到接触的过敏原。研究表明本病辅助性T淋巴细胞及B淋巴细胞活性增强,产生IgA免疫复合物沉积于小血管壁而导致广泛的血管炎。

二、临床表现

发病多急骤,发病前1~3周常有上呼吸道感染史,伴低热、乏力、食欲减退等全身症状。

1. **皮肤紫癜** 多见于下肢远端伸侧较多,踝关节等负重部位,其次见于臀部,躯干部少见。皮疹高出皮肤,压不褪色,初起呈紫红色斑丘疹,数日后转为暗紫色,最终呈棕褐色消退。少数患儿皮损部位可融合形成出血性水疱、坏死。

2. **消化道症状** 大部分患儿可出现消化道症状,腹痛常位于脐周或下腹部,伴恶心、呕吐,部分患儿出现血便,少见肠套叠、肠穿孔或肠梗阻等。

3. **肾脏症状** 30%~60%患儿出现肾损害,多数患儿出现血尿、蛋白尿及管型,伴血压升高和水肿。患儿是否出现肾损害及其程度决定其远期预后。

4. **关节症状** 少数患儿出现关节疼痛或关节炎,常受累膝、踝、肘、腕等大关节,多数患儿数日内关节症状消失,无关节畸形。

5. **其他** 少见中枢神经系统症状,如昏迷、蛛网膜下腔出血等。可见鼻出血、肺出血、肺炎、心肌炎等。

三、辅助检查

尚无特异性辅助检查,血小板计数正常或升高;白细胞计数增高,伴核左移;红细胞沉降率可增快;急性期血清IgA、IgM升高;大便隐血试验可阳性;可出现镜下血尿和肉眼血尿;腹部超声波检查可诊断早期肠套叠。

四、治疗原则

急性期卧床休息,寻找和避免各种过敏原;应用肾上腺糖皮质激素和免疫抑制剂缓解症状;应用阿司匹林等阻止血小板聚集和血栓形成;对症支持治疗,注意营养及电解质平衡。

五、常见护理诊断/问题

1. **皮肤完整性受损** 与血管炎有关。
2. **疼痛** 与关节肿痛、肠道炎症有关。
3. **潜在并发症**:消化道出血、紫癜性肾炎。

六、护理措施

1. **促进皮肤正常形态和功能的恢复** 观察并记录皮疹形态、颜色、分布、是否反复等,保持皮肤清洁、避免患儿擦伤、抓伤,如有破溃及时处理,防止出血和感染。患儿衣服宽松、柔软、清洁、干燥。

2. **缓解关节疼痛** 观察患儿关节疼痛及肿胀的程度,选择合适体位,保持关节功能位置。可采用放松、娱乐等方法减轻疼痛。

3. **密切观察病情** 观察有无腹痛等消化道症状,并及时给予处理,有消化道出血时,应卧床休息,限制饮食,给予无渣流食,出血量大应禁食。观察尿量、尿色,定期做尿常规检查。

4. 健康教育 本病反复发作，并发多器官系统损害，患儿及家长易出现焦虑痛苦等，需做好解释工作，帮助其建立战胜疾病的信心。指导患儿和家长观察病情，合理饮食，避免接触各种过敏原，遵医嘱应用药物，定期复诊。本病多数患儿预后良好，少数患儿出现肾功能不全。

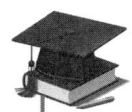

案例 14-2B

该患儿入院 3 天后出现腹痛、恶心，呕吐 2 次，继而出现血便 1 次。
问题与思考：
该患儿目前又出现什么问题？应采取什么护理措施？

第六节 皮肤黏膜淋巴结综合征

皮肤黏膜淋巴结综合征（muco-cuta-neous lymph node syndrome，MCLS）又称川崎病（Kawasa kidisease，KD），是一种以全身中、小动脉炎性病变为主要病理改变的急性发热出疹性疾病，主要表现为急性发热、皮肤黏膜病损和淋巴结肿大。由日本川崎富作医生于 1967 年首次报道，15%～20% 未经治疗的患儿发生冠状动脉损害，是本病最严重的并发症。本病呈散发或小流行，世界各国均有发生，以亚洲人发病率最高，四季均可发病，80% 的发病年龄为 5 岁以下，男：女为 1.5：1。

案例 14-3A

患儿，女，两岁半，1 周前出现发热，高达 41℃，伴皮疹，四天前给予抗生素治疗，仍发热，且出现双下肢肿胀，口唇干燥。查体：T 40.0℃，P 130 次/分，R 60 次/分，全身皮肤可见散在片状淡红色皮疹，压之褪色，浅表淋巴结未触及。结膜充血，口唇干燥皲裂，口腔黏膜充血，草莓舌，咽充血，双肺呼吸音粗，双脚肿胀。辅助检查：ESR 110mm/h，CRP 280mg/L，WBC $18.5×10^9$/L，N 83%。C 反应蛋白及 IgG 升高。
问题与思考：
1. 该患儿的最可能的临床诊断是什么？
2. 该患儿目前主要的护理诊断和护理措施是什么？

一、病因及发病机制

病因尚不明确，有资料表明反转录病毒、丙酸杆菌（短棒菌苗）、链球菌、葡萄球菌、支原体等病原体与本病有关，但均未得到证实。发病机制尚不清楚，目前研究表明是易患宿主对多种病原体感染触发的一种免疫介导的全身性血管炎。

二、临床表现

（一）主要表现

1. **发热** 常见持续性发热 1～2 周以上，39～40℃，呈稽留或弛张热型，抗生素治疗无

2. **皮肤表现** 发热2~3天可出现向心性、多形性红斑和猩红热样皮疹，无疱疹及结痂，1周后消退。急性期手足硬性水肿，手掌和足底潮红，掌跖红斑，指、趾关节呈梭形肿胀；恢复期指、趾端甲床皮肤交界处出现膜状脱皮，重者指、趾甲脱落。20%的患儿可出现会阴、肛周皮肤潮红、脱屑。接种过卡介苗的部位再现红斑或硬肿。

3. **黏膜表现** 起病3~4天出现双侧球结合膜充血，无脓性分泌物，热退后消散。口唇潮红、皲裂或出血，口腔黏膜充血，舌乳头充血、突起呈草莓舌。咽部充血，扁桃体可肿大或渗出。

4. **颈淋巴结肿大** 发热3天内出现颈部淋巴结肿大，质硬有压痛，表面不红，无化脓，热退时消散。

（二）心脏表现

可于1~6周出现心肌炎、心包炎和心内膜炎等，发生冠状动脉瘤或狭窄者，可无临床表现。在2~4周常因心肌梗死和冠状动脉瘤破裂而危及生命。

（三）其他

可有间质性肺炎、无菌性脑膜炎、腹痛、肝大、黄疸等，关节疼痛和肿胀。

三、辅助检查

1. **血液检查** 急性期白细胞计数和中性粒细胞升高，伴核左移，第2周血小板升高。50%的患儿贫血，红细胞沉降率明显增快。球蛋白升高，白蛋白减少，C反应蛋白升高。

2. **免疫学检查** IgG、IgM、IgA、IgE升高，血循环免疫复合物升高，总补体升高。

3. **心电图** 心电图可见ST段和T波改变、P-R和Q-T间期延长。

4. **超声心动图** 50%的患儿超声心动图可见心血管病变，如心包积液、冠状动脉扩张或动脉瘤。急性期和亚急性期超声心动图1次/周，是监测冠状动脉瘤的可靠的无创检查方法。

5. **冠状动脉造影** 是观察和诊断冠状动脉病变准确的方法，可确定冠状动脉的部位、类型和分级。

四、治疗原则

1. 发病后10日内给予静脉滴注丙种球蛋白和口服阿司匹林可降低冠状动脉瘤的发生率。剂量为丙种球蛋白1~2g/kg，8~12h静脉滴注，阿司匹林30~100mg/（kg·d），分3~4次，连续14天。如有冠状动脉病变时，根据血小板调整剂量，疗程直至冠脉病变恢复正常。

2. 肾上腺糖皮质激素有较强的抗炎作用，可缓解症状。根据病情可给予对症支持治疗，如抗血小板聚集、补充液体、保肝、控制心力衰竭、心肌梗死时积极溶栓治疗等。

案例 14-3B

患儿入院2周，仍持续高热，查心电图示T波倒置，S-T下降，超声心动图示冠状动脉直径5mm（中度扩张）。

问题与思考：

目前对患儿应采取什么治疗方案和护理措施？

五、常见护理诊断/问题

1. **体温过高** 与感染、免疫反应等因素有关。
2. **皮肤完整性受损** 与小血管炎有关。
3. **口腔黏膜受损** 与小血管炎有关。
4. **潜在并发症**：心肌梗死、冠状动脉瘤破裂。

六、护理措施

1. **降低体温** 急性期绝对卧床休息，保持病室适宜温、湿度。监测体温变化，观察热型及伴随症状，及时采取必要的护理措施。

2. **用药护理** 遵医嘱用药，阿司匹林阻碍血小板凝集，减轻冠状动脉病变，必须与免疫球蛋白联合应用才能达到抗炎作用，伴发冠状动脉瘤的患儿应延长阿司匹林的使用时间。应用阿司匹林的患儿应注意观察有无出血倾向，应用丙种球蛋白的患儿有无发生过敏反应。应用丙种球蛋白的患儿9个月内不宜进行风疹、麻疹、腮腺炎等疫苗的预防接种。

3. **皮肤黏膜护理** 选择质地柔软的衣被，保持皮肤清洁，每天清洁患儿皮肤，便后清洗臀部，剪短指甲，避免抓伤和擦伤。半脱的痂皮用消毒剪刀剪除，切忌强行撕脱，防止结痂部位出血和感染。保持口腔清洁，观察口腔黏膜破损情况，口腔护理2～3次/日，防止口腔感染。口唇干裂涂润唇膏，禁食生、辛、硬的食物。保持眼睛的清洁，生理盐水洗眼1～2次/日，可涂眼膏。

4. **监测病情** 密切监测患儿有无心血管损害的表现，如精神状态、心脏检查等，定期检测心电图、超声心动图等，根据心血管损害的不同程度采取相应的护理措施。给予清淡、易消化、营养丰富的流质或半流质饮食，鼓励患儿多饮水，必要时静脉补液。

5. **健康教育** 本病呈自限性，绝大多数患儿预后良好，15%～30%的患儿可发生冠状动脉瘤，早年死亡率为1%～2%，1%～2%的患儿复发，无冠状动脉损害的患儿出院后1、3、6、12个月进行全面体格检查1次，有冠状动脉损害的患儿密切随访，3～6个月做1次超声心动图。指导家长观察病情，告知家长疾病的预后。家长因患儿的心脏损害及猝死危险，易产生紧张不安等心理，给予心理支持，精神安慰，减少各种不良刺激。

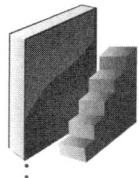

知识拓展

川崎病冠状动脉病变的转归

（1）冠状动脉瘤缩小或消退：急性期形成的冠状动脉瘤，尤其是中、小型冠状动脉瘤，许多在恢复期及以后有缩小趋势，可在1～2年内消退，恢复率为32%～50%。

（2）冠状动脉瘤闭塞：中型或巨大冠状动脉瘤发生不久即可出现血栓性闭塞，发生率达16%，起病2年内发生者占78%。2/3的患儿仅通过冠状动脉造影发现，临床无症状，但部分患儿可发生猝死。

（3）闭塞后再通：14.8%的冠状动脉病变患儿闭塞后发生新血管再生，且90%发生在右冠状动脉。这部分患儿可无临床症状，但往往在冠状动脉造影中可发现存在丰富的侧支血管。

（4）局部狭窄：冠状动脉瘤出口（4.7%）、入口（12%）处内膜增厚或瘢痕形成所致，多见于左冠状动脉，尤其是左前降支的近端。

小结

一、原发性免疫缺陷病

原发性免疫缺陷病指免疫系统先天发育不全，免疫应答障碍，导致一种或多种免疫功能缺陷的疾病。主要特征是反复、严重的感染，伴有免疫监视和免疫稳定功能异常，出现自身免疫性疾病、过敏性疾病和恶性肿瘤。可能与遗传和宫内因素有关。主要表现为：反复和慢性感染；自身免疫性疾病和恶性肿瘤；可伴有先天性心脏病等，基因突变分析可提高诊断准确率。主要的治疗原则是控制感染的同时，积极纠正免疫缺陷，可使用抗生素，静脉注射丙种球蛋白等替代治疗。对患儿进行保护性隔离，尽量避免与病原体的接触，患儿不能接种活疫苗或活菌苗。护理的重点是预防感染；指导患儿进食易消化饮食，必需的能量、蛋白质和其他营养素，增强机体的免疫力。向患儿及家长讲解本病的病因、临床表现、主要的治疗方法及护理措施，帮助其树立战胜疾病的信心。

二、获得性免疫缺陷综合征（艾滋病，AIDS）

获得性免疫缺陷综合征是由人类免疫缺陷病毒引起的一种传播迅速、病死率极高的感染性疾病。患者和无症状病毒携带者是本病的传染源；病毒主要存在于血液、精子、子宫和阴道分泌物。儿童感染的主要途径是母婴传播，孕妇可通过胎盘、产程、产后分泌物和乳汁等传播给婴儿。潜伏期2～10年。一般表现为发热、多汗、体重下降、疲乏无力，感染，全身浅表淋巴结肿大，生长发育障碍。突出表现主要是反复或持续的感染。初筛试验是血清或尿的酶联免疫吸附试验；确认试验是蛋白印迹试验或免疫荧光检测试验。已确诊的AIDS患儿应转入指定医院接受治疗，提倡两种药物联合使用。护理措施主要为预防和控制感染，密切观察病情，给予抗病毒药物和改善免疫功能，给予患儿必要的生活护理及健康教育。

三、风湿热

风湿热主要累及心脏和关节，皮肤、血管、神经系统等亦可累及，主要表现为心脏炎、游走性关节炎、发热、皮疹、皮下结节、舞蹈病等。患儿发病前1～5周有链球菌咽峡炎病史，一般表现为发热38～40℃，心脏损害最为严重，可危及患儿生命，反复发作可致永久性心瓣膜病变。血液检查示白细胞增多，红细胞沉降率增快、C反应蛋白增高、黏蛋白增高为疾病活动的重要标志；链球菌感染1周后80%患儿ASO滴度上升。主要的治疗原则是卧床休息，给予青霉素清除链球菌，抗风湿热治疗等。主要的护理措施是休息，减轻关节疼痛，降低体温，遵医嘱给予抗风湿药物，对症治疗，给予营养丰富、易消化的食物，给予健康教育。

四、幼年特发性关节炎

幼年特发性关节炎是以慢性关节滑膜炎为特征的、全身性自身免疫性疾病，主要表现为长期不规则发热及关节肿痛，伴皮疹、肝脾大、淋巴结肿大。血液检查示轻度或中度贫血，白细胞和中性粒细胞增高，红细胞沉降率加快，C反应蛋白增高，免疫球蛋白增高，早期X线检查可见关节附近软组织肿胀，晚期可见骨质疏松，关节腔狭窄，关节面融合，关节半脱位。治疗原则为控制病变活动度，减轻或消除关节疼痛和肿胀，预防感染和关节炎症，预防关节功能不全和残疾，恢复关节功能和生活与劳动能力，可应用非甾体类抗炎药、免疫抑制剂、肾上腺糖皮质激素等。主要的护理措施是降低体温，减轻关节疼痛，给予非甾体类抗炎药，康复锻炼，健康教育及心理护理。

五、过敏性紫癜

过敏性紫癜是以全身小血管炎为主要病变的血管炎综合征,主要表现为非血小板减少性紫癜,伴关节肿痛、腹痛、消化道出血、血尿和蛋白尿等。尚无特异性辅助检查。治疗原则是急性期卧床休息,寻找和避免各种过敏原,应用肾上腺糖皮质激素和免疫抑制剂缓解症状,应用阿司匹林等阻止血小板聚集和血栓形成,对症支持治疗,注意营养及电解质平衡。主要的护理措施是促进皮肤正常形态和功能的恢复,缓解关节疼痛,密切观察病情及健康教育。

六、皮肤黏膜淋巴结综合征

皮肤黏膜淋巴结综合征是一种以全身中、小动脉炎性病变为主要病理改变的急性发热出疹性疾病,主要表现为急性发热、皮肤黏膜病损和淋巴结肿大。可出现心肌炎、心包炎和心内膜炎等,可因心肌梗死和冠状动脉瘤破裂而危及生命。血液检查示白细胞计数和中性粒细胞升高,伴核左移,球蛋白升高,白蛋白减少,C反应蛋白升高,免疫球蛋白升高,冠状动脉造影是诊断观察冠状动脉病变准确的方法。发病后给予静脉滴注丙种球蛋白和口服阿司匹林降低冠状动脉瘤的发生,肾上腺糖皮质激素抗炎。主要的护理措施是降低体温,遵医嘱给予阿司匹林联合免疫球蛋白,注意皮肤黏膜护理,监测病情变化及健康教育。

思 考 题

1. 皮肤黏膜淋巴结综合征患儿的护理措施是什么?
2. 风湿热患儿的护理措施是什么?

(张小宁)

第十四章思考题参考答案

第十五章 内分泌系统疾病患儿的护理

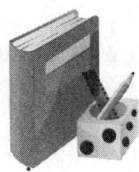

学习目标

通过本章内容的学习，学生应能够：

◎ 识记

1. 复述生长激素缺乏症、先天性甲状腺功能减低症、儿童期糖尿病的病因、辅助检查方法及治疗要点。
2. 描述原发性生长激素缺乏症、先天性甲状腺功能减低症、儿童期糖尿病的临床表现。
3. 说出内分泌系统对人体功能的调节过程及内分泌疾病的分类。

◎ 理解

1. 解释先天性甲状腺功能减低症、儿童Ⅰ型糖尿病的发病机制。
2. 比较真性性早熟与假性性早熟的异同。

◎ 运用

1. 评估先天性甲状腺功能减低症、性早熟、儿童期糖尿病患儿并为其制订护理计划。
2. 能够为儿童期糖尿病患儿进行健康教育。
3. 为长期甲状腺素治疗的先天性甲状腺功能减低症患儿进行用药指导。

第一节 概 述

内分泌系统是由人体内分泌腺和某些脏器中的内分泌组织所组成的一个体液调节系统。现代医学研究发现：内分泌系统与神经系统、免疫系统的联系日益紧密，构成神经、内分泌、免疫网络，调控生物整体功能，以保持机体代谢稳定，脏器功能协调，促进人体生长发育、性成熟和生殖等生命过程。内分泌是人体的一种特殊分泌方式，人体内多数内分泌细胞聚集形成经典的内分泌腺体，如垂体、甲状腺、甲状旁腺、胰岛、肾上腺和性腺等，共同组成传统的内分泌系统。除此之外，有一些非经典的内分泌器官，如心血管、肝、胃肠道、皮肤、免疫等组织器官，亦具有内分泌功能。

激素是由一系列高度分化的内分泌细胞所合成和分泌的化学信使，是一种参与细胞内外联系的内源性信息分子和调控分子，进入血液或细胞之间传递信息。因某种原因使激素的合成、释放与调节及靶细胞的反应各环节出现异常时，均可导致内分泌疾病的发生。内分泌疾病包括两大类：①内分泌功能亢进，即激素分泌增多，如甲状腺功能亢进、性早熟等。②内分泌功能低下，即激素分泌不足，如甲状腺功能减低、生长激素缺乏等。

儿童的生长发育与内分泌系统的功能密切相关，内分泌功能障碍常可导致生长迟缓、性分化异常和激素功能异常，严重影响儿童的智能和体格发育，甚至造成患儿残疾、死亡。因此，早发现、早诊断、合理治疗、加强护理是挽救患儿的关键。

第二节 生长激素缺乏症

生长激素缺乏症（growth hormone deficiency，GHD），是由于腺垂体合成和分泌生长激素（growth hormone，GH）部分或完全缺乏，或由于GH分子结构异常、受体缺陷等所致的生长发育障碍，致使儿童身高低于同年龄、同性别正常身高均数减2个标准差或在儿童生长曲线第3百分位数以下。发生率为20/10万～25/10万，男：女为3：1。

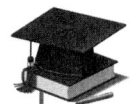

案例 15-1A

患儿，男，12岁，足月顺产，出生体重2.6kg，身长50cm，头围32cm，母乳喂养，自1岁起，生长发育速度减慢，每年低于5cm，明显低于同年龄、同性别儿童身高，但智力发育正常。

入院查体：T 36.5℃，P 72次/分，R 20次/分，体型匀称，身高112cm，上下部量比例相等，神志清，心音有力，律齐，腹软，肝脾未及。左手正斜位：左手见8块腕骨，尚无第二性征。

问题与思考：
1. 该患儿可能的诊断是什么？临床诊断依据有哪些？
2. 应做哪些检查有助于诊断？

一、病因

导致生长激素缺乏的原因有原发性、继发性和暂时性三种。

（一）原发性

又可分为遗传性生长激素缺乏和下丘脑-垂体功能障碍。后者包括垂体发育异常和下丘脑功能缺陷。遗传性生长激素缺乏常由于生长激素基因缺陷、垂体Pit-1转录因子缺陷所致。少数患儿的病因是GH分子结构异常、GH受体缺陷或IGF-1受体缺陷。

（二）继发性

多为器质性，常继发于下丘脑、垂体或其他颅内肿瘤、感染、头颅创伤等。

（三）暂时性

由于不良刺激使小儿遭受精神创伤，长期情绪压抑如父母离异或虐待儿童，可引起暂时性GH分泌功能低下，当不良刺激消除后，这种功能障碍即可恢复。

二、发病机制

GH是191个氨基酸的肽类激素，由腺垂体前叶的生长激素细胞（嗜酸细胞）合成与分泌。GH可直接发挥作用，亦可通过胰岛素样生长因子发挥作用。生长激素的释放受到下丘脑分泌的生长激素释放激素和生长激素释放抑制激素的调节。GH的生理作用主要有：①促生长效应，促进人体各种组织细胞增大和增殖，使身高长高，骨骼、肌肉和各器官系统生长发育。②促进蛋白质合成，对脂肪有降解作用；可减少外周组织对糖的利用，促进肝糖原分解，使血糖升高。

当下丘脑、垂体功能障碍或靶细胞对生长激素无反应时，促生长效应下降，人体组织细胞增大和增殖减缓，身高增长缓慢，可造成生长落后。蛋白质合成减少，脂肪降解减少，患儿脂肪较多，脸多圆胖。

三、临床表现

(一)原发性生长激素缺乏症

1. **生长障碍** 患儿出生时的身高和体重均正常,1岁以后呈现生长缓慢,身高每年增长速度低于5cm,但智力发育正常。随着年龄增长,其外观明显小于实际年龄。身体各部比例正常,体型匀称,手足较小。

2. **骨成熟延迟** 出牙及囟门闭合延迟,由于下颌骨发育欠佳,恒齿排列不齐。骨化中心发育迟缓,骨龄小于实际年龄2岁以上。

3. **青春发育期推迟** 多数患儿至青春期,性器官不发育,第二性征缺如。

(二)继发性生长激素缺乏症

可发生于任何年龄,病后生长发育开始减慢并伴有原发疾病的相应症状。颅内肿瘤则多有头痛、呕吐、视野缺损等颅内压增高和视神经受压迫等症状和体征。

四、辅助检查

1. **生长激素刺激实验** 生长激素缺乏症的诊断依靠GH水平的测定。正常人血清GH值很低,且呈脉冲式分泌,受各种因素影响,故随机采血测GH无诊断价值。临床上常采用GH刺激试验判断垂体分泌GH的功能。刺激试验分为生理性和药物性。生理性刺激试验包括运动试验和睡眠试验,多作为初筛检查。药物刺激试验常用的药物有胰岛素、可乐定、L-多巴、精氨酸等。各种药物刺激反应途径不同,敏感性和特异性也有差异,故常用两种作用不同的药物进行刺激试验以助判断结果。一般认为两种刺激试验GH的峰值<10μg/L即为分泌功能不正常。GH峰值<5μg/L,为GH完全缺乏;GH峰值5~10μg/L,为GH部分缺乏。

2. **胰岛素样生长因子(IGF-1)的测定** IGF-1主要以蛋白结合的形式胰岛素样生长因子结合蛋白(1GFBPs)存在于血循环中,其中以IGFBP-3为主,IGFBP-3有运送和调节IGF-1的功能,其合成也受GH-IGF轴的调控,因此,IGF-1和IGFBP-3都是检测该轴功能的指标。两者分泌模式与GH不同,呈非脉冲式分泌,较少日夜波动,血中浓度稳定,其浓度在5岁以下小儿甚低,且随年龄及发育变化较大,青春期达高峰。一般可作为5岁到青春发育期前儿童GHD筛查检测。

3. **X线检查** 常用左手腕掌指骨片评定骨龄。GHD患儿骨龄落后于实际年龄2岁或2岁以上。

4. **CT扫描或MRI检查** 已确诊为GHD的患儿,根据需要选择头颅CT或MRI检查,以了解下丘脑-垂体有无器质性病变,尤其对检测肿瘤有重要意义。

5. **其他内分泌检查** 如TSH、T_4以及促甲状腺素释放激素(TRH)刺激试验和促黄体生成素释放激素(LHRH)刺激试验以判断下丘脑-垂体-甲状腺轴和性腺轴的功能。

6. **染色体检查** 对身材矮小的患儿具有体态发育异常者应进行核型分析,排除常见的染色体疾病,如Turner综合征等。

案例 15-1B

该患儿临床诊断为原发性生长激素缺乏症,进一步检查发现患儿同时伴有性腺轴功能障碍。医生开医嘱予基因重组生长激素替代治疗。

问题与思考:

1. 如何告知患儿此类药物的使用方法、副作用和随诊注意事项?
2. 列出主要的护理问题及制订该患儿的护理措施。

五、治疗原则

采用激素替代治疗。

1. GH替代治疗 人工合成的基因重组人生长激素（rhGH）已被广泛应用，大多采用0.1U/（kg·d），每晚睡前皮下注射1次，或每周总剂量为6～7次注射的方案，持续治疗至骨骺愈合为止。

2. 性激素治疗 对同时伴有性腺轴功能障碍的GHD患儿在骨龄达12岁时即可开始用性激素治疗；以促使第二性征发育。男孩用长效庚酸睾酮，25mg每月肌注1次，每3个月增加剂量25mg，直至100mg。女孩用妊马雌酮，剂量自0.3mg/d起，逐渐增加，同时监测骨龄。

六、护理评估

1. 健康史 详细询问发病情况，询问出生史是否足月顺产，有无窒息史；了解其出牙及囟门闭合的时间等；了解有无颅内外伤史，有无其他内分泌疾病史；喂养史；是否按时接种疫苗；家庭成员是否有矮身材病史，父母身高、体重等。

2. 身体状况 测量体重、身高，并与同年龄、同性别健康儿童正常标准相比较，观看其面容是否呈娃娃脸，是否头大而圆，测定患儿的智力水平等。了解各项辅助检查的结果及临床意义。

3. 心理社会状况 评估家长及患儿对本病的认识程度，有无因形象产生的自卑心理等。

七、常见护理诊断/问题

1. **生长发育迟缓** 与生长激素缺乏，影响身体发育有关。
2. **长期自尊低下** 与生长发育迟缓，身材矮小有关。

八、护理措施

1. 观察并记录患儿生长发育的各项指标 定期测量身高、体重，观察骨骼系统发育情况等。

2. 合理用药，促进生长发育 教会家长或儿童生长激素皮下注射的技术，并且每日更换注射部位。生长激素替代疗法在骨骺愈合前均有效，第一年效果最佳，身高增长可达到10～12cm，以后生长速率逐渐下降。治疗中应每3个月随访1次，检测甲状腺功能和空腹血糖等，及时发现治疗引起的甲状腺功能低下和代谢异常；检测血清IGF-1和IGFBP-3，评估rhGH治疗的疗效和安全性。若使用促合成代谢激素，应注意毒副作用，此类药物有一定的肝毒性和雄激素作用，有促使骨骺提前愈合反而使身高过矮的可能，因此，需定期复查肝功能，严密随访骨龄发育情况。

3. 健康教育 运用沟通交流技巧，与患儿及其家人建立良好的信任关系。鼓励患儿树立信心，坚持治疗，真实表达自己的情感和想法，克服自卑心理，正确看待自我形象的改变，树立正向的自我概念。提供其与他人及社会交往的机会，以适应社会，真正做到自强、自立。

第三节 性早熟

性早熟（precocious puberty，PP）是一种儿童生长发育异常的疾病，是指性发育启动年龄显著提前，即女孩在8岁前，男孩在9岁前呈现性发育征象（包括生殖器官的形态、功能发育和第二性征的发育）。性早熟女孩多见，男女之比约为1：4。近年来，性早熟的发病率呈明显上升趋势，已成为儿童常见内分泌疾病之一，正受到医学界的广泛关注。

一、病因

性早熟的病因复杂多样，按照下丘脑-垂体-性腺轴（HPGA）功能是否提前启动，可分为中枢性和外周性两大类。

（一）中枢性性早熟

中枢性性早熟（central precocious puberty，CPP）又称真性性早熟，是由于下丘脑-垂体-性腺轴功能提前启动，下丘脑提前增加了促性腺激素释放激素（GnRH）的分泌和释放，提前激活性腺轴功能，导致性腺发育和分泌性激素，使内、外生殖器发育和第二性征出现。CPP又称为GnRH依赖性性早熟，其过程呈进行性发展，直至生殖系统发育成熟。主要包括：

1. 特发性性早熟（idiopathic precocious puberty，IPP） 也称体质性性早熟，是由于下丘脑对性激素的负反馈的敏感性下降，使促性腺激素释放激素过早分泌所致，是CPP最常见的原因，80%的女孩和约40%的男孩性早熟属于此种类型。

2. 继发性性早熟 缘于中枢神经系统的器质性病变，如下丘脑肿瘤或占位性病变、中枢神经系统感染、外伤、先天发育异常等，男孩多见，约占男孩CPP的60%。

（二）外周性性早熟

外周性性早熟（peripheral precocious puberty，PPP）又称假性性早熟，是由于性腺中枢以外的因素而产生的性激素增多，只有第二性征发育，而无生殖细胞同步成熟，无生育能力。常见的原因有性腺肿瘤、肾上腺肿瘤以及摄入含有性激素的药物、食物所致。

二、发病机制

正常性发育过程受下丘脑-垂体-性腺轴（HPGA）控制，下丘脑以间歇性脉冲形式分泌促性腺激素释放激素（GnRH），刺激垂体前叶细胞分泌促性腺激素（Gn），包括黄体生成激素（LH）和卵泡刺激素（FSH），促使卵巢和睾丸发育，并分泌雌二醇或睾酮，上述激素组成了复杂的网络系统，调节人体性腺、性器官的发育以及生殖功能的成熟。目前认为青春期发动过程是分泌GnRH的神经元受多种细胞因子网络性激活的结果。青春期前分泌的GnRH少，以FSH增高为主，青春发育（10岁左右）时，GnRH分泌增加，其分泌脉冲和分泌峰值在睡眠时逐渐增加，LH和FSH分泌脉冲峰值亦在夜间增高，随后白天和夜间分泌均增加，且以LH增高为主。下丘脑发育成熟的早晚与遗传因素、营养、生长、应激、物理活动及疾病等有关。

三、临床表现

性早熟可开始于性发育前的任何年龄，性征发育的次序与正常青春期发育程序相同，但发育提前、速度加快。男孩先有睾丸、阴茎增大，继之面部有粉刺、声音低沉，喉结突出，汗腺皮质腺增大，并可能发生第一次射精。女孩有乳房发育，阴毛、腋毛出现，月经初潮等。患儿身高、体重和骨骼成熟加快，但以骨龄加快最为明显，并有骨骺早期愈合。早期患儿身高较高，但最终身材矮小。

四、辅助检查

1. GnRH刺激试验 也称黄体生成素释放激素（LHRH）刺激试验。静脉注射LHRH，于注射前（0min）和注射后30min、60min、90min、120min时分别采血，测定血清LH和FSH。用放射免疫法测定时，LH峰值在女童＞12.0U/L，男童＞25.0U/L；用免疫化学发光法（ICMA）测定时，FSH峰值＞5.0 U/L或LH/FSH峰值＞0.6~1.0，可以认为其性腺轴功能已经启动，对鉴别中枢性与外周性性早熟具有重要意义。

2. **骨龄（BA）测定** 骨龄是提示成熟度的最简易、可信的诊断及治疗监测指标，根据手和腕部 X 线评定骨龄，判断骨骼发育是否提前。骨龄超过实际年龄 1 岁以上可视为提前。

3. **超声检查** 经腹部超声观察子宫和卵巢形态是判断女孩性腺发育及探查卵巢肿瘤和囊肿的最佳手段。认为双侧卵巢增大是诊断特发性性早熟的重要依据之一，卵巢不大而子宫显著增大是诊断外源性假性性早熟的有力证据，从而间接推断 HPGA 是否启动。此外，超声检查对睾丸肿瘤诊断亦很有意义。

4. **CT 或 MRI 检查** 对疑有颅内肿瘤或肾上腺皮质病变患儿应选择进行脑部或腹部扫描，以排除颅内占位性病变。

五、治疗原则

本病治疗依病因而定，中枢性性早熟的治疗目标：①减缓骨龄进展，逐渐使其与实际年龄相一致。②控制和减缓第二性征的成熟程度和速度；预防初潮早现；治疗潜在病因。③改善成人期最终身高，恢复其实际生活年龄应有的心理行为。

1. **病因治疗** 肿瘤引起者应手术摘除或进行化疗、放疗；甲状腺功能低下者给予甲状腺素治疗；先天性肾上腺皮质增生者采用皮质激素治疗。

2. **药物治疗**

（1）促性腺激素释放激素类似物（GnRHa）：GnRHa 可以有效抑制生长速率和骨龄增长，延缓骨骺闭合，除与性激素分泌受抑制之外，还可能与下丘脑 GH-IGFI 轴受抑制有关。停药后下丘脑 - 垂体 - 性腺轴功能恢复正常。

（2）性腺激素：环丙氯地孕酮有较强抗雄激素作用，与双氢睾酮竞争结合靶细胞受体而起拮抗作用，此外，还可反馈抑制垂体分泌促性腺激素，使性激素降低，性征消退。

六、护理评估

1. **健康史** 详细询问发病情况，了解近期生长情况，有无接触含雌激素的药物（避孕药）、食品、化妆品；询问出生时身高、体重；是否按时接种疫苗；家庭成员是否有性早熟病史。

2. **身体状况** 测量身高、体重，女孩评估乳房发育分期，男孩测量睾丸容量，注意阴茎长度。骨龄检查是否大于生理年龄，女孩卵巢是否发育，有无滤泡；了解 GnRH 兴奋实验、骨龄测定、超声检查、CT 或 MRI 检查等结果。

3. **心理社会状况** 评估家长和患儿对本病相关知识的了解程度。了解家长有无焦虑和自责；了解患儿有无因自己在体型、外表上与周围小伙伴不同而产生自卑、恐惧和不安。

七、常见护理诊断/问题

1. 生长发育改变 与下丘脑 - 垂体 - 性腺轴功能失调有关。
2. 自我形象紊乱 与性早熟有关。

八、护理措施

1. **指导用药** 促性腺激素释放激素类似物治疗可延缓骨骺愈合，应尽早使用，注意掌握药物剂量。

告知药物的作用、副作用以及药物的使用方法，避免患儿随意停药。患儿使用 GnRHa 后会出现生长速率下降，当生长速率过度下降时，可考虑加用生长激素。另外，有些患儿还会出现局部反应（红斑、硬化、水肿）、头痛、乏力、潮红等副作用；部分女孩可出现首次注射后撤退性阴道出血，告诉家长及患儿不要惊慌。性腺激素如达那唑的副作用有声音粗、毛发增多及出现痤疮等。

2．监测各项指标 一般宜每3～6个月监测性发育的状态、生长速率、身高、子宫、卵巢容积改变、性激素水平。每年或每半年进行骨龄评估。根据患儿的性征发育情况、生长速率、骨龄变化、性激素水平等综合判断治疗效果。

3．心理支持 与患儿沟通，鼓励患儿表达情感，帮助其正确面对自身的形象紊乱，树立正向的自我意识。

4．健康教育 预防性早熟应从多方面着手，包括家庭、父母、社会等都应该提高认识。指导家长及儿童注意科学饮食，不要给儿童滥用滋补药品，饮食要注意营养均衡，不要偏食或过食，避免接触不健康的书刊、影视，以免影响儿童的身心健康。

第四节　先天性甲状腺功能减低症

先天性甲状腺功能减低症（congenital hypothyroidism，CH），简称甲低，以往称克汀病或呆小病，是小儿最常见的内分泌疾病。是由于多种原因导致的甲状腺功能障碍，引起甲状腺激素合成或分泌不足或甲状腺激素受体功能缺陷。本病根据病因不同，可分为散发性和地方性两种，前者主要因为先天性甲状腺发育不良、异位或甲状腺激素合成过程中酶缺陷所致，临床较常见，发病率为1/7000；后者是由于水、土和饮食中缺碘所致，多见于甲状腺肿流行的山区。随着新生儿疾病筛查的推广和碘化盐在我国的广泛食用，其发病率明显下降。

案例 15-2A

患儿，男，1岁，因吃奶差、腹胀、便秘12个月，面部水肿3个月入院。患儿出生后不久即出现喂养困难，吃奶少，少哭少动，哭声嘶哑，经常便秘，近3个月出现面部眼睑水肿。患儿至今不能独坐，不能认识亲人与陌生人。

入院查体：T 35.3℃，P 68次/分，R 24次/分，患儿表情呆滞，反应不灵活，皮肤粗糙，毛发稀少，眼距宽，眼睑水肿，舌头常伸出口外，心音低钝，腹部膨隆，四肢肌张力低下。

问题与思考：
1．该患儿最可能的诊断是什么？为明确诊断，应首选何种检查？
2．作为护士应从哪些方面进行护理评估？

一、病因

（一）散发性甲低

1．甲状腺不发育、发育不良或异位 占先天性甲低的90%，是先天性甲状腺功能低下的最主要的原因。患儿的甲状腺在宫内即不发育、发育不良（有少量甲状腺组织）或形成异位甲状腺。这类甲状腺已完全或部分丧失其分泌功能，使大多数患儿在出生时即存在甲状腺激素缺乏。其原因可能与遗传因素或免疫介导机制有关。

2．甲状腺激素合成途径缺陷 为先天性甲状腺功能低下的第2位常见原因，甲状腺激素合成过程中任何一个步骤的缺陷均可造成甲状腺功能低下，大多数为常染色体隐性遗传，常有家族史。

3. 激素缺乏 因垂体分泌TSH障碍而造成甲状腺功能低下，常见于特发性垂体功能低下或下丘脑、垂体发育缺陷。单独的TSH缺乏极少（不足先天性甲低的1%），TSH缺乏常与生长激素（GH）、黄体生成素（LH）等其他垂体激素缺陷并存。因此，临床常表现多种垂体激素缺乏的症状。

（二）地方性甲低

流行地区水、土和食物中碘缺乏，孕妇饮食中缺碘，致使胎儿在胚胎期即因碘缺乏而导致甲状腺功能低下，使甲状腺激素合成障碍，从而可造成不可逆的神经系统损害。

二、发病机制

甲状腺的主要功能是合成甲状腺激素（thyroxine，T_4）和三碘甲状腺原氨酸（triiodothyronine，T_3）。甲状腺激素的主要原料为碘和酪氨酸。食物中的无机碘经胃肠吸收体内并被甲状腺滤泡上皮细胞选择性吸收，经甲状腺过氧化氢酶氧化为活性碘与甲状腺球蛋白分子上的酪氨酸结合后生成单碘酪氨酸（MIT）和双碘酪氨酸（DIT），进一步偶联生成T_3、T_4。甲状腺激素的合成与释放受下丘脑分泌的促甲状腺激素释放激素（TRH）和垂体分泌的促甲状腺激素（TSH）控制，而血清T_4则可通过负反馈作用降低垂体对TRH的反应性，减少TSH的分泌。血液中的T_3、T_4约70%与甲状腺结合球蛋白结合，少量与甲状腺结合前白蛋白（TTR）和白蛋白结合，仅有微量的T_3和T_4处于游离状态。T_3的代谢活性为T_4的3～4倍，机体所需的T_3约80%是在周围组织中经5'-脱碘酶的作用下由T_4转化而成的。

甲状腺激素几乎参与机体所有组织的代谢，对小儿生长发育有重要影响。甲状腺激素的主要生理作用是：加速细胞内氧化过程，促进新陈代谢，提高基础代谢率；促进蛋白质合成，增加酶活性；提高糖的吸收和利用；加速脂肪分解、氧化；促进细胞、组织的分化、成熟；促进钙、磷在骨质中的合成代谢和骨、软骨的生长；促进肌肉、循环、消化系统的功能；更重要的是促进中枢神经系统的生长发育。因此，当甲状腺功能低下时，可引起代谢障碍、生理功能下降、生长发育落后、智力低下等。

三、临床表现

甲状腺功能减低症的症状出现早晚及轻重程度与患儿残留的甲状腺组织多少及功能下降程度有关。先天性甲状腺缺如或酶缺陷常于新生儿期发病，甲状腺异位或发育不良的患儿于婴儿期发病，少数患儿可晚至出生后数年发病。主要表现是生长发育落后，智力低下，基础代谢率降低。

（一）新生儿症状

生理性黄疸延长达2周以上，同时伴有反应迟钝、喂养困难、哭声低、声音嘶哑、腹胀、便秘、可有脐疝；患儿体温低、末梢循环差、四肢凉、皮肤出现斑纹或硬肿现象等。

（二）典型表现

1. 特殊面容 头大、颈短，毛发稀疏，面部黏液水肿，表情淡漠，眼睑水肿，鼻梁宽平，舌大而宽厚、常伸出口外，皮肤苍黄而干燥。

2. 生长发育落后 身材矮小、躯干长、四肢短，上部量与下部量之比＞1.5，囟门闭合延迟，骨发育落后等。

3. 生理功能低下 精神、食欲差，安静少哭，不爱活动；畏寒、体温低；脉搏及呼吸缓慢，心音低钝；肠蠕动弱，常有腹胀和便秘；全身肌张力低下，第二性征出现晚等。

4. 神经系统表现 智力低下，表情呆板，反应迟钝，记忆力和注意力均下降，动作发育迟缓，感觉迟钝等。

（三）地方性甲低的表现

因胎儿期缺碘而不能合成足量的甲状腺激素，以致影响神经系统的发育。

1. "神经型"症候群　以共济失调、痉挛性瘫痪、聋哑和智力低下为特征。但身材正常且甲状腺功能正常或轻度减低。

2. "黏液水肿型"症候群　以显著的生长发育和性发育落后、黏液水肿、智力低下为特征，血清 T_4 降低、TSH 增高。

上述两组症状交叉重叠，称混合型。

四、辅助检查

1. 新生儿筛查　采用出生后 2～3 天的新生儿干血滴纸片检查 TSH 浓度作为初筛，结果 > 20mU/L 时，再采集血标本检测血清 T_4 和 TSH 以确诊。

2. 甲状腺功能检查　测定血清 T_3、T_4、TSH，血清 TSH 明显增高，T_4 降低，即可确诊。

3. 骨龄测定　通过 X 线片，观察手腕、膝关节（1 岁以内）等部位的骨化中心，以判断发育情况。先天性甲低患儿骨的生长和成熟延迟。

4. 甲状腺扫描　可检查甲状腺先天缺如或异位。

5. 基础代谢率测定　基础代谢率低下。

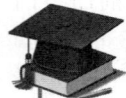

案例 15-2B

患儿入院诊断为"先天性甲状腺功能减低症"。在治疗过程中出现了烦躁、多汗、消瘦、腹痛和腹泻等症状，可能出现了药物剂量过大。

问题与思考：
1. 该患儿的治疗原则是什么？是何种药物剂量过大？
2. 针对患儿目前存在的问题应提供哪些护理措施？
3. 当该患儿出院时，应对家长进行哪些健康教育？

五、治疗原则

先天性甲低患儿一经确诊，无论何种原因，应立即给予甲状腺激素替代治疗且为终生用药。在用药期间需定期复查，调整用药剂量，以维持正常的生理功能。甲状腺激素替代药物有：①左旋甲状腺素钠（L-T_4，优甲乐）：从小剂量开始，初始剂量为 8～9μg/（kg·d），大剂量 10～15μg/（kg·d）。②甲状腺片：来源为畜类甲状腺，长期服用可致血清 T_3 升高，临床效果常不稳定，现已基本不用。

一般在出生 3 个月内即开始治疗者，不致遗留神经系统损害，因此，治疗开始时间越早越好。药物治疗必须个体化，用药量应根据甲状腺功能和临床表现进行适当调整。

六、护理评估

1. 健康史　了解居住地是否为流行地区及家族史，询问其母亲孕期的饮食习惯及用药情况。患儿的身体及智力发育情况是否正常。精神、食欲、活动情况如何，是否有喂养困难等。

2. 身体状况　观察患儿是否有特殊面容，测量身高、体重、头围、计算上部量与下部量之比，测验其智力水平，生理功能是否低下。分析血清 T_3、T_4、TSH 水平，基础代谢率等检查结果，手腕和膝关节 X 线片，是否有骨的生长和成熟迟缓。

3．**心理社会状况**　了解患儿家长对本病知识掌握的程度，能否掌握服药方法及副作用的观察，了解其家庭经济状况，心理承受能力，是否有焦虑存在等。

七、常见护理诊断/问题

1．**体温过低**　与新陈代谢率低下有关。
2．**营养失调：低于机体需要量**　与喂养困难、食欲差有关。
3．**便秘**　与肠蠕动减弱有关。
4．**生长发育迟缓**　与甲状腺激素合成减少有关。
5．**知识缺乏**　患儿家长缺乏本病相关知识。

八、护理措施

1．**保暖**　患儿基础代谢率低，活动量少，营养不足，而致体温低，怕冷。要注意保持室内温度适宜，适时增减衣服，避免受凉。加强皮肤护理，勤洗澡，勤换内衣，预防皮肤感染。

2．**保障营养供给，改善营养状况**　指导患儿家长正确的喂养方法，对吸吮困难，吞咽缓慢者要耐心喂养，提供充足的进餐时间；对不能吸吮者可用滴管喂养或鼻饲。饮食以高蛋白质、高维生素、富含钙剂和铁剂的易消化食物为主，以保证患儿生长发育所需。

3．**保持大便通畅，预防便秘**　向患儿家长讲解预防和处理便秘的措施。提供充足的液体摄入量；多吃富含粗纤维的食物，如水果、蔬菜等；适当增加活动量、每日顺肠蠕动方向手法按摩腹部数次，以刺激肠蠕动，促进排便；教育患儿养成定时排便的习惯；必要时采用缓泻剂、软化剂或灌肠。

4．**加强行为训练，提高自理能力**　通过各种方法加强智力、行为训练，以促进生长发育，使其掌握基本生活技能。加强患儿日常生活护理，防止意外伤害发生。

5．**健康教育**
（1）指导用药：使家长及患儿了解终生用药的必要性，应坚持长期服药治疗，并掌握药物服用方法及疗效观察。甲状腺制剂作用缓慢，用药 1 周左右方达最佳效力，故服药后要密切观察患儿食欲、活动量及排便情况，定期测体温、脉搏、体重及身高。用药剂量随小儿年龄增长而逐渐增加。如药量过小，疗效不佳，患儿身高及骨骼生长迟缓；药量过大时，可引起烦躁、多汗、消瘦、腹痛和腹泻等症状。药物发生副作用时，轻者有发热、多汗、体重减轻、神经兴奋性增高；重者有呕吐、腹泻、脱水、高热，甚至痉挛及心力衰竭。服药期间应定期监测血清 T_3、T_4 和 TSH 的变化，随时调整剂量。

（2）宣传新生儿筛查的重要性：应从围产期保健做起，重视新生儿筛查。本病在遗传、代谢性疾病中发病率最高，危害大，所以早期诊断至关重要。一经确诊，在出生后 1~2 个月即开始治疗者，可避免严重神经系统功能损害。

第五节　中枢性尿崩症

尿崩症（diabetes insipidus，DI）是由于患儿完全或部分丧失尿液浓缩功能，主要表现为多饮、多尿、烦渴、排出低比重尿。造成尿崩症的原因很多，其中较多见的是下丘脑、垂体病变引起的抗利尿激素（antidiuretic hormone，ADH），又名精氨酸加压素（arginine vasopressin，AVP）分泌或释放不足引起者，称中枢性尿崩症（central diabetes insipidus，CDI）。

一、病因

中枢性尿崩症可分为继发性尿崩症和特发性尿崩症两类。

（一）继发性尿崩症

凡能引起下丘脑、垂体发生病变的各种疾病均可引起继发性尿崩症。常见病因有：颅内肿瘤、组织细胞增生症、白血病细胞浸润、颅脑损伤、中枢神经系统感染、畸形等。

（二）特发性尿崩症

因下丘脑视上核或室旁核神经细胞发育不全或退行性变性所致。绝大多数为散发性；少数患儿有家族史，一般为常染色体显性遗传。

二、发病机制

抗利尿激素（ADH）是9个氨基酸的肽类激素，主要由下丘脑的视上核和室旁核合成、分泌并储存于垂体后叶。当下丘脑视上核和室旁核兴奋后，ADH释放。ADH的分泌受多种因素影响，主要由血浆渗透压和体液容量调节。ADH的主要生理作用是提高肾远曲小管及集合管上皮细胞对水的渗透性，水重吸收增加，使尿浓缩，尿量减少，即发生抗利尿作用，保留水分，使血浆渗透压相对稳定并维持在正常范围。ADH也能增加肾髓质部集合管对尿素的渗透性，并能使肾小血管收缩，减少髓质血流量，这些均有利于尿浓缩。ADH缺乏时，肾远曲小管和集合管对水的渗透性降低，流经远曲小管和集合管的低渗小管液不能有效被重吸收，因而排出大量低渗尿。由于水的大量丢失，使体液减少，血浆渗透压升高，刺激口渴中枢出现烦渴症状，故而多饮。

三、临床表现

本病可发生于任何年龄，以儿童期多见。大多数患儿起病急，也可渐进发病。主要表现为多饮、多尿、烦渴。每日饮水量可达300～400ml/kg（可＞3000ml/m^2），夜间常起来饮水，尿量与饮水量相当。由于多饮、多尿、烦渴而影响日常生活和睡眠，可出现厌食、体重下降等症状。婴幼儿多尿是最早发生的症状，口渴多不明显，喜饮水甚于母乳，如因饮水不足常可出现发热、烦躁不安、呕吐等症状，严重者影响其生长发育。若限制饮水或婴幼儿不能自我调节饮水，则烦渴难忍，但尿量不减少，常有烦躁、头痛、心率加速、疲倦、发热、皮肤干燥、体重下降等高渗脱水表现。严重者可因高热、高钠血症引起神志模糊、谵妄甚至惊厥、昏迷。此外，继发性尿崩症还常伴有原发病的表现。

四、辅助检查

1. **监测血、尿渗透压** 自由饮水情况下血浆渗透压多正常，尿渗透压＜200 mmol/L，明显降低，尿比重为1.001～1.005。

2. **禁水试验** 本试验旨在观察患儿在细胞外液渗透压增高时的浓缩尿液的能力。当日晨8时开始禁饮，试验前首先排空膀胱，测量体重、尿量、尿比重、血钠及血、尿渗透压。禁水6～8h，每小时排尿1次，测尿量、比重、渗透压及体重，禁水结束前采血检测血钠和渗透压。如无明显尿量减少，尿比重＜1.010，尿渗透压＜280 mmol/L，血钠＞145 mmol/L，血渗透压＞300 mmol/L，体重下降3%～5%，即可确诊为完全性尿崩症。如尿量减少，尿比重可达1.015，血渗透压最高值＜300 mmol/L，尿渗透压＞血渗透压，即可诊断为部分性尿崩症。试验过程中，必须严密观察患儿，如患儿烦渴加重并出现严重脱水症状或体重下降超过5%或血压明显下降，一般情况恶化时，需迅速终止试验并给予饮水。

3. **加压素试验** 试验前测尿比重和血、尿渗透压，皮下注射垂体后叶素5U（或精氨酸加压素 0.1U/kg），注射后 2h 内每 30min 排尿一次记录尿量、测尿比重和渗透压，结束时测血渗透压。观察用药前后血、尿渗透压的变化，中枢性完全性尿崩症者尿量减少，比重和渗透压上升，渗透压＞给药前的 50%。部分性尿崩症者尿渗透压增加 9%～50%。如用加压素后尿渗透压低于 9%，尿比重和尿量无明显变化的患儿可诊断为肾性尿崩症。

4．血浆 ADH 测定　直接测定血浆 ADH，中枢性尿崩症明显减低或缺乏，禁水后无明显升高；肾性尿崩症升高或正常。由于测定方法比较复杂，特异性、灵敏性都不高，因此需动态观察。

五、治疗原则

1．病因治疗　治疗各种原发病，如切除中枢神经系统肿瘤等。

2．药物治疗

（1）激素替代治疗：常用药物有：①鞣酸加压素：即长效尿崩停，为混悬液，用前须稍加温并摇匀，进行深部肌内注射，开始注射剂量为 0.1～0.2ml，疗效可持续 3～7 天，须待多饮多尿症状再出现时再用药，可根据疗效调整剂量。用药期间应注意患儿的饮水量，以免发生水中毒。② 1-脱氧 -8 右旋精氨酸血管加压素（DDAVP）：为合成的 AVP 类似物，有口服片剂（弥凝）、针剂（肌内或皮下）、鼻腔吸入剂三种剂型。片剂为目前较理想的治疗药物，从每日 50～100μg 开始，分 2～3 次口服，根据尿量调整剂量。

（2）非激素类药物：主要作用是刺激 ADH 分泌，使肾小管重吸收作用增强。常用药物有：氢氯噻嗪（双氢克尿噻）、氯磺丙脲、氯贝丁酯（安妥明）、酰胺咪嗪（卡马西平）。

六、护理评估

1．健康史　了解患儿有无颅脑外伤史，是否有中枢神经系统占位性病变、先天性畸形、脑血管病变等。了解患儿有无中枢神经系统感染的症状和体征，家族中有无此类患者等。

2．身体状况　观察患儿每日的饮水量和尿量，注意有无高渗性脱水的表现，注意患儿的生长发育情况；了解血、尿各种检查结果及其临床意义。

3．心理社会状况　了解患儿及家长对本病的认识，能否积极配合治疗和护理，是否存在恐惧、焦虑等心理因素及家庭经济状况等。

七、常见护理诊断/问题

1．排尿障碍：多尿　与机体抗利尿激素缺乏有关。
2．有体液不足的危险　与多尿、饮水不足有关。
3．知识缺乏　缺乏本病相关知识。
4．潜在并发症：药物副作用、惊厥发作。

八、护理措施

（一）基础护理

患儿因多饮、多尿影响其睡眠，应创造良好的睡眠环境，保证患儿休息。饮食应以营养丰富的低盐饮食为主，餐前少饮水，代以有营养的流食或饮料。注意安全，防止跌伤。备好夜间便器，夜间定时唤醒患儿排尿。保持皮肤、衣裤、床单清洁干燥，防止尿频引起的皮肤糜烂。

（二）严密观察病情变化

注意观察患儿的神志情况，口渴有无加重，每日测体重。准确记录出入量，保持出入量平衡。监测尿比重、血清钠、血清钾的水平。如患儿出现高渗性脱水的表现，应立即通知医生，并及时处理。

（三）药物治疗护理

鞣酸加压素药物应避光、低温保管，应用前须摇匀，清除结晶。用 1ml 注射器抽取药液，剂量要准确，注射部位宜深且每次注射时要更换注射部位，使药液易吸收并可防止局部硬结形成。精氨酸血管加压素滴鼻剂抗利尿作用强，效果持久，可达 12h 以上，宜逐渐调整剂量至疗效满意。用药期间应注意患儿摄入水量，以防水中毒的发生。偶尔可见头痛、血压增高等副作用。氯磺丙脲、氯贝丁酯、卡马西平等药物可引起恶心、呕吐、厌食、肝功能损害等不良反应，要注意观察。

（四）健康教育

向患儿及家长解释尿崩症及其治疗方案。说明本病需长期终生药物替代治疗。家长或患儿应熟悉所用药物的名称、剂量、用法，了解药物的副作用、药物过量或不足的症状，定期复查，在医师指导下用药。

第六节 儿童期糖尿病

糖尿病（diabetes mellitus，DM）由于胰岛素相对或绝对缺乏、以高血糖为主要特征，伴有糖、脂肪和蛋白质代谢紊乱的全身慢性代谢性疾病。糖尿病可分为：①胰岛素依赖型（insulin-dependent diabetes mellitus，IDDM），即 1 型糖尿病。②非胰岛素依赖性（non insulin-dependent diabetes mellitus，NIDDM），即 2 型糖尿病。我国 15 岁以下儿童糖尿病发病率呈逐年上升趋势，无显著性别差异，发病高峰年龄在 5～7 岁和青春期。其表现为多饮、多食、多尿和体重降低。98% 的儿童期糖尿病是胰岛素依赖型，故本节重点介绍 IDDM。

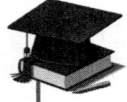

案例 15-3A

患儿，男，10 岁，因感冒治疗一周，不见好转。今日在吃过早饭后突然出现恶心、呕吐、腹痛、厌食、口渴、烦躁、呼气中带有烂苹果味，继而昏迷不醒，现急诊收入院。其母诉患儿经常夜间尿床，精神状态不好，体重下降但饭量不少，学习成绩有所下降。

查体：T 39.2℃，P 102 次/分，R 28 次/分，W 24kg，皮肤干燥，咽部充血，脉搏细速，呼吸有酮味。

问题与思考：
1. 该患儿可能的诊断是什么？
2. 为确诊，还需要进一步做哪些检查？

一、病因

1 型糖尿病的发病机制迄今尚未完全阐明，目前认为与遗传、自身免疫反应及病毒感染等多因素有关。

1. **遗传易感性** 1 型糖尿病存在遗传易感性。①单卵双胎先后发生 1 型糖尿病的一致性为 30%～50%。②若双亲之一患胰岛素依赖型糖尿病，其子女发生糖尿病的危险增加。③组织相容抗原 HLA-DQ$_\beta$ 链 57 位为非门冬氨酸及 HLA-DQα 链 52 位为精氨酸者易感性增加。

2. **自身免疫反应** 研究证实，体液免疫和细胞免疫均与糖尿病的发病密切相关。IDDM 发病的主要原因是免疫诱导的胰岛 β 细胞损伤。在患儿体内可检测到多种自身抗体，这类抗体在补体和 T 淋巴细胞的协同下具有胰岛细胞的毒性作用。免疫系统对自身组织的攻击可认为是发生 IDDM 的病理生理基础。

3. **环境因素** 除遗传、自身免疫因素外，尚有外来激发因子的作用。①病毒感染：如风疹病毒、腮腺炎病毒、柯萨奇病毒等感染，常发生于春、秋季节。②饮食：如酪蛋白为牛乳中的主要抗原片段，可使机体产生相应交叉抗体。③化学毒素：如亚硝胺以及胰腺遭到缺血损伤等因素的触发。

二、发病机制

人体中有 6 种涉及能量代谢的激素：胰岛素、胰高血糖素、肾上腺素、去甲肾上腺素、皮质醇和生长激素。胰岛素为唯一能促进能量储存的激素，其他 5 种激素在饥饿状态时促进能量的释放，称之为反调节激素。1 型糖尿病患儿 β 细胞被破坏，致使胰岛素分泌不足或完全丧失，是造成代谢紊乱的主要原因，同时由于胰岛素不足而使反调节激素分泌增加更加剧了代谢紊乱。

胰岛素具有促进葡萄糖、氨基酸和钾离子的膜转运，促进糖的利用和蛋白质合成，促进肝、肌肉和脂肪组织贮存多余的能量，抑制肝糖原和脂肪的分解等作用。当胰岛素分泌不足时，使葡萄糖的利用量减少，而增高的胰高血糖素、生长激素和皮质醇等又促进肝糖原分解和糖异生作用，脂肪和蛋白质分解加速，使血糖和细胞外液渗透压增高，导致渗透性利尿，患儿出现多尿症状，可造成电解质紊乱和慢性脱水；作为代偿，患儿渴感增加，饮水增多；同时由于组织不能利用葡萄糖，能量不足而产生饥饿感，引起多食，又由于蛋白质合成减少，使生长发育延迟和抵抗力降低，易继发感染。胰岛素不足和反调节激素的增高也促进了脂肪分解过程，使血循环中脂肪酸增高，大量的中间代谢产物不能进入三羧酸循环，使乙酰乙酸、β 羟丁酸和丙酮酸等酮体长期在血中堆积，形成酮症酸中毒。水、电解质紊乱及酮症酸中毒等代谢失衡最终可损伤中枢神经系统功能，严重者可导致意识障碍或昏迷。

三、临床表现

儿童期糖尿病起病急剧，多数患儿表现为多尿、多饮、多食和体重下降"三多一少"的典型症状。婴幼儿可有遗尿或夜尿增多。部分患儿起病缓慢，表现为精神不振、疲乏无力、体重逐渐减轻等。约有 40% 患儿首次就诊即表现为糖尿病酮症酸中毒，常由于急性感染、过食、诊断延误或突然中断胰岛素治疗等而诱发，且年龄越小者发生率越高。此时除多尿、多饮、体重减少外，还有恶心、呕吐、腹痛、食欲减退，并迅速出现脱水和酸中毒征象：皮肤黏膜干燥、呼吸深长、呼气中有酮味、脉搏细速、血压下降，随即可出现嗜睡、昏迷甚至死亡。

儿童糖尿病有特殊的自然病程：

1. **急性代谢紊乱期** 从出现症状到临床诊断，时间多在 1 个月以内。约 20% 患儿表现为糖尿病酮症酸中毒；20%～40% 为糖尿病酮症，无酸中毒；其余仅为高血糖、糖尿和酮尿。

2. **暂时缓解期** 约 75% 的患儿经胰岛素治疗后，临床症状消失、血糖下降、尿糖减少或转阴，即进入缓解期。此时胰岛 β 细胞恢复分泌少量胰岛素，对外源性胰岛素需要量减至 0.5U/kg 以下，少数患儿甚至可以完全不用胰岛素。这种暂时缓解期一般持续数周至半年以上。此期应定期监测血糖、尿糖水平。

3. **强化期** 经过缓解期后，患儿出现血糖增高和尿糖不易控制的现象，胰岛素用量逐渐或突然增多，称为强化期。在青春发育期，由于性激素增多等变化，增强了对胰岛素的拮抗，因此，该期病情不甚稳定，胰岛素用量较大。

4. 永久糖尿病期 青春期后，病情逐渐稳定，胰岛素用量比较恒定，称为永久糖尿病。

> **案例 15-3B**
>
> 该患儿入院进一步做实验室检查：尿糖阳性，空腹血糖 8.8mmol/L，随机血糖 12.4mmol/L，诊断为儿童糖尿病。
> 问题与思考：
> 1．护士如何为患儿进行饮食护理？
> 2．护士如何为患儿和家长进行健康教育？

四、辅助检查

（一）血液检查

1．血糖 符合下列任一标准即可诊断为糖尿病：①有典型糖尿病症状且餐后任意时刻血糖水平≥11.1mmol/L。②空腹血糖（FPG）≥7.0mmol/L。③2h 口服葡萄糖耐量试验（OGTT）血糖水平≥11.1mmol/L。

2．糖化血红蛋白 生理状态下，红细胞的血红蛋白可与血糖在不需要酶的作用下相结合，称为糖化血红蛋白（HBA）。糖化血红蛋白是 HBA_1a、HBA_1b、HBA_1c 的总和，检测 HBA_1c 可反映红细胞半衰期即 8～12 周内血糖的平均水平，可用于了解较长时间内血糖的状况，对于判断糖尿病患儿血糖控制情况是一个可靠、客观、稳定的指标。正常人 HbA_{1c} ＜7%。治疗良好的糖尿病患儿 HbA_{1c} ＜7.5%，如＞9% 则表示血糖控制不理想。

3．血气分析 对糖尿病酮症酸中毒的诊断和治疗有指导作用。如果 pH＜7.30，HCO_3^-＜15mmol/L 时，即证实有代谢性酸中毒存在。

4．其他 血胆固醇、三酰甘油及游离脂肪酸均增高，胰岛细胞抗体可呈阳性。

（二）尿液检查

尿糖定性一般阳性，其呈色强度可粗略估计血糖水平。通常分段收集一定时间内的尿液以了解 24h 内尿糖的动态变化，如晨 8 时至午餐前；午餐后至晚餐前；晚餐后至次晨 8 时等。餐前半小时内的尿糖定性更有助于胰岛素剂量的调整。尿酮体阳性提示有酮症酸中毒；尿蛋白阳性提示可能有肾的继发损害。

（三）胰岛 β 细胞功能检查和胰岛素水平测定

1．糖耐量试验（OGTT） 仅用于无明显临床症状、尿糖偶尔阳性而血糖正常或稍增高的患儿。通常采用口服葡萄糖法：试验当日自 0 时起禁食，在清晨按 1.75g/kg 口服葡萄糖，最大量不超过 75g，每克加水 2.5ml，于 3～5min 服完，于口服前（0min）和口服后 60min、120min 和 180min，各取静脉血测定血糖和胰岛素含量。正常人 0min 血糖＜6.7mmol/L，口服葡萄糖后 60min 和 120min 时血糖分别低于 10.0mmol/L 和 7.8mmol/L，糖尿病患儿的 120min 血糖值＞11.1mmol/L，且血清胰岛素峰值低下。

2．血清胰岛素和 C 肽 首次就诊的患儿需检测血液中的胰岛素水平，血清胰岛素降低有助于糖尿病分型，1 型糖尿病患儿如果已经注射过外源性胰岛素，可通过测定血浆 C- 肽的水平了解胰岛 β 细胞分泌胰岛素的功能。

五、治疗原则

糖尿病是终生内分泌代谢性疾病，故治疗采取综合性治疗方案，包括胰岛素治疗、饮食管理、运动和精神心理治疗。其治疗目的是：消除高血糖引起的临床症状；积极预防并及时纠正酮症酸中毒；纠正代谢紊乱，防止糖尿病引起的血管损害，使患儿获得正常生长发育，保证其正常的生活活动。

六、护理评估

1. **健康史** 了解患儿的家族史，特别是父母中有无糖尿病患者，询问患儿发病前是否有病毒感染，如感冒、发热等，以及患儿是否饮用牛奶等。有无多饮、多食、多尿、体重降低，有无遗尿。
2. **身体状况** 患儿神志是否清楚，有无酸中毒表现，测量生命体征，呼吸中是否有烂苹果味，测量体重，婴儿前囟是否凹陷，有无脱水、休克及昏迷等症状。了解各种辅助检查血糖、尿糖、尿酮体、血气分析、电解质等。
3. **心理社会状况** 糖尿病是终生性疾病，要了解患儿及家长对本病的认识，是否存在焦虑和恐惧，能否正确使用胰岛素，是否了解胰岛素的副作用等。

七、常见护理诊断/问题

1. 营养失调：低于机体需要量　与胰岛素缺乏所致代谢紊乱有关。
2. 有感染的危险　与蛋白质代谢紊乱所致抵抗力降低有关。
3. 知识缺乏　患儿及家长缺乏糖尿病控制的相关知识和技能。
4. 潜在并发症：酮症酸中毒、低血糖、高血糖。

八、护理措施

（一）饮食护理

合理的饮食是糖尿病患者治疗的基础。儿童期糖尿病患者每日食物的热量应适合患儿的年龄、体重、日常活动和满足生长发育的需要。每日所需热量（卡）为 1000 + 年龄 × (80～100)，对年龄偏低、体重较轻、活动量较大的患儿，每日热卡需要相对偏高。应用过程中，应根据血糖浓度至少每3个月进行一次热卡再评估，随时调整以保证血糖稳定。饮食成分的分配为：碳水化合物占总热量的50%～55%，蛋白质占15%～20%，脂肪占25%～30%。全日热量分3餐，早、午、晚分别占1/5、2/5、2/5，每餐留少量食物作为餐间点心。当患儿游戏增多时可给少量加餐或适当减少胰岛素的用量。食物应富含蛋白质和纤维素，限制纯糖和饱和脂肪酸。每日进食应定时、定量，勿吃额外食品。饮食控制以能保持正常体重、减少血糖波动、维持血脂正常为原则。

（二）运动疗法

运动疗法对控制体重，降低血脂、血糖，促进生长发育，改善心血管功能等方面有重要作用。应鼓励患儿适时进行体育锻炼，但注意运动时间以进餐1h后、2～3h以内为宜，不在空腹时运动，运动后有低血糖症状时可适当加餐。

（三）预防感染

教育患儿保持良好的卫生习惯，避免皮肤破损，预防泌尿系感染等。坚持定期进行身体检查，特别是口腔、牙齿的检查，维持良好的血糖控制。

（四）胰岛素治疗时的护理

1. **胰岛素的应用** 可以分为短效、中效、长效胰岛素以及长效胰岛素类似物。新诊断糖尿病的患儿一般用量为每日 0.5～1.0U/kg。目前多采用每日皮下注射 2 次的方案：将全日所需胰岛素总量的 2/3 在早餐前 30min 注射，1/3 在晚餐前 30min 注射；每次注射用中效的珠蛋白胰岛素（NPH）和短效胰岛素（RI）按 2：1 或 3：1 混合（或将 RI 和长效的鱼精蛋白胰岛素（PZI）按 3：1 或 4：1 混合使用）。

2．胰岛素的注射　每次注射时尽量用同一型号的 1ml 注射器以保证剂量的绝对准确。注射时，短效胰岛素应占胰岛素全天需要量的 2/3，中效或中长效胰岛素应占胰岛素全天需要量的 1/3，抽吸药液时，应先抽取短效胰岛素，再抽取中效或长效胰岛素，混匀后皮下注射，也有混合胰岛素制剂可直接使用。注射部位可选用股前部、腹壁、上臂外侧、臀部，每次注射须更换部位，注射点相隔 1～2cm，避免 1 个月内同一部位注射 2 次，以防止注射部位皮下脂肪萎缩硬化，影响胰岛素的吸收。

3．胰岛素用量的调节　在保证饮食和运动量相对固定的基础上，可根据用药日血糖或尿糖监测结果调整次日胰岛素的剂量，以维持每日血糖的稳定，一般每 2～3 天调整一次，直至尿糖呈色试验不超过"++"。

4．注意事项

（1）防止胰岛素过量或不足：胰岛素过量会发生 Somogyi 现象，即在午夜至凌晨时发生低血糖，随即反调节激素分泌增加，使血糖快速升高，以致凌晨血糖、尿糖异常增高，只需减少胰岛素用量即可消除。当胰岛素用量不足时可发生"清晨现象"，患儿不发生低血糖，却在清晨 5～9 时呈现血糖和尿糖增高，这是因为晚间胰岛素用量不足所致，可增加晚间胰岛素注射剂量或将 NPH 注射时间稍往后移即可。

（2）根据病情发展调整胰岛素剂量：儿童糖尿病有特殊的临床过程，应在不同病期调整胰岛素用量。①急性代谢紊乱期：自症状出现到临床确诊，约数日至数周，一般不超过 1 个月，除血糖增高外，部分患儿表现为酮症酸中毒，需积极治疗。②暂时缓解期：多数患儿经确诊和适当治疗后，临床症状消失、血糖下降、尿糖减少或转阴时，即出现暂时缓解期，此时胰岛 β 细胞恢复分泌少量胰岛素，患儿对外源性胰岛素的需要量减少，这种暂时缓解一般持续数周，最长可达半年以上。③强化期：经过缓解期后，患儿出现血糖增高、尿糖不易控制现象，必须注意随时调整胰岛素用量，直至青春期结束为止。在青春发育期，由于体内激素变化，增强了对胰岛素的拮抗，因此该期病情不稳定。④永久糖尿病期：青春发育后，病情渐趋稳定，胰岛素用量亦较固定。

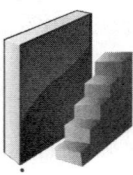知识拓展

人工胰腺

人工胰腺又称胰岛素闭环泵系统，由胰岛素泵、血糖监测装置和微电脑三部分组成。人工胰腺可以模仿人体胰腺的功能，根据人体内血糖的水平释放人体所需的胰岛素。在使用人工胰腺时，糖尿病患者可以根据自己的血糖水平调整胰岛素的用量和注射的速率，从而使血糖获得平稳的控制。2010 年，在美国召开的全美第 69 届糖尿病年会上，全球的医学专家达成共识，他们指出："糖尿病患者尽早使用人工胰腺疗法，能够有效降低糖毒性和脂毒性对脏器的损害，是避免出现糖尿病并发症的有效手段"。而且，患者使用人工胰腺进行治疗，可以避免使用血糖仪反复监测血糖和每天注射胰岛素带来的痛苦。美国专家表示，使用人工胰腺治疗糖尿病具有安全、可靠、方便、灵活等优点，是最有前途、最有效率的糖尿病疗法之一。

（五）糖尿病酮症酸中毒的护理

1. 密切观察病情变化 监测血气、电解质以及血和尿液中糖和酮体的变化。

2. 纠正水、电解质和酸碱平衡的紊乱 酮症酸中毒时细胞外液容量减少，脱水量约为100ml/kg，多数是等渗性脱水，制订补液计划常以此为依据。注意调整输液速度，补液开始的第1h，按20ml/kg自静脉快速输入，以扩充血容量，改善微循环，以后补液速度可减慢，要求在首12h内至少补足累积损失量的1/2，在此后的12h内，可视情况补充生理需要量和继续丢失液量。

3. 协助胰岛素治疗 现多常规采用小剂量胰岛素滴注，先自静脉推注0.1U/kg胰岛素，然后按每小时0.1U/kg计算，将胰岛素25U加入等渗盐水250ml中（0.1U/ml），用微量泵自静脉缓慢输入，严密监测血糖波动，随时调整胰岛素用量。

4. 控制感染 酮症酸中毒常并发感染，必须在急救的同时按医嘱应用有效的抗生素治疗。

（六）健康教育

1. 心理支持 针对患儿不同年龄发展阶段的特征，提供长期的心理支持，帮助患儿保持良好的营养状态、适度的运动并建立良好的人际关系以减轻心理压力。指导家长避免过于溺爱或干涉患儿的行为，应帮助患儿逐渐学会自我护理，以增强其战胜疾病的自信心。

2. 鼓励和指导患儿及家长独立进行血糖、尿糖的监测和掌握胰岛素的自我注射方法，掌握计算食物中所含的热量；识别酸中毒、昏迷及低血糖的症状及预防方法。

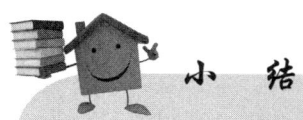

小 结

一、生长激素缺乏症

生长激素缺乏症主要因为腺垂体合成和分泌的生长激素部分或完全缺乏，或由于结构异常、受体缺陷等所致的生长发育障碍，临床表现为身高发育滞后，身材矮小，但身体各部分比例正常，体型匀称，智力正常。本病治疗的关键是早期诊断和使用激素替代疗法，生长激素替代治疗应持续至骨垢愈合为止。护理措施包括指导合理用药、促进生长发育和消除患儿自我概念紊乱，做好心理护理。

二、性早熟

性早熟是一种儿童生长发育异常的疾病，是指性发育启动年龄显著提前，即女孩在8岁前，男孩在9岁前呈现性发育征象，包括生殖器官的形态、功能发育和第二性征的发育。临床可分为中枢性性早熟和外周性性早熟两类。早期使用促性腺激素释放激素类似物治疗可延缓骨骺愈合，护理上应做好患儿的心理支持，并积极向家长宣教如何避免性早熟的各种因素。

三、先天性甲状腺功能减低症

先天性甲状腺功能减低症是由于甲状腺激素合成或分泌不足所引起的生长发育迟缓、生理功能低下和智能发育障碍，是小儿内分泌系统疾病中发病率最高的疾病。应早期进行新生儿筛查，一旦确诊立即治疗，采用甲状腺激素替代疗法需要坚持终生用药，注意观察药物的反应，服药期间应定期监测血清T_3、T_4和TSH的变化，随时调整用药剂量。

四、中枢性尿崩症

中枢性尿崩症是由于抗利尿激素分泌或释放不足引起患儿完全或部分丧失尿液浓缩功能，主要表现为多饮、多尿、烦渴和排出低比重尿。需终生激素替代治疗，护理上做好病情观察和用药护理，并积极做好疾病宣教。

小结

五、儿童期糖尿病

儿童期糖尿病是由于胰岛素绝对分泌不足而引起血糖升高、尿糖增加，表现为多饮、多尿、多食和体重下降，临床以合并糖尿病酮症酸中毒为首发症状，若治疗不及时可危及生命。治疗原则为合理利用胰岛素，自我血糖监测、饮食管理、运动锻炼的综合治疗。护理重点是控制饮食、预防感染、心理护理和正确用药。

思考题

1. 描述原发性生长激素缺乏症的临床表现。
2. 简述儿童糖尿病的饮食护理要点。

（凌　敏）

第十六章 遗传性疾病患儿的护理

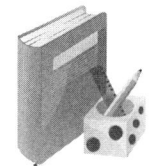

学习目标

通过本章内容的学习，学生应能够：

◎ **识记**

1．列出遗传性疾病的种类和遗传方式，遗传性疾病的预防方法。
2．描述 21- 三体综合征和苯丙酮尿症的病因和典型临床表现。

◎ **理解**

1．解释苯丙酮尿症的发病机制。
2．明确 21- 三体综合征的筛查人群及筛查方法。

◎ **运用**

1．为 21- 三体综合征患儿制订护理计划。
2．为苯丙酮尿症患儿制订饮食指导计划。

第一节 总 论

遗传性疾病是指遗传物质发生改变而引起的、或者是由致病基因所控制的疾病，具有先天性、终生性和家族性的特点。近年来，随着遗传性疾病的诊治水平的进步，DNA 水平上的基因突变、拷贝数变异以及甲基化异常等所致疾病通过基因分析获得诊断，并能预测疾病的严重程度。

遗传性疾病涉及全身各个系统，可导致机体畸形、代谢异常，神经和肌肉功能障碍，据统计（OMIM 网站），遗传性疾病的种类超过 2 万余种，临床表型和致病基因都明确的遗传性疾病有 3500 余种。随着新生儿疾病筛查、产前筛查和产前诊断的进步，推动着遗传性疾病的早期诊断和预防，同时，饮食治疗和药物治疗的发展，改善了患者的预后。

一、遗传性疾病的种类

（一）单基因遗传性疾病

指一对基因突变所致的遗传性疾病，又根据孟德尔遗传规律分为常染色体显性遗传，常染色体隐性遗传，X 连锁显性、隐性遗传，Y 连锁遗传。

1．常染色体显性遗传 致病基因在常染色体上，如果父母带有致病基因是显性，子代有 50% 的患病概率，男女得病机会均等，没有携带者，如遗传性红细胞增多症、多指畸形等。

2．常染色体隐性遗传 致病基因在常染色体，一对基因全是致病基因即纯合子时才致病，仅有一个致病隐性基因（杂合子）的个体并不发病，近亲婚配发病率高，如苯丙酮尿症、白化病、肝豆状核变性等。

3．X 伴性连锁遗传 定位于 X 染色体上的致病基因随 X 染色体而传递疾病，分为：① X 伴性显性遗传，致病基因位于 X 性染色体，男女均可患病。女性患者将疾病传给子和女，患病概率各为1/2。男性患者可将疾病传给女，但不传给子，因此，女患病，子正常。这类遗传性疾病比较少见。如抗维生素D佝偻病、遗传性肾炎等。②X伴性隐性遗传，致病基因一般在X染色体上，临床上常以男性患者多见。这是因为男性只有一个X染色体，只要一个X染色体上有致病基因，就可表现出疾病的症状。而女性则有两个X染色体，一个染色体带有致病基因，而另一个为正常基因时，为疾病的携带者，临床表现为正常的个体。除非女性两个染色体都带有致病基因，临床上才会出现症状。

4. Y连锁遗传　致病基因定位于Y染色体上，随Y染色体而传递疾病。只有男性发病，由父传子，故又称为全男性遗传，如耳毛性状的遗传。

（二）多基因遗传性疾病

由两对以上基因共同作用，加上环境因素影响等引起的遗传性疾病，每对基因作用不大，但多对基因作用积累起来，达到一定的效应时，就会导致疾病的发生。如2型糖尿病、高血压、神经管缺陷、先天性肥大性幽门狭窄等。

（三）染色体疾病

染色体畸变是临床最常见的遗传性疾病之一，是指染色体的数目增多或减少，形态、结构的改变，如缺失、易位、畸形使染色体上的基因发生数量或排列顺序上的改变引发疾病，其中常见类型为各种三体综合征、多X染色体、染色体部分缺失或增多，主要是细胞减数分裂或有丝分裂过程中，出现局部或整条染色体分配不平衡所致。如21-三体综合征、猫叫综合征等。

（四）线粒体病

人类细胞中一部分DNA存在于细胞质内，称为线粒体DNA，按母系遗传。目前已发现60余种疾病与线粒体基因突变有关，如呼吸链酶缺陷、脂肪酸氧化障碍等。

（五）基因组印记

基因组印记又称遗传印记，是指基因根据亲代的不同而有不同的表达。临床上，控制某一表型的一对等位基因因亲源不同而呈差异性表达，即等位基因的表达，如来自父源或母源有不同的表达形式。

二、遗传性疾病的诊断及意义

早期诊断遗传性疾病对部分可知的遗传性疾病及早治疗，避免严重症状的发生，同时有助于在亲属中早期检查尽早干预，此外，对于已诊断的遗传性疾病的家庭可以进行遗传咨询等。

诊断遗传性疾病常从以下几个方面诊断：

1. **病史采集**　询问患儿是否存在新生儿期出现持续黄疸不退、腹泻、惊厥、酸中毒、生长发育落后、畸形等病史，并对此类患儿母亲妊娠史、孕期用药史、自然流产史等进行采集。

2. **家族史**　进行家族谱系分析，可以了解先证者家族成员的患病情况，有助于区分患者是否患有遗传性疾病。

3. **体格检查**　染色体病的共同特征是多发性先天畸形，常伴体格及智能障碍。在体格检查时，注意头面部头围大小、耳位高低、眼距是否正常、有无唇裂等，躯干及四肢注意特殊皮纹，皮肤毛发颜色，有无指（趾）畸形，肝脾大小等，有无特殊体位等异常体征，有助于遗传性疾病的诊断。

4. **实验室诊断**　根据临床特征选择相应的实验室检查协助诊断。

（1）染色体核型分析：染色体核型分析是将一个处于有丝分裂中期的细胞全部染色，体按大小及形态特征有秩序地配对排列，观察有无染色体数目或结构异常，是经典的细胞遗传检测技术。

（2）荧光原位杂交（FISH）技术：此技术是用荧光素标记的特定DNA作为探针进行原位杂交，来检测患者样本中的目的DNA的序列。通过显微镜实时观察到探针信号的有无及在染色体的位置上。主要用于染色体的微小缺失。

(3) 基因芯片技术：它通过一次实验对某一样本的整个基因组进行检查。具有检测高通量、分辨率高的特点，是遗传学检测的重大进展。

(4) DNA 分析：是在 DNA 水平上对受检者的某一特定致病基因进行分析和检测，达到对疾病进行特异性分子诊断的目的。基因诊断在临床诊断和产前诊断中占有很重要位置，能够在基因水平诊断遗传性疾病及其携带者。

(5) 生物化学检查：应用串联质谱分析（MS/MS）、气相色谱—质谱分析（GC/MS）等技术，测定血和尿中的氨基酸、肉碱/酰基肉碱、脂肪酸、酶的功能检测；血乳酸、嘌呤等检测。

三、遗传疾病的预防

(一) 遗传咨询

帮助遗传疾病患者及家属了解所患遗传病的发生、遗传方式、预后、再发风险、可选择的治疗及预防方法。遗传咨询是预防遗传病患儿出生的有效方法。遗传咨询的指征包括：高龄、有遗传病家族史、智力低下、夫妻双方家族中有智力低下者、多次自然流产史、有死胎、畸胎分娩史、近亲结婚等孕龄妇女。

(二) 产前诊断

在遗传咨询的基础上，对可能生育遗传疾病患儿的妇女在孕期的胚胎或胎儿进行生长和功能状况的检测，目前采用的方法有胎儿成像或造影术（超声波、胎儿镜、X 线），母血清和羊水作染色体检查或生化测定，基因分析或其表达产物测定等。

(三) 新生儿筛查

WHO 已提出预防出生缺陷的三级概念：①一级预防：防止出生缺陷的发生，普遍开展生殖健康教育、遗传咨询、婚前检查及其孕期保健。②二级预防：减少出生缺陷儿出生。对高危孕妇进行必要的产前诊断，一旦确诊则及早干预。③三级预防：出生缺陷的治疗，包括新生儿护理及疾病筛查、早期诊断和早期干预等。

第二节　唐氏综合征

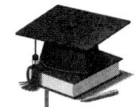

案例 16-1

患儿，男，1岁半，因至今不会独立行走，智力发育落后于同龄儿而就诊。

查体：体格发育落后，眼距增宽，眼裂小，鼻梁平，腭弓高，舌常伸出口外，小指向内侧弯曲，通贯掌，面部无水肿，皮肤细嫩；无异常气味；父母诉患儿体质差，易发生感染。

患儿系 G_1P_1，足月顺产，母为 37 岁初产。该患儿生后智力运动发育较正常同龄儿落后。父母非近亲结婚。实验室检查：血电解质正常，血液、尿液有机酸、氨基酸代谢分析未发现异常，染色体检查，染色体：47 XY，+21。

问题与思考：

1．请列出该患儿可能的临床诊断。
2．如何指导家长护理该患儿？
3．若此家庭需要生育第 2 胎，应如何进行优生优育指导？

唐氏综合征（Down Syndrome）又称21-三体综合征（21-trisomy syndrome），属常染色体畸变，是小儿最常见的一种染色体疾病，发病率约为1∶700，发病率随母亲怀孕年龄的增高而增加。主要特征：智力低下，特殊面容，体格发育迟缓，可伴有先天性心脏或其他畸形。

一、病因

唐氏综合征的发病与多种因素有关。母体妊娠时的年龄、遗传因素、妊娠时应用化学制剂、放射线照射及病毒感染等均可为诱发因素，其中母体的生育年龄与唐氏综合征的发病率密切相关，妊娠年龄越大，唐氏综合征的发病率越高。

二、分型及发病机制

细胞遗传学特征是第21号染色体呈三体征（trisomy 21），主要是由于亲代之一的生殖细胞在减数分裂形成配子时，或受精卵在有丝分裂时，21号染色体发生不分离，胚胎体细胞内存在一条额外的21号染色体。根据染色体核型可分为三型：

（一）标准型

约占本病的95%，患儿体细胞有47条染色体，核型47 XY（XX）+21，其发生机制是亲代（常见母系）的生殖细胞在减数分裂过程中不分离所致。产生了多1条21号染色体的配子，受精后的合子多1条21号染色体。其双亲外周血染色体核型正常。

（二）易位型

占2.5%～5%。染色体总数为46条，是发生在近端着丝粒染色体的一种相互易位，也称丝粒融合，D/G异位最常见，D组中以14号染色体为主，即核型46 XY（XX）-14,+t（14q21q）。

（三）嵌合型

约占2%，体内有两种以上细胞的核型，其发病机制是因受精卵在早期分裂过程中，染色体不分离所引致，体内一部分为正常细胞，一部分为21三体细胞，其临床表现随正常细胞所占百分比而定。

三、临床表现

唐氏综合征临床表现多种多样，但主要临床表现为特殊面容、智能低下及生长发育迟缓。

1. **特殊面容**　脸圆扁，眼裂小，外眼角上斜，内眦赘皮，鼻梁低平，眼距宽，硬腭窄小，故舌常伸出口外。外耳小，颅骨缝较宽，前囟增大，头发细软且较少；颈短、宽，颈周皮肤松弛。

2. **智能低下**　唐氏综合征患儿有程度不等的智能发育障碍，随年龄的增大逐渐明显。患儿智商通常在25～50，常有语言发育障碍，抽象思维能力差。

3. **生长发育迟缓**　身材矮小，头围小于正常，骨龄常落后，出牙延迟，且常有错位，四肢短，肌张力低，韧带松弛，关节可过度屈伸，手宽、手指粗短等。

4. **皮肤纹理**　一侧或双侧手掌有通贯纹，atd角增大，斗纹少，箕纹多，脚拇趾胫侧有弓形纹等。

5. **伴发其他问题**　约75%的患儿出现听力减退或丧失，且容易发生中耳炎；约50%的患儿伴有先天性心脏病，以室间隔缺损多见，同时因患儿免疫功能低下，易感染。

四、辅助检查

1. **染色体核型分析**　外周血淋巴细胞或羊水细胞染色体检查发现患者第21号染色体比正常多一条。绝大部分为21-三体畸变，少数为嵌合型。

2. **分子细胞遗传学检查**　采用外周血中的淋巴细胞或羊水细胞与荧光素标记的 21 号染色体的相应片断进行原位杂交，可见患者细胞中出现三个 21 号染色体。

五、治疗原则

目前尚无有效治疗方法，主要是进行功能训练和生活技能培训；如伴有畸形，可行手术矫正；如有感染，进行抗感染治疗等。

六、护理评估

1. **健康史**　了解家族中是否有类似疾病，父母是否近亲结婚，母妊娠年龄，母孕期是否接触放射线、化学制剂及患感染性疾病等，患儿是否有智力低下及体格发育落后等。
2. **身体评估**　观察患儿有无特殊面容，皮纹特点，有无通贯掌，测身高、体重、头围，心脏有无杂音，分析染色体核型检查结果等。
3. **心理社会状况**　评估家长是否了解有关本病的遗传学方面的知识；家长心理状态，父母角色是否称职，经济状况，家庭、社会支持情况等。

七、常见护理诊断/问题

1. **成长发展迟缓**　与智力低下及体格发育落后有关。
2. **有外伤的危险**　与智力低下有关。
3. **感染的危险**　与免疫力低下有关。
4. **焦虑（家长）**　与小儿智力低下有关。

八、护理措施

（一）加强生活护理

1. **基本生活照顾**　由于此类患儿进食能力差，尤其婴儿期添加辅食开始，根据患儿的吞咽能力缓慢添加，由软到硬，由细到粗，由稀到稠，防止呛咳、窒息及吸入性肺炎等。随着年龄的增长，逐步适应与正常儿童饮食，但注意进食能力的培养和训练，训练自己进食的能力，但照顾者要有足够耐心，每一个动作的成功都需要比正常儿童更多的时间，而且要适时鼓励。
2. **逐步训练**　穿衣、训练脱衣；训练大小便自理。
3. **皮肤护理**　患儿长期流涎，下颌及颈部皮肤保持清洁、干燥，适当涂护肤油，以免刺激引起皮肤破溃。
4. **安全教育和照顾**　因患儿智力低下对危险认知能力差，加强对患儿安全的教育，并做好日常生活中可能出现意外情况的防护，如外伤、走失等。

（二）预防感染

患儿免疫力低下，易感染，尤呼吸道感染多见，注意适当户外活动，增强体育锻炼，避免去人员密集的地方，增强体质；也可考虑接种肺炎疫苗等，预防感染。

（三）生活技能培训和功能训练

对于此类疾病患儿，无特殊治疗方法。生活技能培训和功能训练是非常重要的，帮助患儿家属制订培训、训练方案，并通过特殊技能培训学校等的培训，使其逐步达到生活自理并能从事简单的劳动。

（四）家庭、社会支持

家长得知自己的孩子患有唐氏综合征，会表现出悲哀、自责、焦虑等情绪，护士给予耐心开导，提供有关患儿的养育、家庭照顾方面的知识，使家长尽快适应患儿对家庭生活的改变，同时，作为医务人员有义务做好学校、社会等的宣传工作，让学校、社会等给予患儿和家庭一

（五）健康教育

1. 对于确诊的患儿，家属正确认识疾病，唐氏综合征为先天性遗传疾病，终生疾病且无有效治疗方法。对伴有心脏和消化道、指（趾）等畸形患儿，可采用手术治疗；对于合并甲状腺功能、感染等问题对症治疗；功能训练对于患儿非常重要，通过生活技能训练逐步达到生活自理并能从事简单劳动的目的，指导并协助患儿家长制订有效的训练计划或进入特殊的技能学校进行学习、训练。

2. **遗传咨询** 本病患病率随孕母年龄的增加而增加，建议妊娠年龄大于 35 岁的妇女，有习惯性流产、不良孕产史、家族史、毒物、放射线接触史等的高危妇女准备怀孕前，建议进行遗传咨询，并做产前诊断。

第三节 苯丙酮尿症

苯丙酮尿症（phenyl ketonuria，PKU）是一种常见的氨基酸代谢疾病，为常染色体隐性遗传。苯丙氨酸是体内合成蛋白质所必需的氨基酸。当患儿体内由于缺乏苯丙氨酸代谢通路中所需要的酶，导致血、脑脊液、尿液中有大量的苯丙酮酸等代谢产物，引起智力低下，尿中苯丙氨酸排出增多等。发病率因种族而异，在中国为 1∶10000～12000。

一、病因及发病机制

苯丙氨酸（phenylalanine，PA）是体内合成蛋白质所必需的氨基酸之一，食入体内的苯丙氨酸一部分用于蛋白质的合成，另一部分通过通过肝细胞中苯丙氨酸羟化酶（phenylalanine hydroxylase，PAH）的作用转化为酪氨酸，仅有少量的 PA 经过次要代谢途径在转氨酶作用下转变为苯丙酮酸。苯丙氨酸羟化过程中除了苯丙氨酸羟化酶外，还必须有辅酶四氢生物蝶呤（tetrabiopterin，BH_4）的参与。

PKU 按酶缺陷不同分为典型型和 BH_4 缺乏型两种。典型的 PKU 是由于患儿体内的肝细胞缺乏苯丙氨酸羟化酶，不能将苯丙氨酸转化为酪氨酸，从而导致苯丙氨酸在血液、脑脊液、各种组织中和尿液中浓度增高，同时由于苯丙氨酸的正常代谢途径受阻，次要代谢途径增强，产生了大量的苯丙酮酸，其经氧化作用生成苯乙酸、苯乳酸和对羟基苯丙酮酸等旁路代谢产物自尿中排出。高浓度的苯丙氨酸及其旁路代谢物蓄积在脑脊液中，使脑细胞受损及脑功能发育受累，患儿出现智力低下。同时，酪氨酸的来源减少，使甲状腺、肾上腺和黑色素等合成不足，患儿的皮肤、毛发色素减少，头发黄，皮肤白。苯乙酸代谢产物从尿中排出时，尿中出现"鼠尿味"。

BH_4 是苯丙氨酸羟化酶、酪氨酸羟化酶和色氨酸羟化酶的辅酶，缺乏时导致 3 种羟化酶功能下降，苯丙氨酸、酪氨酸和色氨酸降解障碍，不仅苯丙氨酸蓄积，而且造成脑内多巴胺、5-羟色胺等重要神经递质的合成受阻，加重了神经系统功能损害。故 BH_4 缺乏型 PKU 的临床症状更重、治疗更困难。

二、临床表现

1. **神经系统** 苯丙酮尿症的重要危害是神经系统损害，未经治疗的患儿在生后数月就会出现不同程度的智力发育落后，近半数患儿合并癫痫。大多数患儿有烦躁、易激惹、抑郁、多动、孤独症倾向等精神行为异常，最终造成中度及极重度智力低下。特别注意此病患儿在新生儿期和婴儿早期多无明显异常，部分患儿可有呕吐、喂养困难、烦躁等非特异性症状，并且，临床表现个体差异大，很容易漏诊或误诊，只有通过新生儿筛查才能早期发现。

BH_4 缺乏型 PKU 患儿的神经系统症状出现较早且比较严重，常见肌张力减低，嗜睡和惊厥，智能落后明显；如不经治疗，常在幼儿期死亡。

2．**异常体征**　由于黑色素缺乏，患儿生后毛发逐渐变黄，皮肤较白，虹膜颜色浅。血中蓄积的苯丙氨酸经旁路代谢后转化为苯丙酮酸、苯乙酸，自尿液、汗液中大量排出，因此，患儿常有鼠尿样体味。

3．患儿易合并湿疹、呕吐、腹泻等非特异症状。

上述症状大部分是可逆的。经过饮食控制后，癫痫可得到控制，行为异常可好转，脑电图转为正常，毛发由浅变为正常色，特殊气味消失。但智力低下很难转变，只有出生后早发现、早治疗才能预防智力发育障碍。

三、辅助检查

患儿的确诊主要是根据血苯丙氨酸浓度的测定，可根据枯草杆菌增殖抑制试验、化学发光法、高效液相色谱、氨基酸分析、串联质谱分析等技术进行测定。

1．**新生儿筛查**　常用 Guthrie 细菌生长抑制实验，此法是应用最早、最经济实用的血苯丙氨酸半定量方法。一般是新生儿喂奶 3 日后，采集足部末梢血，吸在厚滤纸上，晾干后送检。当苯丙氨酸含量＞0.24mmol/L（4mg/dl），应进一步检查和确诊。

2．**尿三氯化铁试验**　只用于较大的婴儿和儿童的筛查，尿检易受其他因素影响，稳定性差，假阳性和假阴性率高，易造成漏诊，只作为参考。

3．**苯丙氨酸浓度测定**　临床根据苯丙氨酸浓度分度。苯丙氨酸正常浓度＜120μmol/L（2mg/dl），经典型 PKU：苯丙氨酸浓度＞1200μmol/L，中度：360μmol/L＜苯丙氨酸浓度＜1200μmol/L，轻度：120μmol/L＜苯丙氨酸浓度＜360μmol/L。

4．**尿蝶呤图谱分型**　主要用于 BH_4 缺乏症的鉴别诊断，应用高压液相层析测定尿液中新蝶呤和生物蝶呤的含量。

5．**酶学诊断**　PAH 仅存在肝细胞内，需要肝活检测定，不适用于临床诊断。其他的酶可以采用外周血中红、白细胞或皮肤成纤维细胞测定。

6．**DNA 分析**　该技术近年来广泛用于 PKU 诊断、杂合子检出和产前诊断。但由于基因的多态性，分析结果须谨慎。

四、治疗原则

本病是少数可治疗的遗传代谢性疾病之一，应早期诊断、早期治疗，防止神经系统的损伤。低苯丙氨酸饮食治疗是目前国内外治疗苯丙酮尿症唯一有效的方法。苯丙氨酸是人体的必需氨基酸，治疗中既要限制苯丙氨酸摄入量，以防苯丙氨酸及其代谢物的异常蓄积，又要满足机体需要，从而保障患儿的正常发育。

1．限制饮食中苯丙氨酸的含量，给予低苯丙氨酸食物。

2．定期监测血浆苯丙氨酸、血色素、血清蛋白水平及体格智力发育情况。

3．治疗越早，对智力损害越小，低苯丙氨酸饮食目前主张至少应用到 12 岁，最好终生治疗，成年后可适当放宽饮食标准。

五、护理评估

1．**健康史**　了解家族中是否有类似疾病，询问父母是否近亲结婚，患儿是否有智力低下及体格发育落后。

2．**身体评估**　观察患儿皮肤、毛发的颜色，尿及汗液的气味，测量身高、体重、头围。

评估患儿智能发育情况。

3. **心理社会状况** 评估家长是否掌握了与本病有关饮食治疗的治疗相关知识；家长有无焦虑、自责，父母角色是否称职，家庭经济状况等。

六、常见护理诊断/问题

1. **生长发育迟缓** 与苯丙氨酸代谢障碍有关。
2. **有皮肤完整性受损的危险** 与尿液、汗液刺激有关。
3. **潜在并发症**：智力低下。
4. **焦虑（家长）** 与患儿疾病有关。

七、护理措施

1. **饮食管理** 给予低苯丙氨酸饮食，将每种食品的蛋白质、苯丙氨酸含量及热卡列表，按患儿的月龄、体重计算出患儿需要量，定出食谱。饮食治疗原则是既限制了苯丙氨酸的摄入，又能保证患儿的生长发育和体内代谢的最低需要，使血中苯丙氨酸接近正常浓度（3～15mg/dl）。低苯丙氨酸饮食至少需要持续到青春期后，最好终生治疗。

饮食治疗应有详细计划，出生后要尽早给予饮食限制，最好给婴儿母乳喂养，因母乳中苯丙氨酸含量明显低于牛乳，人工喂养儿给予特制的低苯丙氨酸奶粉。苯丙氨酸主要来自蛋白质，故应限制蛋白质的摄入，为满足生长发育的需求可给予低苯丙氨酸水解蛋白（去除苯丙氨酸的蛋白）。添加辅食可选择低苯丙氨酸的食物：籼米、小麦、小米、白薯、马铃薯、藕粉等。附表为各年龄组苯丙酮尿症患者苯丙氨酸推荐摄取量的参考范围（表16-1，表16-2）。

表16-1 各年龄组苯丙酮尿症患者苯丙氨酸推荐摄取量

年龄	苯丙氨酸摄取量 mg/（kg·d）
0～3个月	70～50
3～6个月	60～40
6～12个月	50～30
1～2岁	40～20
2～3岁	35～20
3岁以上	35～15

表16-2 各年龄组血苯丙氨酸的理想范围

年龄（岁）	血苯丙氨酸的理想范围（mg/dl）
0～2	2～4
～8	3～6
～12	3～8
～15	3～10
15岁以上	3～15

2. **皮肤护理** 及时更换尿布、衣服，保持皮肤清洁、干燥，减少对皮肤的刺激。有湿疹时注意饮食调整，并及时进行皮肤护理。

3. **病情观察** 注意患儿情绪的变化，如近期内出现情绪波动较大，分析原因，如饮食控制不理想、用药等,对因分析,并对症处理。

注意苯丙酮尿症疾病自身的病情变化,如智力发育的情况,可根据饮食控制的情况,定期进行评估,评价智力发育情况;如合并癫痫,注意癫痫发作控制的情况,做好病情记录,并注意抗癫痫药物的不良反应。

注意观察低苯丙氨酸饮食可能出现的不良反应,如低血糖、低蛋白血症、大细胞贫血等,定期门诊监测,发现问题及时干预,减少因饮食治疗引起的不良反应。

定期监测血清中苯丙氨酸的浓度,6个月内每周测苯丙氨酸浓度2次,如正常以后每月测2次。

4. 健康教育 宣传优生优育的知识,避免近亲结婚,对有阳性家族史或父母一方为杂合子者,在准备生育前,建议必须孕前咨询,并遵医嘱在孕期进行产前检查。

如已经确诊,从新生儿期开始,应严格控制饮食,摄入低苯丙氨酸的食物,对患儿及家属做好知识宣传,使其严格遵守饮食要求,减少神经系统功能损害,降低患儿智力低下的发生。

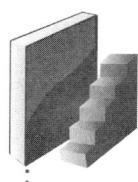
知识拓展

AA—PKUl

在一些代谢类疾病治疗方面,多数都难以根治,苯丙酮尿症是少数可治疗的遗传代谢性疾病之一,但饮食管理对于患儿和家属都是长期的过程,有效的饮食管理对患儿的预后非常重要,在一些发达国家,对可治疗的代谢疾病已经有成熟的治疗饮食产品,随着医疗水平和人们的经济水平的提高,一些在国外已上市的产品,也陆续在我国应用。肠内营养粉剂(AA—PKU1)是不含PA的氨基酸混合粉剂,遵照临床医师或营养师的指导剂量服用本品并结合适当的低PA饮食,理论上可完全控制血PA水平在治疗目标内,该产品由英国SHS International Limited 生产。在周雪莲、赵正言等人2009年的多中心对AA—PKU1的有效性与安全性临床研究结果的分析证明,AA—PKU1能有效控制0~1岁患儿血PHE水平在360 pLmol/L以下,满足0~1岁患儿正常生长发育的需要,并且有效控制患儿血PA水平,可避免患儿发育商水平进一步下降;同时AA—PKU1还能满足患儿的营养需求,并改善患儿的营养状况;产品的安全性良好。目前,该产品在国内一些治疗苯丙酮尿症专科门诊可以买到,为治疗少数代谢性疾病而找到的有效的饮食管理途径。

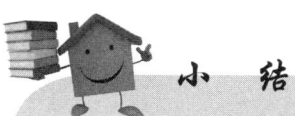

一、唐氏综合征

唐氏综合征是最常见的常染色体疾病,母亲年龄越大,本病的发病率越高。主要临床特征为患儿智能低下、体格发育迟缓和特殊面容。目前尚无有效治疗方法,唐氏筛查及羊水细胞染色体核型检查进行产前诊断进行预防。

二、苯丙酮尿症

苯丙酮尿症是一种常见的氨基酸代谢疾病,为常染色体隐性遗传。本病按酶缺陷不同分为典型型和BH_4缺乏型两种,绝大多数本病患儿为典型PKU。典型的PKU是由于患儿体内的肝细胞缺乏苯丙氨酸羟化酶，不能将苯丙氨酸转化为酪氨酸，从而导致苯丙氨酸在血、脑脊液、各种组织中和尿液中浓度增高，使脑细胞受损及脑功能发育受累。最突出的临床表现是智力落后，且伴有皮肤、毛发颜色变浅和鼠尿味。重视产前诊断，早期进行新生儿筛查，早发现，早进行饮食治疗，护理措施最主要的是制订科学的低苯丙氨酸饮食计划。

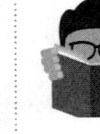

思 考 题

1. 唐氏综合征的主要表现有哪些？明确其诊断的检查是什么？
2. 苯丙酮尿症的遗传方式是什么？对患儿家长介绍苯丙酮尿症最为关键的治疗措施是什么？

（张大华）

第十七章 感染性疾病患儿的护理

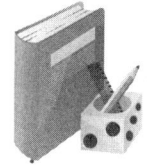

学习目标

通过本章内容的学习,学生应能够:

◎ 识记
1. 列举小儿传染病护理管理要点。
2. 说出麻疹、水痘、流行性腮腺炎、手足口病、传染性单核细胞增多症、中毒型细菌性痢疾、猩红热、原发型肺结核、结核性脑膜炎、蛔虫病、蛲虫病的流行病学特点、临床表现和治疗原则。
3. 描述小儿结核病的预防措施和治疗原则。
4. 说出结核菌素试验的结果判断及临床意义、结核性脑膜炎的脑脊液特点。

◎ 理解
1. 解释小儿感染结核杆菌后的免疫反应及变态反应。
2. 比较麻疹、水痘和猩红热的出疹特点。

◎ 运用

评估麻疹、水痘、流行性腮腺炎、手足口病、传染性单核细胞增多症、中毒型细菌性痢疾、猩红热、原发型肺结核、结核性脑膜炎、蛔虫病、蛲虫病的患儿,并为其制订护理计划及预防措施。

第一节 概 述

感染性疾病由病原体感染引起,其中以病毒感染性疾病为多。儿童时期由于免疫功能低下,是各种感染性疾病的高发期。儿童感染性疾病往往起病急骤、症状危重、病情发展多变,并且容易合并多种并发症。感染性疾病在儿科众多疾病中,发病率居首位,直接影响小儿的生长发育和身心健康。

感染性疾病的表现特点为:①病因基本明确,有特异的病原体,这为诊断和治疗提供了重要依据。但对因治疗时,因目前还没有理想的抗病毒药物,而对抗生素产生耐药的菌株日见增多,给感染性疾病的治疗带来很大困难。②有不同程度的传染性,可通过一定的传播途径被感染,因此,可在人群中流行。这为传染性疾病的预防提供了有价值的方向。③临床表现方面有些共同的特点,如发热,几乎所有的感染性疾病都可见到,发疹在很多感染性疾病中亦可见到。④对于感染性疾病的确诊,有赖于病原学的特异性检查,如细菌培养、病毒分离、免疫学检查等。

感染性疾病涉及人体各个系统,范围较广,本章以急性传染性疾病为主。

第二节 病毒感染性疾病

一、麻疹

麻疹（measles）是由麻疹病毒引起的具有高度传染性的急性呼吸道传染病。临床上以发热、结膜炎、上呼吸道炎症、麻疹黏膜斑（又称 Koplik's spots）及疹退后遗留色素沉着伴糠麸样脱屑为主要表现。麻疹传染性极强，几乎未接受免疫的儿童接触后均可发病，病后大多数可获得终生免疫，接种麻疹减毒活疫苗可预防其流行。该病已被国际消灭疾病特别工作组（ITFDE）列入全球性可能消灭的 8 种传染病之一。当今我国普遍使用麻疹减毒活疫苗进行预防接种，麻疹的发病率已显著下降。

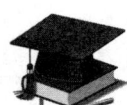

案例 17-1A

患儿，男，10 个月。因"发热，伴流涕、咳嗽 4 天"入院。患儿 4 天前无明显诱因发热，流涕，咳嗽，自服"阿莫西林"干糖浆，未见好转。今日发现患儿身上有数枚红色皮疹。体温持续不退，咳嗽加重，吃奶量明显减少，哭闹不停。未接种过麻疹疫苗。

体格检查：T 39.5℃，R 36 次 / 分，P 156 次 / 分，全身可见红色丘疹，压之褪色，疹间皮肤正常，口腔颊黏膜可见数枚灰白色斑点。心率 142 次 / 分，律齐；两肺闻及多量湿啰音。

辅助检查：胸片示两肺纹理增粗，双下肺可见点片状阴影；WBC 15.3×10^9/L，N 75%，L 25%。

问题与思考：
1. 写出该病的临床诊断及依据。
2. 护理评估时还应询问家长什么资料？

（一）病原学及发病机制

1. 病原学 麻疹病毒为 RNA 病毒，属副黏液病毒科。麻疹病毒在外界生活能力不强，不耐热，低温下可生存较久，0℃时约为 1 个月，55℃ 15min 即被破坏，含病毒的飞沫在室内空气中保持传染性一般不超过 2h，在流通空气中或日光下半小时失去活力，对紫外线和一般消毒剂敏感，对寒冷及干燥耐受力较强，所以麻疹疫苗需低温保存。

2. 发病机制 麻疹病毒侵入易感儿后出现两次病毒血症。病毒通过呼吸道进入人体，在呼吸道上皮细胞和局部淋巴组织中繁殖并有少量病毒侵入血液，形成第一次病毒血症。此后，病毒在单核巨噬细胞系统中复制活跃，运送到全身淋巴组织、肝、脾等器官，并在其内大量繁殖后再次侵入血液，引起第二次病毒血症，出现全身广泛性损害而出现高热、皮疹等一系列临床表现。皮疹出现后，病毒复制减少，到感染后第 15～17 天，病毒血症逐渐消失，器官内病毒快速减少至消除。由于患儿免疫反应受到抑制，常并发喉炎、支气管肺炎、脑炎或结核病恶化，营养不良患儿或免疫缺陷患儿可能并发重型肺炎、脑炎，甚至死亡。

本病的典型病理特征是广泛分布的多核巨细胞，分布在皮肤、眼结合膜、鼻咽部、呼吸道和胃肠道黏膜及全身淋巴结及肝脾器官中。Koplik 斑病变有浆液性渗出及内皮细胞增殖，与皮肤损害相似。肺部呈间质性肺炎改变。

（二）流行病学

1．**传染源**　患者是唯一的传染源。潜伏期末至在麻疹出疹后5日内均有传染性。如有并发症，传染性延长至出疹后10日。

2．**传播途径**　病毒主要通过喷嚏、咳嗽等飞沫经呼吸道吸入为主要传播途径。密切接触者可经污染病毒的手传播，通过衣物、玩具等间接传播者少见。

3．**易感人群和免疫力**　凡未患过麻疹及未接种过疫苗者均为易感者。感染过麻疹的母亲所生婴儿，经胎盘得到母亲抗体而获得免疫力，因而出生后3~6个月以内很少患此病，8个月~5岁发病率最高，自麻疹疫苗普遍接种以来，发病的周期性消失，发病年龄后移，青少年及成人发病率相对上升，育龄妇女患麻疹增多，将可能导致先天麻疹和新生儿麻疹发病率上升。该病全年均可发病，以冬、春两季为主。感染后可获得终生免疫。

（三）临床表现

典型麻疹表现如下：

1．**潜伏期**　6~18天，一般为10~12天，接受过被动免疫者潜伏期可延长至21~28天。在潜伏期可有低热，患儿精神欠佳和烦躁不安。

2．**前驱期**　发热开始至出疹，历时3~4日。

（1）发热：首发症状，热型不定，渐升或骤增。

（2）呼吸道卡他症状：喷嚏、流涕和干咳日渐加重，如发热渐高、睑缘发红、结合膜充血、流泪畏光等。

（3）麻疹黏膜斑（柯氏斑）：发热2~3日后，在第二磨牙相对应的颊黏膜可见散在细小灰白色斑点（0.5~1mm），周围有红晕，为本病特征性体征。此斑持续仅1~2天即完全消失，但黏膜粗糙充血可持续数日。

（4）胃肠道症状：厌食、呕吐、腹泻。

3．**出疹期**　持续3~5日。

（1）体温升高：可达40℃，精神萎靡或嗜睡。厌食、呕吐、腹泻亦加重。肺部常闻及少量啰音。

（2）出疹：皮疹于发热3~4天开始出现，先见于耳后、发际，渐及前额、面、颈、躯干、四肢，后达到手掌足底，2~3天逐渐遍及全身。初为细小淡红色斑丘疹，压之退色，随即呈鲜红色，皮疹由稀疏逐渐密集，可融合成片，疹间有正常皮肤。

4．**恢复期**　出疹3~4天后，皮疹按出疹先后顺序依次消退，疹退后留有棕色色素沉着，表皮有糠麸样脱屑，体温逐渐降至正常，全身症状明显改善。整个病程为10~14天。

非典型麻疹：体内有一定免疫力患轻型麻疹，症状轻、皮疹不典型；体弱有严重继发感染者呈重型麻疹，中毒症状重、疹出不透或骤退、周围循环衰竭，常并发肺炎和心力衰竭，死亡率高。

（四）并发症

1．**肺炎**　为麻疹最常见的并发症，麻疹本身可引起整个呼吸道炎症，若皮疹消退，而高热持续、咳嗽加重、呼吸困难、发绀，常并发继发性肺炎的表现，病原体以肺炎链球菌、流感杆菌、金黄色葡萄球菌及腺病毒为多见。多发生于出疹期。多见于营养不良和佝偻病的小儿。

2．**喉炎**　原发于麻疹病毒或继发细菌感染。疹退后如发现病儿声音嘶哑加重，犬吠样咳嗽，吸气性呼吸困难，有胸骨上窝及锁骨上窝吸气性凹陷，严重时面色青紫、烦躁不安，为并发喉炎的表现。发生于婴幼儿时，喉部易发生严重水肿，导致喉梗阻。

3．**脑炎**　常发生于出疹后2~6天，也可发生于麻疹病程中任何时期，患儿持续高热、抽搐、意识障碍甚至昏迷,并有脑膜刺激症状。主要是由于病毒直接侵犯中枢神经系统而并发脑炎,脑炎发生率为1‰~2‰,病情重,死亡率较高,后遗症较多。

4. 心肌炎 多见于2~3岁以下小儿,轻者仅心音低钝,心率增快,一过性心电图改变,重者可出现心力衰竭,甚至心源性休克。

5. 结核病恶化 由于患麻疹时细胞免疫功能被暂时性抑制,致使体内原来潜伏的结核病灶重趋活动或恶化。如恢复期患儿精神食欲迟迟不能恢复,有不规则低热、盗汗及消瘦应仔细追问病史,是否有结核接触史,应考虑到原有结核病恶化;因此,在护理上应细心观察,不能忽略。

(五) 皮疹鉴别

麻疹患儿,应注意与其他出疹性疾病相鉴别(表17-1)。

表17-1 麻疹、风疹、猩红热、幼儿急疹鉴别要点

疾病	病原	发热与皮疹关系	皮疹特点	全身症状及其他特征
麻疹	麻疹病毒	发热3~4天出疹,出疹期热更高	红色斑丘疹,自头部→颈→躯干→四肢,退疹后有色素沉着及细小脱屑	呼吸道卡他症状、结膜炎,发热第2~3天口腔黏膜斑
风疹	风疹病毒	发热后半天至1天出疹	面部→躯干→四肢,斑丘疹,疹间有正常皮肤,退疹后无色素沉着及脱屑	全身症状轻,耳后,枕部淋巴结肿大部并触痛
幼儿急疹	人疱疹病毒6型	高热3~5天热退疹出	红色斑丘疹,颈及躯干部多见,一天出齐,次日消退	一般情况好,高热时可有惊厥,耳后,枕部淋巴结亦可肿大
猩红热	乙型溶血性链球菌	发热1~2天出疹,伴高热	皮肤弥漫充血,上有密集针尖大小丘疹,持续3~5天退疹,1周后全身大片脱皮	高热,中毒症状重,咽峡炎,杨梅舌,环口苍白圈,扁桃体炎
肠道病毒感染	埃可病毒、柯萨奇病毒	发热时或退热后出疹	散在斑疹或斑丘疹,很少融合,1~3天消退,不脱屑,有时可呈紫癜样或水疱样皮疹	发热,咽痛,流涕,结膜炎,腹泻,全身或颈、枕后淋巴结肿大
药物疹		发热、服药史	皮疹痒感,摩擦及受压部位多,与用药有关,斑丘疹、疱疹、猩红热样皮疹、荨麻疹	原发病症状

(六) 辅助检查

1. 血常规 白细胞减少,淋巴细胞相对增多。中性粒细胞增加,提示继发感染。

2. 免疫学检查 用免疫荧光染色,在脱落的细胞中可见麻疹病毒,有早期诊断价值。用酶联免疫吸附试验检测血清中特异性IgM和IgG抗体,在出疹后3天~4周,特异性IgM阳性率达97%。

3. 血清学检查 多采用酶联免疫吸附试验(ELISA法)进行麻疹特异性IgM抗体检测,出疹早期即可出现阳性。

4. 病毒学检查 前驱期或出疹初期从呼吸道分泌物中分离出麻疹病毒,或用免疫荧光检测到麻疹病毒抗原,可早期快速帮助诊断。

(七) 治疗原则

目前尚无特异性药物,宜采取对症治疗、中药透疹治疗、并发症治疗及加强护理等综合性治疗措施。麻疹患儿对维生素A的需求量加大,WHO推荐,在维生素A缺乏地区的麻疹患儿

应补充维生素 A，不足 1 岁的患儿每日给 10 万 U，年长儿 20 万 U，共两日，有维生素 A 缺乏眼症者，1～4 周后应重复用药。

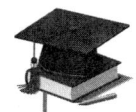

案例 17-1B

该患儿入院后第 4 天，精神萎靡，咳嗽剧烈，查体：体温 40℃，心率 164 次/分，有明显呼吸三凹征及口周发绀，听诊两肺散布中小水泡音，心音低钝，肤软，肝肋下 1cm。皮疹稍退，神经系统未见异常，化验：肌酸磷酸激酶（CK-MB）724 IU/L 乳酸脱氢酶（LDH）850 IU/L，胸部 X 线检查提示两肺下野可见小斑片状阴影。

问题与思考：
1．患儿可能发生什么并发症，其依据是什么？
2．请列出该患儿的主要护理问题，并为其制订护理措施。

（八）护理评估

1．健康史　仔细询问患儿麻疹疫苗初次接种和复种时间，有无麻疹接触史，既往有无麻疹病史，此次发病经过，咳嗽、流涕、喷嚏等上呼吸道感染症状及结膜充血、畏光、流泪等结膜炎症状。发热与皮疹的关系，出疹顺序及伴随症状。近期有无服用易发皮疹的药物。

2．身体状况　测量体温、脉搏、呼吸，观察患儿精神状况，必要时测量血压。注意观察出疹前有无发热，发热的程度和热型，咳嗽、喷嚏、畏光、流泪及口腔黏膜改变等；询问出疹顺序及皮疹性状，发热与皮疹的关系；有无麻疹黏膜斑和皮疹，注意皮疹的特点，有无色素沉着和脱屑，肺部有无啰音等。

了解患儿出疹初期鼻咽分泌物涂片是否找到多核巨细胞及免疫学检查结果，其他辅助检查结果。

3．心理社会状况　评估家长对疾病的心理反应及认识程度、文化程度对疾病的应对措施等；评估患儿家庭的居住环境、经济状况、卫生习惯及对疾病的认知程度、防治态度等。典型患者经治疗很快恢复，重症病例应注意评估家长有无焦虑、家庭的护理能力等。

（九）常见护理诊断/问题

1．体温过高　与病毒血症、继发感染有关。
2．皮肤完整性受损　与麻疹病毒引起的皮损有关。
3．营养失调：低于机体需要量　与病毒感染引起消化吸收功能下降、高热消耗增多有关。
4．有感染的危险　与免疫功能下降有关。
5．潜在并发症：肺炎、喉炎、心肌炎、脑炎。

（十）护理措施

1．高热的护理　监测体温，观察热型。绝对卧床休息至皮疹消退，体温正常时止。护理本病与其他热病不同，处理高热时需兼顾透疹，不宜用药物及物理方法强行降温，尤其禁用冷敷、醇浴以免皮肤血管收缩、末梢血管循环障碍，使皮疹不易透发或中途收没。如体温升至 40℃以上时，可用小量退热药，使体温稍降以免惊厥。保持室内空气新鲜，温湿度适宜，每日通风 2 次（避免患儿直接吹风以防受凉），保持室温于 18～22℃，湿度 50%～60%。衣被穿盖适宜，忌捂汗，出汗后及时擦干更换衣被。

2．保持皮肤黏膜的完整性

（1）加强皮肤的护理：保持床单整洁干燥和皮肤清洁，在保温情况下，每日用温水擦浴更衣一次（忌用肥皂），腹泻患儿注意臀部清洁，勤剪指甲，防抓伤皮肤导致继发感染。及时评估透疹情况，如透疹不畅，可用鲜芫荽煎水服用并抹身，须防烫伤，以促进血循环，使皮疹出齐、出透，平稳度过出疹期。

（2）加强五官的护理：室内光线宜柔和，常用生理盐水清洗双眼，再滴入抗生素眼液或眼膏（动作应轻柔，防眼损伤），可加服维生素A预防干眼病。及时清除眼部分泌物，防止呕吐物或泪水流入外耳道发生中耳炎。及时清除鼻痂、翻身拍背助痰排出，保持呼吸道通畅。加强口腔护理，多喂白开水，可用生理盐水或朵贝液含漱，协助患儿刷牙漱口。

3．保证营养的供给 发热期间给予营养丰富、高维生素，清淡易消化的流质及半流质饮食，如牛奶、豆浆、蒸蛋等，常更换食物品种，少量多餐，以增加食欲利于消化。多喂开水及热汤，补充充足的水分，利于排毒、退热、透疹。脱水或摄入量过少者给予静脉输液，注意维持水、电解质平衡。恢复期应添加高蛋白质、高维生素的食物。指导家长作好饮食护理，无需忌口。

4．注意病情的观察 麻疹并发症多且重，为及早发现，应密切观察病情，及早发现并配合医师进行处理。监测生命体征，注意体温与出疹的关系，是否透疹，有无皮疹隐退等。出疹期如透疹不畅、疹色暗紫、持续高烧、咳嗽加剧、鼻扇喘憋、发绀、肺部啰音增多，为并发肺炎的表现，重症肺炎尚可有心力衰竭。注意心音低钝，心电图改变，心肌酶谱异常为心肌炎。患儿出现频咳、声嘶，甚至哮吼样咳嗽、吸气性呼吸困难、三凹征，为并发喉炎表现。患儿出现嗜睡、惊厥、昏迷为脑炎表现。病期还可导致原有结核病的恶化。如出现上述表现应予以相应护理。

5．预防感染的传播

（1）隔离患者：对麻疹患者应早发现、早隔离、早治疗，及时上报疫情。一般隔离至出疹后5天，并发肺炎者应隔离至出疹后10天。对接触过麻疹的易感儿，应从接触后第1天起隔离观察直至第21天，如接触麻疹后用过被动免疫制剂者，应延长隔离期至28天。

（2）切断传播途径：患儿衣被及玩具应曝晒，患儿居住处宜通风并用紫外线照射，轻型患儿在家隔离；流行期间不带易感儿童去公共场所，托幼机构暂不接纳新生。

（3）保护易感者：增强人群免疫力。

1）主动免疫：对8个月以上小儿，凡未患过麻疹者都应接种麻疹减毒活疫苗，可有效地预防麻疹。18至24个月的儿童要完成第2剂次接种。

2）被动免疫：对体弱多病和婴幼儿未接受过麻疹疫苗接种者，于接触麻疹后5天内肌注人丙种球蛋白0.25ml/kg可预防发病，如接触后5天后注射，可减轻症状。被动免疫仅维持3～8周。

（4）健康教育：无并发症者无需住院，可在家治疗和护理。指导患儿家长识别麻疹的临床表现、并发症和预后的表现，说明隔离的重要性。讲解协助透疹的方法和空气清新、流通的重要性。

二、水痘

水痘（varicella，chickenpox）是由水痘-带状疱疹病毒（varicella-zostervirus，VZV）引起的一种传染性较强的儿童常见出疹性传染病。水痘的临床特征是全身症状轻微，分批出现的皮肤黏膜斑疹、丘疹、疱疹和结痂等各类皮疹。水痘痊愈后血清抗体可与水痘抗原或带状疱疹抗原发生同样的反应。水痘是儿科常见传染病，传染性极强，易感儿接触后几乎均可患病。预后一般良好，病后可获得持久性免疫。再次发病时表现为带状疱疹。多发生于冬、春季节。

（一）病原学及发病机制

水痘-带状疱疹病毒在外界环境中生活力较弱，不耐热，不耐酸，对乙醚敏感。不能在痂皮中存活。水痘-带状疱疹病毒具有潜伏-活化特性，原发感染（水痘）后可潜伏在三叉神经节后脊髓背神经节内，激活后引起再发感染（带状疱疹）。

水痘病毒经口、鼻或眼结合膜侵入机体，也可经接触感染者疱液或输入病毒血症期血液而感染，在呼吸道黏膜细胞中复制，而后进入血流，到达单核-巨噬细胞系统内再次增殖后释放入血流，形成第一次病毒血症而发病。如果患儿的免疫能力不能清除病毒，病毒则可到达单核巨噬细胞系统内再次增殖后释放入血，形成第二次病毒血症，引起各器官病变，主要损害部位在皮肤和黏膜，偶尔累及内脏。水痘皮疹分批出现与病毒间歇性播散有关。水痘的皮损为表皮棘细胞气球样变性、肿胀，胞核内嗜酸性包涵体形成，邻近细胞相互融合形成多核巨细胞，继而有组织液渗出形成单房性水疱。疱液内含大量病毒。由于病变浅表，愈后不留瘢痕。黏膜病变与皮疹类似。

（二）流行病学

1．**传染源**　患者是唯一的传染源。发病前1~2日至疱疹全部结痂均有传染性。

2．**传播途径**　主要是通过飞沫和直接接触传染，亦可通过污染的用具传播，水痘痂皮无传染性。

3．**易感人群**　水痘传染性很强，人群对水痘普遍易感，以2~6岁儿童多见，易感儿童接触后95%发病。易感儿童接触带状疱疹患者后亦可发生水痘。6个月以下的婴儿受染较少，可能与母体抗体在婴儿体内暂时存留有关。若孕期发生水痘，则可从胎盘传给新生儿。感染水痘后可获终生免疫，但可以发生带状疱疹。复发感染时表现为带状疱疹。本病一年四季均可发生，以冬、春季高发。

（三）临床表现

典型水痘临床表现可分以下几期：

1．**潜伏期**　12~21日，平均14日。

2．**前驱期**　前驱期很短、较轻，婴幼儿常无症状或症状轻微，可表现为全身不适、低热、乏力、咳嗽和咽痛等。年长儿前驱期症状较为明显，体温可达38.5℃，持续1~2天，一般于次日出现皮疹。

3．**出疹期**　发病的第一天就可发疹，其皮疹特点是：

（1）皮疹首发于头、面和躯干，继而扩展到四肢。皮疹成向心性分布，躯干多，四肢少，次为头面部，四肢远端较少，手掌、足底更少。部分患儿可于鼻、咽、口腔、外阴处发现皮疹，易形成溃疡，伴有痛感；皮疹的数目多少不一，皮疹越多，全身症状越重。

（2）皮疹位置表浅，形似露珠，呈椭圆形，壁薄易破，周围有红晕。最初的皮疹为红色斑疹，数小时后变为红色丘疹，继而变为疱疹。疱液由透明转为混浊，常伴瘙痒，且出现脐凹现象。如有继发感染，则成脓疱，结痂、脱痂时间将延长。数日后结痂消失，一般不留瘢痕，若继发感染则脱痂时间延长，甚至可能留有瘢痕。

（3）皮疹按斑疹、丘疹、疱疹、结痂的顺序演变。连续分批出现，同一部位可见不同性状的皮疹，伴明显痒感。皮疹数目不等，且与全身症状的严重程度成正比。在疾病高峰期可见到斑疹、丘疹、疱疹和结痂于同一部位同时存在，即"多形性发疹"。这是水痘皮疹的一个重要特征。

（4）儿童患者症状和皮疹均较轻，成人患者症状较重，易并发水痘肺炎。免疫功能低下者皮疹融合形成大疱，易出现播散性水痘。

水痘为自限性疾病，一般10天左右自愈。少数体质很弱、患有恶性疾病、正在应用肾上腺皮质激素或免疫功能低下的小儿，如果感染水痘，可发生出血性和播散性皮疹，病儿全身症状重，高热，疱疹密布全身，疱疹内液呈血性，皮肤黏膜可出现淤点和淤斑，内脏出血，是因血小板减少或弥散性血管内凝血（DIC）所致，病情极严重，病死率高。此型还可有因继发细菌感染所致的坏疽型水痘，导致皮肤大片坏死，患儿可因败血症而死亡。妊娠早期发生水痘，胎儿易多发性先天畸形，致新生儿患先天性水痘综合征。接近产期感染水痘，新生儿病情多严重，病死率高达30%，存活者遗留严重神经系统损伤。产前数日内患水痘，可发生新生儿水痘，病情常较危重，死亡率高。

（四）并发症

1. **继发皮肤细菌感染** 由疱疹继发化脓性感染，以金黄色葡萄球菌或溶血性链球菌多见，引起脓疱疹、疖、痈、蜂窝织炎等。

2. **水痘脑炎** 常发生于出疹后2~6天，也可发生在出疹前或病愈后。症状与一般病毒性脑炎相似。

3. **水痘肺炎** 多见于成人和免疫缺陷儿童和新生儿，常发生于病后1~6日。呼吸道症状较重，肺部X线病变可持续6~12周。但皮疹及临床症状多在几周内缓解。

4. **Rege综合征** 在水痘后少数可发生。

（五）辅助检查

1. **血常规** 周围血白细胞总数正常或稍高。

2. **疱疹刮片** 刮取新鲜疱疹基底组织涂片，用瑞特或吉姆萨染色可见多核巨细胞，用苏木精-伊红染色可查到细胞核内包涵体，也可经直接荧光抗体染色查病毒抗原。

3. **血清学检查** 常用酶联免疫吸附法、补体结合试验等检测特异性抗体。血清抗体检查有可能发生与单纯疱疹病毒抗体的交叉反应。血清特异性抗体IgM检查，抗体在出疹1~4天后即出现，2~3周后滴度增高4倍以上即可确诊。

4. **病毒分离** 将病程3~4天的疱疹液直接接种到人胚纤维母细胞，分离出病毒鉴定。此法可用于非典型病例的诊断。

5. **核酸检测用聚合酶链反应（PCR）检查** 采用PCR检查患者呼吸道上皮细胞和外周血白细胞内的特异性病毒DNA，是敏感且快速的早期诊断方法。

6. **抗原检查** 对病变皮肤刮取物，用免疫荧光法检查病毒抗原。

（六）治疗原则

1. **一般治疗** 主要是对症治疗。水痘急性期应卧床休息，注意水分和营养补充，避免因抓伤而继发细菌感染。皮肤瘙痒可局部使用炉甘石洗剂，必要时可给少量镇静剂。对免疫功能受损或正在应用免疫抑制剂的患儿，应尽快将糖皮质激素减至生理量并尽快停药。

2. **抗病毒治疗抗病毒治疗** 首选的抗水痘病毒的药物是阿昔洛韦，应尽早使用，一般在皮疹出现的48h以内开始，口服每次20ml/kg，每日4次。重症患者需静脉给药每次10~20mg/kg，每8h静滴1次。继发细菌感染时给予抗生素治疗，肾上腺皮质激素类药物可导致病毒播散的可能，正在使用激素的患儿应尽快减量使用至停用。禁止使用阿司匹林，防止并发Reye综合征。

3. **维生素B_{12}** 500ug肌内注射，每日1次，连用3日，可促进皮疹干燥结痂。皮肤瘙痒可用含0.25%冰片的炉甘石洗剂涂擦，疱疹破裂可涂抗生素软膏预防继发感染，禁用激素类软膏。

（七）护理评估

1. **健康史** 评估患儿既往有无水痘病史，疫苗接种情况，有无水痘接触史。有无应用糖皮质激素、免疫抑制剂等药物史。询问患儿皮疹出现时间、有无发热，3周内有无水痘患者接触史，包括家族中的带状疱疹病史。

2. **身体评估** 评估症状、体征，出疹前有无发热、咳嗽等表现；询问出疹顺序及皮疹性状，发热与皮疹的关系；询问患儿的营养状况及既往史。评估患儿的生命体征，观察皮疹的性质、分布、颜色及疹间皮肤是否正常。

3. **了解辅助检查结果** 周围血象、疱疹刮片、PCR检查结果。

4. **心理社会状况** 水痘一般预后良好,但重症病例,应注意评估家长对该病护理知识的了解程度,尚需要护理人员做哪些指导,以提高家庭护理水平。

（八）常见护理诊断/问题

1. **皮肤完整性受损** 与水痘病毒引起的继发感染及皮疹有关。

2. **有感染的可能** 与皮肤黏膜受损、继发细菌感染有关。

3. **体温过高** 与病毒血症有关。

（九）护理措施

1. **生活护理** 卧床休息直到热退、症状减轻。保持室内空气新鲜,温、湿度适宜,衣被不宜过厚,以免造成患儿不适,增加痒感。勤换内衣,保持皮肤清洁、干燥,防止继发感染。给予富含营养的清淡饮食,注意补充足够的液体和电解质,保证营养。

2. **保持皮肤的完整性** 剪短指甲,婴幼儿可戴并指手套,以免抓伤皮肤,引起继发感染或留下瘢痕。皮肤瘙痒吵闹时,设法分散其注意力,或用温水洗浴、局部涂0.25%冰片炉甘石洗剂或5%碳酸氢钠溶液,亦可遵医嘱口服抗组织胺药物,继发感染者局部用抗生素软膏,或遵医嘱给抗生素口服控制感染。

3. **病情观察** 注意观察精神、体温及食欲,有无呕吐,如有口腔疱疹或溃疡影响进食,应给予补液。患儿中、低度发热时,不必用药物降温,可采用物理降温,如温水擦浴、冰袋、冰水灌肠等。但应注意,有皮疹的患者禁用乙醇擦浴。如有高热,可用药物降温或适量的退热剂,剂量不宜过大,以免大量出汗引起虚脱。忌用阿司匹林,因其有发生Reye综合征的危险。水痘临床过程一般顺利,偶可发生播散性水痘。并发脑炎者,应注意观察,及早发现,并予以相应的治疗及护理。

4. **避免使用肾上腺皮质激素类药物（包括激素类软膏）** 应用激素治疗其他疾病的患儿,一旦接触了水痘患者,应立即肌内注射较大剂量的丙种球蛋白0.4～0.6ml/kg或带状疱疹免疫球蛋白0.1ml/kg,以期减轻病情。如已发生水痘,肾上腺皮质激素类药物应争取在短期内递减,逐渐停药。

5. **预防感染的传播**

（1）管理传染源：大多数无并发症的水痘患儿多在家隔离治疗,应隔离至疱疹全部结痂,易感儿接触后应隔离观察3周。

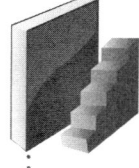

知识拓展

Reye综合征

Reye综合征是一种以急性脑病合并以肝为主的内脏脂肪变性为特征的综合征,1963年由Reye等首先报告该病。临床表现为先有上呼吸道感染等前驱疾病,4～7天后突然出现反复呕吐、嗜睡、行为改变,很快出现惊厥、昏迷、颅内高压征,如不及时抢救可因脑疝而死亡。肝轻到中度大和肝功能的异常。各年龄段儿均可患此病,多在4～12岁。该病病因尚不十分明确,多数认为本病与病毒感染和服用水杨酸盐（阿司匹林）有关,研究发现病毒感染后服用水杨酸盐与Reye综合征的发病有关。20世纪80年代后,有些国家限制了水杨酸盐的应用之后,本病的发病率和死亡率已显著降低。

(2) 保护易感者

1) 主动免疫：1~13岁未患病儿童可接种水痘减毒活疫苗，保护期在10年以上。

2) 被动免疫：对使用大剂量激素、免疫功能受损和恶性病者，在接触水痘72h内可给予水痘-带状疱疹球蛋白（VZIG），可以起到预防作用。易感孕妇在妊娠早期接触水痘者亦应给予VZIG被动免疫，如患水痘，则终止妊娠是最佳选择。在分娩前5天或后2天内母亲患水痘的新生儿，亦推荐使用VZIG，约50%仍会发病，但病情通常较轻。

3) 药物预防：免疫正常儿童在潜伏期口服阿昔洛韦（1/2治疗量，分4次口服，连用5天）可预防水痘发生。

三、流行性腮腺炎

流行性腮腺炎（epidemic parotitis，mumps）是由腮腺炎病毒引起的急性呼吸道传染病，其临床表现以腮腺非化脓性肿痛为特征，大多有发热、咀嚼受限，并可累及其他腺体组织或脏器，尚能引起脑膜炎、脑膜脑炎、睾丸炎、卵巢炎和胰腺炎等并发症，是一种全身性的疾病。该疾病传染性较强，好发于儿童及青少年，一次感染后可获得终生免疫，但个别抗体水平低下者可再次感染。

（一）病原学及发病机制

腮腺炎病毒属副黏液病毒，为单股RNA病毒，仅有一个血清型，自然界中人是该病毒的唯一宿主，存在于患者的唾液、血液、尿液及脑脊液中。腮腺炎病毒在外界抵抗力弱，紫外线照射可迅速灭活，一般室温2~3天即可失去传染性，加热55~56℃、20min就失去活性。对物理和化学因素敏感，来苏、甲醛（福尔马林）等均能在2~5min内将其灭活。

该病毒对腺体和神经组织有易亲和性，当病毒从呼吸道侵入人体后，在局部黏膜上皮细胞和淋巴结中复制增殖，引起局部炎症和免疫反应。病毒在局部复制后并进入血流，先后播散至腮腺、颌下腺、舌下腺、胰腺、性腺等多种腺体和中枢神经系统，引起炎症，因而临床上出现不同器官的相继受累，表现为非化脓性炎症。所以，腮腺炎实质上是一种多器官的疾病。其主要病理改变是腮腺非化脓性炎症，引起腮腺导管阻塞，唾液淀粉酶贮留并经淋巴管入血流，使血液、尿液中的淀粉酶增高。睾丸、卵巢、胰腺甚至脑也可产生非化脓性炎症改变。

（二）流行病学

1. **传染源** 传染源是患者和隐性感染者。一般在腮腺肿胀前1天至肿后3天内传染性最强。

2. **传播途径** 主要通过呼吸道途径传播。

3. **易感人群** 人群普遍易感，好发年龄为5~14岁，高峰季节为冬春季，感染后获终生免疫。

（三）临床表现

1. **潜伏期** 12~25日，通常为16~18日。

2. **前驱期** 此期很短或无，表现为发热、厌食、头痛、呕吐等。患儿可诉"耳痛"，咀嚼时加剧。

3. **腮腺肿大期** 在起病24h内即诉腮腺部位疼痛。腮腺肿大是疾病首发体征，腮腺逐渐肿大以耳垂为中心，向前、后、下蔓延；皮肤和软组织水肿极为明显，肿胀腮腺的边缘不清；有疼痛及触痛，在张口、咀嚼，特别是吃酸性食物时胀痛加剧；常有腮腺管口（位于上颌第二白齿相对颊黏膜上）红肿。通常一侧腮腺先肿大，2~3日后对侧腮腺亦出现肿大，持续7~10日。偶见肿胀仅为单侧，或腮腺肿大同时有颌下腺、舌下腺肿大，甚或仅有颌下腺、舌下腺肿大而无腮腺肿大。

（四）并发症

1. **脑膜脑炎** 脑膜脑炎可先于腮腺肿大，给诊断带来困难，不过一般多发生在腮腺肿大后3～10天。表现为发热、头痛剧烈、呕吐、嗜睡；少数有轻度意识改变，脑膜刺激征阳性。脑脊液检查可助诊断，预后多良好。

2. **急性胰腺炎** 常为儿童急性胰腺炎病因之一，常发生在腮腺肿大后3～7天。典型病例有体温骤升、畏寒、反复呕吐、腹胀、上腹部剧痛及压痛等。血、尿淀粉酶显著增高可助诊断。严重的胰腺炎较为少见，常发生于腮腺肿大数日后。腮腺炎合并胰腺炎的发病率低于10%，多于1周内恢复。

3. **睾丸炎、附睾炎** 10岁以上的男性患者有20%～35%发生睾丸炎和附睾炎。可在腮腺肿前、后或病程中发生病变，但多侵犯一侧，仅2%双侧受累。表现为发热、寒战、下腹痛，睾丸及附睾肿大，疼痛及压痛，阴囊发红、水肿，持续4天左右恢复，30%～40%受累睾丸可发生萎缩，但很少引起不育。

4. **卵巢炎** 约7%青春期后女性患者可并发卵巢炎，有发热、呕吐、下腹疼痛及压痛，一般不影响日后生育功能，发生率较睾丸炎低。

5. **其他** 可见心肌炎、肾炎、乳腺炎、甲状腺炎、关节炎、泪腺炎、视神经乳头炎、角膜炎等表现。

（五）辅助检查

1. **血常规** 外周血白细胞数正常或稍降低，淋巴细胞相对增多。

2. **淀粉酶测定** 病程早期血清和尿液淀粉酶增高，并发胰腺炎者显著增高。增高程度大致与腮腺肿大程度成正比，第一周达高峰，2周左右恢复正常。此项可作为早期诊断的依据。

3. **血清学检查** 血清中特异性IgM抗体增高，可作为近期感染的标志。用特异性抗体或单克隆抗体检查腮腺炎病毒抗原，可做早期诊断。

4. **病毒分离** 在发病早期取患儿唾液、尿液、血液或并发脑膜炎患者的脑脊液标本，进行病毒分离试验，有助于诊断。

（六）治疗原则

本病为自限性疾病，无特殊疗法，主要采用对症和支持治疗。发病早期可用抗病毒药利巴韦林。合并脑膜脑炎按一般病毒性脑膜脑炎处理，睾丸炎可用丁字带托起阴囊，用青黛散调醋局部涂敷减轻疼痛，合并急性胰腺炎按急腹症处理。

（七）护理评估

1. **健康史** 了解病前2～3周有无流行性腮腺炎接触史。有无反复腮腺肿大或腮腺炎病史，有无腮腺炎疫苗接种史。

2. **身体状况** 评估患儿发热情况；咀嚼或张口时疼痛情况及腮腺局部肿大情况；有无头痛、呕吐、抽搐、脑膜刺激征；有无睾丸肿大和疼痛等。了解辅助检查，了解血清和尿淀粉酶检测情况或脑脊液检查结果。

3. **心理社会状况** 该病预后良好，均能完全恢复，但因患儿高热、腮腺局部疼痛和进食困难，有无引起家长的焦虑不安。评估患儿及家长对本病的认识程度，尚需要护理人员做哪些指导，以提高家庭护理水平。

（八）常见护理诊断/问题

1. **疼痛** 与腮腺非化脓性炎症有关。
2. **体温过高** 与病毒感染有关。
3. **潜在并发症**：脑膜脑炎、睾丸炎、胰腺炎。

（九）护理措施

1. **减轻疼痛** 保持口腔清洁，口腔内残留食物易致细菌繁殖，应进食后温盐水漱口，鼓励患儿多饮水，以预防继发感染。做好饮食护理，患儿常因张口及咀嚼食物使局部疼痛加重，影响进食，应给予富有营养、易消化的半流质或软食。忌酸、辣、硬而干燥的刺激性食物，以免引起唾液分泌增多，肿痛加剧。减轻腮腺肿痛，采用局部冷敷收缩血管，减轻炎症充血程度及疼痛。用青黛散调食醋敷于患处，保持药物湿润，以发挥药效并防止干裂引起疼痛。

2. **降温** 监测体温，保证休息，防止过度劳累，减少并发症的发生。发热伴有并发症者应卧床休息至热退。鼓励患儿多饮水以利汗液蒸发散热。控制体温，高热者给予物理或药物降温。如体温过高，采用头部冷敷、温水或醇浴进行物理降温或服用适量退热剂，忌用乙醇擦浴，使体温略降为宜。可遵医嘱于发热早期给予利巴韦林、干扰素或板蓝根抗病毒治疗。

3. **病情观察** 随时监测生命体征，注意体温、脉搏、呼吸、血压和意识状态的监测。脑膜脑炎多于腮腺肿大后1周左右发生，表现为持续高热、剧烈头痛、呕吐、颈强直、嗜睡、烦躁或惊厥。注意观察腮腺肿痛的表现及程度，评估口腔黏膜的受损程度及护理情况，观察其他腺体、器官的临床表现，特别是当在体温恢复过程中又有升高现象，更应密切观察。及时发现，予以相应脱水治疗和护理。注意观察睾丸有无肿大、触痛，有无睾丸鞘膜积液和阴囊皮肤水肿。可用丁字带托起阴囊消肿或局部冰袋冷敷止痛，或遵医嘱采用药物治疗。及时了解血常规、血、尿淀粉酶等生化检测结果。

4. **健康教育** 单纯腮腺炎，无并发症的患儿可在家隔离治疗护理，须指导家长做好隔离、用药、退热、清洁口腔、用药及饮食护理。学会观察病情，在病情恢复过程中患儿体温如再度升高，并伴有并发症相应的表现时，应立即就诊。

5. **预防感染的传播**

(1) 管理传染源：及早隔离患者至腮腺肿完全消退为止。接触者检疫3周。对其呼吸道的分泌物及其污染的物品应进行消毒。

(2) 保护易感者：接种腮腺炎减毒活疫苗效果良好，抗体维持至少20年，12个月以内婴儿因存在母传抗体，不宜接种。在流行期间，像学校、幼儿园等儿童比较集中的机构应勤通风，保持空气通畅，加强消毒灯照射等，并加强幼托机构的晨检。

四、手足口病

手足口病（hand-foot mouth disease，HFMD）是由肠道病毒引起的常见急性传染病，以婴幼儿发病为主。大多数患儿症状轻微，以手、足、口腔等部位的丘疹、疱疹为主要表现。少数病例可出现无菌性脑膜炎、脑炎、脑脊髓炎、急性弛缓性麻痹、呼吸道感染、心肌炎、肺水肿和循环障碍等，个别重症患儿病程进展快，致死原因主要为脑干脑神经及神经源性水肿。肠道病毒的传染性强，容易引起流行和暴发流行。

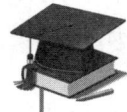

案例 17-2A

患儿，女，2岁，口腔溃疡5天。5天前无明显诱因发生口腔黏膜溃疡，疼痛明显，影响进食。继而手掌、足底出现红色斑疹，伴痒感。体温37.5℃，上腭、下唇均可见散在米粒大小溃疡面，覆有黄色假膜，周边红润。两侧颌下淋巴结触之肿大。实验室检查：血红蛋白120g/L，白细胞 $10.6\times10^9/L$。

问题与思考：

1. 写出该病的临床诊断及依据。
2. 护理评估时还应询问家长什么资料？

（一）病原学及发病机制

引起手足口病的肠道病毒主要以柯萨奇A组16型（CoxA16）、肠道病毒71型（EV71）最多见，其他肠道病毒如柯萨奇病毒A组2、4、5、7、9、10型和B组1、2、3、4、5型等及埃可病毒也可引起。肠道病毒为小RNA病毒科，肠道病毒属。肠道病毒传染性强，易引起暴发或流行。EV71感染引起重症病例的比例较大，是最晚发现的新型肠道病毒，是一种耐热、耐酸的小RNA病毒，该病毒适合在湿、热的环境下生存与传播，对乙醚、去氧胆酸盐等不敏感，75%乙醇和5%甲酚皂溶液（来苏）不能将其灭活，但对紫外线、干燥、各种氧化剂（高锰酸钾、漂白粉等）、甲醛、碘酒敏感。病毒在50℃可被迅速灭活，但1mol浓度二价阳离子环境可提高病毒对热灭活的抵抗力，病毒在4℃可存活1年，在-20℃可长期保存，在外环境中病毒可长期存活。

目前手足口病的发病机制与病理还没有完全明确，病毒从咽部或肠道侵入，主要在咽部或小肠黏膜等上皮细胞和局部淋巴组织中繁殖，并由局部排出，此时可引起局部症状。继而病毒又侵入局部淋巴结，并由此进入血液循环导致第一次病毒血症。病毒经血循环侵入网状内皮组织、深层淋巴结、肝、脾、骨髓等处大量繁殖并由此进入血液循环，引起第二次病毒血症。病毒可随血流进入全身各器官，如中枢神经系统、皮肤黏膜、心脏等处，进一步繁殖并引起病变。当病毒累及中枢神经系统时，组织炎症较神经毒性作用更加强烈，中枢神经系统小血管内皮最易受到损害。细胞融合血管炎性变、血栓形成可导致缺血和梗死。大部分人为隐性感染，产生特异性抗体。少数人会因机体免疫力低下，使病毒进入血液产生毒血症，进而侵犯不同的靶器官而造成感染的播散。易感者感染EV71后，出现血管变态反应和组织炎症病变。在脊髓索、脑干、间脑、大脑和小脑的局部组织中除嗜神经性作用外，还存在广泛的血管周围和实质细胞炎症。

（二）流行病学

1. 传染源 人是人肠道病毒的唯一宿主，患者和隐性感染者均为本病的重要传染源。发病前数天，感染者咽部与粪便就可检出病毒，通常以发病后一周内传染性最强。

2. 传播途径 可经胃肠道（粪-口途径）、呼吸道及接触等途径传播。尚不能明确是否可经水或食物传播。

3. 易感人群 婴幼儿和儿童为普遍易感人群，以5岁及以下儿童为主，尤以3岁及以下儿童发病率最高。显性感染和隐性感染后均可获得特异性免疫力，产生的抗体可在体内存留较长时间，对同血清型病毒产生比较牢固的免疫力，但不同血清型间鲜有交叉免疫。

4. 流行特征 该病流行无明显的地区性，全年均可发生，一般5~7月为发病高峰。可在托幼机构内造成暴发流行。肠道病毒传染性强、隐性感染比例大、传播途径复杂、传播速度快、控制难度大，容易出现暴发和短时间内较大范围流行。

（三）临床表现

潜伏期多为2~10天，平均3~5天。根据病情的轻重程度分为普通病例和重症病例。

1. 普通病例表现 急性起病，感染初期患者表现为低热、流涕、食欲下降、口痛、呕吐、腹泻等。于手、足、臀等部位出现斑丘疹、丘疹、小疱疹，斑丘疹很快会转为小疱疹，疱疹周围有炎性红晕，疱内的液体较少，呈离心性分布，质地稍硬，直径3~7mm，数量自几个至数十个不等，不留痂。小疱疹常出现于口腔黏膜，分布于舌、颊黏膜、硬腭等处，也可出现在扁桃体、牙龈及咽部，疱疹破溃后会很快形成溃疡。部分病例皮疹表现不典型，如单一部位或仅表现为斑丘疹。多在1周内痊愈，预后良好。

2. 重症病例表现 少数病例，特别是EV71感染患儿（尤其是<3岁者）病情进展迅速，在发病1~5天出现脑膜炎、脑炎（以脑干脑炎最为凶险）、脑脊髓炎、肺水肿、循环障碍等，极少数病例病情危重，可致死亡，存活病例可留有后遗症。

(四)辅助检查

1. **常规检查** 血常规显示淋巴细胞核单核细胞增多,白细胞正常或有所增多,重症病例白细胞可明显升高。

2. **血生化检查** 部分病例可有轻度 ALT、AST、CK-MB 升高,重症病例血糖可升高。

3. **病原学检查** 自咽拭子或咽喉洗液、粪便或肛拭子、脑脊液或疱疹液,特异性 EV71 核酸阳性或分离到 EV71 病毒。

4. **血清抗体的检查** 患者血清中特异性 IgM 抗体阳性,或急性期与恢复期血清 IgG 抗体有 4 倍以上的升高,具有诊断意义。

5. **物理学检查** 胸部 X 线检查可表现为双肺纹理增多,网格状、斑片状阴影,部分病例以单侧为著;磁共振示神经系统受累者可有异常改变,以脑干、脊髓灰质损害为主;脑电图可见为弥漫性慢波,少数可出现棘(尖)慢波;心电图无特异性改变,少数病例可见窦性心动过速或过缓,Q-T 间期延长,ST-T 改变。

(五)治疗原则

1. **普通病例** 目前无特异性治疗方法,尚无特异性的疫苗,大多数患者症状轻微,很少需住院治疗,绝大多数患者可自愈,病程 1 周或 1 周多。主要是对症治疗、注意隔离、避免交叉感染、适当休息、做好口腔护理和皮肤护理,保证营养供给。

2. **重症病例**

(1)神经系统受累的治疗:①控制颅内高压:给予甘露醇每次 0.5~1g/kg,每 4~8h 一次,必要时加用呋塞米。②酌情应用糖皮质激素治疗,甲基泼尼龙 1~2mg/(kg·d),单次最大剂量不超过 1g。③酌情静脉注射免疫球蛋白总量 2g/kg,分 2~5 日给予。④其他对症治疗:镇静、止惊、降温,心电监护,密切观察病情变化。

(2)呼吸、循环衰竭的治疗:①保持呼吸道通畅,吸氧。②确保两条静脉通道通畅,监测呼吸、心率、血压、血氧饱和度。③呼吸功能障碍时,及时气管插管,使用正压机械通气。④根据血压、循环情况选用米力农、多巴胺、多巴酚丁胺,在血压稳定情况下限制液体入量。保持主要脏器的功能,维持内环境稳定。⑤头肩部抬高 15°~30°,保持中立位,留置胃管、导尿管。必要时胃肠减压。⑥监测血糖变化,血糖高时使用胰岛素制剂。抑制胃酸分泌,保护胃黏膜。

3. **恢复期治疗** 功能锻炼,促进脏器和肢体功能恢复。

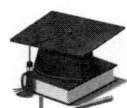

案例 17-2B

患儿入院第 2 天上午查房时见精神萎靡,四肢厥冷有汗,肢体抖动,皮肤花纹,脑膜刺激征(+),ECG 正常,WBC $13.4×10^9$/L,心肌酶谱增高。

问题与思考:

1. 患儿可能的出现了什么状况,其依据是什么?
2. 请列出该患儿的主要护理问题,并为其制订护理措施。

(六)护理评估

1. **健康史** 注意患者发病时年龄、季节及幼托机构有无类似发病情况以及接触史;注意有无发热伴手、足、口、臀部皮疹;观察有无精神差、呕吐、易惊、肢体抖动、无力;有无呼吸、心率增快;有无出冷汗、末梢循环不良;有无高血压、高血糖。

2. **身体状况** 注意生命体征变化，意识状态的改变；观察皮疹特征及伴随的体征变化；注意有无脑膜刺激征及病理反射，观察肺部体征变化。

3. **分析辅助检查资料** 注意收集是否有肠道病毒（CoxA16、EV71等）特异性核酸检测阳性；能否分离出肠道病毒，并鉴定为CoxA16、EV71或其他可引起手足口病的肠道病毒；急性期与恢复期血清CoxA16、EV71或其他可引起手足口病的肠道病毒中和抗体有4倍以上的升高。

4. **心理社会状况** 患儿及家长可能缺乏关于手足口病的相应知识和护理技能，容易出现紧张、焦虑情绪；评估患儿及家长对本病的认识程度，尚需要护理人员做哪些指导，以提高家庭护理水平。

（七）常见护理诊断/问题

1. 体温过高　与病毒感染有关。
2. 皮肤完整性受损　与病毒引起的皮损有关。
3. 潜在并发症：脑膜炎、肺水肿、呼吸衰竭、心力衰竭。

（八）护理措施

1. **一般护理**

（1）休息：轻症患儿注意在病房休息，不要随意外出，重症患儿应卧床休息。

（2）饮食：严重吐泻时应暂停进食，当临床症状逐渐好转，可给予少量多次饮水。病情控制后逐步过渡到高热量、低脂、流质饮食，如果汁、米汤、淡盐水等，尽量避免饮用牛奶、豆浆等不易消化而又能加重肠胀气的食物。需要抱起喂奶时应平卧抱起，尽量减少头部上下活动，因脑炎患儿可引起颈部肌无力，不能托起头部。患儿因发热、口腔疱疹不愿进食，配以清淡、温性、可口、易消化的流质或半流质饮食，禁食冰冷、辛辣等刺激性食物，对因拒食拒水而造成脱水、酸中毒者，要给予补液，及时纠正水电解质平衡紊乱。

（3）消毒隔离，病房注意通风换气，保持空气新鲜。及时清除患儿排泄物及更换污染的床单，及时对吐泻物消毒处理。对患者隔离至症状消失后一周。

2. **病情观察**　监测内容包括：密切观察生命体征和神志的变化，每小时记录1次；观察及记录呕吐物及排泄物的颜色、性质、量、次数；严格记录24h出入量；根据皮肤黏膜弹性、尿量、血压、神志等的变化判断脱水程度。重症患儿，对休克型患者每10～15min测量生命体征，如发现患儿出现烦躁不安、嗜睡、肢体抖动、呼吸及心律增快等表现时，提示有神经系统受累或心肺功能衰竭的表现，及时通知医生并配合抢救，给予相应护理。保持呼吸道通畅，积极控制颅内压，酌情使用糖皮质激素，静脉使用人血丙种球蛋白等治疗。使用脱水剂等药物治疗时，应观察药物的作用及不良反应。

3. **症状护理**

（1）发热的护理：手足口病患儿往往伴有不同程度的体温升高，大多数患儿体温在37.5℃左右，精神状态良好，玩耍正常，可让患儿多饮水，采用温水擦浴等物理降温方法。体温38.5℃以上，降温效果不佳者，应遵医嘱给予药物降温，并观察降温效果，同时让患儿卧床休息，注意营养及液体的补充。

（2）口腔护理：近50%患儿有不同程度的口腔黏膜损害，患儿往往进食困难，精神状态差，烦躁不安，易流口水。鼓励家长多给患儿饮水，保持口腔清洁，加强口腔护理，每次进食前后嘱患儿用温水或生理盐水漱口；已有溃疡者可给予西瓜霜喷剂局部喷雾，以消炎止痛促进溃疡面愈合，多在2～3日后可逐渐愈合。

（3）皮肤护理：保证患儿衣服、被褥清洁，床铺平整干燥，尽量减少对皮肤的各种刺激。剪短患儿指甲，必要时包裹患儿双手，防止抓破皮疹，引起感染。物理降温时动作要轻柔，以免擦破皮疹；皮疹或疱疹已破溃者，局部皮肤可涂抹抗生素药膏或炉甘石洗剂；加强臀部皮肤护理，卧床患儿应注意防止压疮的发生。臀部有皮疹时要保持臀部干燥清洁，便后用温水清洗，避免皮疹感染。

（4）并发症的护理：及时发现并早期诊断并发症至关重要。肢体抖动是合并脑炎的最早表现，一旦发现患儿出现肢体抖动、恶心、呕吐、高热应立即通知医生，并告知家属让患儿卧床休息，头部偏向一侧，尽量减少患儿头部活动。在用药的过程中严密观察病情变化，密切监测生命体征。若患儿出现心率增快，且心率增快与体温升高不成比例，呼吸急促，口唇发绀，精神极差等症状，多为病毒性心肌炎或肺炎的临床表现，应配合医生紧急抢救治疗。

4. 预防措施 手足口病传播途径多，婴幼儿和儿童普遍易感。做好儿童个人、家庭和托幼机构的卫生是预防本病传染的关键。

（1）避免接触患病儿童，儿童出现相关症状要及时到医疗机构就诊。轻症患儿不必住院，宜居家治疗、休息，以减少交叉感染。

（2）儿童饭前便后、外出后要用肥皂或洗手液等洗手，不要让儿童喝凉水、吃生冷食物。

（3）本病流行期间不宜带儿童到人群聚集、空气流通差的公共场所，注意保持家庭环境卫生，居室要经常通风，勤晒衣被。

（4）托幼机构及小学等集体单位应每日进行晨检，及时发现和隔离患者，活动场所要保持良好通风，设施和物品进行清洗消毒等。

5. 健康教育 应向家长介绍手足口病的流行特点、临床表现及预防措施。不需住院治疗的患儿可在家中隔离，教会家长做好口腔、皮肤护理及病情观察，如有病情变化应及时到医院就诊。

五、传染性单核细胞增多症

传染性单核细胞增多症（infectious mononucleosis，IM）是由 EB 病毒（epstein barr virus，EBV）感染所导致的单核 - 巨噬细胞系统急性增生性传染病。本病多见于学龄儿童与青少年，主要由飞沫与唾液经呼吸道传播，其次经密切接触传播。临床以发热、咽喉疼痛、肝脾大、淋巴结肿大、外周血中淋巴细胞增多并出现单核样异性淋巴细胞等为特征。6 岁以下患儿表现为轻症或隐性感染，病后可获得持久性免疫。病程 2~3 周，常有自限性，预后良好。

（一）病原学及发病机制

1. 病原学 EB 病毒属于疱疹病毒，是一种嗜淋巴细胞的 DNA 病毒，呈球形，直径为 180~200nm，在 B 淋巴细胞中复制，95% 以上的成人均可携带。EBV 感染的宿主是人，病毒主要通过唾液进行传播。该病毒有 5 种抗原成分，均能产生各自相应的抗体。①衣壳抗原（viral capsid antigen，VCA）；②早期抗原（early antigen，EA）；③核心抗原（unclear antigen，EBNA）；④淋巴细胞决定的膜抗原（lymphocyte determinant antigen，LYDMA）；⑤膜抗原（membrane antigen，MA）。

2. 发病机制 发病机制尚未完全明确。B 淋巴细胞的表面有 EBV 受体，EBV 病毒进入口腔后，可能会首先感染咽扁桃体中的口腔上皮细胞和 B 淋巴细胞，并在其中增殖。病毒可以在腮腺和其他唾液腺的上皮细胞中进行繁殖并可长期或间歇性的向唾液中排放，后进入血液，导致病毒血症，继而累及全身的淋巴系统。由此 B 淋巴细胞表面抗原发生改变，引起 T 淋巴细胞的强烈免疫应答，从而转化为细胞毒性 T 细胞（Tc）。患儿血液中出现的大量异常的淋巴细胞（又称异形细胞）就是这种具有杀伤能力的 T 细胞。婴幼儿时期的典型病例很少，发生无症状感染多，90% 以上的 3~5 岁幼儿曾感染 EBV。细胞免疫在 EBV 感染中起着关键性作用，该功能下降将导致 EBV 的活化。

本病的基本病理特征是淋巴细胞的良性增生。病理可见到非化脓性淋巴结肿大，淋巴细胞及单核 - 吞噬细胞高度增生。累及心脏、肝、肾、肺部、皮肤及中枢神经系统等多处器官和组织，主要表现为淋巴细胞的浸润和局限性坏死病灶。脾充满异性淋巴细胞，水肿，导致脾质地脆、易出血，甚至破裂。

（二）临床表现

本病的潜伏期不定，一般为5～15天，多为10天，儿童为4～15天，青年可达30天。起病轻重缓重不一，多数患儿有头痛、乏力、畏寒、鼻塞、恶心、食欲缺乏和轻度腹泻等前驱期症状。典型表现有：

1．发热　多数患儿有不同程度的发热，一般波动于39℃左右，偶有40℃者。没有固定的热型，发热一般持续一到两周，但中毒症状较轻。

2．淋巴结肿大　淋巴结肿大是本病特征之一，故又称"腺热病"。全身浅表淋巴结均可受累，以颈部淋巴结肿大最为常见，腋下和腹股沟次之。肘部滑车淋巴结肿大常提示本病有可能发生。一般于第一周就出现，第三周渐缩小。淋巴结一般分散无粘连，中等硬度，无压痛，无化脓。肠系膜淋巴结肿大时可引起相应症状，如腹痛等。

3．咽峡炎　多数患儿出现咽痛，扁桃体充血肿大，陷窝可见白色渗出，少数可形成假膜或溃疡。咽部肿胀严重者可出现呼吸及吞咽困难。

4．肝、脾大　患儿脾大常见，一般在肋下2～3cm可触及，同时伴有脾区疼痛或触痛，偶可发生脾破裂。肝大多在肋下2cm以内，常伴有肝功能异常或急性肝炎的上消化道症状，部分患儿有轻度黄疸。

5．皮疹　部分患儿会出现形态不一的皮疹，如丘疹、斑丘疹或类似麻疹及猩红热皮疹。多见于躯干，持续一周左右消退。

重症患儿可并发神经系统疾病，如吉兰－巴雷综合征、脑膜脑炎或周围神经炎等，在急性期还可以发生心包炎和心肌炎等。部分患儿会在咽部出现继发细菌感染。脾破裂较为少见，但极为严重，有轻微的创伤即可诱发。

（三）辅助检查

1．血常规　外周血象改变是本病的重要特征。早期血白细胞总数正常、升高或减少，可先正常或减少，1周末升高。白细胞分类早期淋巴细胞增多，以后可增加60%以上，并出现异型淋巴细胞，血涂片中异型淋巴细胞比例≥10%。

2．EBV特异性抗体检测　免疫荧光法和酶联免疫吸附法监测血清中VCA-IgM和EA-IgG。VCA-IgM阳性是新近EBV感染的标志，EA-IgG一过性升高是近期感染或EBV病毒复制活跃的标志，均具有诊断价值。

3．血清嗜异性凝集试验　患儿血清中出现IgM嗜异性抗体，能凝集绵羊或马红细胞，阳性率达80%～90%。

此外还可行肝脾B超检查。出现并发症时，可进行相应的检查如X线胸片、心电图等。

（四）治疗原则

本病为自限性疾病，预后大多良好。一般不需要采取特殊治疗，主要采取对症治疗。

1．一般治疗　急性期应卧床休息，加强护理，避免发生严重并发症。患儿脾大时2～3周应避免剧烈运动和与腹部接触的运动，以防脾破裂。若发生脾破裂，应立即输血，并进行手术治疗。

2．药物治疗

（1）对症治疗：高热患者可用退热剂。咽痛者给予生理盐水漱口或西瓜霜润喉片含服。对发热高、咽痛剧烈的患儿，应注意咽部继发细菌感染，可做咽拭子培养并使用抗生素。并发心肌炎、严重肝炎、溶血性贫血或因血小板减少并有出血的重型患儿可考虑使用糖皮质激素。

（2）抗病毒治疗：更昔洛韦、干扰素早期治疗可缓解症状及减少口咽部排毒量，但对EB病毒潜伏感染无效。也可应用阿昔洛韦或EB病毒特异性免疫球蛋白进行治疗。

(五) 常见护理诊断/问题

1. **体温过高** 与病毒感染有关。
2. **疼痛** 与咽部炎症、肝脾大有关。
3. **潜在并发症**：心包炎等。

(六) 护理措施

1. **保证患儿休息** 保持室内空气新鲜，温湿度适宜。每天进行空气消毒，实施呼吸道隔离，防止交叉感染。患儿应绝对卧床休息，以减少心肌的耗氧量，减轻心脏的负担。症状有所缓解后，患儿可适当下床活动，但伴脾大的患儿应避免剧烈运动，以防脾破裂。

2. **维持正常体温** 严密观察患儿体温的变化，对高热患儿给予物理或者药物降温。药物降温后注意观察并记录患儿的生命体征、尿量的变化。

3. **密切观察病情** 及时发现病情的变化，如果患儿咽部肿胀严重，可出现呼吸及吞咽困难，应密切观察患儿的呼吸、脉搏、血压等生命体征，通知医生抢救并配合吸痰，必要时行气管切开术。另应随时观察患儿意识状态、面色改变和四肢末梢循环等情况，重症患儿还可并发神经系统疾病、心肌炎和心包炎等。

4. **保证营养供给** 患儿出汗较多时应及时补充水分和电解质，做好口腔清洁护理。患儿因咽部肿胀或疼痛不愿进食时，应鼓励患儿少食多餐，进食高热量、高蛋白质、清淡和易消化的食物。同时在饮食中逐渐增加粗纤维的食物，确保大便通畅。

5. **健康教育** 住院期间向患儿家长介绍患儿病情、治疗及护理措施，取得其理解并能积极配合治疗。嘱咐出院后应定期回门诊复查血常规及肝、肾功能等。

第三节 细菌感染性疾病

一、中毒型细菌性痢疾

中毒型细菌性痢疾（bacillary dysentery，toxic type）是急性细菌性痢疾的危重型，是志贺菌属引起的肠道传染病。临床特点为起病急，高热、反复惊厥、嗜睡、昏迷、迅速发生呼吸衰竭和（或）循环衰竭，肠道症状可很轻或缺如。多见于2～7岁健壮儿童，好发于夏秋季。

(一) 病原学及发病机制

1. **病原学** 本病病原体为痢疾杆菌，系革兰阴性杆菌，属志贺菌属，菌体短小、无鞭毛，有菌毛。可分为A、B、C、D四群（痢疾志贺菌、福氏志贺菌、鲍氏志贺菌、宋内志贺菌）47个血清型，各群、型之间无交叉免疫。国内流行菌目前以福氏志贺菌为主。各群和各型之间多无交叉免疫，病后产生的免疫力除A群较强而稳定外，其余各群均较弱、时间短，故易复发和再感染。该菌在外界环境中生存力较强，在蔬菜、水果、患者接触过的物品及10℃水中能存活1～2周，但对理化因素、化学消毒剂及酸的抵抗力较低，加热50～60℃ 10min，煮沸2min即被杀死。近年来，痢疾杆菌不断发生耐药菌株，常呈多重耐药。

2. **发病机制** 中毒型细菌性痢疾发病机制尚不完全清楚，可能是由于机体对细菌毒素产生异常强烈反应（全身炎症反应综合征）有关，引起发热、毒血症及急性微循环障碍。内毒素还可以直接作用或通过刺激网状内皮系统，使组氨酸脱羧酶活性增加，或通过溶酶体释放，导致大量血管扩张和物质释放，使血浆外渗，血液浓缩。血小板聚集，释放血小板因子3，促使血管内凝血，加重微循环障碍。其病理改变脑组织损害最明显，大脑及脑干水肿，甚至脑疝，神经细胞变性及点状出血，肾小管上皮细胞变性坏死，部分病例有肾上腺充血、皮质出血和萎缩，而结肠病变并不严重。

（二）流行病学

1. **传染源** 急、慢性痢疾患者和带菌者是传染源。急性菌痢早期传染性强，慢性菌痢和少数慢性带菌者可持续或间歇排菌数年，排菌量虽不大，但活动于人群之中，是非常重要的传染源。

2. **传播途径** 其传播方式是通过消化道传播，主要流行于夏、秋季节。病菌随粪便排出体外，污染食品、水和手经口感染。排菌者通过沾污粪便的手污染环境器物，易感者因手被器物上的病菌所污染，继而造成经口感染，是散发病例的主要传播途径。

3. **易感人群** 人群普遍易感，中毒型细菌性痢疾以健壮儿童多见。受凉、劳累、营养不良、饮食不当或因其他疾病致机体抵抗力下降，是起病的诱因。其病死率高。

（三）临床表现

潜伏期 1～2 天，短者数小时。起病急，发展迅速，高热 40℃ 或以上，也可有少数体温不高者。反复惊厥，迅速发生呼吸衰竭、休克或昏迷。肠道症状轻微，症状多不明显，甚至无腹痛与腹泻。也有在发热、腹泻 2～3 天后发展为中毒型者。根据临床表现分为 4 型：

1. **休克型（皮肤内脏微循环障碍型）** 此型多见，以感染性休克为主要表现。由于全身微循环痉挛，初期出现面色苍白、唇周青灰、四肢厥冷、指（趾）甲发白、脉搏细速、心率加快；后期出现血压下降、尿量减少或无尿、脉搏细速甚至不能触及、心音低钝。重症者青紫严重、心率减慢、心音微弱、血压测不出，可伴有心、肺、血液、肾等多器官功能障碍。

2. **脑型（脑微循环障碍型）** 以中枢神经系统症状为主要表现。由于脑血管痉挛导致脑缺氧、脑水肿甚至脑疝。患者初起萎靡或烦躁、嗜睡，严重者反复惊厥，继而昏迷。发作前神志清楚，继之转为谵妄昏迷。严重病例很快出现中枢性呼吸衰竭，患者于 1～2 次惊厥后突然呼吸停止。严重者呼吸节律不齐、瞳孔大小不等、对光反射消失。该型较严重，病死率高。

3. **肺型（肺微循环障碍型）** 以肺微循环障碍为主，常在前两型基础上发展而来，主要表现为呼吸窘迫综合征，患儿突然呼吸加快，进行性呼吸困难，发绀持续加重，肺部呼吸音减弱，病情危重，病死率高。

4. **混合型** 上述两型或三型同时或先后出现，为最严重的一种类型，病死率极高。

（四）辅助检查

1. **血象** 白细胞总数及中性粒细胞增加。

2. **大便常规** 病初可正常，以后有脓血，镜检可见大量脓细胞、红细胞及巨噬细胞。无腹泻的早期病例，应做冷盐水灌肠，如有脓血便可初步确诊；无脓血时可挑黏液镜检，也有可能多次复查才能确诊。

3. **细菌培养** 病初使用抗生素前取新鲜便脓血标本立即送检，做细菌培养和药物敏感试验。

4. **免疫学检查** 免疫荧光抗体检查大便中的致病菌，有助于早期诊断。

5. **特异性核酸检测** 具有早期快速诊断的优点，适合使用抗生素治疗后患儿标本的检测。

（五）治疗原则

1. **控制感染** 选用对痢疾杆菌敏感的抗生素，如丁胺卡那霉素、头孢曲松钠、头孢噻肟钠静脉滴注。

2. **降温止惊** 采取物理、药物降温或亚冬眠疗法，使体温在短时期内降至 36～37℃。惊厥不止者可静脉注射地西泮，每次 0.3mg/kg（最大不超过 10mg），或水合氯醛保留灌肠，或苯巴比妥肌内注射。

3. **抗休克治疗**

（1）扩充血容量：纠正酸中毒，维持水与电解质平衡。

（2）改善微循环：在充分扩容的基础上，应用血管活性药物，多巴胺不同剂量能兴奋 β

受体和α受体,增强心肌收缩力,为休克早期常用药;多巴酚丁胺β₁受体兴奋作用更强,可用于休克伴有心功能不全的患者;山莨菪碱或阿托品等能改善微循环,有兴奋呼吸和循环作用。

(3) **及早应用糖皮质激素**:地塞米松每次 0.2~0.5mg/kg 静脉滴注,每天 1~2 次,共 3~5 天。

4. 防治脑水肿和呼吸衰竭 20%甘露醇每次 0.5~1g/kg,快速静脉注入,每 6~8h 1 次,以减轻脑水肿,可与利尿剂交替使用;应用地塞米松改善中毒症状;氧气吸入,保持呼吸道通畅,保证血氧在正常范围内;必要时应用人工呼吸机。

(六) 护理评估

1. 健康史 了解患儿平时健康状况;有无与痢疾患者接触史;有无不洁饮食情况;大便颜色、性状、次数;有无腹痛、呕吐情况;有无突起发热及抽搐。

2. 身体状况 评估患儿生命体征,包括体温、呼吸、心率、血压;评估患儿精神状态,有无烦躁、嗜睡、昏迷、面色苍白、四肢厥冷等休克表现,评估患儿有无腹痛、呕吐及脓血便等胃肠道症状;有无呼吸窘迫表现。辅助检查评估:了解患儿血常规、大便常规、病原学检查结果。

3. 心理社会评估 评估家长及患儿有无焦虑、恐惧情绪;家长对疾病认知程度;家庭卫生状况、居住环境、社区、学校有无类似疾病发生。

(七) 常见护理诊断/问题

1. **体温过高** 与痢疾杆菌内毒素血症有关。
2. **组织灌注量不足** 与微循环障碍有关。
3. **有传播感染的危险** 与消化道排出病原体有关。
4. **有受伤的危险** 与惊厥、休克有关。
5. **潜在并发症**:脑水肿、呼吸衰竭、休克等。
6. **焦虑、恐惧 (家长)** 与病情凶险、愈后差有关。

(八) 护理措施

1. 高热的护理 绝对卧床休息、监测体温、综合使用物理降温、药物降温甚至亚冬眠疗法,尽快使体温降至在 36~37℃,防止高热惊厥致脑缺氧、脑水肿加重。物理降温可用 30%~50%乙醇或温水擦浴(低于皮温 2~3℃);冷盐水灌肠既能降温又能清除毒素;对持续高热不退甚至惊厥不止者可采用亚冬眠疗法,用氯丙嗪、异丙嗪每次各 1mg/kg,肌内注射或静脉给药,每 4~6h 1 次,并于头额部及大血管走行部位、腋下、腹股沟放置冰袋,加强皮肤护理,防冻伤。

2. 病情观察 严密观察患者的生命体征,观察神志、面色、脉搏、血压、手足温度、尿量、呼吸等,适当保暖。详细记录,专人护理。

(1) 注意观察有无休克早期征象,患者应置平卧位或休克体位,适当保暖,吸氧。迅速建立并维护好静脉通道,保证输液畅通,注意输液速度及药物及时正确的使用。监测 24 小时出水量,必要时可测中心静脉压,调整输液量和输液速度。

(2) 注意观察有无反复惊厥或持续昏迷,此时应积极降温、保持呼吸道通畅,避免高热和脑缺氧引发惊厥。遵医嘱使用脱水、利尿剂减轻脑水肿;使用镇静剂控制惊厥;遵医嘱进行抗休克治疗。注意患者安全,严防舌咬伤和坠床事件发生。

(3) 注意观察有无瞳孔改变和呼吸节律异常,一旦出现,提示脑疝、呼吸衰竭发生,应遵医嘱加强脱水治疗,遵医嘱使用镇静剂、利尿剂和脱水剂等。保持呼吸道通畅,给予氧气吸入,同时做好人工呼吸、气管插管和气管切开的准备工作。纠正脑水肿和颅内高压,做好人工呼吸的准备与相关护理。

3. 保证营养供给 给予营养丰富、易于消化的流质或半流质饮食,保证充足的饮水,以促进毒素排出。禁止食用易引起胀气的食物及多渣等刺激性食物。

4. 腹泻的护理 评估并记录大便次数、性状及量，正确估计水分丢失量作为补液参考，不能进食者静脉补充营养。勤换尿布，便后及时清洗，防臀红发生。及时采集大便标本送检。

5. 心理护理 中毒型细菌性痢疾病情凶险，往往预后差。应注意评估家长对病情，尤其是疾病预后的了解程度和心理准备情况，有无恐惧心理，多与家长沟通，提供心理支持。

6. 健康教育 中毒型细菌性痢疾是细菌性痢疾的一种危重型，而细菌性痢疾又是一种多发病、常见病，为做好该病的防治工作，必须广泛进行社区健康教育，讲解疾病防治知识，如疾病的传播方式和如何预防等。对餐饮及托幼机构的从业人员须定期做大便培养，及早发现带菌者并积极治疗。加强饮水、饮食、粪便卫生管理及灭蝇工作，搞好个人卫生及环境卫生，如不随地大小便，饭前便后洗手，不喝生水，不吃变质不洁食物等。

7. 预防

（1）隔离患者：发现患者及带菌者及早床边隔离治疗。大便培养连续2次阴性方可解除隔离。

（2）切断传染途径：加强环境卫生、饮食卫生和个人卫生。对患者的生活用具及排泄物彻底消毒。

（3）易感者口服多价痢疾减毒活疫苗，刺激肠道产生分泌型IgA及细胞免疫功能，获得免疫性，保护率可达85%～100%，免疫期维持6～12个月。

二、猩红热

猩红热（scarlet fever）是由A组β溶血性链球菌引起的急性呼吸道传染病，其临床以发热、咽峡炎、全身弥漫性鲜红色皮疹及疹退后片状脱皮为特征。近年来猩红热症状趋于轻微和不典型。

（一）病原学及发病机制

病原菌为A组β溶血性链球菌，对热及干燥敏感，经55℃处理30min可全部灭活，对各种消毒剂也较为敏感，但在0℃环境中可存活几个月。

该菌能产生A、B、C三种抗原性不同的红疹毒素，均能致发热和猩红热皮疹，还能产生链激酶和透明质酸酶，前者可溶解血块并阻止血液凝固，后者可溶解组织间的透明质酸，使细菌在组织内扩散。该菌从上呼吸道侵入，引起咽峡炎和扁桃体炎，并向周围组织扩散，少数可引起败血症。其红疹毒素可使皮肤、黏膜的血管弥漫性充血，形成点状充血样皮疹，重者出现出血样皮疹，表皮坏死、角化、脱落，形成特征性脱皮。肝、脾、肾、淋巴结、心肌、关节滑膜等可有不同程度的炎症变化。个别患儿出现变态反应性心脏、肾和关节损害。细菌的致热性外毒素可引起发热、头痛等全身中毒症状。

（二）流行病学

1. 传染源 患者及带菌者。

2. 传播途径 主要通过呼吸道飞沫传播，或经皮肤伤口传染。

3. 易感人群 人对猩红热普遍易感，多见于3～7岁儿童。

（三）临床表现

1. 潜伏期 1～7天，通常为2～3天，短者1天，长者5～6天。

2. 前驱期 一般不超过24h，少数可达2天。起病急骤，伴畏寒、高热、头痛、恶心、呕吐、咽痛及全身不适，婴儿起病时轻者烦躁，重者出现惊厥。发热多为高热且为持续性发热，温度可高达39℃，同时伴有头痛、乏力和全身不适等症状，发热温度高低及程度均与皮疹的多少及消长一致。咽峡炎表现为咽痛和吞咽痛，轻者仅表现为咽部或扁桃体充血，重症者则有脓性液渗出，可有假膜形成。颈及颌下淋巴结肿大呈非脓性炎症改变，有触痛。

2. 出疹期 多见于发病后 1～2 天出疹。始发于耳后、颈部及上胸部，于 24h 内迅速蔓延及全身。典型皮疹特点为全身皮肤出现均匀分布的弥漫性充血性针尖大小的丘疹，部分患者可见皮疹不易破溃且带有黄白色脓头，称为"粟粒疹"。皮疹高出皮面，扪之粗糙，压之褪色，伴痒感，严重者出现出血性皮疹，疹间无正常皮肤可见，以手压之则红色可暂时消退数秒钟，出现苍白的手印，此种现象称为贫血性皮肤划痕。于皮肤皱褶如肘窝、腋窝、腹股沟等处，皮疹密集或由于摩擦出血呈紫色线状，称为"线状疹"（又称 pastia 线，帕氏线）。颜面部位仅有充血而无皮疹，口鼻周围充血不明显，于面部皮肤相比之下显得发白，称为"口周苍白圈（circumoral pallor）"，腭部可见有充血或出血性黏膜内疹。病初 2～3 天，舌面灰白，舌乳头突起，呈现"白杨梅舌"；2～3 天后舌苔由边缘消退，舌面清净呈牛肉样深红色，舌刺红肿乳头仍突出于舌面上，此称"杨梅舌（strawberry tongue）"。杨梅舌是猩红热的特征性表现，是与其他出疹性疾病的鉴别点之一。

3. 恢复期 多数情况下皮疹于 48h 达高峰，3～5 天后颜色转暗，持续大约 1 周，按出疹顺序渐退，疹退后皮肤开始脱屑，皮疹越多，脱屑更为明显，面部和躯干常表现为糠屑状。轻症者呈细屑状或片状屑，重症者有时呈蜕皮样脱屑，以指（趾）部明显，可成套状；轻症患者仅有低热、轻度咽痛等症状，全身中毒症状及局部炎症也很快消退。重症病例可出现中毒性休克及败血症，病死率较高。

除上述典型表现外，尚有其他临床类型：

轻型：近年多见，表现为轻至中等度发热，咽峡炎轻微，皮疹亦轻且仅见于躯干部，疹退后脱屑不明显，病程短，但仍有发生变态反应并发症的可能。

中毒型：中毒症状明显，可出现中毒性心肌炎、中毒性肝炎及中毒性休克等，近年少见。

脓毒型：罕见。主要表现为咽部严重的化脓性炎症、坏死及溃疡，常可波及邻近组织引起颈淋巴结炎、中耳炎、鼻窦炎等。亦可侵入血循环引起败血症及迁徙性化脓性病灶。

外科型或产科型：病原菌经伤口或产道侵入而致病，咽峡部无炎症，皮疹始于伤口或产道周围，然后延及全身，中毒症状较轻，预后良好。

（四）并发症

为变态反应所致。多发生于病程 2～3 周。主要有风湿病、肾小球肾炎和关节炎等。肾小球肾炎病情多轻，不转为慢性。近年由于早期应用抗生素使病情得以控制，故并发症少见。

（五）辅助检查

1. 血常规检查 白细胞总数增高可达为 $(10～20)×10^9/L$，中性粒细胞比例常在 80% 以上，严重者可出现中毒颗粒，出疹后嗜酸性粒细胞增多，占 5%～10%。

2. 尿液检查 常规检查一般无明显异常改变，如果发生肾变态反应并发症，则可出现尿蛋白增加并出现红细胞、白细胞和管型。

3. 细菌学检查 咽拭子或其他病灶的分泌物培养可见 A 组 β 溶血性链球菌生长。

4. 血清学检查 可用荧光免疫法检测咽拭子涂片进行快速诊断。

（六）治疗原则

强调早期彻底治疗，防止并发症。

1. 一般治疗 与健康儿童隔离。注意皮肤及口腔卫生，保证水分及营养供给。

2. 抗菌素 首选青霉素。对青霉素过敏者，可用红霉素，第一代头孢类抗菌药物。

3. 对症治疗 中毒型或脓毒型猩红热，中毒症状明显，除应用大剂量青霉素外，还可给予肾上腺皮质激素。发生休克者，同时给予抗休克治疗。

4. 并发症治疗 除针对风湿病、肾小球肾炎和关节炎的相应治疗外，还应给抗生素进行病原治疗。

（五）护理评估

1．健康史 询问患儿有无猩红热接触史；有无咽峡炎、扁桃体炎病史；发热、咽痛、皮疹出现的时间。有无厌食、头痛、乏力、全身不适等中毒症状。

2．身体状况 测量体温、呼吸、心率，评估患儿精神状态；检查咽部有无充血、水肿及脓性分泌物；检查皮疹，观察皮疹特点及分布；有无杨梅舌、口周苍白圈、帕氏线、脱皮；有无关节疼痛；颈部淋巴有无肿大。辅助检查：了解相关检查如尿常规、白细胞计数、血清学检查结果。

3．心理社会状况 评估家长及患儿有无焦虑、恐惧情绪；家长对疾病认知程度；家庭居住环境，社区、学校有无猩红热流行。猩红热患儿发生肾和关节等免疫损伤，患儿及家长可能产生焦虑、恐惧情绪，应加以关注。

（六）常见护理诊断/问题

1．体温过高　与溶血性链球菌引起的毒血症有关。
2．皮肤完整性受损　与猩红热皮疹脱皮有关。
3．疼痛　与咽部炎症、化脓有关。
4．潜在并发症：急性肾小球肾炎、风湿热。

（七）护理措施

1．降低体温 高热时监测体温变化，及时给予物理降温，如温水擦浴、冰袋、冰水灌肠等，必要时给予药物降温。有皮疹的患儿禁用乙醇擦浴。大量出汗时及时更换汗湿衣物。保持室内空气流通，温湿度适宜。

2．减轻疼痛 咽部疼痛明显患儿，可用洗必泰或硼酸液漱口，口含溶菌酶含片，亦可指导家长帮助患儿通过分散注意力的方式缓解疼痛，如听音乐、做游戏、看电视等。另保持口腔清洁，鼓励患儿多饮水，做好口腔护理；进流食、半流食或软食，避免干硬、辛辣、刺激性食物。

3．皮肤护理 保持患儿皮肤清洁，衣着应宽松，勤换衣物，被褥应保持清洁、松软、干燥、平整。及时评估出疹情况及皮疹变化，告知家长保护患儿尽量避免抓挠皮肤，勤剪指甲，指甲不宜过长，避免患儿抓破皮肤造成继发感染。洗浴时避免水温过高，避免使用刺激性强的肥皂或沐浴液，以免加重皮肤瘙痒感。向患儿及家长讲解该病的临床表现及相应的病程，告知患儿在恢复期脱皮时，应等待皮屑自然脱落，不宜剥离，以免损伤皮肤。

4．密切观察病情 观察患儿有无耳痛、耳道流脓，常规进行耳道检查，及时发现中耳炎表现并报告医生；观察患儿有无咳嗽、发热、气促等肺炎表现；患儿淋巴结肿大、有压痛提示淋巴结炎症；密切观察患儿排尿的变化，以及尿色，留取尿标本化验检查，警惕肾炎的发生；观察患儿关节、心脏的表现，有风湿热的迹象及时采取措施。

5．健康教育 向患儿及家长讲解疾病的相关知识，如疾病的传播方式、主要临床表现等，避免造成恐慌。详细向患儿家长讲解病情观察的要点，解释定期检查尿液、心脏的重要性。加强卫生宣教，平时注意个人卫生，勤晒被褥，勤通风换气，流行季节避免带儿童去人群密集的公共场所，接触患者时应做好防护措施，以杜绝猩红热的爆发流行。

6．预防感染传播

（1）隔离患者：住院或家庭隔离，直至症状消失，咽拭子培养3次阴性后，即解除隔离。对密切接触者应检疫一周。集体儿童机构的工作人员，如为溶血性链球菌的带菌者，需经10日青霉素治疗，咽拭子培养3次阴性后，才可返回工作。

（2）切断传染途径：严格执行隔离消毒制度。患者分泌物及污染物应消毒处理，用2‰过氧乙酸喷雾或醋熏室内空气，居室通风换气每日1～2次。在流行期间，儿童应尽量不去公共场所，外出戴口罩。

(3) 保护易感者：对体弱接触者可口服青霉素或头孢菌素预防。

（曲桂玉）

第四节　儿童结核病

结核病（tuberculosis）是由结核分枝杆菌（简称结核杆菌）引起的一种慢性传染病，可累及全身各器官。小儿结核病以原发性肺结核最常见，严重者可发生粟粒型肺结核及结核性脑膜炎。其中，结核性脑膜炎是小儿结核病致死的主要原因。近年来，由于耐药菌株和人类免疫缺陷病毒（HIV）感染的增加，结核病的发病率明显上升。我国结核病年发病人数约130万，占全球发病人数的14%，是WHO公认的全球22个高发国家之一。0～14岁儿童结核感染率为9.0%，活动性肺结核患病率为91.8/10万，疫情非常严峻。

一、小儿结核病总论

（一）病原学

结核杆菌属分枝杆菌属，抗酸染色呈红色。分4型：人型、牛型、鸟型和鼠型。对人具有致病性的是人型和牛型结核杆菌。结核杆菌在外界抵抗力较强，冰冻1年半仍保持活力和致病力，加热65℃需30min、干热100℃需20min、痰内结核菌用5%石碳酸或20%漂白粉需24h方可灭活。阳光直射1～2h、紫外线照射10min也可杀灭结核杆菌。

（二）发病机制

小儿初次感染结核菌后是否发病，主要与机体的免疫力（尤其细胞免疫）、细菌的毒力和数量有关。

结核菌初次侵入体内，可激活T淋巴细胞，使其大量增殖。2～4周后机体对结核杆菌产生迟发型变态反应。如局部聚集的抗原量较低，这种反应有利于预防外源性再感染和在局部杀灭血源播散的结核杆菌，引起细胞坏死及干酪样改变，甚至空洞形成。当体内T细胞被致敏后再遇相应抗原或与吞噬了结核菌的巨噬细胞接触后，一方面可释放出各种淋巴因子，增强巨噬细胞对结核菌的吞噬与杀灭能力，在其他免疫机制的参与下，使病灶局限，达到最终消灭结核菌的目的。但另一方面也可导致宿主细胞和组织的破坏，并且当宿主细胞免疫不足以杀灭结核杆菌时，结核杆菌还可以通过巨噬细胞经淋巴管扩散到局部区域淋巴结。因此，结核变态反应和免疫反应是同一细胞免疫过程中的两种不同表现。

（三）流行病学

1. **传染源**　结核病的传染源主要是开放型肺结核患者。尤其是痰菌阳性者。家庭内传染极为重要。

2. **传播途径**　经呼吸道传播为主，其次为消化道，经皮肤、胎盘途径感染者极少见。小儿吸入带结核菌的飞沫或尘埃，饮用未消毒的牛奶或被结核杆菌污染的食物，与活动性肺结核患者共同进餐、共用餐具等均可引起感染。

3. **易感人群**　小儿是结核病发病的易感人群。儿童结核病的感染率随年龄的增长而升高，发病率则年龄越小越高，新生儿对结核菌非常易感。社会经济落后、居住环境拥挤、营养不良、机体抵抗力低下者均是本病的易感人群。

4. **转归**　结核菌感染后，机体可获得免疫力，90%终生不发病，仅约5%的小儿因免疫力低下产生原发型肺结核，还有5%在日后机体免疫力下降时才发病，称继发性肺结核。如结核杆菌在胸部淋巴结或随感染初期菌血症转移到其他脏器并潜伏下来，可成为日后肺外结核的发病来源。

（四）辅助检查

1. 结核菌素试验 结核杆菌感染 4～8 周后，结核菌素试验即可呈阳性反应。

（1）试验方法及其结果判断：①试验方法：于左前臂掌侧中下 1/3 处皮内注射含结核菌素 5 个单位（0.1ml）的纯蛋白衍化物（PPD），使之形成直径 6～10mm 的皮丘。若患儿有疱疹性结膜炎、结节性红斑或一过性多发性结核过敏性关节炎，表明变态反应强烈，应用 1 个结核菌素单位的 PPD 试验，以防局部过度反应和可能的病灶反应。②结果判断：注射 48～72h 后通过观测局部红肿硬结的直径进行结果判断，一般先量横径再量纵径，取两者平均值以判断其反应的强度，以毫米数表示（表 17-2）。记录时直接写硬结直径数而不是符号。

表 17-2　结核菌素试验反应强度判断表

局部反应及硬结平均直径	反应	符号
无红肿硬结或硬结直径＜ 5mm	阴性	-
硬结平均直径 5～9mm	弱阳性	+
硬结平均直径 10～19mm	中度阳性	++
硬结平均直径＞ 20mm	强阳性	+++
有硬结，局部伴水疱、坏死、溃疡或淋巴结炎	极强阳性	++++

（2）临床意义

阳性反应见于：①接种卡介苗后。②年长儿无临床表现而呈阳性反应者，提示曾经感染过结核杆菌。③3 岁以下小儿，尤其未接种卡介苗者，中度阳性反应提示体内有新的结核病灶，年龄越小，活动性结核可能性越大。④强阳性和极强阳性反应者，提示有活动性结核。⑤由阴转阳或反应强度由原来的直径＜ 10mm 增加至＞ 10mm，且增加的幅度＞ 6mm，提示新近有感染。

阴性反应见于：①未感染过结核杆菌。②初次结核感染的早期（4～8 周内）。③机体免疫反应受抑制，如重症结核、急性传染病、重度营养不良、体质极度衰弱、长期使用糖皮质激素或其他免疫抑制剂等。④技术误差或结核菌素制剂效价下降。

2. 实验室检查

（1）结核杆菌检查：从痰液、胃液、脑脊液、胸腔积液等标本中找结核杆菌是确诊本病的重要手段，但阳性率较低。

（2）免疫学、分子生物学诊断：如通过 DNA 探针分子杂交技术或聚合酶链式反应（PCR）快速检测结核杆菌、酶联免疫吸附试验或酶联免疫电泳技术检测标本中的抗结核抗体等，均可协助临床诊断。

（3）红细胞沉降率（ESR）检查：结核病活动期红细胞沉降率可增快，但无特异性。

3. 影像学检查 胸部 X 线正、侧位摄片是结核病检查的重要手段之一，阳性率大于结核菌痰涂片，其结果可反映结核病灶的范围、性质、类型、病灶活动及进展情况，亦可观察治疗效果。必要时可进行计算机断层扫描（CT），有助于发现隐蔽性病灶。

4. 其他检查 纤维支气管镜检查可用于协助诊断支气管内膜结核和支气管淋巴结结核；周围淋巴结穿刺涂片可发现特异性结核改变等。

（五）预防

1. 管理传染源和普种卡介苗是有效预防结核病的关键 应对结核菌涂片阳性者及早发现、及时治疗。目前我国计划免疫要求新生儿必须普种卡介苗，7 岁、12 岁时各复种一次。但下列情况禁止接种卡介苗：急性传染病恢复期患者、原发性或继发性免疫缺陷症患者、患全身性皮肤病或注射局部有湿疹者、结核菌素试验阳性者。

2. 预防性抗结核治疗 其目的是预防肺外结核、儿童活动性肺结核和青春期结核病复发。适用于：①与开放性肺结核患者有密切接触的患儿。②3岁以下未接种卡介苗而结核菌素试验阳性者。③结核菌素试验新近由阴性转为阳性者。④结核菌素试验阳性伴有结核中毒症状者。⑤结核菌素试验阳性，新患麻疹或百日咳小儿。⑥结核菌素试验阳性小儿需长期使用肾上腺皮质激素或其他免疫抑制剂者。方法：异烟肼，每天10mg/kg（最大总量每天不超过300mg），疗程6～9个月。

（六）治疗原则

1. 一般治疗 注意营养，选用富含蛋白质和维生素的食物。有明显结核中毒症状及高度衰弱者应卧床休息。居住环境应阳光充足，空气流通。避免传染麻疹、百日咳等疾病。一般原发型结核病可在门诊治疗，但要填报疫情，治疗过程中应定期复查随诊。

2. 抗结核药物治疗（简称化疗） 是控制本病的关键性措施。

（1）原则为早期、联合、适量、规律、全程和分段治疗。

1）早期治疗：早期病变中的细菌多生长繁殖迅速，代谢活跃，药物最易发挥作用。

2）联合用药：联合用药可针对不同代谢状态的细菌，以达到强化疗效的目的，联合用药也可防止耐药性产生。

3）剂量适宜：既能发挥最大杀菌或抑菌作用，同时患儿也能耐受，毒性反应相对小。

4）规律用药：用药不能随意间断。

5）坚持全程：化疗要坚持全程，目的在于消灭持存菌，防止复发。

6）分段治疗：①强化阶段：用强有力的药物联合治疗，目的在于迅速消灭生长分裂活跃的细菌。一般为2～3个月，是化疗的关键阶段。强化阶段一般联合使用异烟肼、利福平、吡嗪酰胺或链霉素。②巩固（继续）阶段：目的在于消灭持存菌，巩固治疗效果，防止复发。一般为6～9个月。巩固阶段一般使用异烟肼、利福平。

（2）常用的抗结核药物：①杀菌药：全杀菌药：异烟肼（INH）、利福平（RFP）。对细胞内、外处于生长繁殖期的细菌及干酪病灶内代谢缓慢的细菌有杀灭作用，无论在酸性或碱性环境中均能发挥作用。半杀菌药：链霉素（SM）能杀灭碱性环境中生长繁殖期的细胞外的细菌；吡嗪酰胺（PZA）能杀灭酸性环境中细胞内及干酪病灶内的细菌。②抑菌药：乙氨丁醇（EMB）、乙硫异烟胺（ETH）。③针对耐药菌株的新型抗结核药物：Rifamate（内含INH、RFP），Rifater（含INH、RFP、PZA），长效利福霉素的衍生物Rifapentine，该药对利福霉素以外的耐药结核菌有较强的杀菌作用。力排肺疾（Dipasic）是一种耐受性较好的INH类制品，可延迟INH的抗药性。小儿常用抗结核药物见表17-3。

表17-3 小儿常用抗结核药物

药名	缩写	剂量 mg/(kg·d)	主要副作用
异烟肼	INH（或H）	10（≤300）	肝损害、发热、皮疹、末梢神经炎
利福平	RFP（或R）	10（≤450）	肝损害、恶心呕吐等胃肠道症状
链霉素	SM（或S）	20～30（≤750）	听力损害、肾损害、眩晕、过敏
吡嗪酰胺	PZA（或Z）	20～30（≤750）	肝损害、高尿酸血症、发热、过敏
乙氨丁醇	EMB（或E）	15～25	胃肠道反应、视神经损害
乙硫异烟胺	ETH	10～15	肝损害、胃肠道反应、末梢神经炎
卡那霉素	KM	15～20	听力及肾损害
对氨柳酸		150～200	肝损害、胃肠道反应、发热、皮疹、过敏

3. 化疗方案

（1）标准化疗方案：用于无明显自觉症状的原发性肺结核，一般采用INH、RFP和/或EMB，疗程9～12个月。

（2）两阶段疗法：主要用于粟粒性肺结核、活动性肺结核和结核性脑膜炎者。①强化阶段：是化疗的关键。一般联合3～4种杀菌药，长程化疗者此阶段为3～4个月。短程疗法者一般2个月。②巩固治疗阶段：目的在于消灭残存的结核菌以巩固疗效。联用两种抗结核药物，如INH和RFP。长程化疗者此阶段长达12～18个月，短程化疗者约4个月。

（3）短程疗法：是结核病现代疗法的重大进展。其机制是快速杀灭机体内处于不同繁殖速度的细胞内、外结核菌，使痰菌尽早转阴，病变吸收消散快，远期复发少。具体有：① 2HRZ/4HR、② 2SHRZ/4HR、③ 2EHRZ/4HR（字数为月数），若无PZA则将疗程延长到9个月。

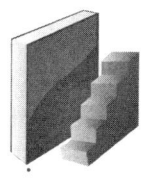

知识拓展

直接督导下的短程化疗

"Directly Observed Treatment, Short-Course"缩写为"DOTS"，译为"直接督导（面视、目睹）下的短程化疗"。自20世纪80年代以来，因利福平的普遍使用，肺结核病的疗程从过去的一年或以上缩短至6个月，称为"短程疗法"或"短程化疗"。DOTS的含义是指排菌肺结核患者（传染源）在整个治疗过程中，每次用药都必须在医务人员的直接面视下进行，若未能按时用药，则在24h内采取补救措施予以补上，全部药品由医务人员掌握。在全疗程由医务人员督导有困难的患者，亦可采用部分督导，即强化期督导化疗，在治疗的头2～3个月（强化治疗期）每次用药在医务人员直接面视下进行，其后4～6个月（继续治疗期）在志愿督导员（经培训的家属、学校老师、同事等）观察下服药并记录。因此，狭义上说，DOTS是对不住院治疗患者的一种治疗的管理方法，目的是为保证患者能取得应达到的最好疗效。

二、原发型肺结核

原发型肺结核（primary pulmonary tuberculosis）是原发型结核病中最常见类型，也是小儿肺结核的主要类型，是结核菌初次侵入肺部后的原发感染。包括原发综合征（primary complex）、支气管淋巴结结核（tuberculosis of trachebronchial lymphonodues）。

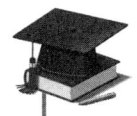

案例 17-3A

患儿，小莉，女，5岁。因"发热、咳嗽、食欲减退1个月"入院。

患儿1个月前无明显诱因出现发热（自测体温37.9～38.5℃），午后为主。经常咳嗽，无痰，多汗，尤以夜间为著。门诊以"肺结核？"收入院。患儿发病以来食欲明显下降，二便无异常。

查体：T 38.4℃，P 140次/分，R 34次/分，体重13kg。神志清，消瘦。呼吸稍促，口周及皮肤黏膜无发绀，咽部无充血。心、肺、腹部、神经系统检查未见明显异

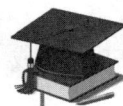

案例 17-3A

常。化验检查结果：结核菌素试验强阳性。红细胞沉降率 60mm/h。X 线胸片：肺门影增大，右上肺靠近肺门处有小片状阴影。

问题与思考：
1. 患儿最可能的医疗诊断及其诊断依据是什么？
2. 如何进行结核菌素试验？如何确定结核菌素试验强阳性？
3. 病史中还应收集什么资料？

（一）发病机制

结核杆菌吸入肺引起结核性细支气管炎，继而形成结核结节或结核性肺炎。原发灶多见于胸膜下，在肺上叶底部和下叶上部，右侧多见。其基本病变是渗出、增殖、坏死。渗出性改变以炎症细胞、单核细胞与纤维蛋白为主；增殖性改变以结核结节及结核性肉芽肿为主；坏死则多为干酪样改变，常出现在渗出性病变中。病变最终完全吸收，钙化或形成硬结，但亦可进展，导致干酪性肺炎、结核性胸膜炎，或恶化血行播散致急性粟粒性结核或结核性脑膜炎。

（二）临床表现

轻重不一。轻者可无症状。婴儿一般比年长儿症状明显。起病多缓慢，婴幼儿和症状较重者可表现为急性高热，但一般情况尚好，与发热不相称。2～3 周后转为持续低热。较重者以结核中毒症状为主，表现为长期不规则低热、厌食、消瘦、盗汗、疲乏等，干咳和轻度呼吸困难是最常见的症状。周围淋巴结不同程度肿大，若有淋巴结高度肿大，可产生压迫症状，压迫支气管分叉处可出现类似百日咳样痉咳、压迫支气管导致阻塞者可出现喘鸣、压迫喉返神经可出现声音嘶哑。肺部体征不明显，与肺内病变不一致。婴儿可伴肝大。部分患儿可有疱疹性结膜炎、皮肤结节性红斑或多发性、一过性关节炎等结核变态反应表现。

（三）辅助检查

X 线检查是诊断小儿肺结核的主要方法。原发综合征由肺部原发病灶、肿大的淋巴结和两者相连的淋巴管炎组成，X 线胸片呈典型哑铃状"双极影"。因肺内原发灶小或被纵隔掩盖，X 线无法查出，或原发病灶已吸收，仅遗留局部肿大淋巴结，故临床以支气管淋巴结结核多见。X 线表现为肺门淋巴结肿大，边缘模糊者称炎症型，边缘清晰者称结节型。

（四）治疗原则

对于无明显症状的原发型肺结核患者，一般选用标准化疗方案；活动性患者常用方案为 2HRZ/4HR。

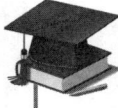

案例 17-3B

小莉最终确诊为"原发型肺结核"，拟行 2HRZ/4HR 化疗方案。

问题与思考：
1. 患儿使用的抗结核药物有可能出现哪些副作用？
2. 请列出该患儿主要的护理问题并制订相应的护理措施。

(五)护理评估

1. 健康史 重点了解患儿的生活环境(尤其居住条件)、卡介苗接种史、近期是否患其他传染病、是否接触结核病患者等。

2. 身体状况 患儿年龄、生长发育情况;本次起病经过及目前的主要症状、体征,如起病缓急、有无结核中毒症状、全身浅表淋巴结是否肿大(尤其是颈部)、有无咳嗽或痉挛性咳嗽、有无声音嘶哑或喘鸣等,结合实验室检查结果,尤其结核菌素试验和胸部X线检查,以期全面掌握患儿的身体状况。

3. 心理社会状况 重点了解患病后患儿及其照顾者的心理状态,患儿及其照顾者对本病防治知识的认知水平,家庭经济情况及家庭、社区的支持等。

(六)常见护理诊断/问题

1. 营养失调:低于机体需要量 与长期发热、摄入不足及消耗增加有关。
2. 体温过高 与结核杆菌感染有关。
3. 活动无耐力 与结核杆菌感染导致机体摄入不足、消耗增加有关。
4. 有执行治疗方案无效的危险 与疗程长、药物副作用、患儿及其照顾者缺乏相关的信息有关。
5. 知识缺乏 患儿及其照顾者缺乏结核病防治的相关知识。
6. 潜在并发症:抗结核药物副作用。

(七)护理措施

1. 病情活动期,必须在标准预防的基础上,实行空气隔离与预防措施。包括:①尽量将患儿送至有条件收治呼吸道传染病的医疗机构。②限制患儿活动范围,病情允许时,应戴外科口罩,并定时更换。③严格进行空气消毒。④患儿不随地吐痰;咳嗽或打喷嚏时应用纸巾遮掩;痰液应吐入纸巾中焚烧或吐入带盖的容器中与等量的1%消毒灵浸泡1h后弃去。餐具、痰杯、生活用品等应定时消毒处理。

2. 加强基础护理,保证营养摄入

(1)注意室内空气新鲜、阳光充足。有发热和中毒症状的患儿应保证足够的休息睡眠时间。病情稳定期可进行适当的户外活动,多饮水。出汗的患儿须做好皮肤护理,及时更换汗湿的衣裤。患病后小儿抵抗力进一步下降,应严防继发感染。避免与开放性肺结核患者和感染性疾病患者的接触,如麻疹、百日咳等急性传染病患者,以防止病情恶化。

(2)结核病是慢性消耗性疾病,保证营养摄入对促进机体修复、改善预后有重要意义。应给予高蛋白质、高热量、高维生素、富含钙质的食物,如牛奶、鸡蛋、瘦肉、鱼、新鲜蔬菜和水果等。与患儿及其照顾者一起制订膳食方案。通过选择患儿喜爱的食物和烹调方法、少吃多餐等措施,增进患儿食欲,增加摄入量。

(3)严密观察病情,及时发现药物的副作用。观察患儿经治疗后原有症状体征的变化,尤应注意体温、呼吸、脉搏的改变,有无并发营养不良、感染等。及时发现药物的副作用(见本节"小儿结核病总论"相关内容)。

3. 健康教育

(1)向患儿及其照顾者宣传本病的病因、流行病学特点、临床表现及其治疗隔离、预防等知识。对适宜人群进行卡介苗接种。

(2)指导照顾者配合本病治疗和护理的方法,如消毒隔离措施、生活护理、饮食护理、病情观察和药物疗效、副作用观察等。强调规律、全程化疗是治愈肺结核的关键,患儿应定时复查,一旦发生不良反应立即就诊。

三、结核性脑膜炎

结核性脑膜炎（tuberculous meningitis）简称结脑，是小儿结核病中最严重的类型。1～3岁婴幼儿多见。常在结核原发感染后1年以内、尤其3～6个月内发生。四季均可发病，但冬春季较多。

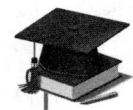

案例 17-4A

患儿，小强，男，5岁。因"持续发热3周、伴头痛3天、呕吐2次"入院。

3周前无明显诱因出现发热（体温37.2～38.6℃），伴干咳、多汗。曾用青霉素治疗7天无效。3天前患儿诉剧烈头痛，曾呕吐2次。查体：T 38.3℃，P 138次/分，R 36次/分，体重18kg。神志模糊，呼吸促，心、肺检查未见明显异常。肝脾大，颈强直，Kernig征及Brudzinski征阳性，浅反射减弱，腱反射亢进。患儿发病后进食减少，二便无异常。

辅助检查：结核菌素试验强阳性。红细胞沉降率40mm/h。X线胸片：肺门影增大，右上肺下叶有小片状阴影。脑脊液检查：压力增高200mmH$_2$O，白细胞总数345×10^6/L，淋巴细胞0.76，糖和氯化物含量均降低，蛋白量增加。

患儿一直未行卡介苗接种。由于母亲要外出打工，1岁后一直由祖母照顾，半年前发现祖母患空洞型肺结核，已隔离治疗。

问题与思考：
1. 患儿最可能的医疗诊断及其诊断依据是什么？
2. 如何对该患儿进行治疗？

（一）发病机制

结核性脑膜炎大多是全身性粟粒型结核病的一部分，与小儿神经系统发育不成熟、血脑屏障功能差、免疫功能不完善等因素，导致入侵的结核菌易经血行播散有关。少数由靠近脑表面的结核瘤或微小结核结节直接蔓延而来。亦可由脊柱、中耳或乳突的结核病灶直接蔓延所致，但极罕见。本病可引起脑膜、脑实质、脑神经（以第Ⅶ、Ⅲ、Ⅳ、Ⅵ、Ⅱ对脑神经常见）和脑血管出现炎症病变，尤以颅底部最明显。严重者炎症可蔓延至脊髓引起脊髓病变。

（二）临床表现

典型结脑起病多较缓慢。分三期：

1．早期（前驱期） 1～2周。主要表现为性格和精神状态的改变，如烦躁喜哭、易怒、易倦；或精神呆滞、少言不动、嗜睡。多伴低热、盗汗、纳差、呕吐、便秘、消瘦等中毒症状。年长儿可诉头痛。

2．中期（脑膜刺激征期） 持续1～2周。以颅内压增高和脑膜刺激征为主要表现。头痛逐渐加剧、喷射状呕吐、嗜睡或惊厥，体温进一步增高。脑膜刺激征是结脑最主要和常见的体征，表现为颈强直、Kerning征、Brudzinski征阳性。幼婴儿则以前囟饱满为主，可有颅缝裂开。此期还可有面神经、动眼神经、外展神经瘫痪而出现眼球运动障碍及复视。浅反射减弱或消失，腱反射多亢进。部分患儿出现巴宾斯基征阳性、肢体瘫痪等。

3．晚期（昏迷期） 持续1～3周，上述症状逐渐加重，由意识模糊、浅昏迷进入完全昏迷。频繁惊厥甚至可呈强直状态。患儿极度消瘦，常伴水、电解质代谢紊乱。明显颅内高压及脑积水时，呼吸不规则或变慢，颅缝裂开，头皮静脉怒张，最终可因脑疝死亡。

婴幼儿结脑起病急、病情进展快，临床分期多不明显。有时以烦躁、惊厥为首发症状，或表现为萎靡嗜睡、双目凝视。颅内高压常因前囟门未闭和骨缝裂开而缓解，故可无剧烈呕吐。

（三）辅助检查

1．**脑脊液检查** 压力增高，外观透明或呈毛玻璃样，静置12～24h后可有网状薄膜形成，取之进行涂片抗酸染色检查，可查到结核菌。白细胞总数（50～500）×10^6/L，淋巴细胞占0.70～0.80，糖和氯化物含量均降低，蛋白量增加。脑脊液结核菌培养阳性有确诊的意义。应用聚合酶链反应（PCR）技术检测脑脊液中结核分枝杆菌DNA、或以酶联免疫吸附试验（ELISA）测定患者脑脊液抗结核抗体水平，均可协助临床诊断。

2．**结核菌素试验** 此时可呈假阴性。

3．**影像学检查** X线胸片常作为常规检查。胸片证实肺内结核可帮助确诊结脑。头颅CT检查和MRI检查对明确颅脑病变、估计预后、指导治疗有重要意义。

（四）治疗原则

应采取综合治疗措施。包括卧床休息、保证足够的营养摄入、加强护理以防止压疮、坠积性肺炎等并发症。及时控制惊厥，联合应用脱水剂、利尿剂，必要时行侧脑室穿刺引流、腰穿减压及鞘内给药等，以降低颅内压。重点是抗结核治疗。

抗结核治疗：联合应用易透过血脑屏障的抗结核杀菌药物。分阶段进行：①强化治疗：联合应用INH、RFP、PZA及SM（各药物剂量见前）。开始治疗的1～2周，将INH全日量的一半加入葡萄糖液中静脉滴入，余量口服，待病情好转后改全日量口服，疗程3～4个月。②巩固治疗：用INH+RFP或EMB+RFP，疗程9～12个月。总疗程12～18个月，或脑积液正常后继续治疗至少6个月。

早期使用糖皮质激素可减少炎性渗出和粘连、减轻脑细胞水肿和中毒症状。一般用泼尼松，1～2mg/（kg·d）（＜45mg/d），1个月后逐渐减量，连用8～12周。

案例 17-4B

小强经规范的强化治疗4个月，临床症状体征完全正常，脑脊液检查连续2次正常。

问题与思考：

1．患儿是否可以停药？应如何继续治疗？

2．请对家庭康复期间的患儿及其照顾者进行健康指导。

（五）护理评估

1．**健康史** 了解患儿有无结核接触史、近期急性传染病史、卡介苗接种史；患儿的生活环境尤其居住条件等。

2．**身体状况** 患儿年龄、生长发育情况；起病经过及目前的主要症状体征，如起病缓急；有无精神性格改变，如烦躁喜哭、易怒、易倦，或少言、呆滞；有无低热、盗汗、纳差、消瘦等中毒症状；是否有神志改变；有无不明原因的呕吐、高热、惊厥；婴幼儿应注意是否有前囟饱满、双目凝视；年长儿是否诉头痛。了解结核菌素试验、脑脊液和X线胸片检查等结果。

3．**心理社会状况** 结核性脑膜炎病情危重，预后较差。应了解患儿及其照顾者的心理状态，有无焦虑、恐惧等负性情绪；了解患儿及其照顾者对本病相关知识的认知程度；家庭经济及社会支持水平。

（六）常见护理诊断/问题

1. 潜在并发症：脑疝。
2. 营养失调：低于机体需要量　与摄入不足、消耗增多有关。
3. 有皮肤完整性受损的危险　与长期卧床、排泄物刺激有关。
4. 有感染的危险　与机体免疫力下降、长期卧床、呕吐物吸入等有关。
5. 焦虑　与病情危重、预后差有关。

（七）护理措施

1. **隔离消毒**　大部分结脑患儿伴有肺部结核病灶，应执行相应的隔离消毒措施（具体措施见"原发型肺结核"）。

2. 绝对卧床休息，保持室内安静，各项诊疗、护理操作尽量集中进行，减少对患儿的刺激。

3. 密切观察病情变化，维持正常生命体征。观察体温、脉搏、呼吸、血压、神志、惊厥、双侧瞳孔大小及对光反应，及时发现颅内高压、脑疝。一旦出现颅内高压、脑疝形成，应积极配合抢救：①保持呼吸道通畅。呼吸道分泌物增多者取仰卧位，头偏向一侧，解松衣领，清除口鼻咽喉分泌物；呕吐的患儿应取侧卧位，及时清除呕吐物，防误吸窒息或发生吸入性肺炎；惊厥发作时齿间置牙垫，防舌咬伤。必要时人工辅助呼吸。②吸氧。③遵嘱使用脱水剂、利尿剂、肾上腺皮质激素、呼吸兴奋剂、抗结核药物等，注意药物疗效及其副作用。④配合医生做好腰穿、侧脑室引流等治疗技术，并加强术后护理。

4. 维持营养，保持水、电解质平衡。评估患儿的进食及营养状况，为患儿提供足够的热量、蛋白质及维生素。少量多餐，耐心喂养。对昏迷及不能吞咽者可鼻饲或由静脉补液，维持水、电解质平衡。鼻饲时压力不可过大，以免呕吐。

5. 加强生活护理，防止皮肤、黏膜损伤和继发感染。保持床铺整洁、干燥无碎屑。及时清除呕吐物和大小便。昏迷及瘫痪患儿，每2h翻身、拍背1次；每日温水擦浴1次、清洁口腔2~3次；骨突处垫气垫或软垫；昏迷眼不能闭合者可涂眼膏并用纱布覆盖，保护角膜。床上进行四肢被动活动等功能锻炼，帮助肢体功能恢复，防止肌挛缩。

6. **心理护理**　结脑病情重、病程长，由于担心病情和预后等原因，往往给患儿及其照顾者、亲属带来痛苦和焦虑。应加强与患儿及其照顾者、亲属的沟通，及时了解其心理状态和需求，给予耐心解释、指导和帮助，及时解除患儿不适，使其克服负性心理，主动配合治疗护理。

7. **健康教育**

(1) 要有长期治疗的思想准备，坚持全程、合理用药。

(2) 做好病情及药物副作用的观察，定期门诊复查。结核病复发一般发生在停药后2~3年，多与营养不良、使用免疫抑制剂等因素有关。因此，抗结核治疗停药后2~3年内仍应定时随访。

(3) 为患儿制订良好的生活制度，保证休息和睡眠时间，适当进行户外活动，供给充足的营养。

(4) 避免与开放性结核患者接触，以防重复感染。积极预防和治疗各种急性传染病，防止疾病复发。

(5) 留有后遗症的患儿，应尽早开展并坚持进行康复锻炼，如对瘫痪肢体可进行针灸、理疗，对失语和智力低下者进行语言康复训练和适当教育等。

第五节 寄生虫病

寄生虫病（parasitic disease）是儿童时期最常见的一类疾病。尤以蛔虫和蛲虫感染率高，对儿童健康危害较大，应予以积极防治。

一、蛔虫病

蛔虫病（ascariasis）系由似蚓线虫（简称蛔虫）感染人体所致的疾病。是儿童时期最常见的肠道寄生虫病之一。可引起消化不良、腹痛等消化道症状，并影响患儿的生长发育。部分病例可出现胆道蛔虫症、肠梗阻、肠穿孔、腹膜炎等并发症。

（一）病原学及发病机制

蛔虫是寄生于人体内最大的线虫，雌雄异体。成虫呈圆柱形，长15～35cm，横径2～6mm，寄生于人体小肠内，雌虫每天可产卵20万个。虫卵随粪便排出体外，在外界适宜的条件下5～10天发育成熟并具有感染性，虫卵随污染的食物或水，经口感染人体。虫卵进入消化道后，胃酸能将大多数虫卵杀死，仅少数进入小肠孵化出蚴虫。蚴虫从肠壁进入血循环，经门静脉、下腔静脉、心脏到达肺，穿破肺毛细血管进入肺泡，然后逆呼吸途径移行到咽部，随吞咽再次进入小肠并发育成熟。成虫主要寄生于空肠和回肠上段。在移行和寄生过程中，蛔虫通过机械作用、分泌毒素及其代谢产物导致机体发病。蚴虫随血流到达其他脏器，一般不发育为成虫，但可引起异位感染。从感染虫卵到雌虫产卵需2～3个月。雌虫寿命为1～2年。

（二）流行病学

蛔虫病患者是主要的传染源。感染性虫卵污染食物或手经口吞入是主要的传播途径。人是蛔虫的唯一终末宿主，人对蛔虫普遍易感。农村比城市发病率高，儿童比成人发病率高，其中3～10岁年龄组感染率最高。散发为主。

（三）临床表现

1. **成虫引起的临床表现**　多数患儿无任何不适。部分患儿出现食欲缺乏、异嗜癖、腹痛（多为脐周阵发性疼痛，喜按压）。大量蛔虫寄生可导致营养不良、贫血等，也可出现多食易饥、恶心、呕吐、腹胀及便秘。部分患儿可有夜间磨牙、睡眠不安、夜惊等表现。

2. **蚴虫所致的临床表现**　蚴虫在体内移行过程中，可诱发局部或全身产生超敏反应，出现荨麻疹、皮肤瘙痒、鼻和咽部黏膜刺激感。蚴虫进入肺部，可引起发热、干咳、哮喘样发作，严重者出现呼吸困难、发绀。肺部可闻及干啰音及哮鸣音。X线检查可见肺部点片状或云雾状阴影，病灶易变或很快消失。嗜酸性粒细胞明显增加。蚴虫偶尔可移行至肝、脑、眼等部位，产生相应的临床表现。

3. **并发症**

（1）胆道蛔虫症：是最常见的并发症。由于蛔虫喜游走、好钻孔，当患儿出现发热或不恰当使用驱虫药，使蛔虫生活环境改变时，虫体受刺激而活动增强，钻入胆道引起胆道蛔虫症，导致胆总管括约肌痉挛及胆道阻塞。患儿常表现为突然的阵发性的右上腹绞痛，剧烈难忍、哭叫翻滚、弯腰曲体、面色苍白，疼痛可向右肩或腰部放射。同时可伴有恶心、呕吐、黄疸等症状。呕吐时常可吐出胆汁或蛔虫。腹部体格检查仅有右上腹压痛，一般无反跳痛；部分患儿可诱发胆道感染或胆囊炎。

（2）蛔虫性肠梗阻、肠穿孔及腹膜炎：由于大量蛔虫扭结成团阻塞肠道，或蛔虫毒素刺激肠壁引起肠痉挛所致。可表现为部分性或完全性肠梗阻，脐周或右下腹阵发性剧痛，伴腹胀、呕吐，肠鸣音亢进，腹部可见肠型及肠蠕动波，可扪及条索状包块。腹部X线片可见液平面和肠充气。严重者出现高热、脱水、酸中毒，甚者继发肠穿孔、弥漫性腹膜炎。

（3）蛔虫性阑尾炎或胰腺炎：蛔虫钻入阑尾或胰腺导管引起相应部位的炎症或阻塞症状。

（四）辅助检查

门诊常采用粪便直接涂片找蛔虫卵。其他部位的蛔虫感染则根据寄生部位，分别采取胸部或腹部 X 线片、血常规检查等。

（五）治疗原则

1．驱虫治疗　常用甲苯达唑、阿苯达唑、枸橼酸哌嗪等。

2．并发症治疗　胆道蛔虫症一般采取解痉、止痛、驱虫及防治感染等内科治疗措施。并发肠梗阻时采取禁食、胃肠减压、解痉、补液、止痛等内科保守治疗，症状缓解后给予驱虫治疗。内科治疗无效及蛔虫性阑尾炎、腹膜炎一旦明确诊断，则应及早行手术治疗。

（六）护理评估

1．健康史　了解患儿的生活环境，尤其居住环境；饮食卫生习惯，有无做到饭前便后及睡前洗手、不喝生水、不吃不洁食物等；有无不当使用驱虫药物史等。

2．身体状况　了解患儿的生长发育情况；有无营养不良、贫血；有无食欲缺乏或多食易饥、恶心、呕吐、腹胀；有无异嗜癖、腹痛，腹痛的部位及其特点；有无睡眠不安、夜惊、夜间磨牙等表现。注意观察有无胆道蛔虫症、肠梗阻、肠穿孔及腹膜炎等并发症的早期表现。结合大便虫卵检查结果以便及时诊断、掌握病情。

3．心理社会状况　了解患儿及其照顾者对本病相关知识的认知程度、患病后的心理状况、家庭经济及其社会支持水平。

（七）常见护理诊断/问题

1．疼痛　与蛔虫导致肠道和胆道平滑肌痉挛有关。

2．营养失调：低于机体需要量　与蛔虫寄生导致食欲低下、机体消化吸收功能下降等因素有关。

3．潜在并发症：胆道蛔虫症、蛔虫性肠梗阻、肠穿孔及腹膜炎、蛔虫性阑尾炎、蛔虫性胰腺炎。

4．知识缺乏　患儿及其照顾者缺乏蛔虫病的相关防治知识。

（八）护理措施

1．减轻疼痛　可采用腹部按揉或热敷方法帮助患儿减轻疼痛，必要时遵医嘱给解痉止痛药。

2．加强营养　给予易消化吸收、富含蛋白质、热量及维生素的食物。通过变换食物种类、选择患儿喜欢的烹调方法或服用助消化药物等措施促进患儿食欲。

3．密切观察病情　观察腹痛发作情况，有无局部压痛及肌紧张。有无并发症发生，如出现右上腹剧烈的阵发性绞痛、发热、黄疸，表明胆道受累；如出现肠型、肠蠕动波及腹胀、肠鸣音亢进等，提示并发肠梗阻。一旦有上述征象出现，应及时报告医生并配合处理。

4．观察药物疗效及其副作用　遵医嘱使用驱虫药治疗。注意观察用药后有无虫体排出并及时复查。甲苯达唑、阿苯达唑等药物疗效较好，副作用较少，一般仅有胃肠道反应，个别可有头晕、头痛，但能自行消失。大量使用时亦可出现过敏反应、粒细胞减少及脱发等。

5．健康教育　向患儿及其照顾者宣传蛔虫病的预防和治疗知识。指导其搞好个人、环境、饮食卫生，并养成良好的卫生习惯，如饭前便后及睡前洗手、不喝生水、不吃不洁食物、不随地大小便。为了防止重复感染，首次服药 3～6 个月后应再次服药。

二、蛲虫病

蛲虫病（enterobiasis，pinworm）是蠕形驻肠线虫（简称蛲虫）寄生于人体肠道所致的疾病。本病常见于幼儿期。肛周及会阴部皮肤瘙痒、睡眠不安是其主要临床特征。

（一）病原学及发病机制

蛲虫成虫呈细小乳白色线状，虫体长约 1cm，雌雄异体。成虫主要寄生在人体结肠、盲肠、阑尾、直肠及回肠下段，严重感染者也可寄生在小肠上段、胃和食管，头部附于肠黏膜或黏膜深层，吸取营养，并吞食胃内容物。雌雄交配后雄虫很快死亡。雌虫则随肠蠕动下行。宿主入睡后，肛门括约肌松弛，雌虫从肛门爬出至肛周，受温度、湿度的改变和空气的刺激，雌虫大量产卵于肛周及会阴黏膜皱襞处，约 6h 后即发育成感染性虫卵。雌虫产卵后大多数死亡，寿命一般不超过 2 个月，但也有少数雌虫再进入肛门、阴道、尿道等处，引起异位损害。虫卵被吞食后进入十二指肠，并在此孵育出蚴虫，继续沿小肠下行，15～43 天发育为成虫。虫卵也可在肛周孵育出蚴虫，经肛门逆行进入肠内发育为成虫，称为逆行感染。虫卵在外界的抵抗力较强，自然环境中可存活 3 周。5% 苯酚、10% 来苏、煮沸可杀灭虫卵。

（二）流行病学

蛲虫感染者是唯一的传染源。因蛲虫在肛周产卵导致局部瘙痒而搔抓，患儿主要通过肛-手-口而直接感染（自体重复感染）。虫卵也可因散落在被褥、衣裤、玩具或食物上，经吞食或空气吸入而感染。

本病在国内分布十分广泛，感染率一般城市高于农村、儿童高于成人，托幼机构中的儿童感染率也较高。有明显的家庭聚集性。

（三）临床表现

多数感染者无明显症状。部分感染者表现为肛周和会阴部皮肤瘙痒，以夜间为甚，并因此而影响睡眠，伴烦躁不安。局部皮肤抓破后可继发感染、破溃和疼痛。少数患儿可出现恶心、呕吐、食欲缺乏等胃肠激惹症状。偶有因异位寄生而出现阴道炎、盆腔炎、腹膜炎、尿道炎及阑尾炎等。

（四）辅助检查

采用肛周透明胶纸法或棉签拭子法查虫卵，或肛周皮肤皱襞处查找乳白色小线虫。检出虫卵或成虫即可确诊。

（五）治疗原则

保持肛周、会阴皮肤清洁。局部涂擦 10% 氧化锌软膏或蛲虫软膏，亦可连用 3～5 天噻嘧啶栓剂塞肛以杀虫止痒。驱虫治疗首选恩波吡维铵（扑蛲灵），还可选用噻嘧啶、甲苯达唑、阿苯达唑等驱虫药。

（六）护理评估

1. **健康史**　了解患儿的生活环境，尤其居住环境；饮食卫生习惯，有无做到饭前便后及睡前洗手、不喝生水、不吃不洁食物、不吮指、及时修剪指甲等；生活用品、玩具、被褥、衣裤有无定时清洗、消毒。

2. **身体状况**　了解患儿有无肛周瘙痒、烦躁、睡眠不安等不适；观察肛周、会阴皮肤有无抓痕、破溃、感染；是否有继发阴道炎、尿道炎、阑尾炎等疾病的早期表现。结合大便虫卵、成虫检查等结果以便全面了解患儿身体状况。

3. **心理社会状况**　了解患儿及其照顾者对本病相关知识的认知程度、患病后的心理状况，家庭经济及其社会支持水平。了解患儿所在幼儿园、托儿所的居住条件、卫生情况和蛲虫病的防治情况等。

（七）常见护理诊断/问题

1. 舒适的改变　与肛周、会阴皮肤瘙痒有关。
2. 知识缺乏　患儿及其照顾者缺乏蛲虫病防治的相关知识。

（八）护理措施

1. 局部皮肤护理　每晚睡前及每次便后均用温水清洗会阴和肛周皮肤，遵医嘱局部用药（见治疗原则）。

2. 观察病情　遵医嘱服用驱虫药，注意观察药物疗效及其副作用。

3. 健康教育

（1）指导照顾者配合病情观察：夜间检查成虫法：夜间患儿熟睡后1～3h，观察肛门周围及会阴黏膜皱褶处有无1cm大小白色线头状小虫。收集虫卵法：清晨起床前用生理盐水浸润的清洁棉签拭子在肛周涂擦，或用透明胶纸贴于肛周以获取虫卵。

（2）向患儿及其照顾者宣传本病的有关防治知识：包括传染源、传播途径及其治疗方法。强调本病单纯治疗易复发，必须防治结合才能根治。患儿应养成良好的卫生习惯，如饭前、便后及睡前洗手，勤剪指甲，不吮指；不穿开裆裤。患儿的衣裤、被褥需勤换洗；图书、玩具及日常用品定时紫外线或日光曝晒6～8h。其他与患儿密切接触者亦应进行治疗，避免交叉感染。

（梅碧琪）

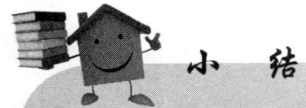

一、麻疹

麻疹病毒引起的急性呼吸道传染性疾病，以发热、上呼吸道炎、结膜炎、麻疹黏膜斑、全身斑丘疹、疹退色素沉着及糠麦样脱屑为特征。常有肺炎、喉炎、脑炎等并发症。护理重点是对症护理，包括高热护理、皮肤黏膜护理、五官护理及病情观察，及早发现并发症并给予对症处理，特别强调高热护理中降温应兼顾透疹，防止闭疹发生。一般应隔离至出疹后5天，并发症者应隔离至出疹后10天。检疫21天，如接触麻疹后用过被动免疫制剂者，应延长隔离期至28天。对8个月以上小儿及未患过麻疹者都应接种麻疹减毒活疫苗。

二、水痘

病原体为水痘-带状疱疹病毒，初次感染表现为水痘，成年以后再次发病时表现为带状疱疹。临床以轻度发热、皮肤黏膜分批出现的斑疹、丘疹、疱疹和结痂并存为特点，呈向心型分布，具有瘙痒性。一般治疗和对症治疗为主，可加用抗病毒药，注意防治并发症。护理重点是维持皮肤完整性，防止皮肤继发感染。同时主要并发症观察和预防。特别注意水痘患儿禁用激素类药物。隔离患儿至皮疹全部结痂为止。已接触的易感儿应检疫3周。1～13岁未患病儿童可接种水痘减毒活疫苗。

三、腮腺炎

由腮腺炎病毒侵犯腮腺引起的急性呼吸道传染病，临床表现以腮腺非化脓性肿痛为特征，常见并发症有脑膜脑炎、睾丸炎、卵巢炎和胰腺炎等。本病无特效治疗，对症治疗为主。常见的护理措施有：减轻疼痛、维持正常体温、观察病情变化。及早隔离患者至腮腺肿完全消退后为止。接触者检疫3周。18个月小儿接种腮腺炎减毒活疫苗。

四、手足口病

由肠道病毒引起的传染性疾病，我国以CoxA16和EV71病毒多见，通过呼吸道、消化道和密切接触等途径传播。主要表现为发热、手、足、口腔、臀部等部位的皮疹或疱疹，重症患者可出现肺水肿、循环障碍和无菌性脑膜炎、脑炎、脑脊髓炎等。护理措施包括维持正常体温、注意口腔、饮食护理、皮肤护理，加强病情观察，早期识别手足口病危重症，配合医生进行危重症手足口病的抢救。手足口病传播途径多，婴幼儿和儿童普遍易感。做好儿童个人、家庭和托幼机构的卫生是预防本病传染的关键。

五、传染性单核细胞增多症

由EB病毒感染导致的单核-巨噬细胞系统急性增生性传染病。主要由飞沫与唾液经呼吸道传播，其次经密切接触传播。临床以发热、咽喉疼痛、肝脾大、淋巴结肿大、外周血中淋巴细胞增多并出现单核样异型淋巴细胞等为特征。病后可获得持久性免疫。临床以对症治疗为主。主要护理措施有：保证患儿休息及营养、维持正常体温，密切观察病情变化等。

六、中毒型细菌性痢疾

中毒型细菌性痢疾是志贺菌属引起的急性细菌性痢疾的危重型。临床特点为起病急，高热、反复惊厥、嗜睡、昏迷、迅速发生呼吸衰竭和（或）循环衰竭，肠道症状可很轻或缺如。临床治疗以抗病原治疗及抗休克、防止脑水肿及呼吸衰竭为主。主要护理措施有降低体温、维持有效循环、防治脑水肿和呼吸衰竭，预防感染传播等。

七、猩红热

由A组β型溶血性链球菌引起的急性呼吸道传染病，以发热、咽峡炎、全身弥漫性猩红热样皮疹和退疹后皮肤片状脱屑为临床特征。护理重点是皮肤护理，病情观察，防止并发症发生。隔离患儿至症状完全消失后一周，连续咽拭子培养3次阴性。

八、儿童结核病

由结核分枝杆菌引起的、小儿时期常见的传染性疾病。儿童结核病以原发型肺结核最常见，最严重者可导致结脑。原发型肺结核临床表现轻重不一。轻者可无症状。重者以结核中毒症状为主，可有周围淋巴结肿大和由此导致的局部压迫症状。肺部体征不明显。结脑大多是全身性粟粒型结核病的一部分。病变可累及脑膜、脑实质、脑神经和脑血管，甚至出现脊髓病变。典型结脑早期以精神性格改变为主，中期表现为颅内压增高和脑膜刺激征。随着病情加重，逐渐出现意识模糊、浅昏迷甚至完全昏迷，最终可因脑疝死亡。结核菌素试验或从痰液、脑脊液、胸腔积液等标本中找结核杆菌是确诊本病的重要手段。化疗是控制本病的关键性措施。患儿一旦确诊，必须遵循早期、联合、适量、规律、全程和分段的原则对其进行化疗。目前，最有效预防本病的方法是接种卡介苗。

九、寄生虫病

蛔虫病和蛲虫病是儿童时期常见的寄生虫病。前者由蛔虫感染所致，后者则由蛲虫引起。蛔虫病以消化不良、腹痛等为主要表现，并可影响患儿的生长发育。严重者可致胆道蛔虫症、肠梗阻、肠穿孔、腹膜炎等并发症。确诊常采用粪便直接涂片找蛔虫卵。可采用甲苯达唑、阿苯达唑等驱虫药进行治疗，同时应严密观察病情，及时发现和处理并发症。

蛲虫病以夜间肛周和会阴部皮肤瘙痒难忍为特征性表现。偶有因异位寄生而出现阴道炎、盆腔炎、腹膜炎、尿道炎及阑尾炎等。治疗上应强调保持肛周、会阴皮肤清洁；局部涂擦软膏以杀虫止痒。驱虫治疗首选扑蛲灵，也可选用噻嘧啶、甲苯达唑、阿苯达唑等驱虫药。养成良好的卫生习惯是预防寄生虫病的关键。

思 考 题

1. 护理高热的麻疹患儿应注意哪些问题？
2. 流行性腮腺炎病患儿并发睾丸炎时应如何护理？
3. 中毒型痢疾的护理措施有哪些？
4. 试述结核菌素试验的方法及其结果判断。

（曲桂玉　梅碧琪）

第十八章　儿科危重症患儿监护

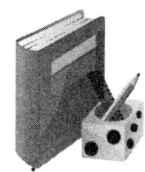

学习目标

通过本章内容的学习，学生应能够：

◎ **识记**
1. 知道 PICU 和 NICU 的设备和人员配置的要求。
2. 列举心搏呼吸骤停的临床诊断依据。
3. 描述急性颅内高压、急性呼吸衰竭、急性肾衰竭、气道异物、脓毒性休克的病因、临床表现及治疗要点。

◎ **理解**
1. 解释急性颅内压增高、急性肾衰竭、脓毒性休克的发病机制。
2. 解释急性呼吸衰竭的病理生理。

◎ **运用**
1. 正确使用心肺复苏技术。
2. 评估急性颅内压增高、急性呼吸衰竭、急性肾衰竭、气道异物、脓毒性休克患儿并制订护理计划。

第一节　儿科重症监护单元

儿科重症监护单元（pediatric intensive care unit，PICU）是一个集中先进的医疗仪器设备，配备有丰富经验的医生和护士，进行危重患儿抢救治疗的病房。现在我国各级大中医院均已先后建立这样的重症护理单元，它的出现对提高危重患儿的抢救质量和护理水平，减低死亡率，避免并发症和后遗症起到很大的作用。

PICU 的工作人员包括临床、基础等各种专业技术人员，要求医生和护士要受过严格的专业训练，有丰富的临床经验，并有良好的医德医风，富有同情心和爱心。护士与患儿的比例约为 2.5 : 1，可进行一日三班特护，各级医师人数的总和与患儿的比例约为 1 : 1，除住院医师外，要求 24 小时有主治医师值班，并配备有呼吸治疗师、化验员和仪器维修人员。

PICU 应配备各种电子监护仪、各类呼吸器、气管插管、加压给氧设备，氧气和压缩空气来源、除颤器、临时起搏器、床旁 X 线机、心电图记录仪、经皮测氧仪、输液泵，各种电源插座、抢救药品车等，还应设专用化验室，能随时分析血气、电解质等指导临床治疗。如附设收治危重新生儿的新生儿重症监护室（neonatal intensive care unit，NICU）还应备有婴儿暖箱、远红外线辐射热床、光疗用的紫光灯等。

PICU 收治的对象包括心肺复苏的患儿、急性呼吸衰竭需使用呼吸机者，休克、严重心功能衰竭、急性颅内压增高、急性肾衰竭、昏迷、惊厥持续状态等患儿，外科危重创伤、烧伤、意外事故患儿，心、肺、脑重大手术后的患儿。

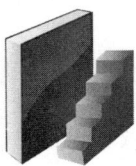

知识拓展

NICU 收治的范围

各种高危新生儿的生命支持：如糖尿病母亲的婴儿、重度妊高症母亲的婴儿、重度贫血母亲的婴儿、心脏病母亲的婴儿、甲亢母亲的婴儿、RH（-）母亲的婴儿的监护及处理。

与新生儿窒息相关疾病的救治：缺血缺氧性脑病、吸入性肺炎、胎粪吸入综合征、颅内出血；缺氧导致的心脏、肾、DIC等多脏器损伤。

新生儿溶血症治疗。

呼吸管理：各种原因导致呼吸衰竭的机械通气治疗。

新生儿术后监护。

小儿遗传代谢病的筛查。

早产儿管理：极低出生体重儿、超低出生体重儿。

PICU位置应当适中，离通道或电梯较近，便于运送患儿。PICU的医师办公室、护士办公室、工作人员休息室、储藏室、会议室等均应设在PICU内或附近。如有条件，在PICU外面最好设一个家属休息室。病房的设置最好是环型环绕或双走廊式分布，护士站在中央，使每个病床与护士站的距离都不远，便于护士观察和管理患儿。

第二节 心搏呼吸骤停

心搏呼吸骤停（cardiopulmonary arrest，CPA）为儿科最严重的危重急症，表现为呼吸、心搏停止，意识丧失或抽搐，脉搏消失，血压测不出。心电图示心动极缓-停搏型或心室纤颤，后者较少。此时患儿面临死亡，需及时抢救，进行心肺复苏（cardiopulmonary resuscitation，CPR）。目前因对存活者生活质量的认识和技术的提高，更强调复苏中脑功能的恢复，故有人认为应称为心肺脑复苏（cardiopulmonary cerebral resuscitation，CPCR）。

一、病因及发病机制

（一）病因

1．呼吸道梗阻、窒息 占第一位，包括上呼吸道和下呼吸道的梗阻，各种原因所致的新生儿窒息、被窝闷室、异物或乳汁呛入气管和痰液堵塞；喉炎、过敏、喉痉挛；重症肺炎、新生儿肺透明膜病、新生儿胎粪吸入综合征等，引起呼吸道梗阻、窒息。

2．感染 败血症、感染性休克、颅内感染等。

3．心脏病 病毒性心肌炎、心肌病、先天性心脏病、严重心律失常、完全性房室传导阻滞和急性心包填塞等。

4．药物中毒和过敏 洋地黄、奎尼丁、锑剂等过量中毒、血清反应、青霉素过敏等。

5．水、电解质和酸碱平衡紊乱 血钾过高或过低、严重酸中毒、低钙喉痉挛，严重脱水和酸中毒等。

6．意外事件 电击、溺水、严重创伤大出血，药物、食物及有害气体中毒等。

7. **医源性因素** 心导管检查、心血管造影术、先天性心脏病手术过程中由于机械性刺激、迷走神经过度兴奋引起心搏骤停，麻醉意外等。

8. 婴儿猝死综合征（sudden infant death syndrome，SIDS）。

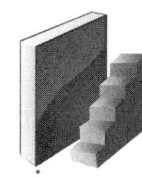

知识拓展

婴儿猝死综合征（SIDS）

1969年在北美西雅图召开的第二次国际SIDS会议规定其定义为：SIDS系指外表似乎完全健康的婴儿突然意外死亡。死后虽经尸检亦未能确定其致死原因者称SIDS。多发生在生后2周～1岁，发病率一般为1‰～2‰，其分布是全世界性的，婴儿猝死综合征是2周～1岁婴儿最常见的死亡原因，占该年龄组死亡率的30%。一般在半夜至清晨发病为多，几乎所有婴儿猝死综合征发生在婴儿睡眠中，常见于秋季、冬季和早春时分。预防是平时一定要保持婴儿仰卧睡觉，孕妇在孕期时要注意自己和胎儿的保健，一定要避免婴儿吸入二手烟。

（二）病理生理

心搏一旦停止，血流带氧的作用随即终止，呼吸停止即产生缺氧和二氧化碳潴留，可导致一系列病理生理的改变。复苏重建血液灌注，又会发生缺血后再灌注损伤。

1. **缺氧和二氧化碳潴留** CPA使机体严重缺氧，无氧代谢致代谢性酸中毒，同时二氧化碳潴留和呼吸性酸中毒。能量供给锐减和细胞内钾离子释放，抑制心肌收缩力和传导，促发心室颤动而停搏。心肌缺血3～10min，ATP减少50%以上，心肌即失去复苏的可能。脑对缺氧更敏感，供氧停止10～20s内就会出现惊厥、意识丧失，脑血管扩张，通透性增强，出现脑水肿。常温下心搏呼吸停止4～6min，大脑即存在不可逆损害。无氧代谢产生大量酸性产物，使pH下降，影响各种酶的活性，加重细胞功能紊乱，最终死亡。

2. **缺血后再灌注损伤及氧自由基损伤** 心脏复搏早期脑血流量增多，使脑水肿和颅内压进一步加重，压迫脑血管床，降低脑灌注压。再灌注后细胞内钙离子超载和氧自由基增多，进一步损害脑细胞，导致细胞水肿、死亡。

二、临床表现

（一）临床症状体征

1. 意识突然丧失，可有一过性抽搐。
2. 大动脉（颈动脉、股动脉）搏动消失，血压测不出。
3. 心音消失或心动严重过缓。
4. 呼吸停止或严重呼吸困难（表浅、缓慢、倒气）。

以上四条为诊断的主要条件，此外瞳孔散大、发绀为参考依据。

（二）辅助检查

心电图可表现为：①呈等电位表现。②严重心律失常：无脉性室性心动过速、心室颤动。③电机械分离：心脏机械活动消失，但仍有电活动。心电检查也只作参考依据。

三、治疗要点

心肺复苏（Cardiopulmonary Resuscitation，CPR）的步骤

(一)基础生命支持(basic life support,BLS)

施救者发现患儿倒下后,可立即用 5~10s 时间确定患儿有无反应和呼吸,可轻拍患儿双肩,并大声说话"你怎么了?",对婴儿可拍其足底。如没有自主呼吸或呼吸不正常,须大声呼救,并启动紧急反应系统,获得自动体外除颤仪(automatic external defibrillator,AED),准备开始 CPR。

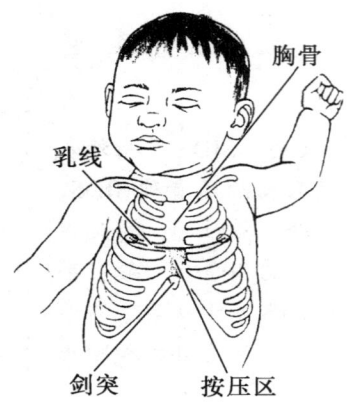

图 18-1 胸外按压部位

1. **C(circulation)维持循环** 确定呼吸停止的无意识患儿,立即开始胸外按压。将患儿平卧于硬板上,抢救者以手掌根部压心前区胸骨处。胸外按压时,按压部位因新生儿和婴儿心脏位置较高,应在胸骨 1/2 处按压(双侧乳头连线与胸骨交界处);儿童则在胸骨下 1/2 处按压,但不要压在剑突上,每次按压后允许胸廓回复(图18-1)。①双手环抱按压法:对新生儿和较小婴儿可用双手环抱患儿胸部,两手掌和每边四个手指托住两侧背部,双大拇指与其余4指同时相对按压(图18-2)。②双指按压法:适用于婴儿,即用一手托住患儿背部,另一手示指和中指进行按压胸骨中、下1/3(图18-3)。③单掌按压法:对年幼儿可用一手固定患儿头部,另一手掌部置于胸骨下段,掌根的长轴与胸骨长轴一致进行按压(图18-4)。④对8岁以上的儿童按压方法同成人,施救者可用双手重叠按压胸骨下段(图18-5)。快速按压(每分钟≥100次的速率),保证胸廓充分回弹和胸外按压间歇最短化。按压通气比:单人操作30:2;双人操作15:2。深度达到胸廓前后径1/3(婴儿约4cm,儿童约5cm)。

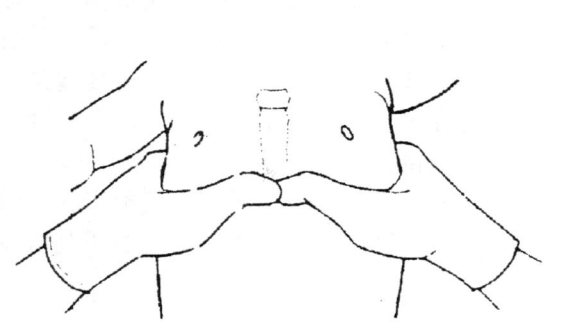

图 18-2 拇指胸外按压部位

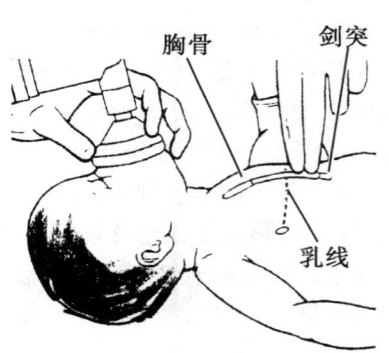

图 18-3 双指胸外按压

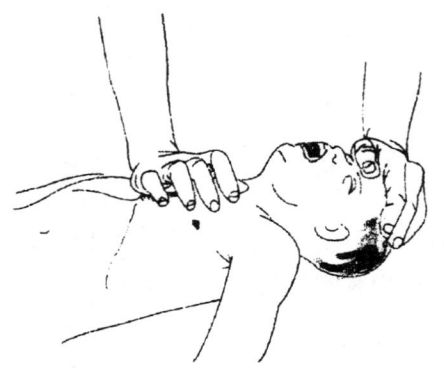

图 18-4 1~8岁单掌胸外按压

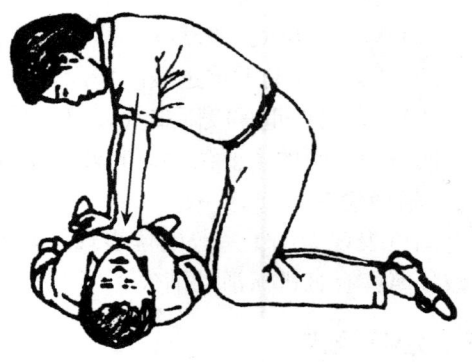

图 18-5 大于8岁双掌胸外按压

2. **A（airway）保持气道通畅** 在进行人工呼吸前，患儿取仰卧位，肩背部稍垫高使头颈伸展，伸直气管，用托下颌法或仰头抬颏法避免舌根后坠，迅速清除口、咽腔和气管内分泌物或异物后立即做人工呼吸。

3. **B（breathing）人工呼吸** 气道畅通后立即做人工呼吸，可根据情况采用下列两法：① 口对口人工呼吸：术者一手将下颌向前上方托起，另一手捏住其鼻孔，深呼吸后对准患儿口内吹气，停止吹气后，立即开放鼻孔使肺部气体排出。如为幼儿，可用嘴完全覆盖患儿口鼻吹气。吹气时用力不宜过猛，以防肺泡破裂。② 使用人工呼吸器械：可采用复苏器接口罩，使用口罩时，口罩需和患儿面部呈密闭状态，亦可气管插管后接复苏器或呼吸机。实施单人急救时按压/通气比例为30∶2。以提供更长时间不间断胸外按压。双人抢救按压/通气比例为15∶2。人工呼吸，无论是口对口，口对面罩，球囊—面罩，或球囊对高级气道，均应持续吹气1s以上，保证有足够量的气体进入并使胸廓有明显抬高。

4. **快速除颤** 在复苏过程出现心室颤动、无脉性室性心动过速时可行直流电电击除颤，电除颤是用较高电压的弱电流短时间非同步电击心脏，使大多数心肌纤维同时发生除极，心脏于瞬间停搏，并迅即恢复窦性心律。应按年龄、体重选择适当大小的电极。用前需涂导电膏，将两个电极分别置于右锁骨下和左乳头外腋前线处，放电前所有人员远离患儿及其病床。首次用2J/kg，无效时依次增加至4J/kg和5J/kg。除颤前应保证供氧，纠正酸中毒。3次无效应配合药物治疗。施救者不应在电击后立即检查心搏或脉搏，而是应该重新进行心肺复苏，先行心脏按压，而心搏检查应在5组按压（约2min）心肺复苏后进行。

（二）**高级心血管生命支持**（advanced cardiovascular life support，ACLS）

包括高质量不间断的CPR和尽早对室颤和无脉性室速实施除颤。而建立血管通路、用药和高级气道设施安置等措施应在不干扰胸外按压或延搁除颤的前提下开展。

1. **全面监护** 在到达医院后可使用心电监护、连接呼吸机，连续实时地观察患儿的心电图、血压、血气及呼吸机参数，根据病情调整各种治疗。

2. **药物治疗**

（1）给药途径：①静脉滴入（IV），任何静脉均可用，以中心静脉最佳。②气管内滴入（ET）：若已行气管插管或气管切开的，某些药物如肾上腺素、阿托品、利多卡因、纳洛酮可经气管滴入。③骨髓腔注入（IO）：静脉穿刺3次失败或时间90s，为心肺复苏时建立骨髓输液通路的指征，穿刺点可选在胫骨粗隆下1～1.5cm处，垂直进针，所输液体种类同静脉，晶体液、胶体液、血液及复苏药物均可通过此途径输入。④心内注射：应尽量避免使用，仅在以上方法均失败时使用。

（2）常用药物

1）肾上腺素：有正性肌力和正性频率作用，可兴奋窦房结和房室结，加速房室传导，增加心肌收缩力，还可使细小室颤变为粗大室颤，提高电除颤成功率。可静脉注射或气管内滴注。心搏停止时常用1∶10000肾上腺素每次0.1ml/kg，每隔5min可重复1次。心脏复搏后心动过缓、血压低、心脏收缩无力，0.1～1μg/（kg·min）的速度维持静脉点滴一段时间。

2）异丙肾上腺素：适用于心动过缓者，每次0.002mg/kg静脉或气管滴入，也可0.1～1μg/（kg·min）维持静点。

3）腺苷：用于室上性心动过速者，每次0.1～0.2mg/kg，静脉注射，可重复使用。

4）利多卡因：用于室颤和室性心动过速者，用法为1mg/kg静脉注射，无效时5～10min重复1次，至心动过速停止或总量已达5mg/kg为止，并根据病情以每分钟20～50μg/kg持续静脉滴注。

5）胺碘酮：可用于房性、结性、室性心律失常的转律和转律后窦性心律的维持。尤其合并器质性心脏病的患者。每次5mg/kg，IV/IO，可重复至总量15mg/kg。

6）阿托品：不再主张无脉性电活动和心脏停搏时使用阿托品。主要是在有机磷中毒时使用。

7）纳洛酮：为鸦片受体拮抗剂，用于乙醇中毒、麻醉剂、镇痛剂中毒的解救剂量。＜5岁或≤20kg：0.1mg/kg，IV/IO/ET；≥5岁或＞20kg：0.2mg/kg，IV/IO/ET。

8）碳酸氢钠：心搏停止超过10min者，在建立有效通气后可给碳酸氢钠纠正酸中毒，首次剂量1mmol/kg稀释成等渗液静脉点滴，以后每10min可再重复半量，有条件的根据血气和血生化结果酌情应用。

9）多巴胺和多巴酚丁胺：多巴胺用于复苏后低血压，剂量10～20μg/（kg·min）静脉滴入；多巴酚丁胺用于心肌收缩无力，剂量2μg/（kg·min）开始，最大可到20μg/（kg·min），两者可同时使用。

（三）复苏后的治疗

经过心脏按压、人工呼吸及药物治疗心搏恢复，并能维持者，可视为一期复苏成功。

心脏复苏成功的标志为：①扪及大动脉搏动，测得血压＞60mmHg（8kPa）。②听到心音，心律失常转为窦性心律。③散大的瞳孔回收缩，这是组织灌流量和氧供给量足够的最早指征。④口唇、甲床颜色转红。⑤肌张力恢复或有不自主运动。但心脏复搏只是心肺复苏成功的第一步，此后还可能出现心、脑、肺、肾等重要器官因严重缺氧和代谢紊乱所带来的严重后果。

心搏恢复后仍需严密监护患儿，维持各种高级生命支持，维持有效循环，维持水电平衡，维持肾功能，加强呼吸道管理，预防感染，给氧维持呼吸功能，病情严重者应行气管插管或气管切开，必要时接呼吸机，争取尽早恢复自主呼吸。积极寻找病因、治疗原发病和进行脑复苏。

对心脏复搏而神志未恢复之前的患儿，可考虑头部低温和全身低体温（32～34℃），这可减少脑耗氧量，减轻因脑缺氧造成的脑损伤，有利于脑功能恢复。有脑水肿情况存在时，应使用脱水剂和皮质激素，降低颅内压，减轻脑水肿，在病情稳定后，有条件者可进行高压氧治疗。

（四）停止心肺复苏的指征

经过30min的基础生命支持和高级心血管生命支持的救治后，心电监护显示心电图仍为等电线，可考虑停止复苏。意识和自主呼吸未恢复不能作为停止复苏的指征。只要心脏对各种刺激有反应（包括药物），心脏按压至少要维持1h。在复苏期间不做脑死亡的判断，必须待心血管功能恢复后再做判断。

四、护理

（一）常见护理诊断/问题

1．心排出量减少　与呼吸、循环衰竭有关。

2．不能维持自主呼吸　与呼吸、循环衰竭有关。

3．潜在并发症：心律失常。

4．有感染的危险　与免疫功能下降或长期机械通气有关。

5．有受伤的危险　与心肺复苏的实施有关。

6．恐惧　与死亡的威胁有关。

（二）护理措施

配合医生有条不紊地进行抢救，共同按上述步骤完成复苏。心肺复苏成功后要做好复苏后的护理。

1．心搏呼吸恢复后，重要的器官因受缺氧性损伤的影响，患儿面临脑缺氧、心律失常、低血压、电解质紊乱和继发感染等问题。护理工作中应密切观察病情变化，积极配合医生做好复苏后处理，寻找病因及治疗原发病。

2．密切监测生命体征，安排专人护理和使用监护仪，做好重病记录。

3．加强呼吸道管理，定时湿化气道、及时吸痰，保持气道通畅，防止肺部感染。如使用呼吸机，应有专人管理。

4．维持水电解质和酸碱平衡，准确记录出入量，保证热量供应。

5．做好口腔和鼻部清洁护理、定时翻身防止压疮，昏迷的患儿要用油纱布遮盖眼睛，定时上眼药以防止暴露性角膜炎，避免角膜损伤和感染。

6．维持要求的体温，高热时给予物理或药物降温。

7．备好一切急救用品，以备急需。

8．做好患儿家长工作，及时交代病情，给予心理支持，以便配合抢救工作。

第三节　急性颅内压增高

急性颅内压增高（acute intracranial hypertension），简称颅内高压，是指由于各种病因引起颅内容物（脑实质和液体）体积和重量增多所致颅内压力急剧增高而出现严重临床表现的一种综合征，重者可导致神经系统后遗症，甚至危及生命。

案例 18-1A

患儿，小冰，男，4岁，昨起高热、呕吐2次，今早惊厥发作1次，继而神志不清，来院急诊后收入院。查体：昏睡状，T 39.3℃，P 104次/分，R 28次/分，BP 100/70mmHg，瞳孔等大等圆，对光反射稍弱，心律齐，心脏未闻杂音。两肺（－）腹（－）颈有抵抗，凯尔尼格征（＋），巴宾斯基征（＋）。脑脊液检查：外观稍混，压力220mmH$_2$O，WBC 800×10^6/L，分类中性为主，蛋白质1g/L，糖1mmol/L，氯化物80mmol/L，二便正常。

血常规：Hb 125g/L，WBC 15×10^9/L，分类中性80%，淋巴20%。入院诊断为病毒性脑炎。

问题与思考：
该患儿现已发生什么合并症？

一、病因及发病机制

头颅由一个封闭的骨性容器加颅内容物构成。正常情况下，颅内脑实质、脑脊液和脑血流量保持相对恒定，使颅内压维持在正常范围。当其中任何一种内容物的容积在一定范围内增加时，其余内容物容积则相应减少，以维持颅内压相对稳定。当其容积增加超过代偿范围时，则导致颅内压增高。

颅内高压的原因包括：

1．脑水肿　① 感染、中毒、缺氧和外伤等多种因素可使血管通透性增加或脑细胞内能量代谢障碍、钠泵失常而导致细胞内、外液量增多。② 各种原因引起的细胞外液渗透压降低，也可致水分向脑细胞内转移，这些可造成脑水肿、脑组织体积增大和颅内压升高。③ 呼吸衰竭、窒息、一氧化碳中毒、溺水、休克和癫痫持续状态等可导致严重脑缺氧，引起脑水肿。

2. **脑脊液循环障碍** 脑脊液循环障碍致脑积水、脑脊液量增加、严重高血压、$PaCO_2$升高致脑血管扩张而使脑血流量增加，这些均使颅内压增高。

3. **颅内占位病变** 脑肿瘤如神经胶质瘤、颅咽管瘤等；脑血管疾病和脑血管畸形引起脑栓塞和脑血栓等；外伤引起的硬膜下或硬膜外血肿等，可使颅内容物体积增加致颅内高压。

4. **其他** 多原因所致的脑病如中毒性脑病、高血压脑病，脑积水、颅缝早闭等都可致颅内高压。

颅内高压影响脑血液供给和脑代谢，加重脑水肿，而使颅内压进一步升高，形成恶性循环，最终导致脑功能衰竭。严重颅内高压时可压迫部分脑组织嵌入孔隙而形成脑疝，常见的有小脑幕切迹疝和枕骨大孔疝。

二、临床表现

1. **症状和体征** 与颅内压增高的速度和程度、年龄、有无占位病变和部位均有密切关系。主要表现如下：

（1）头痛：为剧烈头痛，晨起尤甚，当咳嗽、喷嚏、改变头位时加重。婴幼儿由于前囟未闭，头痛不如儿童明显，常表现为烦躁不安。新生儿则常表现为睁眼不眠和脑性尖叫。

（2）呕吐：常为喷射性，多不伴恶心。后颅窝肿瘤时呕吐更严重。

（3）双侧视盘水肿：是颅内高压的重要标志之一，但在婴儿期因前囟和颅缝未闭代偿，视盘水肿少见。

（4）意识障碍：当中脑和网状结构受累时出现淡漠、嗜睡、昏睡和昏迷等意识障碍。

（5）惊厥和四肢张力增高：大脑皮质受刺激时出现惊厥发作。脑干网状结构、大脑皮质受压时可有肌张力增高。

（6）生命体征变化：延髓受累时表现为血压增高、脉搏减慢、呼吸节律不整或暂停而致中枢性呼吸衰竭。下丘脑体温调节中枢受累时可致高热。

（7）眼部体征：除视盘水肿外，眼底检查还可发现小动脉痉挛和静脉扩张。部分病例可见复视。眼球突出、球结膜充血水肿、眼睑下垂、落日眼和视野缺损。瞳孔改变有重要意义，可忽大忽小、形状不规则或两侧大小不等。

（8）头部体征：可见前囟隆起和张力高、颅缝分离、头围增大、头皮浅表静脉怒张、破壶音阳性等。

（9）脑疝表现：颅内高压严重伴呼吸节律异常和瞳孔大小不等时，应立即考虑脑疝的可能。常见脑疝有两种：

1）小脑幕切迹疝：见于小脑幕上病变所致颅内高压，病变侧颞叶海马回疝入小脑幕切迹，而致中脑受压（图18-6）。除原有颅内高压症状外，尚有：①两侧瞳孔大小不等，表现为患侧瞳孔先缩小或忽大忽小，继而扩大。对光反射减弱或消失，病侧眼睑下垂、眼外斜、凝视或固定。②意识障碍加深，常为深昏迷。③单侧或双侧肢体瘫痪。④延髓受压时出现中枢性呼吸衰竭的症状。

2）枕骨大孔疝：多见于后颅窝病变，致小脑扁桃体疝入枕骨大孔压迫延髓生命中枢，（图18-7）表现为：①颈项强直和头后仰。②四肢强直性抽搐。③两侧瞳孔呈对称性缩小，继而扩大，对光反应消失，瞳孔和眼球固定。④昏迷程度加深。⑤呼吸节律不整，甚至呼吸停止。⑥心率先快后慢，直至心搏停止。

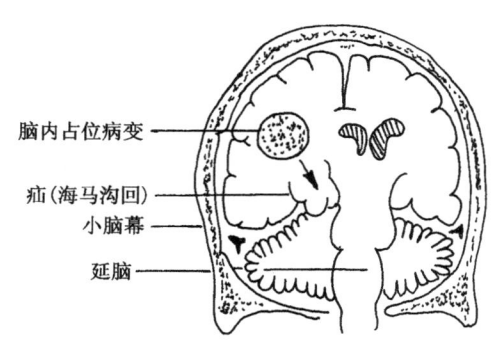

图 18-6 小脑幕切迹疝

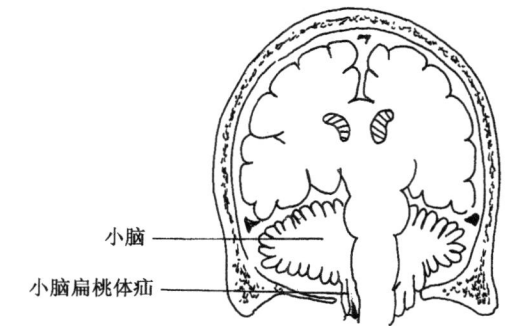

图 18-7 枕骨大孔疝

案例 18-1B

小冰入院后经腰穿，脑脊液检查诊为病毒性脑炎，经阿昔洛韦治疗 2 天，病情尚未好转，第 3 天早上患儿出现呼吸不规整，昏迷加深，血压上升至 130/90mmHg，心率 64 次 / 分，瞳孔双侧不等大，对光反射消失。

问题与思考：
1．患儿出现什么新问题？
2．此时对患儿该如何进行抢救？护士发现后应如何应对？

三、辅助检查

可选择性地进行脑超声波检查、CT 和磁共振、颅骨透照、头颅 X 线检查、硬膜下穿刺、放射性同位素脑扫描等检查。

颅内压测定是确诊颅内高压的重要手段，可行腰穿测压，但腰穿要慎重，必须做腰穿时，术前可先静脉注射甘露醇，术中控制脑脊液滴速和量，禁做奎氏试验以免发生脑疝。正常颅内压：新生儿 30 ～ 80mmH$_2$O（0.29 ～ 0.78kPa），儿童 70 ～ 200mmH$_2$O（0.69 ～ 1.96kPa）。小儿侧卧位在安静状态下测脑脊液压力 ≥ 200mmH$_2$O 即为颅内高压，严重颅内压增高时常可引起脑疝。

四、治疗要点

1．降低颅内压

（1）脱水疗法：常选用渗透性利尿剂甘露醇和强力利尿剂呋塞米。① 20% 甘露醇：一般剂量为每次 0.5 ～ 1g/kg，4 ～ 8h1 次，发生脑疝时可加大至每次 2g/kg，2 ～ 4h1 次，静脉注射或快速静脉点滴。用药后 10min 开始起效，30 ～ 90min 达最大效果，可维持 3 ～ 8h。心、肾功能障碍和颅内出血者慎用。②呋塞米：剂量为每次 1 ～ 2mg/kg，静脉注射或快速静脉滴注，必要时 8 ～ 12h 给药 1 次。静注后 2 ～ 5min 开始利尿，维持 2 ～ 3h。

（2）侧脑室引流：是降低颅内压的有效措施，可采用控制性引流。速度为 2 ～ 3 滴 / 分，根据病情需要可持续 1 ～ 2 日甚至 1 周。

（3）控制性过度通气：用人工呼吸机增加通气量，降低 PaCO$_2$，可使脑血管收缩，脑血流量下降而减低颅内压,是对进展迅速的颅内高压的有效抢救措施。

(4) 肾上腺皮质激素:常用地塞米松,每次 0.2～0.5mg/kg,每 6h1 次,用药后 6～8h 起效,4～5 日达最大效果,可维持 6～9 日。

(5) 低温亚冬眠疗法:体温每下降 1℃,颅内压可下降 5.5%。用氯丙嗪,每次 1～2mg/kg,并辅以物理降温,在大血管走行部位,如在头部、腋下、腹股沟等处放置冰袋,使体温降到 35℃ 左右。

2. 液体疗法　液体入量既要防止脑水肿加重,又要避免电解质紊乱。最好保持患儿在轻度脱水状态。注意纠正水电解质紊乱。

3. 防治呼吸衰竭　常出现中枢性呼吸衰竭,应积极抢救。

4. 病因治疗　降低颅内压的同时要积极寻找原发病,并针对原发病进行有效的治疗。

五、护理

(一) 常见护理诊断 / 问题

1. 疼痛:头痛　与颅内压增高有关。
2. 有意识障碍的危险　与颅内压增高有关。
3. 有窒息的危险　与意识障碍及呕吐有关。
4. 有皮肤黏膜完整性受损的危险　与意识障碍、不能自主变更体位,局部组织受压有关。
5. 潜在并发症:脑疝。

(二) 护理措施

1. 安静卧床、头部抬高 30°,有利于颅内血液回流。有脑疝前驱症状时应平卧或头略低位。保持绝对安静,避免剧烈咳嗽,不要突然快速扳动患儿头颈。

2. 对昏迷患儿要用油纱布覆盖眼球和定时上眼药,以防止暴露性角膜炎。定时翻身、按摩骨突起部位、注意皮肤清洁,重压部位可放置气垫预防压疮。注意耳、鼻、口腔的护理,防止中耳炎、口腔炎、吸入性肺炎等并发症。

3. 观察神志、体温、呼吸、瞳孔改变、神经系统体征变化,以便及时发现病情变化。应监测血气、电解质等,以避免体温过高、缺氧、二氧化碳潴留、酸中毒等使脑水肿加重的因素。

4. 降颅压治疗的护理

(1) 脱水疗法:应用呋塞米应注意有无水、电解质紊乱。使用甘露醇要注意气温低时先要加温使结晶溶解;注射时应在 15～30min 内快速静脉滴入或推注,速度太慢影响疗效;注射时一定要避免药液漏出血管外,以免引起组织坏死。

(2) 激素:注意副作用。

(3) 侧脑室引流:注意严密监测引流速度。

(4) 控制性过度通气:治疗过程中维持 $PaCO_2$ 在 25～30mmHg(3.33～4.0kPa)、PaO_2 在 90～150mmHg(12～20kPa)为宜。应每 4h 测血气 1 次,并依此调整呼吸机参数。

(5) 低温亚冬眠疗法:注意在物理降温前,先给予冬眠药,以免冷敷时出现寒战,反而引起体温上升。

第四节　急性呼吸衰竭

急性呼吸衰竭(acute respiratory failure,ARF)是小儿时期的常见急症之一。由于各种原因使呼吸中枢和(或)呼吸器官发生病变而引起呼吸功能[通气和(或)换气]严重障碍，出现缺氧（低氧血症）、二氧化碳潴留（高碳酸血症）和呼吸性酸中毒。血气分析PaO_2≤50mmHg（6.67kPa），和（或）$PaCO_2$≥50mmHg（6.67kPa）者称为呼吸衰竭。

一、病因及发病机制

（一）病因

引起急性呼吸衰竭的原因很多，根据原发病变的部位可分为如下两类。

1. 肺衰竭（lung failue） 又称周围性呼吸衰竭，由于肺实质病变所致，首先出现低氧血症，$PaCO_2$正常，继而由于气道阻塞或中枢衰竭而出现高碳酸血症。常见的疾病有：

（1）上呼吸道感染：如急性喉炎、喉头水肿。

（2）下呼吸道感染：如呼吸窘迫综合征、细支气管炎、肺炎、哮喘、肺气肿、肺不张等。

（3）其他：声带麻痹、喉部异物梗阻、支气管异物、肺囊性纤维病等。

2. 泵衰竭（pump failure） 即中枢性呼吸衰竭，是由于呼吸中枢病变、呼吸肌疲劳或麻痹、胸廓或胸壁病变引起。表现为$PaCO_2$升高，继而出现低氧血症。常见的疾病有：

（1）中枢神经系统感染或损伤：如脑炎、脑膜炎、脊髓灰质炎（延髓型）、中毒性脑病、颅脑损伤和脑血管疾病等。

（2）脑水肿：如颅内占位性病变。

（3）中毒：如吗啡或巴比妥药物中毒、重度酸中毒、一氧化碳中毒等。

（4）其他：如急性传染性多发性神经根炎、脊髓灰质炎伴呼吸肌麻痹、重症肌无力、脓胸和气胸、胸部创伤等。

（二）发病机制

呼吸衰竭的基本病理生理变化为低氧血症和高碳酸血症，并由此引起机体代谢紊乱和重要脏器功能障碍。

1. 低氧血症和高碳酸血症

（1）通气障碍：造成通气障碍的机制：① 中枢病变致呼吸动力减弱。② 死腔通气量增加。③ 胸廓和肺扩张受限。④ 气道阻力增加。由于通气障碍使肺泡有效通气量减少，二氧化碳排出受阻，肺泡气氧分压降低，故特征为低氧血症和高碳酸血症，此时低氧血症较易被吸氧纠正。

（2）换气障碍：病理变化有① 通气/血流比率失调。② 弥散障碍。③ 肺内动静脉分流。由于二氧化碳的弥散能力明显高于氧的弥散能力，二氧化碳的排出不受阻，故其特征为低氧血症，二氧化碳分压正常或稍低，且低氧血症多不易被吸氧纠正。

2. 低氧血症和高碳酸血症对机体的影响

（1）低氧血症：严重缺氧时：① 糖无氧酵解而乳酸堆积，引起代谢性酸中毒；能量供给锐减而钠泵失灵，使Na^+和H^+进入细胞内而K^+移向细胞外，加重电解质和酸碱平衡紊乱。② 早期心率增快、心排出量增加，血压升高。严重时心肌收缩力减弱，心律不齐，心排出量减少，肺动脉压增高，可致右心衰竭。③ 由于Na^+和水向细胞内转移，可出现脑水肿、颅内高压和脑功能障碍。④ 肾动脉收缩，肾缺血而发生肾功能障碍，甚至肾衰竭。⑤ 肝细胞功能障碍，严重者肝小叶中心坏死，还可造成胃肠道黏膜损害、消化道出血。

（2）高碳酸血症：对机体影响：① 直接抑制大脑皮质，当$PaCO_2$＞80mmHg（10.64kPa）时可致二氧化碳麻醉。$PaCO_2$升高还可使脑血管扩张和脑血流量增加而致颅内高压。② $PaCO_2$轻度升高可兴奋呼吸中枢而使呼吸增快，但当$PaCO_2$＞80mmHg（10.64kPa）时反而抑制呼吸。③ $PaCO_2$轻度增高可使心率、心排出量和血压升高；但在$PaCO_2$严重升高时，则心率、心排出量和血压均下降，并可出现心律不齐。

二、临床表现

除原发病的表现外,主要是低氧血症和二氧化碳潴留引起的脏器功能紊乱。

(一)呼吸系统症状

1. **中枢性呼吸衰竭** 主要表现为呼吸节律和频率的改变,呼吸快慢、深浅不均,出现各种异常呼吸,如潮式呼吸、毕奥氏呼吸、双吸气和下颌式呼吸,最后呼吸停止。

2. **周围性呼吸衰竭** 主要表现为呼吸困难、发绀,但呼吸节律整齐,严重时呼吸由浅快变为缓慢,可出现点头样呼吸,最后呼吸停止。

(二)低氧血症和高碳酸血症的表现

1. **低氧血症** 可表现为:① 发绀:表现为口周、口唇和甲床等处明显,此时 PaO_2 < 45~50mmHg(6.0~6.7kPa)、氧饱和度(SaO_2)低于80%。② 神经系统:早期烦躁不安、易激惹,严重时神志模糊、嗜睡、昏迷,可有惊厥发作,颅内压增高甚至出现脑疝。③ 循环系统:先心率增快、血压增高,严重时心音低钝、心率减慢和心律失常,并可导致右心衰竭。④ 肾功能障碍:早期尿中可有蛋白、管型、红细胞等,严重时可出现少尿、无尿、血尿素氮和肌酐增高,甚至肾衰竭。⑤ 消化系统:可有恶心、纳差等胃肠道表现,也可出现消化道出血和转氨酶增高等肝功能损害表现。

2. **高碳酸血症** 随着 $PaCO_2$ 升高,可有头痛、烦躁、多汗、呼吸和心率增快,进而出现嗜睡、昏迷、颅内压增高、心率减慢、血压降低,因毛细血管扩张可有皮肤潮红、四肢湿、唇红、眼结膜充血和水肿。

三、辅助检查

根据动脉血血气分析做出诊断,PaO_2 < 60mmHg(8.0kPa)、$PaCO_2$ > 45mmHg(6.0kPa),SaO_2 < 0.91 为呼吸功能不全;PaO_2 ≤ 50mmHg(6.67kPa),$PaCO_2$ ≥ 50mmHg(6.67kPa),SaO_2 ≤ 0.85 为呼吸衰竭。

按血气分析结果,急性呼吸衰竭可分为下列两型:

Ⅰ型:即低氧血症呼吸衰竭,PaO_2 ≤ 50mmHg(6.67kPa),$PaCO_2$ 正常。常见于呼吸衰竭早期或轻症。

Ⅱ型:即高碳血症型呼吸衰竭,PaO_2 ≤ 50mmHg(6.67kPa),$PaCO_2$ ≥ 50mmHg(6.67kPa)。常见于呼吸衰竭的晚期和重症。

四、治疗要点

治疗原则是改善呼吸道功能,提高 PaO_2 和降低 $PaCO_2$,及时进行辅助呼吸,维持重要脏器功能,纠正电解质和酸碱平衡紊乱,以及治疗原发病和诱发因素。

1. 改善呼吸功能

(1)加强气道管理:包括:① 气道湿化。② 支气管扩张剂和地塞米松等的使用。③ 协助排痰。

(2)给氧。

(3)呼吸兴奋剂应用:适用于呼吸道通畅而呼吸不规则或浅表者。

(4)机械通气:详见护理措施。

2. 维持脑、心、肾功能。

3. 纠正水电解质和酸碱平衡紊乱,供给足够热量和液量。

4. 病因治疗 对其原发病和诱因进行有效的治疗。

五、护理

(一) 常见护理诊断/问题

1. **气体交换受损** 与呼吸中枢或呼吸器官病变有关。
2. **清理呼吸道无效** 与呼吸道分泌物增多和黏稠积聚有关。
3. **有感染的危险** 与机体免疫力下降和(或)长期使用呼吸机有关。
4. **有皮肤完整性受损的危险** 与长期卧床有关。
5. **营养失调:低于机体需要量** 与摄入不足有关。
6. **恐惧** 与病情危重有关。

(二) 护理措施

1. 保持呼吸道通畅

(1) 协助排痰:鼓励清醒患儿用力咳痰,帮助患儿每2h翻身1次,轻拍胸背部以促进排痰,边拍背边鼓励患儿咳嗽,使痰易于排出。

(2) 湿化呼吸道和吸痰:可用40℃左右加温湿化器,亦可用超声雾化器,湿化呼吸道,每次15~20min,缓解支气管痉挛和气道黏膜水肿,有利于痰液排出。气管插管或气管切开者可用生理盐水每次3~5ml气道滴入。无力咳嗽、昏迷、气管插管或气管切开的患儿,定时给予吸痰,用导管吸除鼻咽和口腔的分泌物;气管切开或气管插管者应每小时吸痰1次。吸痰前充分吸氧,吸痰时注意无菌操作,取仰卧位,动作需轻柔,负压不宜过大,吸痰时间不宜过长,以防继发感染和损伤气道黏膜。

(3) 解除支气管痉挛和水肿:可在雾化液中加入支气管扩张剂(如舒喘灵)消炎药和地塞米松等。

2. 保证呼吸和大脑功能

(1) 合理给氧:给氧的目的是提高血氧分压和氧饱和度,解除严重缺氧对机体的威胁。应低流量持续吸氧,以维持PaO_2在65~85mmHg(8.67~11.33kPa)为宜。吸入氧浓度,中度缺氧为30%~40%,严重缺氧为50%~60%,如吸入60%氧仍不能改善缺氧时可用纯氧,但应注意吸入纯氧时间不宜超过6h,以免氧中毒。

(2) 吸氧的方法:可选用鼻导管、面罩和头罩等。鼻导管吸氧时氧浓度与氧流量的关系大致为:吸入氧浓度(%)=氧流量(L/min)×4+21。开放式面罩吸氧时婴幼儿氧流量为2~4L/min、新生儿为1~2L/min,氧浓度可达45%~60%。头罩吸氧流量7L/min时氧浓度可达50%~60%。

3. 应用呼吸机时的护理要点

(1) 机械通气的指征:① 经综合治疗后病情加重。② 急性呼吸道衰竭,$PaCO_2$>60mmHg(8.0kPa),pH<7.3,经治疗无效。③ 吸入纯氧时PaO_2<50mmHg(65kPa)。④ 呼吸骤停或即将停止。⑤ 新生儿呼吸暂停>20s,经内科治疗仍反复发作。但在肺大泡、张力性气胸以及支气管异物取出之前禁用或慎用。

(2) 气管插管和气管切开:① 气管插管:有经鼻和经口两种途径,首选经鼻插管,插管时间可持续1周或更长,而经口插管时,时间不宜超过48h。所用气管插管内径可按下列公式估计:导管内径(mm)=年龄/4+4。早产儿和足月新生儿所用内径分别为2.5~3mm和3~3.5mm。导管插入深度(经鼻插管)=0.21×身长(cm)。② 气管切开:如呼吸道有大量黏稠分泌物,经气管插管后清除不满意者,以及估计需用呼吸机超过7日者应行气管切开。

(3) 呼吸机选择:根据患儿需要可选下列呼吸机:① 定压型:此型适用于无明显气道阻力增加或顺应性下降的呼吸道疾病患儿。② 定容型:适用于无自主呼吸、肺顺应性降低和气道阻力增加的患儿。③ 定时型:装有电子控制器的定压型呼吸器,多有时间转换装置,此型最适用于小婴儿。

(4) 通气方式的选择：①间歇正压通气（intermittent positive pressure ventilation，IPPV）：吸气时呼吸机给以正压，呼气时借助胸部弹性回缩将气体排出，能提高有效通气量，促进 CO_2 排出；提高平均气道压，改善氧合，使血氧分压提高。适用于复苏、呼吸肌麻痹等伴有 CO_2 潴留的呼吸衰竭。②呼气末正压（positive end expiratory pressure，PEEP）：使呼吸末保持一定正压，防止肺泡萎陷，提高功能残气量和改善肺顺应性。适用于新生儿透明膜病等，常和 IPPV 等联合使用。③持续气道正压（continuous positive airway pressure，CPAP）：使整个呼吸周期保持正压，能增加呼气时的肺容量，防止肺泡萎陷，提高功能残气量，改善肺顺应性。适用于有自主呼吸的患儿，而且无需插管，可采用面罩、鼻塞和鼻咽导管。④间歇指令通气（intermittent mandatory ventilation，IMV）：用于停用呼吸机之前的过渡阶段。

(5) 呼吸肌参数的调整：①呼吸频率，新生儿 35～40 次/分、婴幼儿 25～35 次/分、年长儿 15～25 次/分。②吸与呼之时间比在限制性通气障碍时为 1：1～1：1.5，气道阻力增高时为 1：2～1：3。③定容呼吸机潮气量为 10～15ml/kg，每分通气量＝潮气量×呼吸频率。④定压型呼吸机吸气峰压肺部无病变是 10～20cmH$_2$O，中、重度肺病变时可达到 25～30 cmH$_2$O 或更高。⑤呼气末正压一般肺病变为 3～5cmH$_2$O，以后根据血气分析结果和患儿的反应进行调节。

(6) 停用呼吸机指征：① 原发病已基本治愈或控制。② 呼吸系统功能已稳定，能够维持气道通畅和保证有效通气。③ 循环和中枢神经功能稳定。④ 吸入氧气浓度 < 40% 时，PaO$_2$ > 50～60mmHg（6.65～8kPa）。⑤ 在 IMV 等辅助通气条件下，能以较低的通气条件维持血气正常。

(7) 使用呼吸机时护理注意事项：① 应有专人监护：使用过程中经常检查呼吸机各项参数是否与要求符合；注意胸部起伏，患儿面色和周围循环状况，注意防止脱管、堵管和可能发生气胸等情况；若患儿有自主呼吸，应观察是否与呼吸机同步，否则应设法调整。② 防止继发感染：每日更换加温湿化器滤纸，雾化液要新鲜配制，以防污染。同时认真做好口腔和鼻腔的护理。③ 撤离呼吸机的准备：对长期使用呼吸机的患儿，虽进入恢复期，但由于辅助呼吸较自主呼吸省力而有依赖心理，应耐心做好解释工作，从而根据病情逐步撤离呼吸机，即先于白天间歇撤离，若自主呼吸良好，逐渐安全撤离，同时帮助患儿进行呼吸肌锻炼。④ 做好呼吸机的消毒和保管：呼吸机管道、呼吸活瓣、雾化罐和各种零件用新洁尔灭溶液浸泡消毒后清水冲洗洁净，晾干后用环氧乙烷消毒。对于特殊细菌感染者，如绿脓杆菌等，管道应专用。长期使用呼吸机者，管道应每周消毒 1 次，治疗停止后应及时消毒备用。⑤ 呼吸机应有专人负责管理，建立使用登记本，并应注意防高温、防寒、防尘和防震。

4．注意营养的补充 危重患儿可通过鼻饲管法供给营养，选择具有高热量、高蛋白质、易消化、少刺激和富含维生素的饮食，以防产生负氮平衡。

5．药物治疗的护理 按医嘱用洋地黄类药、血管活性药等维持心血管功能。积极处理肾衰竭，维持肾功能。控制脑水肿，降低颅内高压。纠正水电解质和酸碱平衡紊乱，供给足够热量和液量。对其原发病和诱因进行有效的治疗。

呼吸道通畅而呼吸不规则或浅表者，必要时按医嘱使用呼吸兴奋剂如尼克刹米、洛贝林等。注意下列情况不宜使用：① 呼吸道梗阻或分泌物潴留者。② 严重广泛肺部病变或神经肌肉疾病者。③ 心搏骤停时中枢神经系统严重缺氧状态下。④ 哮喘者由于长期呼吸困难致呼吸肌疲劳时。⑤ 低氧血症型呼吸衰竭。

第五节 急性肾衰竭

急性肾衰竭（acute renal failure，ARF）是指肾功能于短期内（数小时至数日）迅速减退，致不能维持内环境稳定，在临床上为显著的氮质血症、水电解质及酸碱失衡和全身多系统损害的一组临床综合征。近年由于对其病理生理认识的提高及采用包括透析疗法在内的综合治疗，病死率有所下降。2005年9月，在荷兰阿姆斯特丹的ARF国际研讨会上，建议将ARF改名为急性肾损伤（acute kidney injury，AKI）。

案例 18-2A

患儿，男，6岁，3周前发热、咽炎，经服用红霉素3天热退，5天前出现眼睑水肿，尿量减少，尿呈深茶色，尿常规：蛋白++，RBC 20～30/HP，可见少量WBC，红细胞管型2/HP，颗粒管型0～1/HP。诊为急性肾小球肾炎收入院。1天来尿少，6h无尿。

问题与思考：
1. 患儿出现什么问题？
2. 当前应如何处理？

一、病因及发病机制

（一）病因

1. 依病因作用部位

（1）肾前性：肾实质本身原无器质性病变，但多种病因导致肾血流灌注减少致肾小球滤过率明显下降而致尿少和氮质潴留。如脱水、休克、失血、烧伤和大量应用利尿剂后。

（2）肾性：即肾本身疾病引起，如肾小管坏死（肾缺血或（和）肾毒素所致）、各种肾小球疾病、肾血管、肾间质疾病等引起者。

（3）肾后性：各种病因所致的尿路梗阻（先天畸形，如男孩后尿道瓣膜、结石、感染、肿瘤、血块等）致肾盂积水、肾实质损伤。

2. 各年龄阶段其常见病因也有不同

（1）新生儿期：以围产期缺氧、败血症、严重溶血或出血为多见。

（2）婴幼儿：以腹泻、脱水、感染、先天畸形（泌尿系畸形）引起者多见。

（3）年长儿：多见于各种类型的肾炎、中毒及休克。

（二）发病机制

本症发病机制迄今未完全阐明，且依病因、病期而异。一般而言，起始期多由各种病因致肾血管持续收缩；其后继之以肾小管的受阻（由于脱落的上皮细胞、管型、溶血的色素等所致）及其基膜完整性受损，致管内液反漏入间质而少尿持续。

二、临床表现

（一）非少尿型

患儿尿量不少，有时反而多尿。由于患儿分解代谢旺盛，但肾功能受损，使尿内排出的溶质受限,每日溶质负荷堆积,形成进行性氮质血症。临床症状不明显,只有通过尿常规、血尿素氮和血肌酐等检查才能明确诊断。

(二)少尿型

当每日尿量少于250ml时为少尿,每日尿量少于50ml时称为无尿。少尿型肾衰竭一般分为少尿期、多尿期和恢复期三期。

1. 少尿期 尿量急剧减少,甚至无尿,一般持续1~2周,长者可达4~6周,如不及时治疗可引起死亡。主要表现:

(1) 水潴留:主要由于细胞外液潴留所致,患者可出现全身水肿、胸腔积液、腹水,严重者出现高血压、心力衰竭、肺水肿、脑水肿等相应临床表现。

(2) 电解质紊乱:由于尿少引起的血液生化的改变,典型表现为"三高"(高钾、高磷、高镁血症)及"三低"(低钠、低氯、低钙血症),其中高血钾最为重要,是此期死亡的首要原因。

(3) 氮质血症:由于蛋白质代谢产物及细胞分解产物蓄积体内引起全身各系统中毒症状。氮质血症的程度与病情轻重比较一致。首先出现消化系统症状如食欲缺乏、恶心、呕吐、腹泻等。神经系统受累可表现为轻者嗜睡、烦躁,重者惊厥、意识障碍。血液系统表现为正细胞正色素性贫血及各种出血,包括皮肤出血点与瘀斑、鼻衄、齿龈、眼底、胃肠道及蛛网膜下腔等多部位出血。

(4) 代谢性酸中毒:呼吸深长、昏睡、意识障碍,甚至惊厥、昏迷等。

(5) 感染:70%左右的患儿合并感染,以呼吸道感染和泌尿道感染最为常见,约1/3的患儿死于感染。

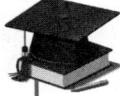

案例 18-2B

患儿经过少尿期的救治后,第3天开始尿量猛增,达到100ml/h以上。
问题与思考:
此时应如何处置?

2. 多尿期 此期患儿肾小管上皮细胞功能已有一定程度的好转,但近段肾小管的重吸收功能尚未完全恢复,故此期出现进行性尿量增多,持续时间1~2周。此期由于大量排尿,如不及时补液可出现脱水和电解质紊乱。

3. 恢复期 多尿期后肾功能逐渐恢复正常,血尿素氮和肌酐逐渐恢复正常。一般肾小球滤过功能恢复较快,而肾浓缩功能和肌酐清除率恢复较慢,需要数月的时间,因此,尿比重偏低时间较长。少数患儿可能留下不同程度的肾功能损害或转为慢性肾功能不全。

三、相关检查

1. 尿常规 尿比重1.010~1.020,尿蛋白+~++,可有红、白细胞及肾小管上皮细胞、细胞管型和颗粒管型,粗大的上皮细胞管型最有意义。

2. 血常规 无大量失血或溶血者多无严重贫血,血红蛋白多不低于80g/L。

3. 肾功能检查 内生肌酐清除率(Ccr)常≤30ml/($1.73m^2$·min),血肌酐和尿素氮迅速升高,血肌酐(Scr)≥176μmol/L,血尿素氮(BUN)≥14.3mmol/L。

4. 生化检查 常有高血钾等电解质紊乱及二氧化碳结合力下降,血气分析示代谢性酸中毒。

5．B超　示双肾正常大小或明显增大，肾皮质回声增强或肾锥体肿大。

四、治疗原则

肾前性者应及时纠正血容量的不足，以恢复肾灌注；肾后性者应解除梗阻以利恢复；肾性者则应去除病因，维持水、电解质及酸碱平衡，减轻肾负荷，保护肾功能，防治合并症（如感染），争取时间以待肾功能恢复。有时需行透析治疗以维持内环境稳定。

（一）少尿期治疗

1．**严格控制液体入量**　24h液体入量应为：前一日尿量＋显性失水＋不显性失水－内生水，一般以300ml/m^{2}为不显性失水计。此部分以不含盐的葡萄糖液补充，尿液部分以1/4张液体即0.25%氯化钠补充。液量控制是否得当，最好的指标是体重每日下降0.5%～1.0%，血钠维持正常，血压正常。

2．**高钾血症的治疗**　静脉注射葡萄糖及胰岛素（每4g糖给胰岛素1U）。注射后30～60min起作用，可维持效力数小时。当血钾＞6.5mmol/l时需紧急处理：静注10%葡萄糖酸钙0.5～1.0ml/kg（一般每次不超过10ml）以拮抗钾对心肌的毒性。静脉注射5%碳酸氢钠2～5ml/kg，但高血压及心力衰竭者忌用。不可控制的高血钾应行透析。

3．**低钠血症的治疗**　通常为稀释性低钠血症，一般限水即可。当血钠＜120mmol/L且伴低钠症状时可补充3%氯化钠。每12ml/kg可提高血钠10mmol/L。注意可先给计算出的半量，视临床表现再给予。高渗钠溶液可诱发心力衰竭、肺水肿，应密切观察。如合并透析治疗则更为安全有效。

4．**低钙、高磷的治疗**　氢氧化铝凝胶口服以减少肠道磷吸收，低钙抽搐可注射钙剂，葡萄糖酸钙5～10ml缓慢静脉推注。

5．**代谢性酸中毒的纠正**　轻症不需治疗，当血HCO_3^-＜12mmol/L时给予碳酸氢钠。5%碳酸氢钠1ml/kg可提高HCO_3^- 1mmol/L。注意输注碱性液可致高血容量和诱发低钙抽搐。

（二）多尿期治疗

注意脱水及电解质失衡（如低血钾、低钙）。当尿量大、失水失电解质过多时，应补以前一日尿量的1/3～2/3（按1/3～1/4张液体）。

（三）一般治疗

1．**饮食及营养**　每日热量156.4～167.4kJ/kg即35～40cal/（kg·d），给予低蛋白质[0.5～1.0g/（kg·d）]、高糖饮食。必要时静脉输注必需氨基酸。给予充分维生素。限制含钾高的食物。

2．**防治感染**　特别应注意所用药物的肾毒性问题。

3．**对症治疗**　如控制高血压、心力衰竭、止惊等。

（四）透析治疗

透析治疗是目前治疗急性肾衰竭的主要方法。近年来，国内外均提倡较早的或预防性的透析治疗，认为有利于改善预后。透析的指征包括：①少尿或无尿大于24～48h。②血尿素氮（BUN）≥35.7mmol/L（100mg/dl），有尿毒症症状体征（如心包炎）者。③不能控制的高血钾（＞6.5mmol/L）。④严重且不易纠正的代谢性酸中毒。⑤水潴留致严重循环充血、高血压、低钠血症、肺水肿。⑥药物或其他毒物中毒导致的进行性肾衰竭等。透析方法主要包括血液透析和腹膜透析，此外也可以采取其他的血液净化方法，如单纯超滤和（或）序贯超滤，血浆置换等。小儿目前多采用腹透，因为设备简单，小儿腹膜面积相对大、清除率较好，但是对于高分解状态、近期有腹部手术，特别是有引流者，以及有呼吸困难者可行血液透析。

五、常见护理诊断/问题

1. 体液过多　与少尿期肾小球的滤过率降低有关。
2. 体液不足　与多尿期肾小管重吸收功能未恢复有关。
2. 营养失调：低于机体需要量　与食欲缺乏、摄入不足及丢失过多有关。
3. 有感染的危险　与免疫力低下有关。
4. 潜在并发症：循环充血/心力衰竭、心律失常。

六、护理措施

（一）一般护理

1. **密切观察病情**　注意生命体征及尿量、尿色和肾功能的变化。急性肾衰竭以心力衰竭、心率紊乱、感染、水电解质紊乱等为主要死亡原因，应及时发现其早期表现，并随时和医生联系。
2. **保证患儿休息**　患儿应卧床休息，卧床时间视病情确定，一般少尿期和多尿期都应该卧床休息，恢复期逐渐增加活动。
3. **保证营养供应**　少尿期应该限制水、盐和蛋白质的摄入，供给足够的能量，减少组织蛋白的分解；不能进食者经静脉补充营养。透析治疗时因丢失大量蛋白质，所以不需要限制蛋白质的入量，长期透析时可输入血浆、水解蛋白或氨基酸等。

（二）抢救中的护理

1. **维持体液平衡**　准确记录24h出入量，根据病情控制液体的入量，每日定时测体重以了解有无水肿加重的情况。
2. **预防感染**　感染是少尿期死亡的重要原因，常见的感染部位为呼吸道、泌尿道和皮肤。因此，应采取切实措施，防止感染的发生。尽量将患儿安置在单人病房，做好病室的清洁和消毒工作。严格执行无菌操作，加强皮肤和口腔护理，保持皮肤清洁，定期翻身拍背，保持呼吸道通畅。减少不必要的打扰，限制探视人数。

（三）健康教育

1. 急性肾衰竭是小儿时期的危重病症之一，患儿和家长均有恐惧的心情，应做好心理护理，给患儿和家长心理支持。
2. 教育患儿和家长积极配合治疗，并告诉患儿家长肾衰竭各期的护理要点，取得家长的配合和支持。
3. 指导家长在恢复期给患儿加强营养，增强体质，注意个人的清洁卫生，注意保暖，防止受凉；避免使用各种对肾有害的药物等。

第六节　气道异物

气道异物（foreign bodies in airway）又称气管支气管异物（foreign bodies in the trachea and bronchi），为小儿常见急危疾病之一，多见于5岁以下儿童，严重性取决于异物的性质和造成气道阻塞的程度，异物因误吸滑入气管和支气管，产生以咳嗽和呼吸困难为主要表现的临床急症。如果处理不及时或不当轻者可致肺部损害，可造成呼吸道梗阻、窒息，重者可窒息死亡。

一、病因

异物分内源性和外源性。内源性异物乃因呼吸道炎症发生的伪膜、干痂、血块、脓液、呕吐物等，外源性异物系经口吸入的各种物体，异物常见于儿童。

发生原因是：①小儿的咀嚼功能及喉反射功能不健全，较硬食物未经嚼碎而咽下，容易误吸。②喜欢将小玩具或食物含在口中，在突然惊吓、哭闹时，易将口含物吸入。常见异物种类有花生、黄豆、果核、笔帽、纽扣、硬币等，也有幼儿在吮食果冻类食品时误吸。

二、临床表现

1．异物进入气管和支气管，即发生剧烈呛咳、喘憋、面色青紫和不同程度的呼吸困难，片刻后缓解或加重。

2．**咳嗽**　阵发性、痉挛性咳嗽是气管、支气管异物的一个典型症状。有时呈"空、空"音，但发音正常，偶有咳嗽时咳出异物而症状缓解或消失者。

3．**呼吸困难**　气管异物患儿多有不同程度的呼吸困难，重者可出现"三凹征"、面色发绀等，呼吸时胸廓运动可不对称。气管内异物因上下活动，听诊可闻及异物"拍击音"，似金属声。若病程时间长，可有肺部感染体征及血象增高。

三、辅助检查

1．**X线和超声检查**　不透射线的异物立即显现。透射线的异物可根据临床表现做出诊断，如原因不明的肺不张、肺气肿、支气管肺炎及纵隔偏移等。胸透较胸片也有其优点，可动态观察纵隔改变情况。总气管或主支气管异物，吸气时可见纵隔变宽。一侧支气管异物，可见纵隔随呼吸摆动。胸部正、侧位断层有时可发现较小异物，必要时可做CT或超声检查，以帮助诊断。

2．**其他检查**　如果异物存留时间较长，难以明确诊断者，除需要和呼吸科医生讨论外，做气管镜检查对明确诊断是必要的。根据病因、临床表现及X线检查或气管镜检查可确诊。

四、治疗

（一）急救处理

在家庭或院外遇到小儿发生气管异物，首先清除鼻内和口腔内呕吐物或食物残渣。可采用的紧急自救措施如下：

1．**拍背法**　婴儿体重轻的，可把小儿倒过来，头向下，重力拍打背部三至五次，让异物从气管到咽部；如是体重较大的幼儿，可让其趴在救护者膝盖上，头朝下，托其胸，拍其背部四五次，使幼儿咳出异物（图18-8）。

2．**催吐法**　用手指或压舌板伸进口腔，刺激舌根催吐，适用于较靠近喉部的气管异物。

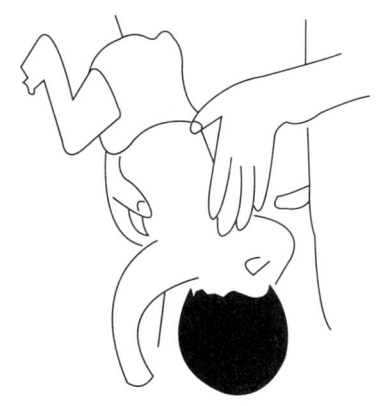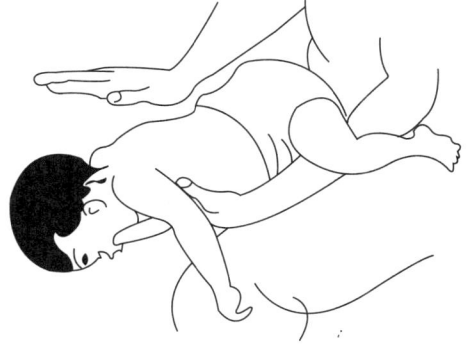

图18-8　拍背法

3．迫挤胃部法 救护者抱住患儿腰部，用双手示指、中指、环指顶压其上腹部，用力向后上方挤压，压后放松，重复而有节奏进行，以形成冲击气流，把异物冲出。此法为美国海默来克医生发明，故称"海默来克手法"（图18-9）。

对年龄大一点的患儿，救护者站在患者身侧后，双臂转绕患者腰腹部，一手握拳，用拇指侧顶在心口与肚脐连线的中点，另一手重叠在握拳的手上，向上向内猛烈挤压上腹部，挤压要快而有力，压后放松，反复操作，以驱除异物为止，但应注意不要按压中线两侧（图18-10）。

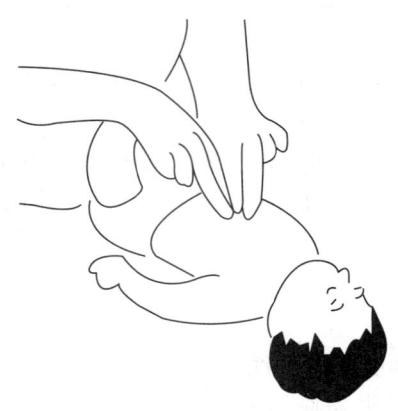

图18-9　海默来克手法

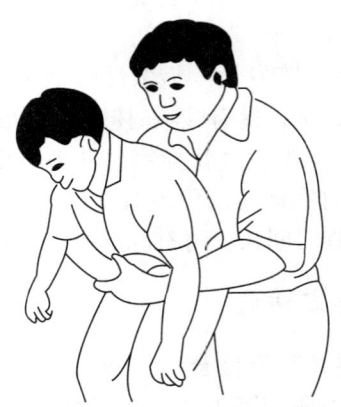

图18-10　环抱挤压上腹部法

4．及时送往医院 如上述方法未奏效，应尽快送医院耳鼻喉科，在喉镜或气管镜下取出异物，切不可拖延。如小儿呼吸停止，应立即口对口人工呼吸。

（二）内镜下取出异物

内镜下取出异物是唯一有效的治疗方法。之后还要控制感染，保持呼吸道通畅。

1．取出异物 请耳鼻喉科用直接喉镜或胸外科用支气管镜取出异物。个别用支气管镜钳取出有困难者需开胸取出。

2．药物治疗 存在感染或其他并发症时，应迅速做相应的治疗。

五、护理

（一）常见护理诊断/问题

1．气体交换受损　因气道阻塞所致。

2．潜在并发症：窒息、心肺功能衰竭、呼吸道感染。

3．焦虑或恐惧　与患儿及家长对预后担忧有关。

（二）护理措施

1．减少患儿哭闹，以免因异物变位，发生急性喉梗阻，出现窒息危及生命。

2．做好手术宣教，使家长了解气管异物的治疗方法，减轻家长的焦虑情绪。

3．术前护理

（1）准备氧气、气管切开包、负压吸引器、急救药品等。

（2）密切观察患儿病情，是否有呼吸困难加重，三凹征明显，口唇发绀、大汗等情况应给予吸氧（异物取出前不宜做机械通气，可用面罩给氧或头罩给氧），及时通知医生。

（3）应告知患儿和家长注意事项和要求，支气管镜检查术采用全麻检查，术前需禁食6~8h，哺乳期的婴儿为4h。

4．术中护理　术中监测生命体征：全过程应用心电监护仪监测心率、血压及血氧饱和度。

5．术后护理

（1）术后禁食4h，以免麻醉后呛咳反应减弱使食物误入气管。

（2）密切观察患儿的变化，了解手术经过，包括时间、异物取出情况等；观察呼吸频率、深度和节率的变化及口唇颜色，观察是否有发热、气胸、喉痉挛等并发症的发生。注意有无咯血。

（3）术后应嘱患儿少讲话，卧床休息。不可用力咳嗽、咳痰。

6. 气管切开术后　患儿按气管切开术后常规护理。

7. 健康教育

（1）向患儿家长做好宣教：介绍气管、支气管异物的相关知识，预防为主，指导正确的喂养。①教育儿童不要随意把捡拾的东西放到口中，以免误吸入气管。②进食时不要让孩子哭笑、打闹、说话，以防食物呛入气管。③刚会走路的幼儿，大人一定注意不可随意将硬币、瓜子、花生米等放在幼儿能触及的地方。

（2）尽量不接触花生、豆类、瓜子等食物，儿童进食时应保持安静，禁止逗笑。不给儿童细小玩具，如发现儿童口中含有细小物品时，应耐心劝其自动吐出，绝不能强行取出。

（3）婴幼儿哺乳用奶瓶喂奶时要注意橡皮奶头孔眼不要过大，防止吸奶过急、过快；喂奶次数不要过多或喂奶量过大；喂奶前不要让小儿过于哭闹；不要吸吮带眼的假奶头；喂奶时要使奶瓶中的奶水充满奶头，以防止小儿胃内吸入过多的空气而致呕吐。

（4）喂奶后不要过早地翻动小儿，最好将其竖起，轻轻拍打背部，使其打出几个"饱嗝"后，再放回床上，这样小儿就不容易发生呕吐了。容易呕吐的孩子最好喂奶后将其床头抬高一些，头侧位睡，防止呕吐时发生窒息或引起吸入性肺炎及气管异物。

（5）疑似气管支气管异物应及时到医院就诊。

第七节　脓毒症和脓毒性休克

一、概述

脓毒症和SIRS是儿科多种疾病都可能发生的病理生理及免疫反应过程。脓毒症发病率和死亡率较高，居死亡率的第一位。1991年美国胸外科学会和危重病学会（ACCP/SCCM）达成共识，提出SIRS、脓毒症和多器官功能障碍综合征（multiiple organ dysfunction syndron，MODS）的概念及相关理论，发起脓毒症拯救运动，2004年发表了"国际脓毒症指南"，2005年国际儿科学界提出这些概念的儿科版诠释，2008年及2012年对"国际脓毒症指南"又做了修订。经过20多年的努力，效果显著。脓毒症的死亡率已从30%下降到6%～8%。脓毒症的诊治关键在于对发病机制和免疫动力学的正确认识。

脓毒症（sepsis）即脓毒血症，是儿科临床最常见的急危重症。由感染因素引起的损害全身的炎症反应综合征（systemic inflammation response sysdrome，SIRS）是脓毒血症的免疫学基础，脓毒血症是SIRS病情恶化发展的结果。

严重脓毒症（severe sepsis）是指脓毒症严重时，可导致微循环障碍和多器官功能障碍综合征（MODS），即为严重脓毒症。

脓毒性休克（septic shock）指由于脓毒症引起的休克，主要表现为患者组织灌注不足，即容量试验后持续低血压状态或乳酸浓度≥4mmol/L。最终导致细胞代谢和脏器功能障碍的循环衰竭综合征，为危重急症，死亡率高。脓毒症休克临床又称感染性休克。

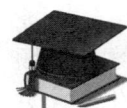

案例 18-3A

护士小林今日主管儿科门诊分诊台。有许多患儿候诊，经初步分诊后，有以下三个重点：

患儿甲，2岁，男，发热2天，咳嗽1天，测体温38.2℃，精神可。

患儿乙，1岁，女，发热半天，流涕，热病容，哭闹，测体温39.3℃，护士给予退热处理，体温有所下降，正在吃奶，家长要求提前就诊。

患儿丙，1岁半，男，半天来吐1次，未排便，精神差，不吃奶，测体温35.6℃，面色苍白，手足凉。

问题与思考：
1．小林应安排哪个患儿首先就诊？
2．根据的理由是什么？

二、病因及发病机制

脓毒症是感染引起全身炎症反应综合征。严重脓毒症是脓毒症进一步恶化，出现微循环障碍和器官功能障碍，可引起脓毒性休克。是儿科普通病房和重症监护病房中常见的急危重症。发病率和死亡率较高，居儿童死亡率的第一位。

（一）病因

1．感染因素 病原微生物包括细菌、真菌、病毒、支原体、衣原体感染引起的脓毒症，病情不能有效控制，发展为严重脓毒症，容易再发展为脓毒性休克。特别是革兰阴性杆菌感染，菌体及内毒素均可引起脓毒性休克。

2．非感染性因素 创伤、中毒、高度应激也可引起脓毒症，病情恶化导致严重脓毒症，进而发展为脓毒性休克。其他的如失血性休克、过敏性休克等若不能及时纠正，也可迁延发展为脓毒性休克。

（二）发病机制

这些免疫反应产生的细胞介质和炎症因子如肿瘤坏死因子（TNF）、白细胞介素（IL-1、IL-2、IL-6、IL-8、IL-10、IL-13）、白三烯、高迁移率族蛋白1等的释放，损伤组织细胞特别是血管内皮细胞，造成血管通透性增加，导致器官功能障碍。

发病机制复杂，许多问题仍在研究中，已知有以下几方面：

1．严重的免疫反应失衡 微生物感染启动了炎症性免疫反应，激活炎症性反应网络和大量的细胞因子和炎症介质释放与血管内皮细胞黏附作用，损伤血管内皮，致毛细血管通透性增加，血管内液体大量外渗，同时血管床内微血栓形成、早期血小板升高随后减少；炎症因子还可使小动脉广泛扩张，造成有效循环不足、微循环功能障碍。

2．组织细胞损伤、器官功能障碍 主要是微循环障碍，由于毛细血管通透性增加，大量液体外渗，小血管扩张，血液潴留于血管床，回心血量减少，循环血量不足，同时广泛的微栓塞导致机体呈严重微循环障碍。

3．脓毒性休克临床分期

（1）代偿期：休克早期血管扩张，外周阻力下降，心排出量增加，血压尚能维持，尿量不减，肢端和外周皮温不凉，临床表现为暖休克（warm shock）。

（2）失代偿期：当压力反馈代偿、化学感受器反馈、激素反馈调节和组织间液回吸收不能增强心收缩力,不能维持血压的正常时。血压下降、尿量减少甚至无尿,缺血缺氧性损伤、器官功能障碍和酸中毒。

(3) 不可逆期:病情恶化,微循环障碍和组织缺血缺氧加重,广泛的微血管栓塞,器官功能障碍进入不可逆阶段,发生 DIC 和多器官功能衰竭。

案例 18-3B

患儿丙,经急诊检查血白细胞 $250×10^9$/L,分类中性粒细胞 82%,其中杆状 10%。诊为脓毒症收入院。
问题与思考:
在初步复苏阶段,护士应如何护理?

三、临床表现

(一) 一般情况

1. 体温异常　发热(>38.5℃)或低体温(核心温度<36℃)。
2. 心动过速　心率>90 次/分或超过正常年龄相关值的 2 个标准差。
3. 意识障碍。
4. 明显的水肿或液体正平衡(>20 ml/kg,24 h 后)。
5. 无糖尿病情况下的高血糖(>140 mg/dl 或 7.7 mmol/L)。

(二) 炎症情况

1. 白细胞　白细胞增多(>$12×10^9$/L)或白细胞减少(<$4×10^9$/L)或白细胞计数正常,有超过 10% 的幼稚白细胞。
2. 血浆 C 反应蛋白水平超过正常值的 2 个标准差。
3. 血浆前降钙素水平超过正常值的 2 个标准差。

(三) 血流动力学情况

低血压(成人收缩压<90mmHg,平均动脉压<70mmHg 或收缩压下降>40mmHg,或低于正常年龄相关值的 2 个标准差)。

(四) 脏器功能障碍情况

1. 低氧血症(PaO_2/FiO_2 < 300mmHg)
2. 急性少尿 [尽管已进行液体复苏,但尿量<0.5ml/(kg·h),持续至少 2 h]。
3. 尿素升高>0.5 mg/dl 或 44.2μmol/L。
4. 凝血功能异常(国际标准化比值)INR>1.5 或(活化部分凝血酶原时间)APTT>60 s。
5. 肠梗阻(肠鸣音消失)。
6. 血小板减少(<$100×10^9$/L)。
7. 高胆红素血症(血浆总胆红素>4 mg/dl 或 70.1 μmol/L)。

四、治疗

(一) 初始复苏

1. 强调在困难病例的治疗中应追溯病因,全局关注,重点把握,注意细节。
2. 儿科更强调稳定呼吸和心血管功能,对于呼吸窘迫及低氧血症患儿,应视情况予面罩吸氧、高流量鼻导管、CPAP直至气管插管机械通气。若必须行插管机械通气治疗，先进行适当的心血管复苏支持，以免在插管过程中出现心血管系统不稳定。脓毒症的小婴儿及新生儿需及早插管支持。

3．中心静脉通路建立困难时，应先建立外周静脉或骨髓通路进行液体复苏和给药。

4．脓毒症患儿慎用镇静药，如依托咪酯可抑制肾上腺皮质功能而导致患儿病死率增加。

5．难治性休克应及时评估并寻找病因，纠正气胸、心包填塞、内分泌急症等情况。内分泌急症包括肾上腺和甲状腺功能减退。某些患儿还需注意是否存在腹腔内高压。

6．脓毒性休克复苏初始的目标　毛细血管再充盈时间（CRT）≤2 s；正常的血压和脉搏；中心与外周动脉搏动无差别；四肢末梢温暖；尿量＞1ml/（kg·h）；意识正常。后续目标：$ScvO_2$＞70%，心脏指数在3.3～6.0L/（min·m^2）。

（二）抗感染治疗和感染源控制

1．应在确诊后1h内开始经验抗生素治疗，用药前应留取相应病原菌培养标本（不因此造成用药延迟），并根据流行病学及当地感染源控制感染。

2．强调清创和控制感染源的重要性，脓毒性休克抗生素的选择，突出了艰难梭菌肠炎的抗生素选择。新生儿和儿童在血管通路建立困难时，可考虑肌内注射或口服抗菌药物。

3．对于伴中性粒细胞减少的严重脓毒症及多重耐药菌感染时，使用联合抗感染治疗，3～5天得到药敏结果后降阶梯治疗，疗程7～10天，必要时可延长。

4．尽可能早地开始抗病毒治疗，有炎症表现但无细菌感染证据者不推荐抗生素治疗。建议检测PCT帮助医生判定何时停用经验性抗感染治疗。

5．难治性低血压的中毒性休克综合征推荐克林霉素和抗毒素治疗，克林霉素可降低毒素，适用于严重脓毒症、红皮病和可疑中毒性休克。突出了中毒性休克艰难梭菌肠道感染的抗生素选择，严重病例推荐口服万古霉素，甲硝唑为成人首选药物，但肠内万古霉素为最佳选择。

6．静点丙种球蛋白用于难治性休克疗效尚不明确。

7．推荐尽早和积极控制感染源，强调清创的重要性，成人已要求明确感染灶后12h内进行处理。

（三）液体复苏

1．休克的最初液体复苏以等渗晶体液或白蛋白开始，20ml/kg液体不少于5～10min内快速输注。初始复苏阶段可予40～60ml/kg的液量或更多，但明显肝大及肺部啰音时需暂停液体复苏并强心治疗。

2．严重溶血性贫血但无低血压患儿，复苏前给予输血治疗。

（四）血管活性药的应用

1．首选升压药物为去甲肾上腺素、肾上腺素，可一起加入或备选，不推荐多巴胺。新版儿童指南未给出明确否定，但不再强调首选多巴胺，不作为肾保护药。

2．建议液体复苏无效患儿在中心静脉未建立前可经外周通路强心治疗。复苏开始时，即使低血容量未完全纠正，也可予强心/升压治疗以维持血压。休克形式多样且可相互转变，应根据血流动力学情况调整强心/缩血管治疗。

（五）体外膜肺（ECMO）

新指南首次提出ECMO的支持治疗，建议难治性脓毒性休克和伴ARDS的患儿行ECMO治疗。

（六）类固醇激素

建议儿茶酚胺抵抗性休克和怀疑或证实肾上腺功能绝对不全者应及时使用类固醇激素。有25%的脓毒性休克患儿存在绝对肾上腺功能不全，高危因素包括：严重脓毒性休克、紫癜及长期接受激素治疗等。初始治疗阶段，氢化可的松以应激剂量50mg/（m^2·24 h）输注；短期内逆转休克需要最大 50mg/（kg·d）持续输注。

（七）血液制品

1. 建议上腔静脉 $ScvO_2$ ＜ 70% 的脓毒性休克，复苏血红蛋白的目标值为 10g/dl；休克和低氧血症纠正后，血红蛋白目标值为 7 g/dl 以上。严重脓毒症患儿最合适的血红蛋白水平目前尚不明确。

2. 预防性输注血小板指征 ①血小板计数低于 $10×10^9$/L 且没有出血倾向。②低于 $20×10^9$/L，有严重出血倾向。③高于 $50×10^9$/L，但有活动性出血、手术、侵袭性操作。

3. 建议儿童出现脓毒症诱导的血栓性紫癜性疾病，包括：弥散性血管内凝血、继发性血栓性血管病、血栓性血小板减少性紫癜，输注血浆。大量血浆输注需同时使用利尿剂、持续肾替代治疗或血浆置换，以防止液体负荷超过 10%。

（八）机械通气

建议儿童在机械通气时使用肺保护通气策略。ARDS 患儿需要高 PEEP 及高气道峰压，但同时也会引起静脉回流减少，导致需要更积极的液体复苏及升压药使用。

（九）镇静、镇痛与药物毒性

机械通气患儿可使用镇静治疗以达到镇静目的。浓毒性休克的患儿需避免或谨慎使用依托咪酯、右美托咪啶或丙泊酚（此 3 种药均为麻醉药），不应长时间用于 ＜ 3 岁的婴幼儿。推荐监测药物毒性的实验室检查。

（十）血糖控制

建议儿童血糖控制（≤ 180 mg/dl），新生儿和儿童输葡萄糖应配合胰岛素，同时强调严密监测血糖的重要性。

（十一）利尿治疗和肾替代治疗

儿童建议在休克纠正后使用利尿剂减轻液体过负荷，若无效可使用持续静脉-静脉滤过治疗或间歇透析治疗除去 10% 的过负荷液体。

（十二）深静脉血栓的预防

大部分儿童深静脉血栓的形成与深静脉置管有关。肝素涂层的导管可降低导管相关性深静脉血栓的风险。没有数据支持 ICU 患儿使用普通肝素和低分子肝素可预防导管相关性深静脉血栓。

（十三）应激性溃疡的预防

研究显示，临床上严重上消化道出血发生的概率，儿童与成人相似。使用机械通气的患儿通常使用 H_2 受体阻滞剂或质子泵抑制剂来预防应激性溃疡。

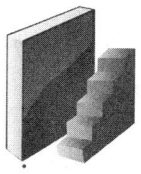

知识拓展

应激性溃疡预防药物

1. H_2 受体阻滞剂：H_2 受体拮抗剂能选择性地阻断壁细胞膜上的 H_2 受体，使胃酸分泌减少。不仅抑制基础胃酸的分泌，而且能部分地阻断组胺、五肽胃泌素、拟胆碱药和刺激迷走神经等所致的胃酸分泌。常用的有西咪替丁、雷尼替丁、法莫替丁等。

2. 质子泵抑制剂：是目前治疗消化性溃疡最先进的一类药物，它通过高效快速抑制胃酸分泌和清除幽门螺旋杆菌达到快速治愈溃疡。常用的有奥美拉唑（一代）、兰索拉唑（二代）、泮托拉唑（三代）与雷贝拉唑（三代）等。

（十四）营养

患儿若能耐受应及早肠内营养，反之给予肠外营养。危重症患儿的热卡需求可能低于健康儿童，可考虑使用代谢车来测定特定阶段的热卡需求。

（十五）静脉注射丙种球蛋白

国际多中心研究证实在婴儿和幼儿中有效，但儿童尚缺乏大样本研究。

五、护理

（一）护理评估

1. **评估病史** 注意急性起病发展迅速，一般情况差。了解有无创伤、出血、感染等情况。

2. **身体评估** 评估患儿的精神、神志状态，面色是否正常。有无发热或体温不升，末梢循环的情况是否正常等，如情况不良，接诊应提前让患儿就诊，以免延误病情，错失抢救的最佳时机。

3. **心理评估** 了解家长对患儿病情的理解情况，给予必要的指导。

（二）常见护理诊断/问题

1. 体温异常：发热或体温不升　与感染或应激有关。
2. 组织灌注的改变　与免疫失衡及微循环障碍有关。
3. 有意识障碍的危险　与中枢神经系统血液灌注不足有关。
4. 有心、肺、脑、等器官功能衰竭的危险　与免疫失衡及微循环障碍有关。
5. 焦虑/恐惧　与患儿或家长对病情危重及预后严重的顾虑有关。

（三）护理措施

1. **密切观察病情变化，监测生命体征的变化**

（1）注意患儿的神志变化、面色是否正常，意识和表情反映神经系统血液灌注量，若清醒的患儿突然沉闷，或烦躁的患儿突然嗜睡，均表示病情恶化；反之，由昏睡转为清醒，烦躁转为安静，表示病情好转。此外还应注意不同年龄小儿意识变化的特点，如婴儿中枢缺氧可迅速出现嗜睡或昏迷；幼儿常先呻吟不安或烦躁，渐至意识丧失；儿童常以间歇躁动开始。医护人员应密切观察，及早发现意识状态的变化。

（2）定时测定 T、P、R、BP：根据病情可人工或用监护仪每 10～20min 测 1 次血压、脉搏、呼吸，脉搏快而细弱，血压不稳定，脉压小为休克的早期表现。若血压下降甚至测不到，脉搏细弱或扪不到均为病情严重的表现。护士应每 2～4h 给患儿测 1 次体温，体温低于正常者应注意保温，高温者应及时适当降温。

（3）注意患儿皮肤色泽和肢端温度：面色苍白、甲床青紫、肢端发凉和出冷汗都是微循环障碍和休克的表现。若全身皮肤出现花纹、淤点则提示弥漫性血管内凝血。

（4）记录入量和尿量：作为判断休克病情演变和液体治疗的重要依据。

2. **液体疗法的护理**　迅速补充有效血容量是抗休克的关键措施，应按医嘱给予输液和做好输液中的护理。

（1）及时调整输液的速度和流量。

（2）密切观察病情变化：观察一般情况、外周循环有无改善及尿量是否增多，以判断入量是否适当。如输液中患儿突然出现胸闷、气急、面色苍白、冷汗、烦躁不安，有泡沫样血痰和肺部啰音等，应考虑立即减慢输液速度，抬高床头，取半坐位、吸氧，并通知医生进一步处理。

3. **积极控制感染**

（1）按医嘱使用抗菌药物，记住在用抗菌药物前，先留好病原学的标本，如血培养、痰培养、脓液培养等标本。观察药物的疗效和副作用。

（2）做好皮肤和口腔护理，防止新感染；有创面者要及时换药，有利愈合。按时做雾化吸入，以保持呼吸道通畅，避免继发感染。

（3）如使用机械通气的患儿，按机械通气的常规护理。

4. 全面支持治疗的护理 呼吸、循环的支持：维持平均动脉压（MAP）达到60～90mmHg，中心静脉压（CVP）达到8～12mmHg，中心静脉氧饱和度（$ScvO_2$）>70%。急性肺损伤可采用机械通气，合并急性肾衰竭的，可采用血液透析或血液净化技术。

5. 心理护理 关心患儿，态度温和耐心。对家长耐心解释病情和诊疗计划，给予心理支持，使其配合诊疗工作。

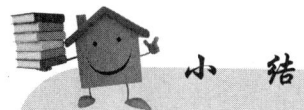

小 结

一、PICU 及 NICU

PICU 及 NICU 是儿科抢救危重患儿的单元，是提高危重患儿抢救的成功率的重要设施。必要的先进的医疗设施和训练有素、技术过硬的医护人员是保证及时有效地完成抢救任务的保障。

二、心搏呼吸骤停（CPA）

儿科最严重的危急重症，此时患儿面临死亡的威胁，紧急进行心肺复苏（CPR）包括基础生命支持、高级心血管生命支持及复苏后治疗。2010年美国心脏病协会提出的"儿童心肺复苏指南"较之2005年的"指南"有较大的改变，复苏步骤由原来的A-B-C改为C-A-B（除新生儿窒息外），胸外心脏按压的深度和频率也有改进，复苏药物的使用也有所改进，心脏复苏和升压药首选肾上腺素；阿托品不再主张无脉性电活动和心脏停搏时用，主要在有机磷中毒时使用。多巴胺用于复苏后低血压，多巴酚丁胺用于心肌收缩无力。心肺复苏后强调脑功能的保护，进行脑复苏，可考虑用头部低温和全身低温（32～34℃）减轻脑耗氧量，减轻因脑缺氧造成的脑损伤，有利于脑功能的恢复。

三、急性颅内压增高

头颅是一个骨性固定的空间，其内容物包括颅内脑实质、脑脊液和脑血流量；正常情况下它们保持相对恒定，使颅内压维持在正常范围。当其中任何一种内容物的容积增加超过代偿范围时，则导致颅内压增高。引起颅内高压的病因：①脑水肿。②脑脊液循环障碍。③脑占位性病变等。临床表现主要有：头痛、呕吐、视盘水肿、瞳孔大小和对光反射改变、意识障碍、惊厥、四肢肌张力增高，生命体征改变等。严重时可发生脑疝，危及生命。除治疗原发病外，主要使用脱水、利尿、适当的给氧，可用低温亚冬眠减轻脑损伤，保护脑功能。

四、急性呼吸衰竭

急性呼吸衰竭主要分为中枢性呼吸衰竭和周围性呼吸衰竭两种。主要表现为呼吸系统症状及低氧血症和高碳酸血症，发绀是缺氧是典型表现。治疗原则：在针对原发疾病的治疗，同时给予氧疗方法，严重者可采用气管插管、气管切开及人工辅助呼吸机。主要护理措施：①给改善呼吸功能，保持呼吸道通畅。②保证营养的供。③合理给氧。④机械通气护理。⑤用药护理等。

五、急性肾衰竭

急性肾衰竭是指肾功能于短期内（数小时至数日）迅速减退，致不能维持内环境稳定，在临床上以显著的氮质血症、水电解质及酸碱失衡和全身多系统损害的一组临床综合征。急性肾衰竭的病因包括：①肾前性。②肾性。③肾后性。临床分2型：非少尿型和少尿型。少尿型分三期：①少尿期：尿少，水潴留，电解质三高（高钾、高磷、高镁）三低（低钠、低氯、低钙）；治疗严格控制液体入量，24h液体入量应为：前一日尿量＋显性失水＋不显性失水－内生水；纠正电解质紊乱和代酸。②多尿期：注意矫正脱水和电解质紊乱；③恢复期：注意保护肾功能；避免肾毒性药物。注意营养，预防感染。对少尿或无尿大于24～48h；血尿素氮（BUN）≥35.7mmol/L（100mg/dl），有尿毒症症状体征（如心包炎）者；不能控制的高血钾（＞6.5mmol/L）；严重且不易纠正的代谢性酸中毒；水潴留致严重循环充血、高血压、低钠血症、肺水肿；药物或其他毒物中毒导致的进行肾衰竭等可行肾透析。透析方法主要包括血液透析和腹膜透析，此外，也可以采取其他的血液净化方法，如单纯超滤和（或）序贯超滤，血浆置换等。

六、气道异物

为小儿常见急危疾病之一，多见于5岁以下儿童，严重性取决于异物的性质和造成气道阻塞的程度。异物分内源性和外源性。临床表现为异物吸入气管和支气管，即发生剧烈呛咳、喘憋、面色青紫和不同程度的呼吸困难，听诊可闻及异物"拍击音"，似金属声。X线和超声检查：不透射线的异物立即显现。急救处理：首先清除鼻内和口腔内呕吐物或食物残渣。可采用的紧急自救措施，如拍背法、催吐法、迫挤胃部法，也可内镜下取出异物。

七、脓毒症和脓毒性休克

脓毒症和脓毒性休克是儿科常见的急症。病因由各种感染因素、非感染性因素引起。主要的临床表现：①体温异常；发热或低体温。②心动过速。③意识障碍。④明显的水肿或液体正平衡。⑤无糖尿病情况下的高血糖。⑥白细胞增多或减少。⑦C反应蛋白和血浆前降钙素水平水平超过正常值的2个标准差。⑧低血压。⑨各脏器功能障碍损害的表现。治疗主要为：①初始复苏；②抗感染治疗和感染源控制。③液体复苏。④血管活性药的应用。⑤体外膜肺（ECMO）；⑥类固醇激素。⑦血液制品。⑧机械通气。⑨镇静、镇痛与药物毒性。⑩血糖控制。⑪利尿治疗和肾替代治疗。⑫深静脉血栓的预防。⑬应激性溃疡的预防。⑭营养支持。⑮静脉注射丙种球蛋白。主要的护理措施：配合医生完成病情的观察和治疗任务，并要加强心理护理，让患儿及其家长能增强信心配合治疗。

思考题

1. PICU的建立中哪些因素是最主要的？
2. 《2010年心肺复苏与心血管急救指南》与《2005年心肺复苏与心血管急救指南》比较有哪些改变？
3. 简述使用机械通气的指征。

4. 简述机械通气的患儿停用呼吸机的指征。
5. 为预防小儿气道异物,护士应如何给家长做健康教育?
6. 脓毒性休克的病因是什么?

(洪黛玲)

附录一 正常小儿体格发育衡量标准

附表1 1995年九市城郊7岁以下正常男童体格发育测量值（$\bar{x}\pm s$）

年龄组	体重（kg） 城区	体重（kg） 郊区	身高（cm） 城区	身高（cm） 郊区	坐高（cm） 城区	坐高（cm） 郊区	胸围（cm） 城区	胸围（cm） 郊区	头围（cm） 城区	头围（cm） 郊区
初生～3天	3.3±0.4	3.3±0.4	50.4±1.7	50.3±1.7	33.9±1.5	33.6±1.5	32.7±1.5	32.7±1.4	34.3±1.2	34.2±1.2
1个月～	5.1±0.6	5.1±0.6	56.9±2.3	56.5±2.3	37.9±1.7	37.6±1.7	37.6±1.8	37.5±1.9	38.1±1.3	38.0±1.3
2个月～	6.2±0.7	6.2±0.7	60.4±2.4	60.0±2.3	40.1±1.8	39.8±1.7	39.8±1.9	39.6±1.8	39.7±1.3	39.7±1.2
3个月～	7.0±0.8	6.9±0.8	63.0±2.3	62.5±2.2	41.5±1.8	41.1±1.8	41.4±1.9	41.1±1.9	41.0±1.3	40.9±1.2
4个月～	7.6±0.8	7.5±0.8	65.1±2.2	64.4±2.2	42.6±1.7	42.1±1.7	42.3±1.8	41.9±1.9	42.1±1.2	41.9±1.2
5个月～	8.0±0.9	7.9±0.8	67.0±2.3	66.2±2.3	43.5±1.8	42.9±1.7	43.0±1.9	42.8±1.9	43.0±1.2	42.9±1.2
6个月～	8.6±0.9	8.3±0.9	69.2±2.4	68.3±2.4	44.6±1.9	44.1±1.8	44.0±1.9	43.5±1.9	44.1±1.3	43.9±1.3
8个月～	9.2±1.0	8.9±0.9	72.0±2.5	71.0±2.6	46.0±1.8	45.3±1.8	44.8±2.0	44.3±1.8	45.1±1.3	44.7±1.2
10个月～	9.7±1.0	9.3±1.0	74.6±2.6	73.4±2.7	47.1±1.9	46.5±1.8	45.5±2.0	44.9±1.9	45.8±1.4	45.5±1.3
12个月～	10.2±1.0	9.7±1.0	77.3±2.7	76.1±2.8	48.4±1.9	47.7±2.0	46.3±1.9	45.6±2.0	46.5±1.3	46.0±1.2
15个月～	10.7±1.1	10.2±1.1	80.3±2.8	78.7±3.1	49.8±2.0	48.8±2.1	47.2±1.9	46.5±1.9	47.1±1.3	46.5±1.3
18个月～	11.3±1.2	10.7±1.1	82.7±3.1	81.3±3.2	50.9±2.1	50.0±2.1	48.0±1.8	47.3±1.9	47.6±1.3	47.1±1.3
21个月～	11.8±1.3	11.3±1.1	85.6±3.2	83.8±3.2	52.3±2.1	51.2±2.0	48.6±1.9	48.0±1.8	48.1±1.3	47.5±1.2
2.0岁～	12.6±1.3	12.0±1.3	89.1±3.4	87.0±3.4	53.8±2.2	52.8±2.1	49.4±1.9	48.9±2.0	48.4±1.2	48.9±1.3
2.5岁～	13.6±1.3	13.0±1.3	93.3±3.5	90.9±3.4	55.6±2.2	54.4±2.1	50.3±1.8	49.8±2.0	49.0±1.2	48.5±1.2
3.0岁～	14.4±1.5	13.9±1.4	96.8±3.7	94.3±3.6	56.8±2.3	55.6±2.2	50.9±2.0	50.5±2.0	49.4±1.2	48.9±1.2
3.5岁～	15.4±1.6	14.7±1.4	100.2±3.8	97.6±3.8	58.1±2.2	57.0±2.3	51.7±2.0	51.3±2.0	49.8±1.2	49.2±1.2
4.0岁～	16.2±1.8	15.5±1.5	103.7±4.1	101.0±3.9	59.5±2.3	58.3±2.2	52.4±2.1	51.9±2.0	50.1±1.3	49.5±1.2
4.5岁～	17.2±1.9	16.3±1.6	107.1±4.1	104.2±4.2	61.1±2.3	59.7±2.4	53.3±2.2	52.7±2.1	50.4±1.2	49.8±1.3
5.0岁～	18.3±2.1	17.2±1.7	110.5±4.2	107.5±4.2	62.5±2.3	61.0±2.4	54.2±2.4	53.4±2.2	50.7±1.2	50.0±1.2
5.5岁～	19.4±2.3	18.0±1.8	113.7±4.5	110.4±4.3	63.8±2.4	62.4±2.4	55.0±2.4	54.1±2.2	50.9±1.2	50.3±1.2
6～7岁	21.0±2.6	19.3±2.1	117.9±4.7	114.3±4.9	65.6±2.5	54.1±2.5	56.3±2.7	55.3±2.4	51.3±1.2	50.5±1.3

附表2　1995年九市城郊7岁以下正常女童体格发育测量值（$\bar{x}\pm s$）

年龄组	体重（kg）		身高（cm）		坐高（cm）		胸围（cm）		头围（cm）	
	城区	郊区	城区	郊区	城区	郊区	城区	郊区	城区	郊区
初生～3天	3.2±0.4	3.2±0.4	49.8±1.6	49.7±1.7	33.5±1.5	33.2±1.4	32.6±1.4	32.5±1.4	33.9±1.2	33.9±1.1
1个月～	4.8±0.6	4.8±0.6	56.1±2.2	55.7±2.3	37.3±1.7	36.8±1.7	36.9±1.7	36.7±1.8	37.4±1.2	37.3±1.2
2个月～	5.7±0.7	5.7±0.6	59.2±2.3	59.0±2.2	39.2±1.7	38.9±1.7	38.9±1.7	38.7±1.7	38.9±1.2	39.0±1.2
3个月～	6.4±0.7	6.4±0.7	61.6±2.2	61.3±2.2	40.6±1.7	40.2±1.7	40.2±1.8	40.0±1.8	40.1±1.2	40.0±1.2
4个月～	7.0±0.8	7.0±0.8	63.8±2.2	63.0±2.2	41.6±1.7	41.1±1.7	41.3±1.8	40.9±1.8	41.2±1.2	41.0±1.2
5个月～	7.5±0.8	7.4±0.8	65.5±2.3	64.8±2.2	42.6±1.7	42.0±1.7	42.1±1.8	41.6±1.8	42.1±1.2	41.9±1.2
6个月～	8.0±0.9	7.8±0.9	67.6±2.4	66.8±2.3	43.6±1.8	43.0±1.7	42.9±1.9	42.5±1.9	43.0±1.2	42.9±1.2
8个月～	8.7±1.0	8.4±0.9	70.6±2.5	69.4±2.4	45.0±1.8	44.1±1.7	43.9±1.9	43.4±1.9	44.1±1.3	43.7±1.1
10个月～	9.1±1.0	8.7±0.9	73.3±2.6	72.1±2.5	46.2±1.8	45.6±1.7	44.5±1.8	44.0±1.8	44.8±1.2	44.4±1.1
12个月～	9.5±1.1	9.2±1.0	75.9±2.8	75.0±2.9	47.4±1.9	46.9±2.0	45.2±1.9	44.7±1.9	45.4±1.2	45.0±1.2
15个月～	10.1±1.1	9.6±0.9	78.9±2.8	77.3±2.8	48.9±1.9	48.0±1.9	46.1±1.9	45.4±1.7	46.0±1.2	45.5±1.2
18个月～	10.7±1.1	10.1±1.1	81.6±2.9	79.9±3.1	50.2±2.0	49.2±2.0	46.8±1.8	46.3±1.9	46.5±1.2	46.1±1.2
21个月～	11.3±1.1	10.7±1.1	84.5±3.0	82.6±3.1	51.5±2.0	50.4±2.0	47.4±1.8	47.1±1.8	46.9±1.2	46.5±1.2
2.0岁～	12.0±1.2	11.5±1.2	88.1±3.4	85.9±3.3	53.1±2.2	52.0±2.1	48.2±1.9	47.9±1.9	47.4±1.2	47.0±1.2
2.5岁～	13.0±1.3	12.3±1.3	92.0±3.6	89.7±3.5	54.8±2.2	53.6±2.1	49.2±1.9	48.9±1.9	48.0±1.2	47.5±1.2
3.0岁～	14.0±1.4	13.4±1.3	95.9±3.6	93.5±3.6	56.0±2.2	54.9±2.1	49.9±1.9	49.5±1.8	48.4±1.1	48.0±1.2
3.5岁～	14.9±1.5	14.2±1.4	99.2±3.8	96.6±3.6	57.3±2.2	56.1±2.1	50.7±2.1	50.1±1.9	48.8±1.2	48.3±1.1
4.0岁～	15.8±1.7	14.9±1.5	102.8±3.9	99.9±3.9	58.8±2.2	57.5±2.2	51.3±2.1	50.6±2.0	49.1±1.2	48.5±1.1
4.5岁～	16.8±1.4	15.8±1.6	106.2±4.1	103.2±4.0	60.4±2.3	59.0±2.3	52.1±2.2	51.5±2.1	49.4±1.2	48.8±1.1
5.0岁～	17.8±2.0	16.7±1.8	109.8±4.1	106.5±4.3	61.9±2.3	60.4±2.4	52.9±2.4	52.1±2.2	49.7±1.2	49.1±1.2
5.5岁～	18.8±2.2	17.5±1.8	112.9±4.5	109.5±4.4	63.2±2.4	61.7±2.4	53.6±2.5	52.8±2.2	50.0±1.2	49.4±1.2
6～7岁	20.4±2.6	18.7±2.1	117.1±4.5	113.5±4.8	65.0±2.4	63.4±2.4	54.9±2.8	53.8±2.4	50.3±1.3	49.6±1.3

附录二 血液一般检测正常值

项目	年龄	正常值	
		法定单位	旧制单位
红细胞	新生儿	$(5.2 \sim 6.4) \times 10^{12}/L$	$(5.2 \sim 6.4) \times 10^9/mm^3$
	婴儿	$(4.0 \sim 4.3) \times 10^{12}/L$	$(4.0 \sim 4.3) \times 10^9/mm^3$
	儿童	$(4.0 \sim 4.5) \times 10^{12}/L$	$(4.0 \sim 4.5) \times 10^9/mm^3$
血红蛋白	新生儿	180～190g/L	18～19g/dl
	婴儿	110～120g/L	11～12g/dl
	儿童	120～140g/L	12～14g/dl
细胞压积	1天	0.48～0.69	48%～69%
	2天	0.48～0.75	48%～75%
	3天	0.44～0.72	44%～72%
	～2个月	0.28～0.42	28%～42%
	6～12岁	0.35～0.45	35%～45%
白细胞	新生儿	$20 \times 10^9/L$	$20\,000/mm^3$
	婴儿	$(11 \sim 12) \times 10^9/L$	$11\,000 \sim 12\,000/mm^3$
	儿童	$(8 \sim 10) \times 10^9/L$	$8000 \sim 10\,000/mm^3$
白细胞分类			
中性粒细胞比例	新生儿～婴儿	0.31～0.40	31%～40%
	儿童	0.50～0.70	50%～70%
淋巴细胞比例	新生儿～婴儿	0.40～0.60	40%～60%
	儿童	0.20～0.40	20%～40%
单核细胞比例	2～7天	0.12	12%
	其后	0.01～0.08	1%～8%
嗜酸性粒细胞比例		0.005～0.05	0.5%～5%
嗜碱性粒细胞比例		0～0.0075	0%～0.75%
嗜酸性粒细胞数目		$(50 \sim 300) \times 10^6/L$	$50 \sim 300/mm^3$
网织红细胞比例	新生儿	0.03～0.06	3%～6%
	儿童	0.005～0.015	0.5%～1.5%
血小板		$(150 \sim 300) \times 10^9/L$	$(150 \sim 300) \times 10^3/mm^3$

附录三　脑脊液测定正常值

项目	年龄	正常值	
		法定单位	旧制单位
压力	新生儿	0.29～0.78kPa	30～80mmH$_2$O
	儿童	0.69～196kPa	70～200mmH$_2$O
细胞数	新生儿	(0～34)×10^6/L	0～34/mm^3
	婴儿	(0～20)×10^6/L	0～20/mm^3
	儿童	(0～10)×10^6/L	0～10/mm^3
蛋白质总量	新生儿	0.2～1.2g/L	20～120mg/dl
	儿童	0.2～0.4g/L	20～40mg/dl
糖	婴儿	3.9～5.0mmol/L	70～90mg/dl
	儿童	2.8～4.5mmol/L	50～80mg/dl
氯化物	婴儿	110～122mmol/L	650～720mg/dl
	儿童	117～127mmol/L	690～750mg/dl
比重		1.005～1.009	

附录四 小儿体表面积

1. 按体重和身高求体表面积 用尺连接身高（cm）与体重（kg）的数字，连线与体表面积标尺交叉处的数字即为该小儿的体表面积（m^2）（见附图）。

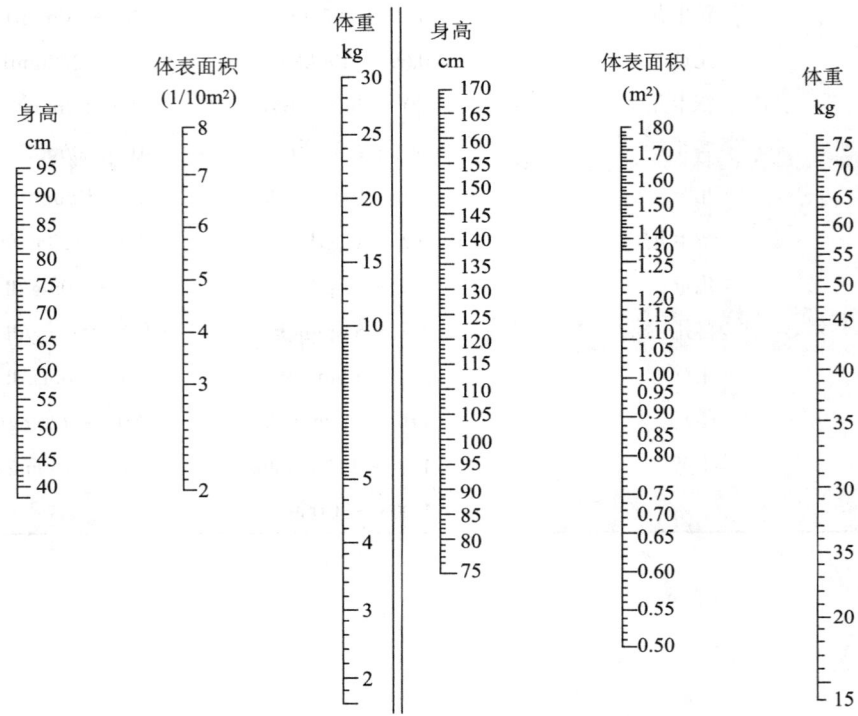

附图 小儿体表面积的测算

2. 按体重求体表面积

体重（kg）	体表面积（m^2）	体重（kg）	体表面积（m^2）
2	0.12	25	0.93
3	0.20	30	1.07
4	0.23	35	1.20
5	0.25	40	1.32
6	0.29	45	1.43
7	0.33	50	1.53
8	0.36	55	1.62
9	0.40	60	1.70
10	0.44	65	1.78
15	0.62	70	1.84
20	0.79		

中英文专业词汇索引

A

艾森曼格综合征（Eisenmenger syndrome） 202

B

白血病（leukemia） 245
苯丙酮尿症（phenyl ketonuria，PKU） 318
崩症（diabetes insipidus，DI） 303
病毒性脑膜炎（viral meningitis） 259
病毒性脑炎（viral encephalitis） 259
病毒性心肌炎（viral myocarditis） 210

C

差异性发绀（differential cyanosis） 204
肠套叠（intussusception） 174
持续气道正压（continuous positive airway pressure，CPAP） 374
充血性心力衰竭（congestive heart failure） 212
传染性单核细胞增多症（infectious mononucleosis，IM） 338
纯母乳喂养（exclusive breastfeeding） 85

D

大发作（grand mal） 263
大于胎龄（large for gestational age，LGA）儿 110
胆红素脑病（bilirubin-encephalopathy） 133
蛋白质 - 能量营养不良（protein-energy malnutrition，PEM） 93
低出生体重儿（low birth weigth，LBW） 110
癫痫（epilepsy） 261
癫痫持续状态（status epilepticus） 263
癫痫发作（seizures） 261
顶臀长（crown-rump length） 14
动脉导管未闭（patent ductus arteriosus，PDA） 204
多器官功能障碍综合征（multiiple organ dysfunction syndron，MODS） 381

E

鹅口疮（thrush, oral candidiasis） 163
儿科护理学（pediatric nursing） 1
儿童保健（child health care） 67

F

发育（development） 10
发育水平（development level） 17
法洛四联症（tetralogy of Fallot，TOF） 205
房间隔缺损（atrial septal defect，ASD） 203
肥胖症（obesity） 97
肺表面活性物质（pulmonary surfactant，PS） 122
肺炎（pneumonia） 189
肺炎支原体肺炎（mycoplasma pneumoniae pneumonia） 192
分离性焦虑（separation anxiety） 36
风湿热（rheumatic fever） 283
复杂部分性发作（complex partial seizures） 263

G

感觉运动期（sensor motor stage） 23
高危儿（high risk infant） 110
骨龄（bone age） 15
光照疗法（phototherapy） 60, 135
过敏性紫癜是（anaphylactoidpurpura） 287
过期产儿（postterm infant） 110

H

核黄疸（kernicterus） 134
呼气末正压（positive end expiratory pressure，PEEP） 374
呼吸道合胞病毒肺炎（respiratory syncytial virus pneumonia） 192
化脓性脑膜炎（purulent meningitis） 255
换血疗法（exchange transfusion） 61
蛔虫病（ascariasis） 355
混合喂养（mixed feeding） 85
获得性免疫缺陷综合征（acquired immunodeficiency syndrome，AIDS） 280

J

鸡胸（pigeon chest） 101
吉兰 - 巴雷综合征（Guillain-Barre syndrome，GBS） 268
急性感染性喉炎（acute infectious laryngitis） 182
急性呼吸衰竭（acute respiratory failure，ARF） 370
急性颅内压增高征（acute intracranial hypertension） 367
急性上呼吸道感染（acute upper respiratory infection，AURI） 180

急性肾衰竭（acute renal failure，ARF） 375
急性肾损伤（acute kidney injury，AKI） 375
急性肾小球肾炎（acute glomerulonephritis，AGN） 220
急性支气管炎（acute bronchitis） 184
继发性呼吸暂停（secondary apnea） 118
继发性免疫缺陷病（secondary immunodeficiency diseases，SID） 280
寄生虫病（parasitic disease） 355
间歇正压通气（intermittent positive pressure ventilation，IPPV） 374
间歇指令通气（intermittent mandatory ventilation，IMV） 374
简单部分运动性发作（simple partial seizures） 263
结核病（tuberculosis） 346
结核性脑膜炎（tuberculous meningitis） 352
金葡萄球菌肺炎（staphylococcal aureus pneumonia） 192
经外周静脉导入中心静脉置管（peripherally inserted central catheter，PICC） 55
巨大儿（macrosomia） 110
具体运筹期（concrete operations stage） 23

K

控制感丧失（loss of control） 37
口炎（stomatitis） 163
溃疡性口炎（ulcerative stomatitis） 164

L

肋骨串珠（rachitic rosary） 101
流感嗜血杆菌肺炎（hemophilus influenza pneumonia） 192
流行性腮腺炎（epidemic parotitis，mumps） 332
漏斗胸（funnel chest） 101

M

麻疹（measles） 324
觅食反射（rooting reflex） 111
泌尿道感染（urinary tract infection，UTI） 230
免疫（immunity） 277
免疫性血小板减少症（immune thrombocytopenia，ITP） 242

N

蛲虫病（enterobiasis，pinworm） 356
脑性瘫痪（cerebral palsy） 273
脓毒性休克（septic shock） 381
脓毒症（sepsis） 381
暖休克（warm shock） 382

P

疱疹性咽颊炎（herpangina） 181
皮肤黏膜淋巴结综合征（muco-cuta-neous lymph node syndrome，MCLS） 289

Q

脐炎（omphalitis） 143
气道异物（foreign bodies in airway） 378
气管支气管异物（foreign bodies in the trachea and bronchi） 378
青春期（adolescence） 8
全身的炎症反应综合征（systemic inflammation response sysdrome，SIRS） 381
全身性强直-阵挛发作（tonic-clonic seizures） 263
缺铁性贫血（iron deficiency anemia，IDA） 238
缺氧缺血性脑病（hypoxic ischemic encephalopathy，HIE） 124

R

热性惊厥（febrile seizures，FS） 265

S

21-三体综合征（21-trisomy syndrome） 316
身高（height） 13
肾病综合征（nephrotic syndrome，NS） 225
生长（growth） 10
生长迟缓（stunting） 95
生长激素缺乏症（growth hormone deficiency，GHD） 295
生长曲线（growth chart） 17
生长速度（growth velocity） 17
食管下括约肌（low esophageal sphincter，LES） 165
适于胎龄儿（appropriate for gestational age，AGA） 110
室间隔缺损（ventricular septal defect，VSD） 202
手足口病（hand-foot mouth disease，HFMD） 334
水痘（varicella，chickenpox） 328

T

胎儿期（fetal period） 7
唐氏综合征（Down Syndrome） 316
糖尿病（diabetes mellitus，DM） 306
体质指数（body mass index，BMI） 17，98
体重（weight） 12
体重低下（underweight） 95
头围（head circumference，HC） 14

W

外周性性早熟（peripheral precocious puberty,

PPP) 298
围生期(perinatal period) 109
维生素 D 缺乏性佝偻病(rickets of vitamin D deficiency) 99
维生素 D 缺乏性手足搐搦症(tetany of vitamin D deficiency) 103
胃食管反流(gastroesophageal reflux,GER) 165
握持反射(grasp reflex) 111

X

X- 连锁无丙种球蛋白血症(X-linked agammaglobulinaemia,XLA) 279
吸吮反射(sucking reflex) 111
先天性甲状腺功能减低症(congenital hypothyroidism,CH) 300
先天性心脏病(congenital heart disease,CHD) 200
腺病毒肺炎(adenovirus pneumonia) 191
消瘦(wasting) 95
小于胎龄(small for gestational age,SGA)儿 110
哮喘持续状态,status asthmaticus 187
心搏呼吸骤停(cardiopulmonary arrest,CPA) 362
心肺复苏(cardiopulmonary resuscitation,CPR) 362
心肺脑复苏(cardiopulmonary cerebral resuscitation,CPCR) 362
锌缺乏(zinc deficiencg) 105
新生儿(neonate,newborn) 109
新生儿败血症(neonatal septicemia) 140
新生儿低钙血症(neonatal hypocalcemia) 156
新生儿肺炎(neonatal pneumonia) 137
新生儿寒冷损伤综合征(neonatal cold injure syndrome) 144
新生儿呼吸窘迫综合征(neonatal respiratory distress syndrome,NRDS) 122
新生儿坏死性小肠结肠炎(neonatal necrotizing enterocolitis,NEC) 148
新生儿黄疸(neonatal jaundice) 131
新生儿颅内出血(intracranial hemorrhage of the newborn) 128
新生儿破伤风(neonatal tetanus) 151
新生儿期(neonatal period) 7
新生儿溶血病(hemolytic disease of the newborn,HDN) 133
新生儿硬肿症(neonatal scleredema) 144

新生儿窒息(asphyxia of the newborn) 118
猩红热(scarlet fever) 343
形式运筹期(formal operations stage) 23
性早熟(precocious puberty,PP) 297
胸围(chest circumference,CC) 14
胸腺发育不全(DiGeorge anomaly,DA) 279
学龄期(school age) 8
学龄前期(preschool age) 8

Y

咽结合膜热(pharyngo conjunctival fever) 181
疫苗(vaccine) 75
婴儿猝死综合征(sudden infant death syndrome,SIDS) 363
婴儿期(infant period) 7
营养性巨幼细胞贫血(nutritional megaloblastic anemia,NMA) 240
拥抱反射(Moro reflex) 111
幼儿期(toddler's age) 7
幼年类风湿关节炎(juvenile idiopathic arthritis,JIA) 286
原发性肺结核(primary pulmonary tuberculosis) 349
原发性呼吸暂停(primary apnea) 118
原发性免疫缺陷病(primary immunodeficiency diseases,PID) 278
匀称程度(proportion of body) 17
运筹前期(preoperational stage) 23

Z

早产儿(preterm infant) 109
正常出生体重儿(normal birth weigth,NBW) 110
支气管哮喘(bronchial asthma) 186
中毒型细菌性痢疾(bacillary dysentery,toxic type) 340
中枢性尿崩症(central diabetes insipidus,CDI) 303
中枢性早熟(central precocious puberty,CPP) 298
注意缺陷多动障碍(attention-deficit hyperactivity disorder,ADHD) 271
棕色脂肪(brown adipose tissue,BAT) 145
足月儿(full term infant) 109
坐高(sitting height) 14

主要参考文献

1. 洪黛玲．儿科护理学．北京：北京大学医学出版社，2006.
2. 崔焱．儿科护理学．5版．北京：人民卫生出版社，2012.
3. 邵肖梅，叶鸿瑁．实用新生儿学．4版．北京：人民卫生出版社，2011.
4. 孙锟，沈颖．小儿内科学．2版．北京：人民卫生出版社，2014.
5. 王卫平．儿科学．8版．北京：人民卫生出版社，2013.
6. 楼建华．儿科护理．北京：人民卫生出版社，2012.
7. 桂永浩．小儿内科学．北京：人民卫生出版社，2014.
8. 刘湘云．陈荣华，赵正言．儿童保健学．4版．南京：江苏科学技术出版社，2011.
9. 李淑迦．临床技术操作规范护理分册．北京：人民军医出版社，2005.
10. 黄少良，陈纯，周敦华主编．实用小儿血液病学．北京：人民卫生出版社，2014.
11. 沈晓明，王卫平．儿科学．7版．北京：人民卫生出版社，2011.
12. 申昆玲，姜玉武．儿科学．3版．北京：北京大学医学出版社，2013.
13. 洪黛玲．儿科护理学．3版．北京：北京大学医学出版社，2015.
14. 吴希如，林庆．小儿神经系统疾病基础与临床．北京：人民卫生出版社，2009.
15. 左启华．小儿神经系统疾病．北京：人民卫生出版社，2002.
16. 杜军保，李齐岳．儿科学．北京：北京大学医学出版社，2015.
17. 周莉莉．儿科护理学．2版．北京：高等教育出版社，2010.
18. 刘奉，刘靖，魏映红．儿科护理学．2版．武汉：华中科技大学出版社，2015.
19. 杜军保．儿科心脏病学．北京：北京大学医学出版社，2013.
20. 梁爽，林素兰．儿科护理学．北京：北京大学医学出版社，2015.
21. 中华人民共和国卫计委，手足口病诊疗指南，2013.
22. 中华医学会儿科学分会急救组等，儿童浓毒性休克（感染性休克）诊治专家共识（2015版）．北京：中华儿科杂志，2015，53（08）：576-580.
23. 中华人民共和国卫计委，中国儿童发展纲要（2011—2020年）．